イラストで語る ペリオのためのバイオロジー
Periodontal Biology Illustrated

山本浩正 著

クインテッセンス出版株式会社 2002

Tokyo, Berlin, Chicago, London, Paris, Barcelona, São Paulo, New Delhi, Moscow, Prague, Warsaw, and Istanbul

クインテッセンス出版の書籍・雑誌は，歯学書専用通販サイト『**歯学書.COM**』にてご購入いただけます．

PCからのアクセスは…

歯学書　検索

携帯電話からのアクセスは…

QRコードからモバイルサイトへ

はじめに　ペリオは面白い！

　欧米から日本にペリオの情報が加速度的に入り込んできた1980年代に私が大学を卒業したことは非常にラッキーであった．非外科療法，切除療法，再生療法，インプラント療法と息つく暇もないほどの情報が入り込み，今では新しい知見がリアルタイムに入手できるようになった．これはひとえに私の恩師である小野善弘先生，中村公雄先生はじめ数多くの先生方の努力の賜と信じている．

　若干情報過多に陥っている現在，そろそろ頭を整理する時期にさしかかったと考え，「ザ・クインテッセンス」誌に20回にわたり連載した．本書はそれに手を加えまとめたものである．ペリオの話は細部にこだわればこだわるほど，なぜか面白くなくなっていく．一部のマニアには面白い情報でも，一般的には"しょうもない"情報になってしまうのが常である．しかも，その内容だけでなくそれを表現する言葉や文章までも味気なくなっている．これではいつまでたっても一般歯科医にとってペリオはわかりにくいということになる．そこで少しでも楽しく簡単に理解できるよう，できるだけイラストを多用し，文章も口語体で書くように努めた．多少悪ふざけのところもあるが，関西人ということで大目にみていただきたい．

　本書では術者の目から見たペリオではなく，生体から見たペリオを意識した．その方が普遍的なとらえ方ができると考えたからである．といってもペリオの教科書と全く異なったことを書いているわけではない．ペリオという学問体系を少し斜め切りした切片を見てもらうだけである．現在出来上がっているペリオという学問体系は案外コンパクトにできていて，教科書ではそれをきれいに縦切りして紹介している．ただ，いつも縦切りなのである．臨床では総合的に理解していることを要求されるので，縦切りの切片だけ理解しても全体像が浮かんでこない．このことは教科書だけでは臨床ができないことで実証済みである．そこで少し角度を変えてペリオを切ってみると，今まで見えなかったところが理解できることもあるのである．そのあたりに本書の存在意義があると考えている．

　長ったらしい講釈はさておき，早速ペリオを楽しんでいただきたい．本書により1人でもペリオは面白いと思う読者がふえ，1人でも多くのペリオおたくが誕生することを切に祈っている．連載で生まれたペリオおたくのために参考文献を最終章にまとめた．これは連載では載せていなかったものである．よりエビデンス(Evidence)に基づいた勉強をする一助になれば幸いである．

　最後に，連載時よりご助言いただいた小野善弘先生はじめ，JIADS講師陣の先生方，臨床の場で常に私を支えてくれているスタッフ，そしてクインテッセンス出版の吉田隆氏，玉手一成氏，鵜川征代氏に衷心より感謝申し上げたい．また家族をほったらかしにして走り回る私を常に温かくサポートしてくれる最愛の妻優子と息子大介にこの本を捧げたい．みんな，ありがとう！

2002年　春　　　　　　　　　　　　　　　　　　　　　　　　　　　　山本浩正

CONTENTS

第1章 "付着"を極める－付着のバイオロジー　基礎編

- ■こだわりの部分"付着"について／12
- ■歯肉の肥満児はいない！／12
- ■生物学的幅径は付着のものさし12
- ■上皮性付着のバイオロジー／14
- ■ちょっと横道①　接着分子について／16
- ■結合組織性付着のバイオロジー／19
- ■他の付着様式は？／21

第2章 "付着"を極める－付着のバイオロジー　臨床編

- ■付着様式と臨床の架け橋／24
- ■プローブの行方は？／24
- ■ここで横道②　付着レベル，プロービング値，歯肉退縮量の三角関係？／28
- ■たかがプロービング　されどプロービング／29
- ■生物学的幅径を使いこなす／31
- ■歯肉縁下カリエスはペリオの問題／32

第3章 ポケットの科学－ポケットのバイオロジー

- ■ペリオの大敵　ポケット／36
- ■ポケットの観点からみた歯周治療のゴール／36
- ■シャローサルカスとディープサルカスの違いは？／37
- ■どうしてそんな違いが生まれるの？／38
- ■シャローサルカスのつくり方／40
- ■ひとまず横道③　改良型ウィッドマンフラップの治癒形態／41
- ■再び横道④　歯肉弁根尖側移動術の治癒形態／45

第4章 "上皮おたく"は"オペ"上手－上皮のバイオロジー

- ■軟組織マネジメントのための序曲／48
- ■上皮のお仕事／48

- ■上皮のお仕事をスムーズに運ぶための心得／49
- ■細胞増殖のバイオロジー／51
- ■意外な横道⑤　増殖因子と癌遺伝子／55
- ■切除療法における上皮／56
- ■再生療法における上皮／61

第5章　歯肉溝への贈り物－歯肉溝滲出液のバイオロジー

- ■歯肉溝滲出液にせまる／64
- ■歯肉溝上皮の話から始めよう！／64
- ■歯肉溝への湧き水／66
- ■湧き水診断／67
- ■やっぱり横道⑥　上皮のサイドビジネス／68
- ■歯周病の疾患活動度／70
- ■リコール間隔の決め方／71

第6章　"付着歯肉"の達人になる－付着歯肉のバイオロジー

- ■付着歯肉　"山本"風味／74
- ■歯の"鎧"付着歯肉／74
- ■"鎧"不要論の是非／75
- ■そこで横道⑦　小帯の付着異常／77
- ■最小限の"鎧"とは？／77
- ■付着歯肉を見る三つの目／79
- ■私的歯肉退縮論／81
- ■付着歯肉改造計画／83
- ■またまた横道⑧　結合組織移植術後の治癒形態／86
- ■Maynardの分類　バージョンアップ法／87
- ■またまた横道⑨　根面被覆術（とくにCTG）の適応症／88

第7章　骨身にしみるリモデリングのお話－骨のバイオロジー　PART I

- ■骨あってこその歯周・インプラント治療／94

- ■骨って何？／94
- ■舞台は骨，題名はリモデリング，演じる役者は？／96
- ■海綿骨におけるリモデリング／99
- ■こっそり横道⑩　破骨細胞誕生秘話／101
- ■皮質骨におけるリモデリング／104
- ■破骨細胞ホイホイの話／105

第8章　コツコツと再生する骨－骨のバイオロジー　PART Ⅱ

- ■臨床に生かす"骨再生"の知識／110
- ■骨再生の三つの要／110
- ■骨再生の流れ／115
- ■バイオロジーから学ぶ骨再生の"コツ"／118
- ■少し横道⑪　Platelet Rich Plasma(PRP)の原理／122

第9章　元祖とんこつスープの中身－骨のバイオロジー　PART Ⅲ

- ■とんこつスープのバイオロジー？／124
- ■増殖因子はスカウトマン？／124
- ■BMPって？／126
- ■BMPは魔法の粉になるか？／129
- ■しんどい横道⑫　増殖因子とレセプター／134
- ■BMPのもつもう一つの顔／135
- ■BMPの臨床応用／140

第10章　骨移植材のお話－骨のバイオロジー　PART Ⅳ

- ■骨移植材をオーバービュー！／142
- ■骨移植材にはどんなものがあるか？／142
- ■歯科における骨移植材の歴史的背景／142
- ■何のために骨移植材を使うのか？／146
- ■骨の横道⑬　骨基質中の増殖因子／149
- ■他人の骨って使って大丈夫なの？／150
- ■他家移植骨の効果は？／151
- ■人工骨の行方は？／152
- ■自家移植骨がベスト？／152

第11章　ペリオにおける骨吸収－骨のバイオロジー　PART Ⅴ

- ■"サルでもわかる"ペリオの病因論／154
- ■ペリオはどのように進むの？／154
- ■ペリオの病因論　Offenbacher編／154
- ■ペリオにおける自己破壊のシナリオ／158
- ■あなたはペリオ体質？／159
- ■オタクな横道⑭　LPSシグナリングの新展開／160
- ■もう一人の主役リンパ球／161
- ■スケーリング，ルート・プレーニングの効果は？／162
- ■ペリオを薬で治す？／163

第12章　ペリオのリスクファクター－番外編

- ■リスクファクターを知らないことはリスキー！／170
- ■リスクファクターって？／170
- ■歯周治療におけるリスクファクター／170
- ■喫煙とペリオのあやしい関係／173
- ■リスキーな横道⑮　先天的リスクファクター-174
- ■喫煙関連性歯周炎？／174
- ■どうしてタバコはだめなの？／176
- ■もう一つのリスクファクター糖尿病！／177
- ■リスクファクター排除法／180

第13章　バイオフィルムの達人になる－番外続編

- ■はじめに／182
- ■細菌バイオフィルムって？／182
- ■細菌バイオフィルムとしてのプラーク／182
- ■さて敵の戦略は？／183
- ■敵の戦略　アカデミック編／185
- ■わが軍の戦略は？／186
- ■歯周病菌ってどんな菌？／187
- ■歯周病菌はどこに住んでいるの？／189
- ■歯周病菌はいつどこから来るの？／189

■アロハな横道⑯　歯周病菌はうつるの？／192

第14章　スケーリング，ルート・プレーニングの科学－SRPのバイオロジー

■SRP戦略のノウハウを知ろう／196
■何のためにスケーリング，ルート・プレーニングするの？／196
■どのようにスケーリング，ルート・プレーニングするの？／199
■スケーリング，ルート・プレーニングで何が変わるのか？／199
■後戻りの横道⑰　細菌の後戻り／204
■スケーリング，ルート・プレーニング後の治癒形態／204
■スケーリング，ルート・プレーニングの限界／206
■根面処理のバイオロジー／209
■どんな根面処理剤があるの？／210

第15章　ほら穴撃退法－根分岐部病変のバイオロジー

■歯周病菌の横穴式住居探訪／212
■根分岐部病変……この厄介なほら穴／212
■下顎大臼歯の根形態／212
■上顎大臼歯の根形態／214
■非外科療法による根分岐部病変への対応／215
■切除療法による根分岐部病変への対応／216
■長ーい横道⑱　骨整形の考え方／224
■再生療法による根分岐部病変への対応／229
■厚い骨，薄い骨は何が違うのか？／229
■海綿骨のあるなしで何が変わってくるの？／230
■薄い骨こわい！／231

第16章　怖い怖い根面カリエス－根面カリエスのバイオロジー

■歯周治療の落し穴　根面カリエス／236
■ペリオになりやすい人はカリエスになりにくい？／236
■凹んだ横道⑲　歯種別歯根形態（cross sectionを中心に）／238
■予防に勝るものなし！／239
■カリエスリスクファクターに対する対策／239

第17章　蘇れ！ 歯周組織！－再生療法のバイオロジー

- グラスを傾け再生談義／248
- 付着器官って？／248
- こうして付着器官はできあがる／248
- セメント質にこだわってみよう／250
- 蘇れ！ 歯周組織！／254
- いつもの横道⑳　セメント-エナメル境はどうなっているの？／255
- エムドゲイン®登場！／257

第18章　かみ砕いた咬合性外傷の話－咬合性外傷のバイオロジー

- 歯周治療の柱は炎症と咬合のコントロール／264
- 歯の動揺を再考する／264
- 動揺歯治療のコンセプト／268
- 内緒の話……／269
- 咬合性外傷とは？／269
- 咬合性外傷に関する考え方の歴史的変遷／270
- こりずに横道㉑　共同破壊層の仮説／272
- 咬合性外傷に関する現在の考え方／274

第19章　メンテな気持ちで締めくくり－メインテナンスのバイオロジー

- 歯周治療成功の鍵　メインテナンス／278
- この世にメインテナンスなかりせば……／278
- メインテナンスまでの道のり／278
- リコール間隔決定法　細菌編／281
- リコール間隔決定法　宿主編／283
- 最後の横道㉒　コンプライアンスとモチベーション／285
- リコール間隔決定法　現実編／286
- メインテナンスから SPT へ／287

第20章　ペリオおたくのための最終章（参考文献）／289

索　引／333

第1章
"付着"を極める
―基礎編―

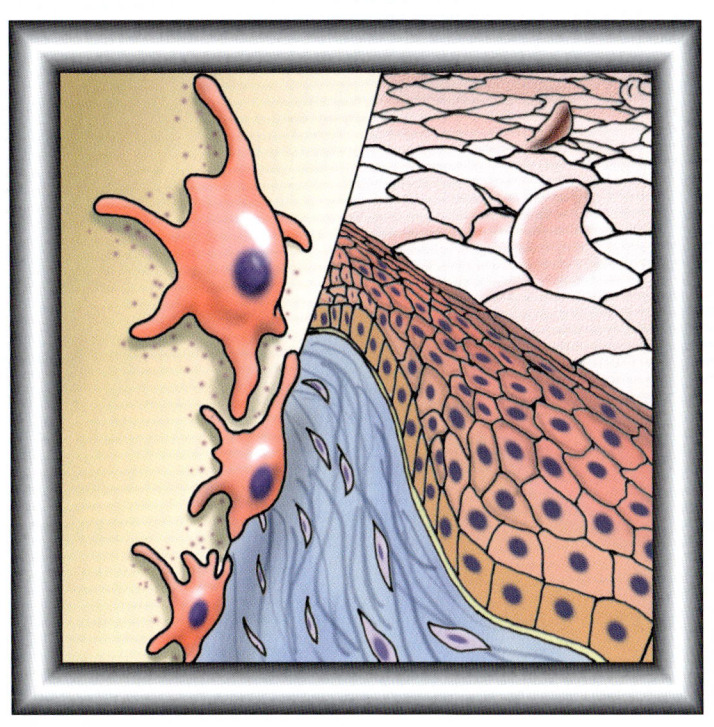

タイトルイメージイラスト
　上皮細胞が根面上を遊走するイメージ図．細胞接着の概念なくしてバイオロジーは語れない．

付着のバイオロジー

基礎編

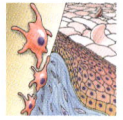
こだわりの部分"付着"について

　歯周治療は付着器官(骨,セメント質,歯根膜)の長期にわたる維持が目的だとは,よくいわれることである.それだけ歯周病専門医は付着ということにこだわりをもっている.X線写真やプロービング値をみて,日々付着の変化に一喜一憂しているのである.そこでこの章では,そのこだわりの部分"付着"について解説してみたい.

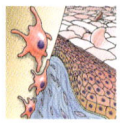
歯肉の肥満児はいない！

　「最近太ってしまってー」という人の口の中を見てみても,ほっぺたは確かに厚くなって排除しにくくなっているが,歯肉は変わっていない.これはどういうことだろう？　一般的に太るということは脂肪細胞が脂肪を細胞内にため込むことをいう[1].だから脂肪細胞がいないところでは肥満の症状がでてこない.実は歯肉はその脂肪細胞のいないところなのである.

　脂肪組織は口腔粘膜では粘膜下組織というところに存在するが,歯肉にはこの粘膜下組織がない[2-4].つまり歯肉上皮の下はコラーゲンに富んだ粘膜固有層で,そこからすぐ歯槽骨の骨膜に移行しているため,粘膜固有層の下の粘膜下組織が欠如しているわけである(図 1-1).歯肉が増殖するのは,炎症で粘膜固有層に浮腫が起きたり,粘膜固有層のコラーゲン線維が増殖するからで,脂肪が溜まるわけではない.

　脂肪組織や筋組織のない歯肉はその厚みが安定している.もちろん個人差はあるが,10mmも20mmもの厚みのある健康歯肉は故ジャイアント馬場でもKONISHIKIでももっていない(と思う.担当医の先生,報告してください！).歯肉の厚みは大まかには一定と考えてよいだろう.

　それでは歯がちょうど付着するあたりの歯肉はどうだろう？　結論からいうと,これも健康であればだいたい一定の厚みなのである.これが世にいう生物学的幅径(Biologic Width)だ.

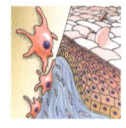
生物学的幅径は付着のものさし

　図 1-2 をみてもらいたい.歯肉と歯が付着するあたりの構造はどうなっているだろう.まず大きく分けて付着には2種類あることがわかる.一つは上皮が歯にひっつく上皮性付着(epithelial attachment),そしてもう一つは結合組織が歯にひっつく結合組織性付着(connective tissue attachment)だ.

　歯槽骨の骨頂から歯冠側に向かって根面上をみて

[口腔粘膜の模式図]

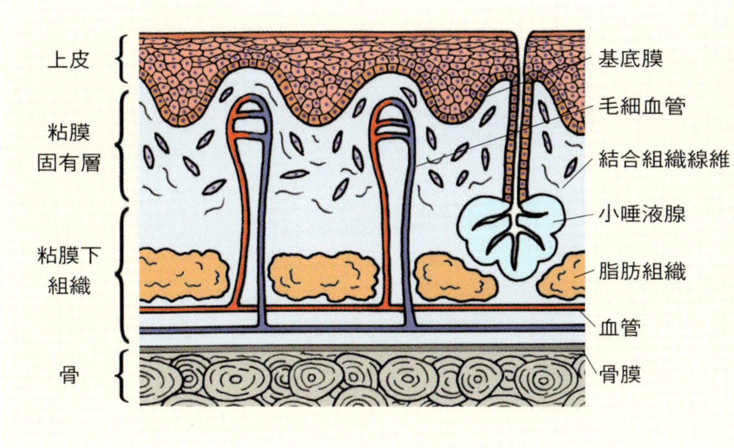

図 1-1a　上皮下には粘膜固有層，粘膜下組織が存在する．

[歯肉の模式図]

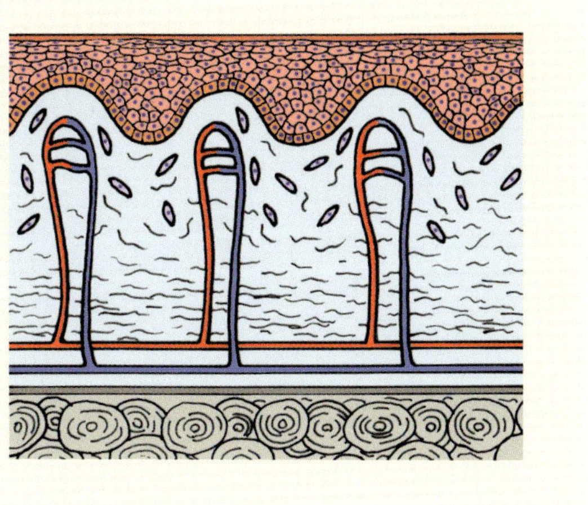

図 1-1b　歯肉は脂肪組織や腺組織を含む粘膜下組織を欠いているのが特徴である．

表 1-1

	Garguilo ら[5] 1961年	李ら[6] 1979年
対象歯数	287歯	371歯
対象年齢	19〜59歳	17〜84歳
分類	歯の萌出時期	年齢
歯肉溝	0.69mm	0.89mm
上皮性付着	0.97mm	0.85mm
結合組織性付着	1.07mm	1.05mm

▶ 図 1-2　健康な歯肉の断面をみると，歯肉溝，上皮性付着，結合組織性付着がそれぞれ約1mmの幅で存在するのがわかる．この合計約3mmの幅を生物学的幅径とよぶ．

[生物学的幅径（Biologic Width）]

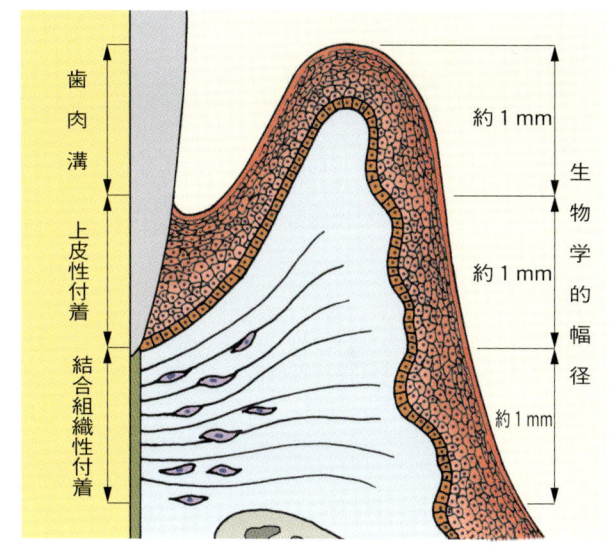

いくと，結合組織性付着，上皮性付着，歯肉溝の順に並んでいるのがわかる．健康な場合，これらの幅はほぼ一定になっている．だいたい各1mmだ．これならわかりやすい．骨頂から，結合組織性付着，上皮性付着，歯肉溝の順に1mm，1mm，1mm，合計3mmという幅が決まっているわけである．これを生物学的幅径（Biologic Width）といい，付着を考えるときの基準になる．

そもそもこの生物学的幅径，健康と思われるヒトの解剖所見から割りだされた数値で[5]（表 1-1），いいだしっぺのIngberらの文献では，結合組織性付着と上皮性付着の二つを合わせて約2mmを生物学的幅径とよんだ[7]．しかしNevinsらは歯肉の健康を考えるときに歯肉溝の深さを無視できないということから，健康歯肉溝の深さ約1mmも加え，合計約3mmを生物学的幅径と定義している[8]．

もちろんこの3mmという値は平均値なので，個人差や部位差は当然ある．前歯部より臼歯部の方が大きくなる傾向があるし，同じ歯でも隣接面は他の面より大きくなる[9]．したがって3mmという値は大まかな目安であり，個人個人が歯周病に罹患していないときの各部位の値が，その人にとっての"も

[顕微鏡レベルでの上皮性付着]

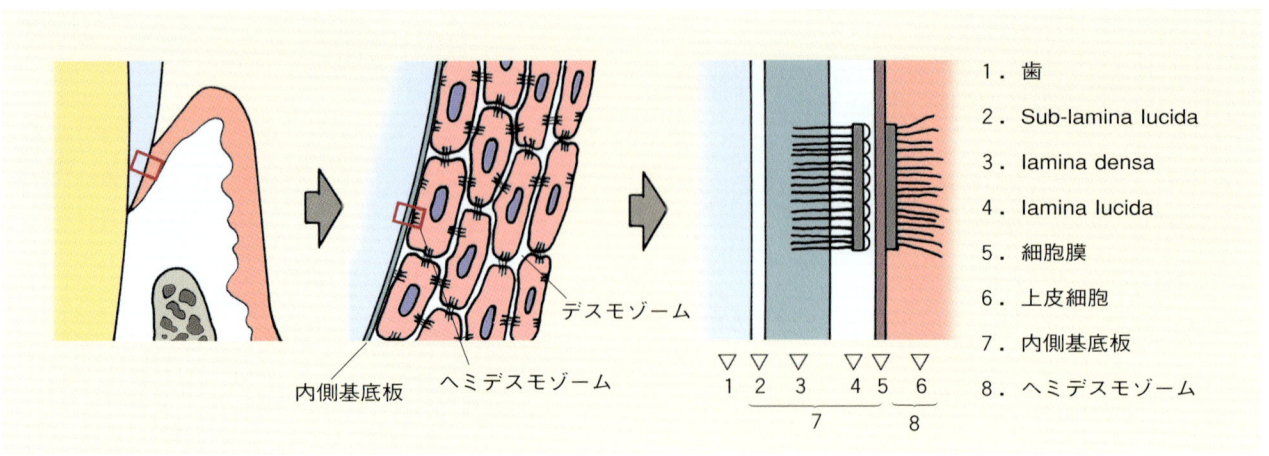

図 1-3　上皮細胞は自らつくりだした内側基底板にヘミデスモゾームを介して付着している[20].

[上皮性付着]

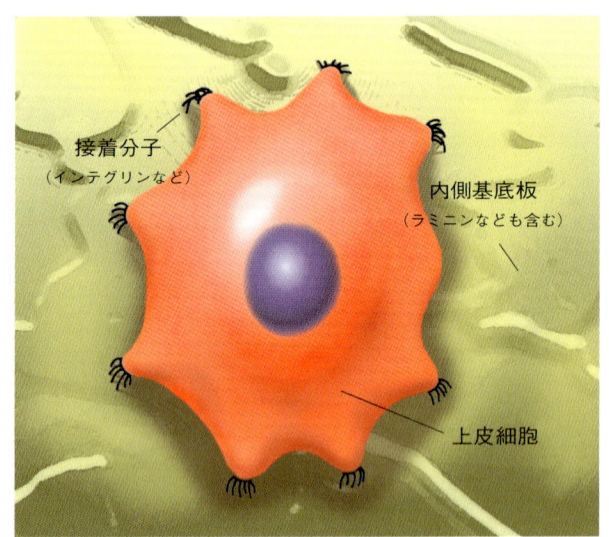

図 1-4　上皮細胞自身が付着するというのが，上皮性付着の最大の特徴である．

のさし"ということになるだろう．

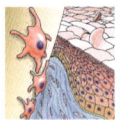

上皮性付着のバイオロジー

上皮は細胞の集まりなので，上皮性付着は上皮細胞と歯面との間の付着ということになる(図 1-4)．この点が，セメント質にコラーゲン線維が入り込んでいる結合組織性付着と違う．かたや接着剤による付着(上皮性付着)，かたや釘による付着(結合組織性付着)というわけだ．

上皮細胞は内側基底板(internal basal lamina)とよばれる膜状の物質を分泌し，それにヘミデスモゾーム(hemidesmosome)という構造体を介して歯面にひっついている[10,11](図 1-3)．上皮が本当に付着しているのかどうかということは，長い間議論の的になった時期があった[12-17]．1970年代後半から1980年代前半にかけて，電子顕微鏡による研究で上記の結論がでたわけだ[18-20]．ヘミとは半分ということだから，ヘミデスモゾーム(ハーフデスモゾームとか半接着斑ともいう)はデスモゾームの半分ということだ．しからばデスモゾーム(desmosome)とはなんぞやということになる．これは上皮細胞の細胞どうしをくっつけているものだ[21](図 1-3)．顕微鏡で見るかぎりは，ヘミデスモゾームを二つあわせればデスモゾームのような構造になるが，生化学的に解析していくと付着に関与する物質群は異なるようである[22-24]．

このヘミデスモゾーム結合も最近は分子レベルで解明が進んでいる．電子顕微鏡では構造はわかっても結局何が二つをひっつけているのかはわからなかったが，分子生物学のおかげでその一部はわかるようになってきている．細胞が他の細胞や細胞外基質にひっつく際に働く分子を**接着分子**(adhesion molecule)といい，ヘミデスモゾームもその接着分

[分子レベルでの上皮性付着]
（細胞接着装置の概念図）

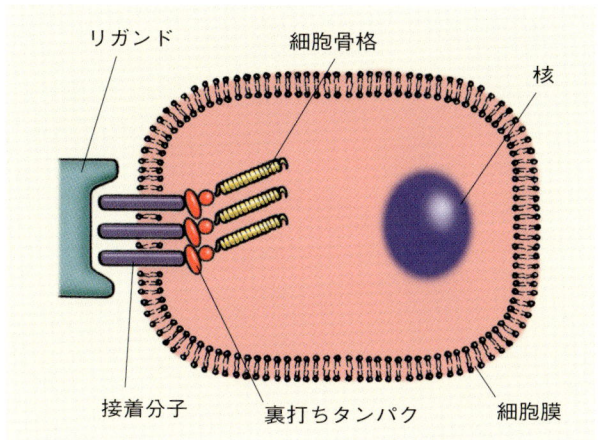

図 1-5　インテグリンなどの接着分子はリガンド（ラミニンなどの結合相手）に結合することによってシグナルを細胞内に伝えることができる（outside-in）．また逆に細胞内のシグナルによって接着分子は活性化される（outside-out）．したがって接着分子は細胞やそれに加わるシグナルに依存した接着を担っているといえる．

[付着上皮細胞のターンオーバー[38]]

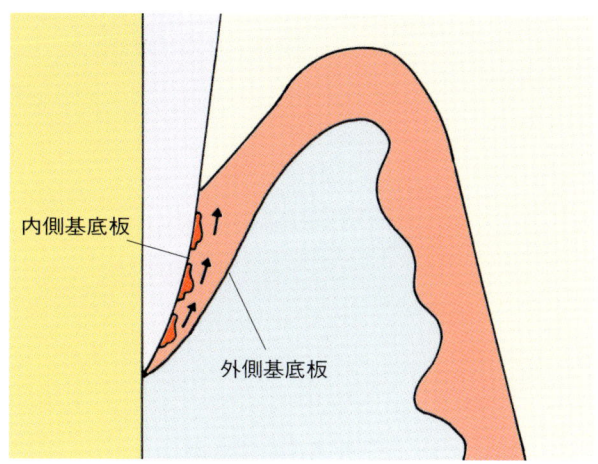

図 1-6　付着上皮細胞は内側基底板の上を歯冠側に向かって移動していく．生物学的幅径の確立されている状態では，その移動距離は約 1 mm である．

子が関与していることがわかっている（図 1-5，ちょっと横道①）．

　現在でもどんどん新しい接着分子が発見，報告されているが，上皮細胞と歯面との接着では $\alpha_6\beta_4$ というタイプのインテグリン（integrin）がとくに注目されている[25,26]．このインテグリンといわれる接着分子は細胞の表面に突きだしており，細胞のなかの構造体とつながっているため，細胞の外と中の情報が行き交うところにもなっている．α と β の 2 本の鎖から成り，タンパク質の特定のアミノ酸配列と結合する[27,28]．$\alpha_6\beta_4$ インテグリンの場合，そのひっつく相手は内側基底板中のラミニン（laminin）という物質が第一候補だ[29-31]．何年か前，上皮の付着にはラミニン，結合組織の付着にはフィブロネクチン[32-37]ということで，これを根面に塗って付着を得ようというアイデアが考えられたことがある（今でも研究されているが）．ついでにいっておくと，付着上皮と歯肉結合組織の間は外側基底板（external basal lamina）で仕切られている[11]が（図 1-6），そのなかにもラミニンが含まれていることがわかっている．ただし外側基底板は他の組織における基底膜と同じく，TYPE IV コラーゲンを含むが，内側基底板はこの

TYPE IV コラーゲンを含まないことがわかっている[29,39]．

　このラミニンにインテグリンがひっつくのは動的だ．上皮細胞は手のようなインテグリンを自由にだしたり引っ込めたりできるからだ．これを利用してなんと上皮細胞はラミニンの上を動くことができる[30,38]（図 1-7）．好中球のような食細胞が動き回るのも同じ原理だ[40]．上皮細胞はこの能力により歯面上を歯冠側に向かって動いていく（図 1-6）．また上皮の治癒のときに創面の上を遊走できるのもこの能力のおかげである（関与するインテグリンは異なるが）[25]．

　したがって生物学的幅径で"上皮性付着の幅が約 1 mm"ということは，見方を変えると"上皮細胞が歯面上を歯冠側に向かって約 1 mm 動くと，上皮細胞はインテグリンを発現しなくなる"ということだ．ならば何が原因で上皮細胞はインテグリンを発現しなくなるのであろう？　これがよくわかっていない．インテグリンを発現しなくなるときは，上皮細胞が剥がれ落ちていくときでもあり，細胞のプログラムされた死（アポトーシス，apoptosis）[40-43]によるものかもしれない．あるいは歯肉溝中の細菌からの物質が

ちょっと横道① 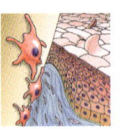 接着分子について

[カドヘリンの一般構造]

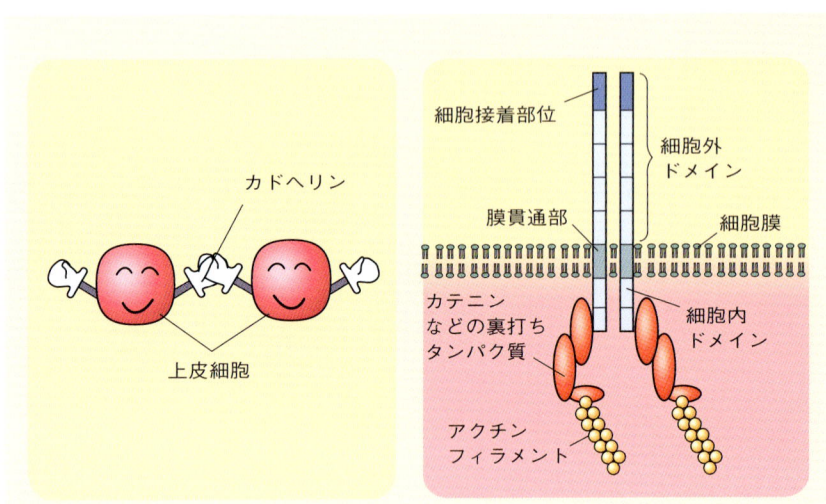

図①-*1*

　細胞が何かにひっつくときには細胞側からでる"手"とその相手が必要である．相手が同じ細胞の場合つまり細胞どうしがしっかり手をつなぐようなときには，カドヘリン(cadherin)とよばれる手(接着分子)が有名である(図①-*1*)[44,45]．

　上皮のように細胞がびっしり詰まっているようなところではこのカドヘリンの発現がみられる．同じ細胞どうしでもゆるい接着もある．たとえば血管の壁の細胞(血管内皮細胞)は血管の外から白血球動員の要請があるとセレクチン(selectin)という接着分子をだして，血中を流れている白血球に軽く接着しエンジンブレーキをかけることがわかっている[46-48](白血球も急には止まれない！)(図①-*2*)．

　ひっつく相手が細胞以外の物質(細胞外基質)のときに細胞がだす手としてはインテグリン(integrin)がよく研究されている[28,49](図①-*3*)．これはαとβ鎖からなる二量体で現在12個のα鎖と8個のβ鎖が知られ，それらの組み合わせで19種類のインテグリン分子が同定されている．ひっつく相手はインテグリンによって異なる．たとえば本文中にでてきた$\alpha_6\beta_4$インテグリンはラミニン(laminin)という物質にひっつくし，$\alpha_2\beta_1$はコラーゲンとラミニンにひっつくという具合だ．細胞からでるインテグリンという手は細胞の種類や細胞のおかれた状況(炎症の有無など)によってもその種類が変わる．

　インテグリンやカドヘリンのような細胞からでる手には相手とひっつくことによりその情報が細胞内に伝わるoutside-inのシグナル伝達と細胞内からの指令で手をだすinside-outのシグナル伝達があり，ただ単に物理的に接着しているだけではないことがわかっている[50,52](図①-*4*)．接着分子がなければ細胞は動くことも増えることも分化することもできない．発生もできないし，創傷治癒や免疫反応も起こらない．バイオロジーはまさに細胞接着という現象を抜きには語ることができないのである．

【セレクチンの一般構造】

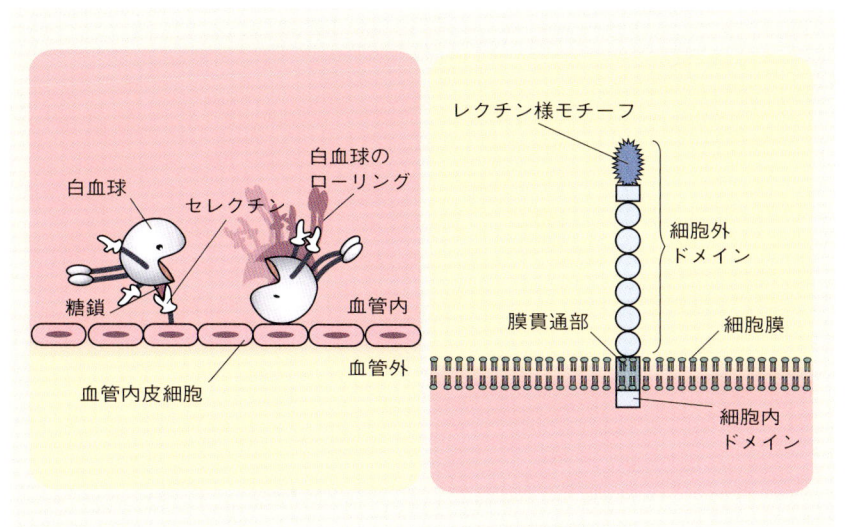

図①-2

【インテグリンの一般構造】

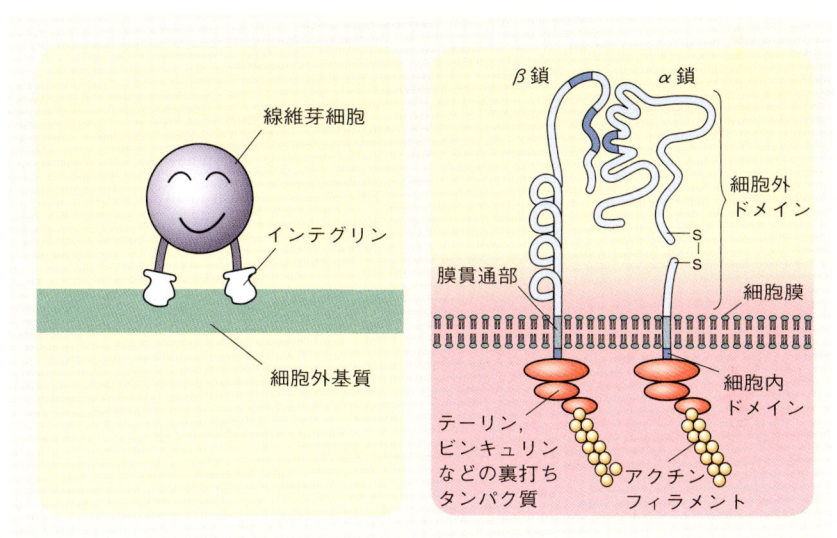

図①-3

【接着分子を介した情報の
クロストーク】

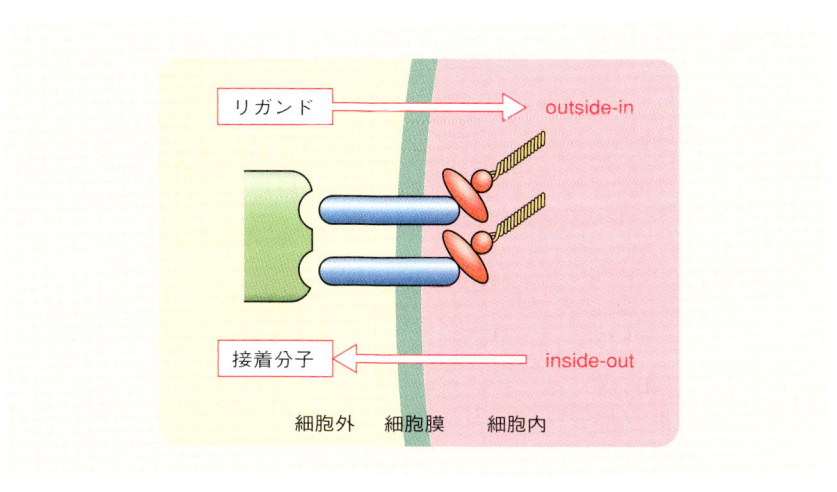

図①-4

【根面上の上皮細胞の移動（模式図）】

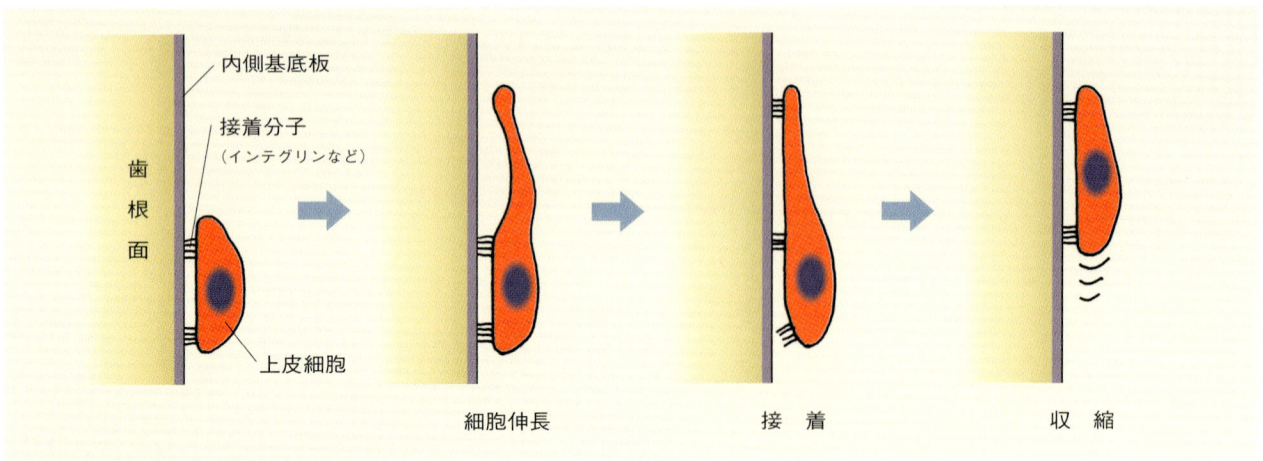

図 *1-7* 伸長，収縮といった細胞の形態変化と，接着分子活性化のオン，オフが連携して細胞が移動していく．

【上皮性付着のジッパーモデル】

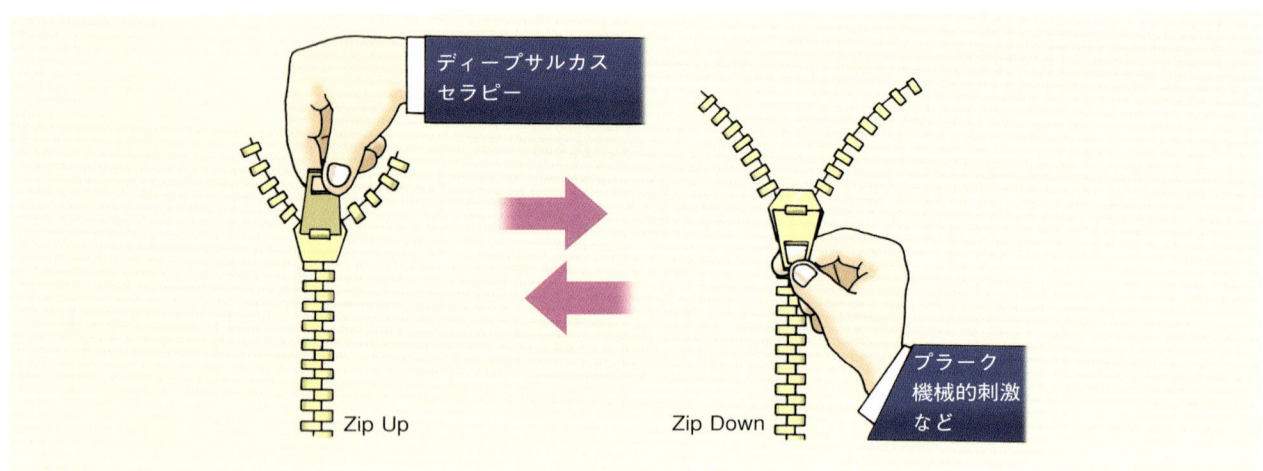

図 *1-8* 上皮性付着は接着分子のスイッチのオン，オフに存在している．その付着の獲得や喪失は比較的容易に起こり，ジッパーにたとえられる．深いポケットでもディープサルカスセラピー（第3章参照）が成功すれば，長い上皮付着が達成できる（Zip Up）．しかしプラーク・コントロールが不適切であったりすると，スイッチはオフとなり，上皮性付着は喪失する（Zip Down）．上皮性付着が不安定といわれるゆえんである．

シグナルになるのか，あるいはそのシグナルを受けた宿主の細胞が上皮細胞に別のシグナルをだしているのかもしれない．臨床的にはプラーク・コントロールのレベルや不適切なブラッシングなどの機械的刺激により上皮性付着の幅が変化することが知られており，歯肉溝中の細菌や外傷はシグナルの第一候補になるかもしれない．

上皮性付着の幅は1mmより大きくなることがある．**長い上皮性付着**（long epithelial attachment）とよばれるもので，ある種の歯周治療の結果できるものである[25,53,54]．上皮細胞が歯面上を1mmを超えて動くことがあるわけだ．長さが変化する付着という意味で，Schallhornは上皮性付着のことを"ジッパーのような付着"と表現している．長い上皮性付着はジッパーを上げた状態だが，簡単に下がってしまう[55]というわけだ（図 *1-8*）．とすると強い結合組織性付着は，"縫い針で縫った状態"とでも表現すればよいのだろうか？

上皮性付着は細胞自身が歯面にひっつく付着であり，その細胞の気分によってひっついたり，剥がれたりするものだということを心がけておく必要がある（図 *1-9*）．深いポケットが長い上皮性付着により

[上皮性付着の特徴]

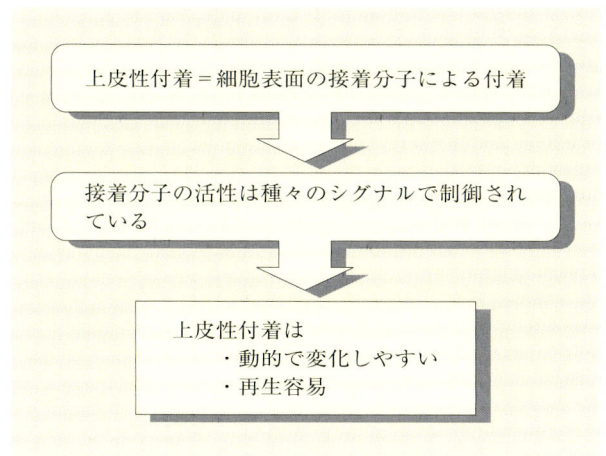

図 1-9

[結合組織性付着]

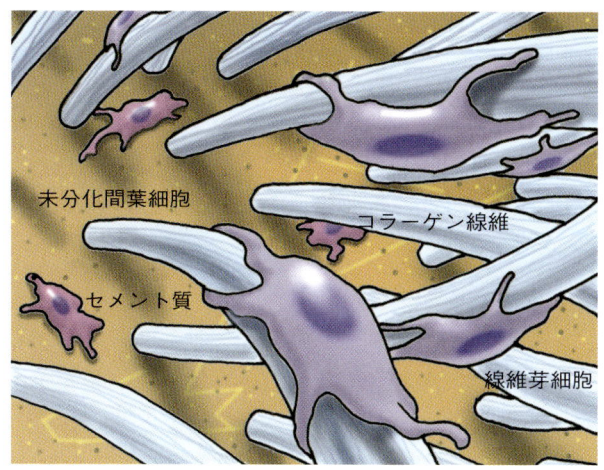

図 1-10　コラーゲン線維とセメント質という細胞の産物が機械的に嵌合しているのが結合組織性付着の最大の特徴である．

[結合組織性付着の成り立ち]

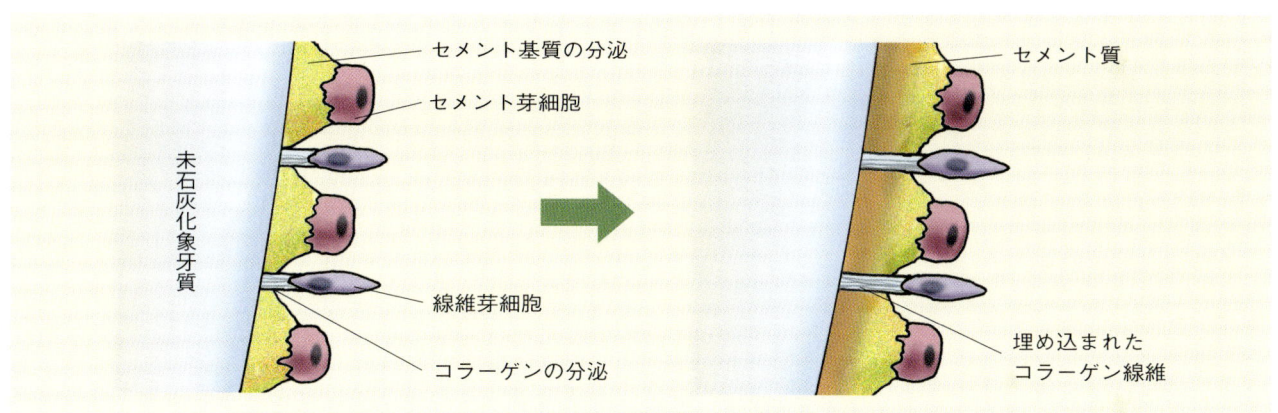

図 1-11　細胞の由来は何であれ，最終的にセメント芽細胞がセメント質をつくりながら，同時に線維芽細胞がコラーゲン線維をつくるため，コラーゲン線維がセメント質に埋め込まれていき，結合組織性付着ができあがっていく．

浅くなっても，上皮細胞のご機嫌を損なうようなことをすると，たちまちその付着は剥がれ，深いポケットに逆戻りというわけだ[56]．

（ここでは話を単純化するため上皮性付着に関与する接着分子をインテグリンだけに絞って記述した．この分野の研究は進歩，発展の著しい分野であり，いずれこんなに単純なものではないことがわかってくるだろう）

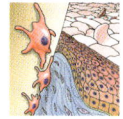 ## 結合組織性付着のバイオロジー

では結合組織性付着はどうなっているのだろう？これは先ほどよりはわかりやすい．この付着はセメント質にコラーゲン線維が埋め込まれたものである（図1-10）．セメント質はセメント芽細胞，コラーゲン線維は線維芽細胞の産物である．

歯の発生のときにヘルトヴィッヒ上皮鞘が断裂し，内側にできつつある未成熟の象牙質の表面に間葉系細胞がやってくる．それらの細胞からセメント芽細胞と線維芽細胞が分化し，それぞれセメント質とコラーゲン線維を同時につくりだすため，線維がセメント質に埋め込まれていく[57]（図1-11）．

この結合組織性付着は上皮性付着ほど動的ではない．破壊されにくい代わりに再生もしにくいわけだ．上皮性付着の場合は"細胞自体が付着"しているが，結合組織性付着になると細胞がセメント質やコラー

[結合組織性付着の特徴]

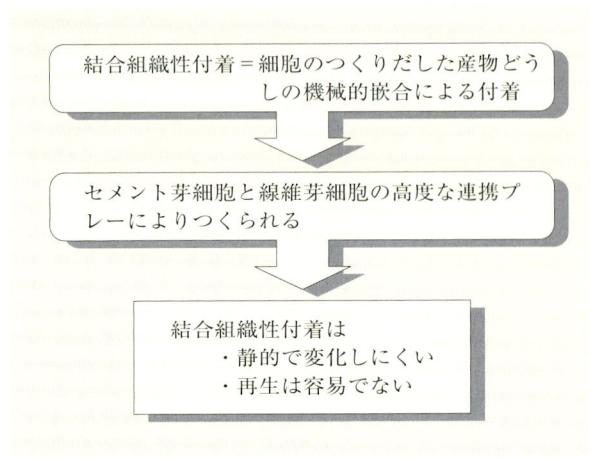

図 **1-12**

[上皮性付着の獲得と喪失]

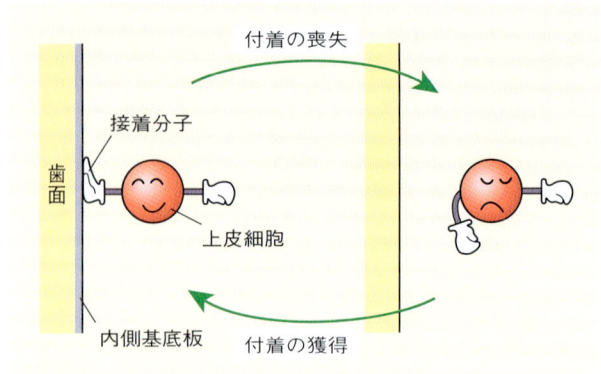

図 **1-13** 上皮性付着は上皮細胞が手（接着分子）を出して歯面とひっつけば付着の獲得が起こり，その手を引っ込めれば付着の喪失が起こる．つまり上皮細胞の"機嫌"が大切である．

[結合組織性付着の獲得と喪失]

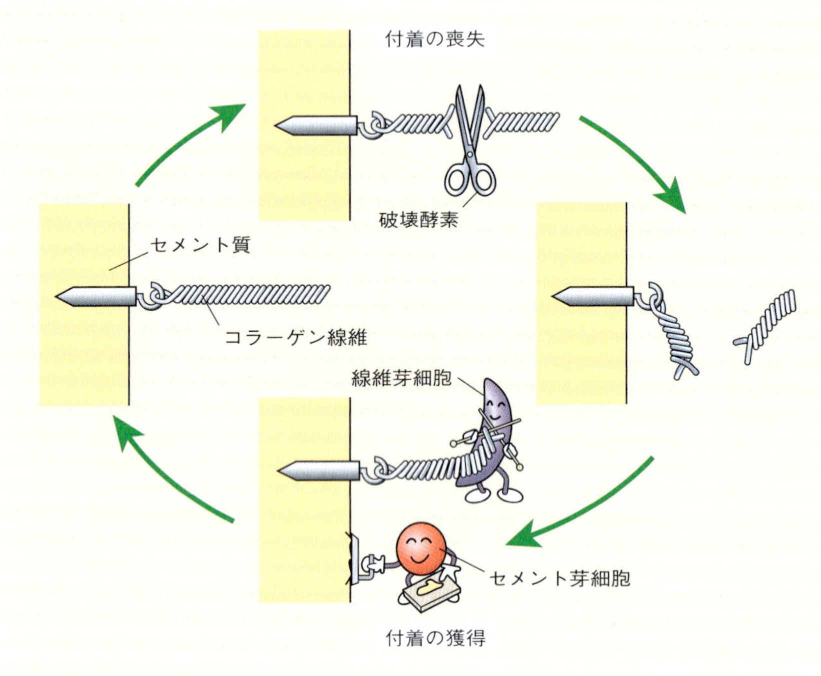

図 **1-14** 結合組織性付着ではセメント芽細胞と線維芽細胞が誘導され，お互い綿密な連携プレーをしなければ付着の獲得はできない．また付着の喪失にもその破壊酵素を誘導してこなければならない．

ゲン線維といった物質をつくりだし，それらが物理的に結合しているわけで，"細胞の産物による付着"ということになる．この結合組織性付着は，セメント芽細胞と線維芽細胞の連携プレーがあってこそ成り立つわけだから簡単にはできない．破壊されるときも，主に酵素などによる化学的な分解が必要で，セメント芽細胞や線維芽細胞の機嫌は関係ない．これは上皮細胞の機嫌に左右される上皮性付着とは大きく違うところだ（図 **1-12 ～ 14**）．

セメント芽細胞も線維芽細胞も歯根完成後は歯根膜中の未分化な細胞群から供給されるが[57]，創傷治癒においては上皮細胞の遊走するスピードが早いため結合組織性付着ができる前に上皮が入り込んでしまうことが多い[58]．生体を外界から守るのが上皮の役目なのだから当然だ．セメント芽細胞や線維芽細胞がぐずぐずしているうちに，とりあえず上皮が壁をつくってしまう格好である．GTR (Guided Tissue Regeneration)法ではこれを防ぐために，わざわざ特殊な膜で上皮の埋入を防止しているわけである[59,60]．

[その他の付着様式]

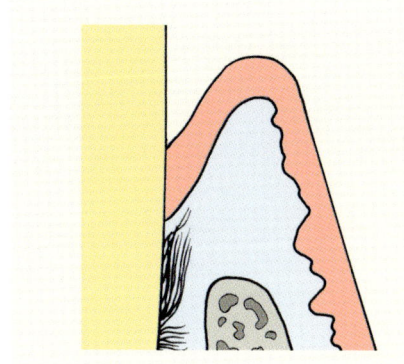

図 **1-15-a** Connective tissue adhesion
コラーゲン線維が根面と平行に走行している．

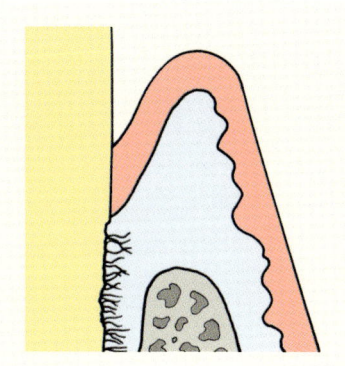

図 **1-15-b** Interdigitation
根面処理により露出した象牙質中のコラーゲン線維と歯肉のコラーゲン線維が絡み合う．

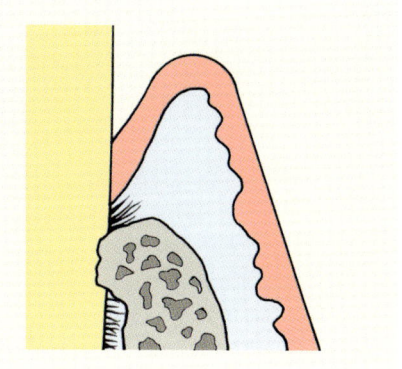

図 **1-15-c** Ankylosis
歯槽骨のリモデリングに歯根が組み込まれ，歯根が徐々に骨に置換されていく．

　不思議なことに結合組織性付着の幅はいつも約1mmに保たれている．健康なときも，炎症を起こしているときもである[5]．炎症を起こすともちろんコラーゲン線維は破壊されるし，骨も吸収する．そして結合組織性付着の位置も根尖側に移動するのだが，結合組織性付着の約1mmという幅は維持されている．どんな目にあっても律儀に約束を守っているわけである．どういう因子がこれを制御しているのかはわからない．上皮と骨は約1mm離れて生活するという約束があるのだろう．遺伝的に決まっているといってしまうのは悔しいが，現段階ではそういって逃げておこう．とにかく結合組織性付着は，幅1mmのままで位置が変化するが，上皮性付着は，幅も変化するし（最低が約1mm），位置も変化するわけだ．

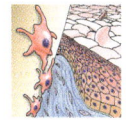

他の付着様式は？

　一般的ではないが，ほかにも付着様式はある（図1-15）．その一つがconnective tissue adhesionである[61]．日本語では結合組織性接着とでも訳しておこう．これは歯肉のコラーゲン線維が根面と平行に走行するもので，機能的な配列になっておらず，付着とはいえないかもしれない．スケーリング，ルート・プレーニングして無毒化された根面を，分化能の多彩な歯根膜ではなく，分化能の貧弱な歯肉結合組織が覆うときなどにみられる．インプラントと歯肉結合組織との結合もこの付着様式である[62-67]（図1-15-a）．

　また人為的につくられる付着様式もある．スケーリング，ルート・プレーニング後にクエン酸などで脱灰処理したときにみられるものだ[68,69]．脱灰処理により根面の象牙質中のコラーゲン線維が露出し，これと歯肉のコラーゲン線維が絡み合って結合しており，interdigitationという言葉などで表現されるが，適当な日本語がみつからない．クエン酸を用いれば必ずできるというものではないのであしからず（図1-15-b）．

　最後に**骨性癒着**(ankylosis)[70,71]だ．骨原性の細胞が，為害性のない根面に直接接触していると起こることがある．これは根面を骨と勘違いした破骨細胞が根面を吸収し，そのあとにこれも勘違いしている骨芽細胞が骨を添加するため，歯根がどんどん骨に置き換わっていき，骨と歯根がひっついてしまう現象である．骨のリモデリングに歯根が引っ張り込まれるようなものだ．頻度は少ないが，新鮮な腸骨を移植したときなどに認められることがある[72]（図1-15-c）．

第2章

"付着"を極める

―臨床編―

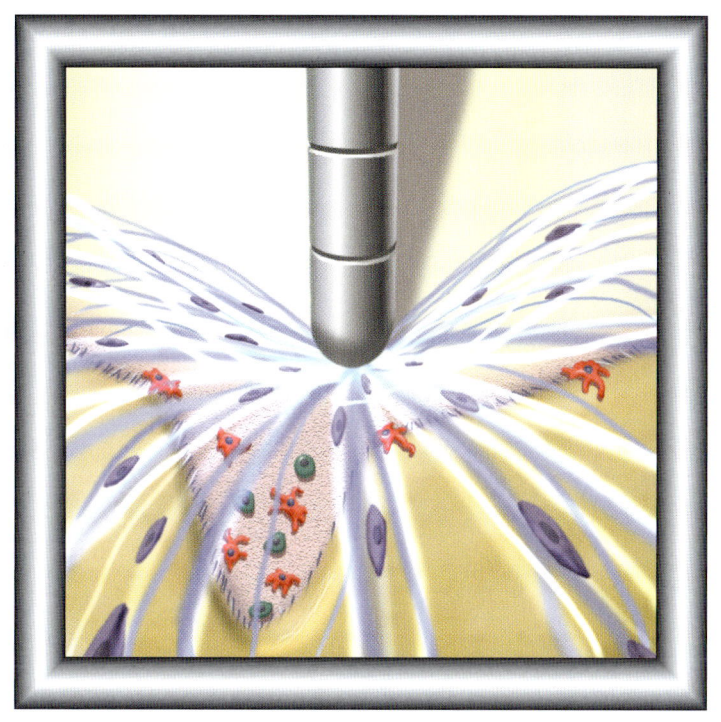

タイトルイメージイラスト
　結合組織性付着でプローブが止まっているイメージ図．
プローブは付着を見る第2の目である．

付着のバイオロジー

臨床編

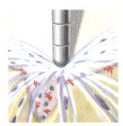
付着様式と臨床の架け橋

第1章では毎日触っているポケットの先にはいくつかの付着様式が存在し、それぞれ個性的な性格をもっていることを理解していただけたことと思う。

そこで、この章でははそれらの知識が実際の臨床にどう結びついていくかを考えてみよう。

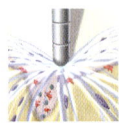
プローブの行方は？

さて毎日使っているプローブ(probe)[1]だが、いったい何を計っているのだろう？ プローブの先はどこで止まっているのだろう？ 前章の付着の話を思いだしながら考えてみよう。

組織学的には歯肉溝の深さとは、歯肉の頂点から歯肉溝底つまり上皮性付着最歯冠側までの距離のことだ[2]。プローブを歯肉溝にそっと入れたとき、プローブの先は歯肉溝底でちょうど止まるかというと、そういうことは少ない[2-5]。

"プロービング値＝組織学的な歯肉溝の深さ"というわけではないのである(図 2-1)。しかも、プロービング値はさまざまな要因に左右されることがわかっており、これを理解したうえでプロービング値を解釈できるトレーニングを積むことが臨床では大事である。それではプロービング値に影響を与える要因を考えてみよう[2,3,6,7]。

それにはプローブ側の要因と組織側の要因に分けて考えると理解しやすい。まずプローブ側の要因だ(表 2-1)。使用するプローブの使い方によってプローブが深く入ったり、浅く入ったりすることはだれでも想像できる(図 2-2)。太いプローブは入りにくいし、細いプローブは入りやすい[8-10]。通常、直径約0.4mmの丸形のプローブを25g重の力で使うことをgentle probingといい、昔からの基準とされている[11-13]。プローブの直径や使用するときの力は、この値から大きく離れていなければ問題はないと思われるが、大事なのは同じプローブを同じ力で使用するということである。何種類ものプローブを、いろんな力で使うのは最低である。

またプローブを使用するとき、その先が根面に触れていること、歯軸とだいたい平行であることなども必ず守らなければならない。とくに歯が傾斜しているところでは、いつの間にかプローブの先端が根面から離れていたり、歯軸に対して角度がつきすぎたりすることがあるので要注意だ(図 2-3)。

プローブを受ける組織側の要因はちょっと複雑である(表 2-2)。たとえば歯石やプラークが多量についていたり、オーバーハングな補綴物があるためプローブが正しく入らない場合がある。どちらも初診

[プロービング値＝歯肉溝の深さ？]

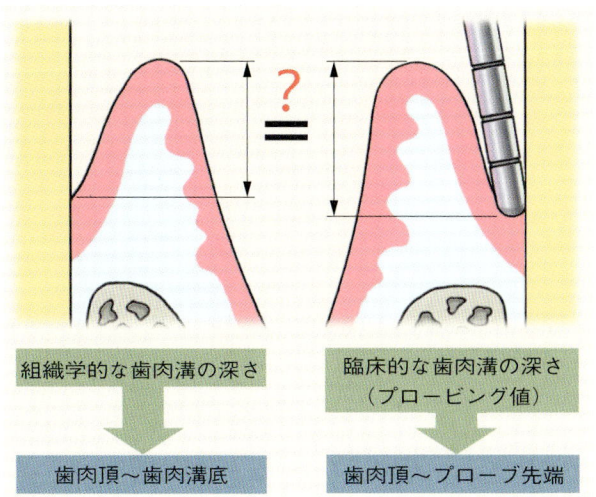

図 2-1　"プロービング値＝組織学的な歯肉溝の深さ"ではない．

表 2-1　プロービング値に影響を与える要因（Ⅰ）．

[プローブ側の要因]
- プローブの種類（形，大きさ，目盛り）10, 14
- プロービング圧 10, 12, 15
- プローブの挿入方向 16

表 2-2　プロービング値に影響を与える要因（Ⅱ）．

[組織側の要因]
- 歯石，歯の位置異常や傾斜，不良補綴物
- 歯肉の腫脹，線維性増殖，退縮
- 歯肉結合組織線維の破壊や再生
- 上皮性付着の獲得，喪失
- 結合組織性付着の獲得，喪失

[各種プローブ]

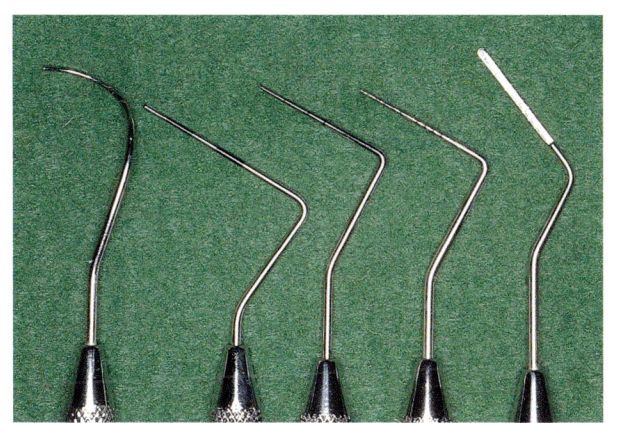

図 2-2　信頼のおけるメーカーの1種類のプローブを同じ力で使用し，同じ基準で測定することが最低条件である．

[傾斜歯におけるプロービング]

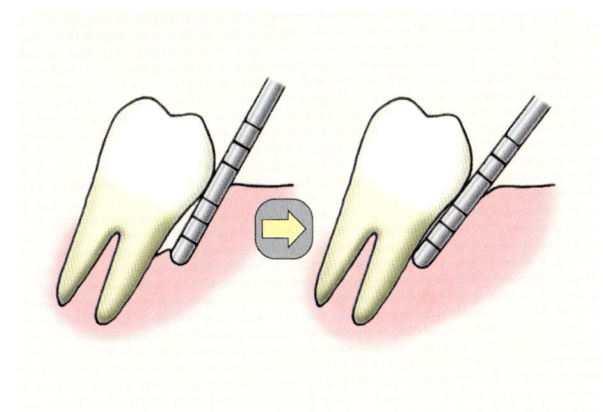

図 2-3　傾斜歯ではプローブの先端が根面から離れやすいので要注意．

時などによくみられる状態であるが，初診時はそれ以外に炎症が強いため，痛みが強かったり，歯肉が腫れているためプロービング値が不確かになりやすいことも知っておくべきである．

　組織の付着の状態も大事である．前章の話を思いだしてもらいたい．まず上皮性付着は位置の変化だけでなく幅も変化する．幅が増えるのは長い上皮性付着とよばれ，歯周治療後によくみられる治癒形態である 17, 18．結合組織性付着の場合，幅は変化しないが位置が変わる可能性がある．歯周炎の進行による付着の喪失や再生療法後の付着の獲得で結合組織性付着の位置が変われば当然プロービング値も変わる．もちろん，この位置の変化は上皮性付着でもいえることである（図 2-4）．

　炎症が強いと歯肉結合組織中のコラーゲン線維は破壊され，その数は少なくなる 19．その結果，歯肉は根面から離れていく．なぜなら，このコラーゲン線維は歯肉を根面に引っ張る方向に走行しており，それらの数が少なくなることは"ゆるんだ歯肉"になることを意味するからである（図 2-5）．歯肉がゆる

[上皮性付着の獲得と喪失]

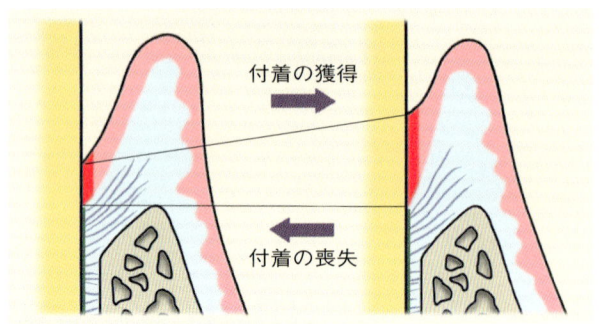

図 2-4-1　上皮性付着は幅が変化しやすい．位置の変化は結合組織性付着の獲得と喪失を伴う．

[結合組織性付着の獲得と喪失]

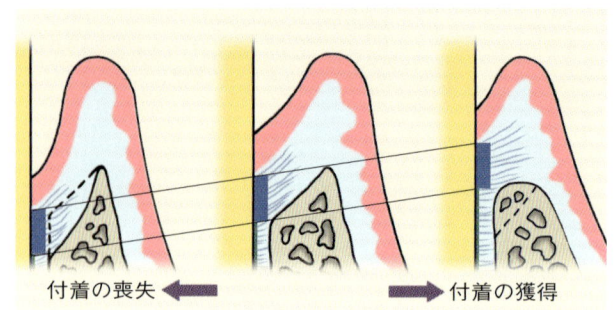

図 2-4-2　結合組織性付着は幅は変わらず，位置が変化する．実際は図 2-4-1 と 図 2-4-2 のコンビネーションが起こる．

[結合組織線維と歯肉の側方圧の関係]

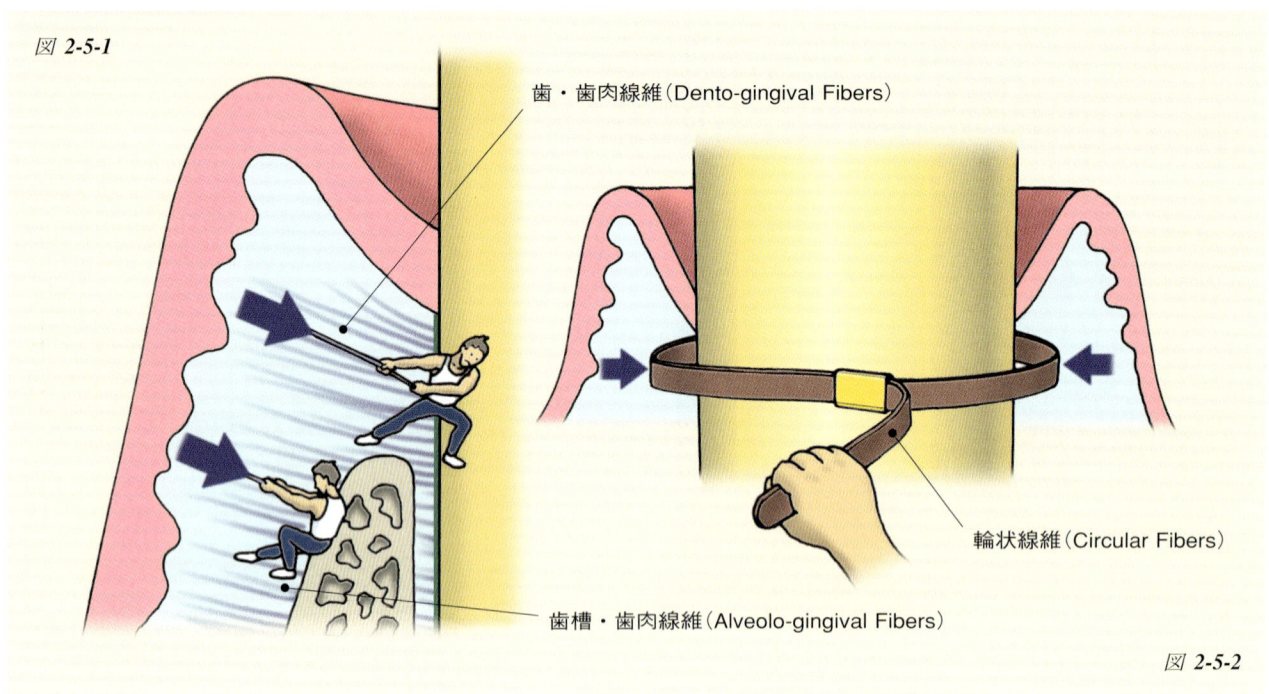

図 2-5　歯肉結合組織線維の走行をみると，歯や骨から歯肉に放散したり（図 2-5-1），歯を取り囲んでいる（図 2-5-2）．したがって，それらの再生と張力の増加は歯肉を歯の方向に引き寄せる側方圧となる．

むとプローブが歯肉から受ける側方圧が少なくなるため，プローブが入りやすくなる．歯肉の側方圧が強くなるという現象は"歯肉がタイト（tight）になる"という表現でよく表されるが，これによりプローブが入りにくくなっても，必ずしも付着の獲得が得られているわけではないので注意が必要だ．

　滲出性の炎症が強いと，歯肉が浮腫を起こし歯肉の頂点が歯冠側に移動するため，プロービング値は大きくなる．もちろん線維性に増殖してもプロービング値は大きくなる．

　以上をまとめると，炎症が強くなるとプローブが深く入り，歯肉の頂点も歯冠側に移動することがわかる．つまり炎症が強いとプロービング値が大きくなるわけである．炎症の強さとプローブの先の位置

【炎症とプロービングの関係】

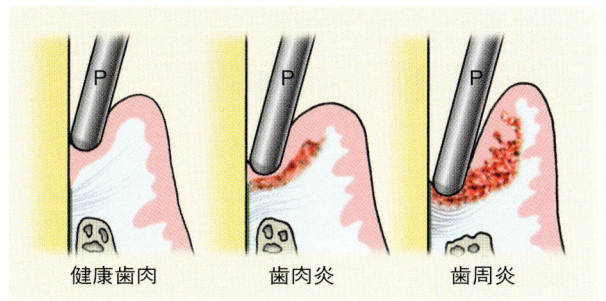

図 2-6　炎症が強くなればなるほどプローブは深く入っていく（Armitage, et al：J Clin Perio, 4：173, 1977.）[12].

表 2-3　プロービング時の出血.

組織学的に	結合組織内に炎症が存在
細菌学的に	運動性桿菌やスピロヘータの増加
臨床的に	他の臨床症状より早く出現
疫学的に	付着の喪失を起こす可能性高い

【付着レベル(attachment level)】

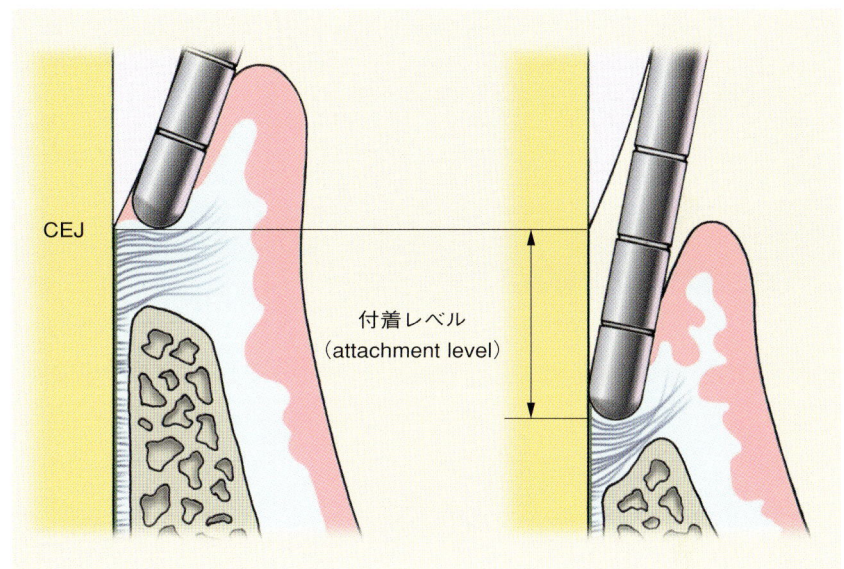

図 2-7　セメント-エナメル境（CEJ）を基準にして測定したプロービング値を付着レベルといい，過去における付着の破壊量あるいは細菌の侵入レベルを反映する．

の関係は，古くからいくつかの文献[6,12,20-24]がある．その一つを紹介すると，健康歯肉ではプローブは上皮中で止まり，歯肉炎になると上皮と結合組織の移行部あたりまで入るようになる．そして歯周炎では結合組織中にまで少し入り込むというものだ．データのバラツキも大きいのでバリエーションも多いと思われるが，ご参考までに[12]（図 2-6）．

プロービングでは1mmくらいは十分誤差の範囲だ[11,15,25-30]．これを認めてもらえるならば，炎症があればだいたいプローブの先端は結合組織性付着の最歯冠側で止まっていることになる．付着の喪失のない健康な歯肉ではセメント-エナメル境（CEJ）とその位置が一致していると仮定すれば，CEJから計ったプロービング値は付着の喪失量を表すことになる．これを**付着レベル**(attachment level)という[31,32]（図 2-7, 8，ここで横道②）．

プロービングしているときに，出血することがある．BOP（Bleeding on Probing）と略されているが，これも要チェックだ[33,34]．正しいプロービングで出血してくるような部位は必ず炎症があり[35-39]，ポケット内には歯周病菌がはびこっている[40-42]．しかも外見上歯肉に炎症が現われる前に出血傾向がでてくるので，炎症の早期発見にも役立つ[35,43-45]．プローブ以外特別な器具のいらない検査であり，ルーティンに記録するよう心がけよう（表 2-3）．

ここで横道② 付着レベル，プロービング値，歯肉退縮量の三角関係？

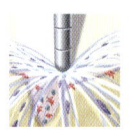

[付着レベル，プロービング値，歯肉退縮量の関係]

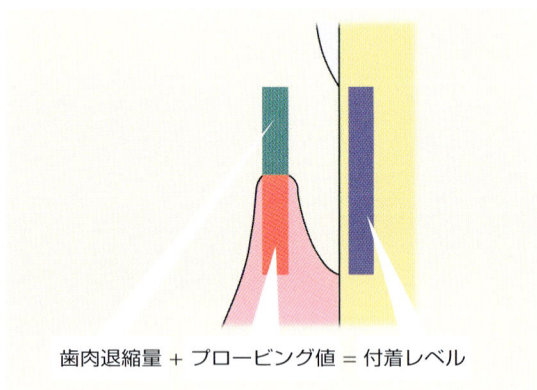

歯肉退縮量 ＋ プロービング値 ＝ 付着レベル

図②-1

[絶対的な付着レベル]

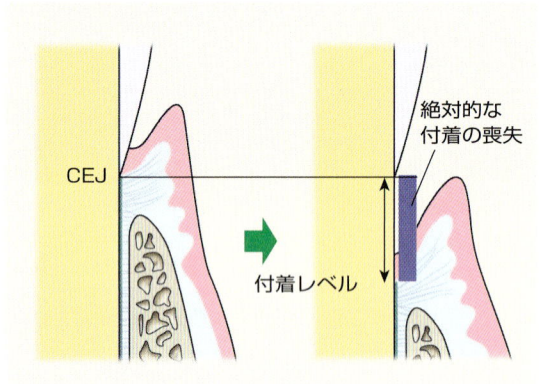

図②-2

[相対的な付着レベル]

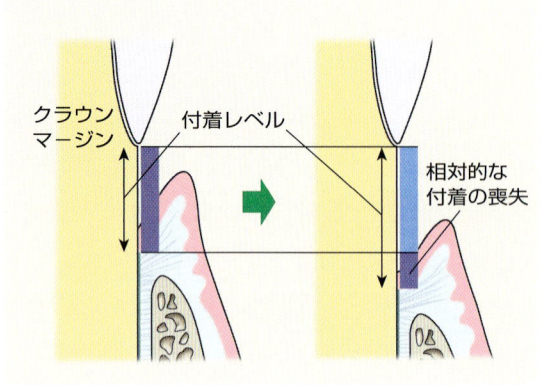

図②-3

　プロービング値は歯肉の頂点からプローブ先端までの距離だが，付着レベルでは歯肉の頂点の代わりにCEJのような固定点を基準にするところがミソである．歯肉の頂点は腫れたり，腫れが引いたりするたびに移動するので，移動しない固定点から測定すれば付着の状況を判断しやすい．またプロービング値は歯肉溝の深さ，つまり"細菌の巣の大きさ"を表しているのに対して，付着レベルは"今までに起こった破壊の程度"あるいは"細菌が根面のどこまで侵入しているか"を表しているということを理解しておこう．そしてCEJから歯肉の頂点までの距離を歯肉退縮量とすると

　　付着レベル＝プロービング値＋歯肉退縮量

という式が成り立つ（図②-1）．CEJより歯肉が歯冠側にあれば，それはマイナスの歯肉退縮ということにすればよい．付着レベル，プロービング値，歯肉退縮量はどれか二つの値があれば残りの一つは計算で算出されるわけだから，わざわざ三つの検査をする必要はない．歯肉退縮量は計測が容易であるし，患者さんも測定値を実感しやすいため，著者はプロービング値と歯肉退縮量を測定するようにしている．CEJがすでにレジン充填やクラウンなどでわからなくなっていることも多い．そんな場合はクラウンのマージンなどの目印を決めて，そこから測定すればよい．目印がなければステントを作製してそこに目印をつける．いずれにしてもCEJ以外の固定点を基準にする場合は，付着レベルは相対的なものになる．つまりデータを比較して付着の獲得や喪失があるかどうかは判断できるが，歯周病に罹患する前の健康な状態と比較して何ミリの付着の喪失があるのか（絶対的な付着レベル）はわからない（図②-2, 3）．

【付着レベルとプロービング値】

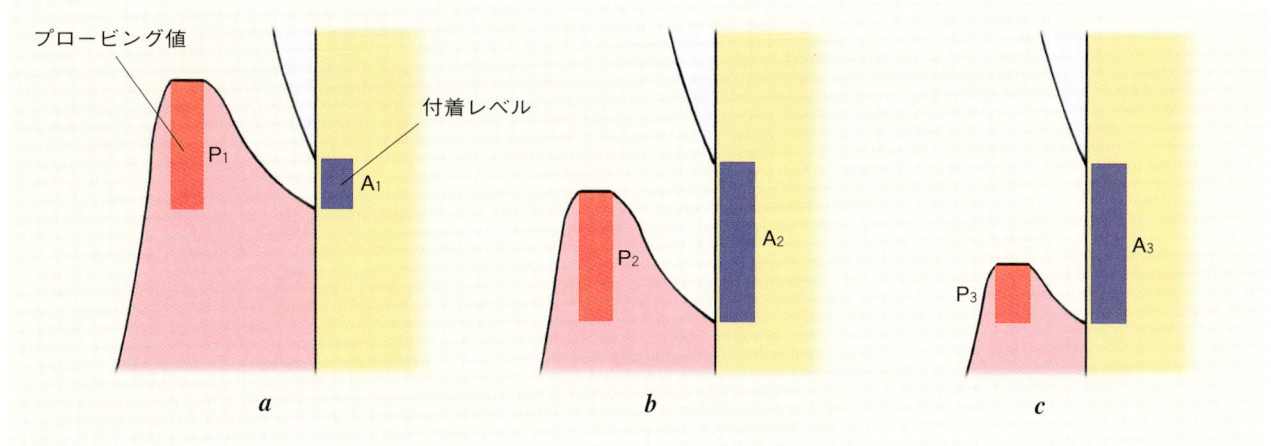

図2-8 *a* と *b* ではプロービング値が同じである．しかし付着レベルは *b* の方が大きく（$A_1<A_2$），*b* の方が過去における組織の破壊量が大きいことがわかる．
a と *c* では，*c* の方がプロービング値が小さい（$P_1>P_3$）．しかし付着レベルは逆に *c* の方が大きい（$A_1<A_3$）．つまり *c* は *a* より細菌の住みつく巣は現在小さいけれども，過去により大きな組織の破壊が起こったということを示している．プロービング値だけにとらわれていると見落としやすいポイントである．

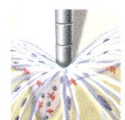 ## たかがプロービング されどプロービング

　プロービングの世界にも今やハイテクが進出し，プロービング圧を制御して自動的にプロービング値を読んでくれるものや，付着レベルまで測定してくれるものまである[46-48]．1mmが誤差の範囲ではない世界があるのだ．ただ疫学調査をするのならともかく，プロービングの誤差が1mmから0.1mmになっても，それに続く診断や治療が向上したという話は聞いたことがない．たかがプロービングなのである．

　しかしながらこのプロービング，鈍くさいが頼りになることが多い．たとえば根面が感染しているかどうかを判断するときには，プローブがなければ臨床的にわからない．たとえばX線写真では垂直性骨欠損のようにみえるが，実は付着は残っていることがある．一次性咬合性外傷の場合などがそうだ[49-51]．

　これは健康な歯周組織に過剰な咬合力がかかったときにみられるもので，歯根膜空隙は拡大し，垂直性骨欠損のようにみえることがある．こんなとき急いで根面の搔爬などをしようものなら，残っている健康な結合組織性付着がなくなり，そこに上皮が入り込んでしまうため，わざわざポケットをつくってしまうことになる．いいことをしたつもりが逆効果になるわけだ．

　こういう場合にはプロービングが真価を発揮する．根面が感染していることをseptic lesionといい，感染していないことをaseptic lesionというが，プローブを使うとこのsepticかasepticかを診断できる．asepticの場合はプローブが入っていかないからだ．ペリオの診断をするときには，X線写真とプローブと頭脳は三種の神器というわけである（図2-9）．

　ほかにもプローブが役立つ場面はたくさんある．矯正で傾斜歯を起こすとき，最終的にどこまで骨がついてくるのかも，X線写真とプローブがなければ予想がつかない．矯正前にプローブが止まるところが結合組織性付着の最歯冠側だとすれば，アップライト後はプローブの止まる位置の根尖約1mmのところに骨頂ができる[52]．単純だが見落とされやすいところである（図2-10）．

[Septic lesion と Aseptic lesion]

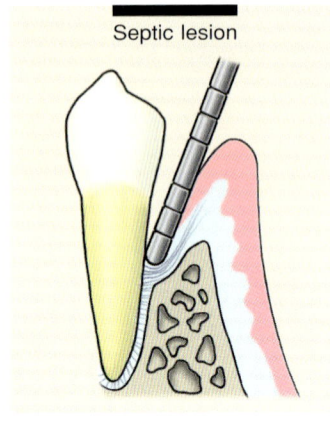

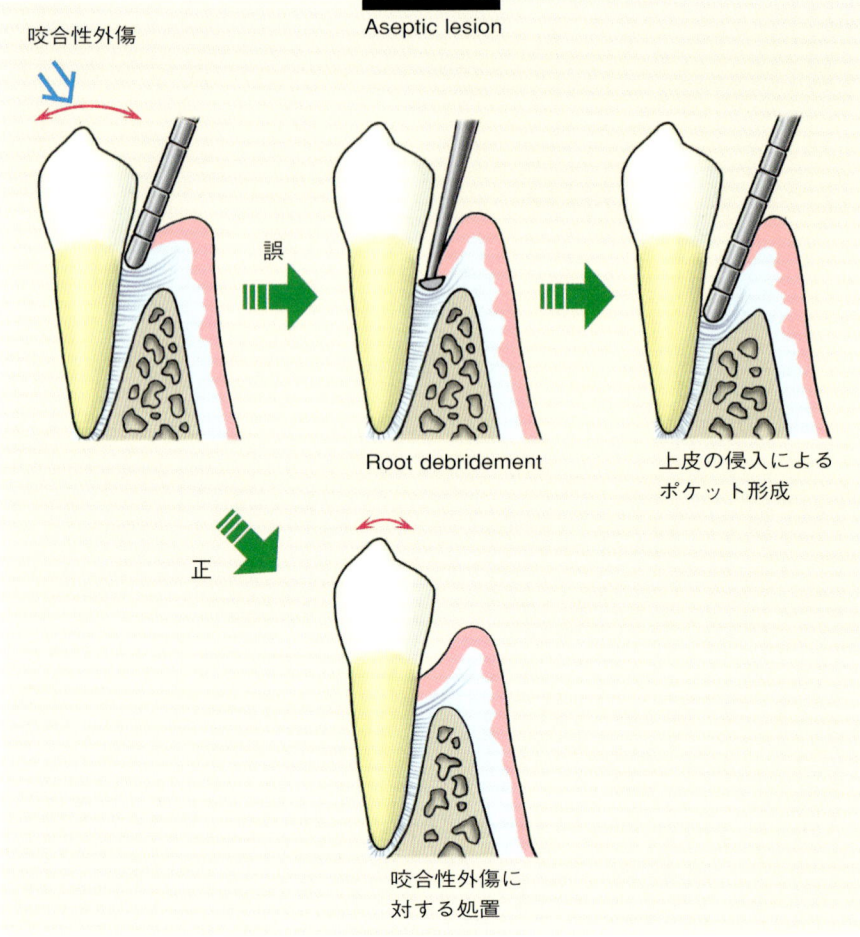

▲図 2-9-1　X線写真上の骨欠損に向かってプローブが深く入っていく．

▶図 2-9-2　X線写真上では垂直性骨欠損のようにみえても，付着が残っているためプローブは入っていかない．このとき Root debridement で付着を除去してしまうと，上皮が入り込み，ポケットを人為的につくることになってしまう．

[アップライト後の歯槽骨頂の位置]

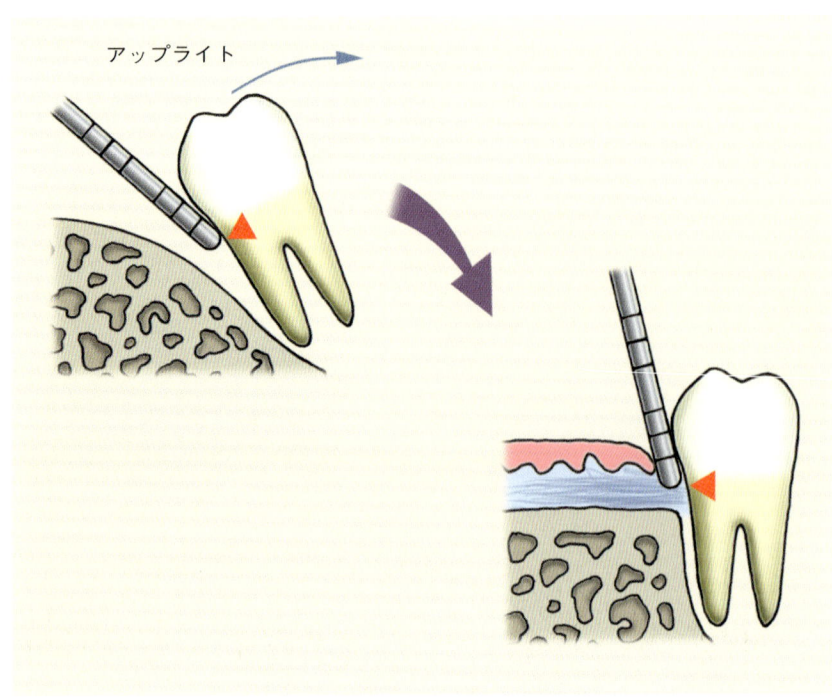

◀図 2-10　プローブが止まった位置から約1mm根尖側に骨頂ができる．

[補綴物のマージンの位置]

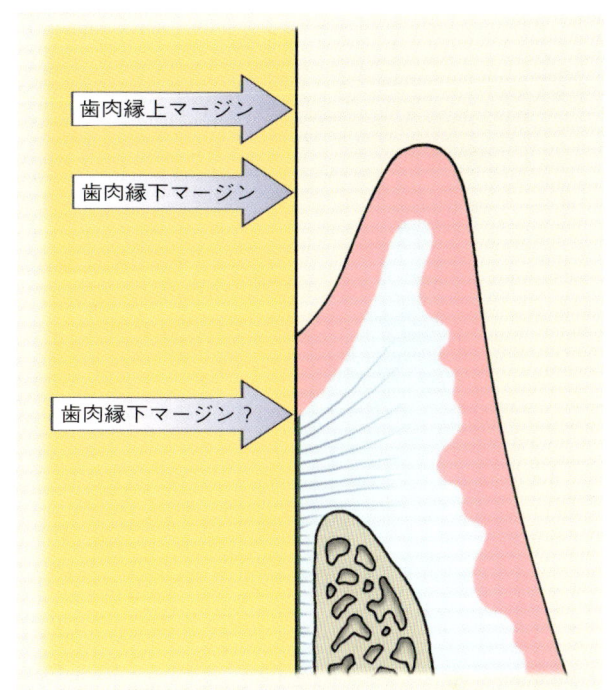

▶ 図 2-11

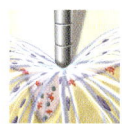
生物学的幅径を使いこなす

生物学的幅径は健康な付着を考えるときの基本形である．病的な状態もこれからどう変わっているかを考えれば理解しやすい．また治療の一つのゴールとしてとらえてもよい．

生物学的幅径の概念がもっとも威力を発揮するのが，**補綴物のマージンの位置を考えるときだ**[53,58]．歯周組織の健康を考えると，マージンは歯肉縁上がいいに決まっている[59-71]．しかし審美性の問題や補綴物の維持力の問題，カリエスの位置や旧補綴物のマージンの位置などの関係で，歯肉縁下に設定せざるをえない場合が多い．しかし歯肉縁下という表現はかなり曖昧である．歯肉の頂点から 1 mm 下でも歯肉縁下だし，5 mm 下でも同じ歯肉縁下である（図 2-11）．そこで歯肉縁下にマージンを設定する場合の考え方を整理してみよう．

まず，歯肉は健康であるべきである．できれば生物学的幅径が確立されている方が望ましい．補綴物のマージンが歯肉溝に入るということは，歯周組織にとっては一大事である．異種の物質が入るというだけでなく，必ずセメント層があるわけであるから，そこは細菌バイオフィルムの絶好の足場になる[60,61,72,73]．つまり歯周組織にとって補綴物は大きな重荷であり，その重荷を十分支えられるだけの体力を歯周組織がもっていなければならないわけである（図 2-12）．

そのためには長さの変化しやすい上皮性付着を最低限の長さにし，細菌の巣になる歯肉溝を最低限の深さにして，いわゆる生物学的幅径を確立させておく方がよい．また周囲には角化組織が十分あり，プラーク・コントロールしやすい環境が整っているにこしたことはない．これで補綴物を入れる環境が整ったわけである．

マージンの位置は患者によるプラーク・コントロールが可能な範囲に設定をしたい[74,75]．せいぜい 0.2～0.3mm くらいの深さだろう．生物学的幅径をせっかく確立しても，マージンの位置を歯肉から 1 mm 以上縁下に入れてしまうと，上皮性付着や結合組織性付着を傷つけることになる．もちろんプラー

[補綴物と歯周組織の関係]

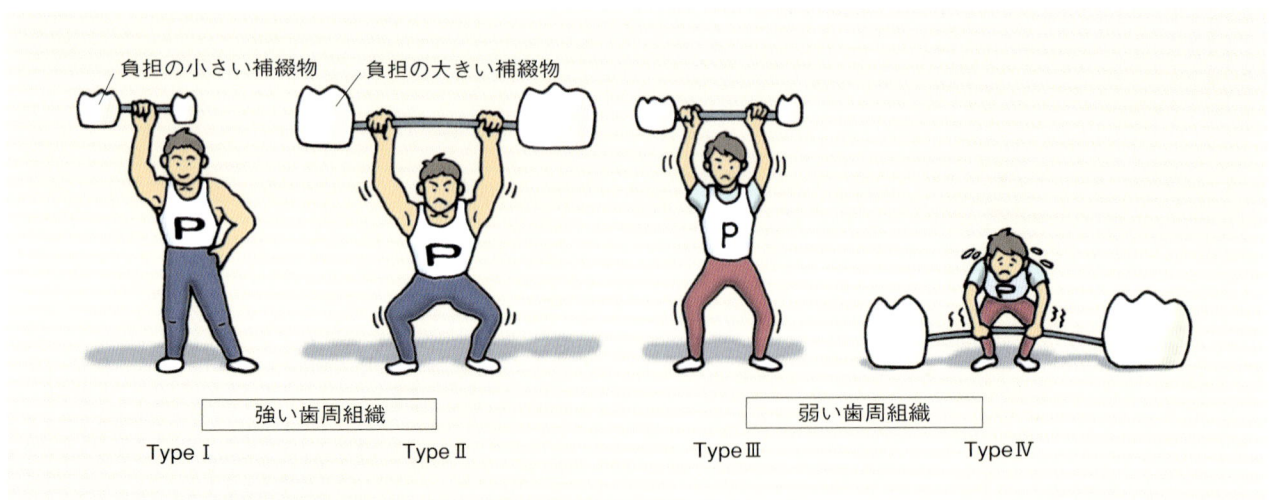

図 2-12 補綴物の予後は Type I が最良で，Type IV が最悪となる．

[歯肉縁下マージン設定のポイント]

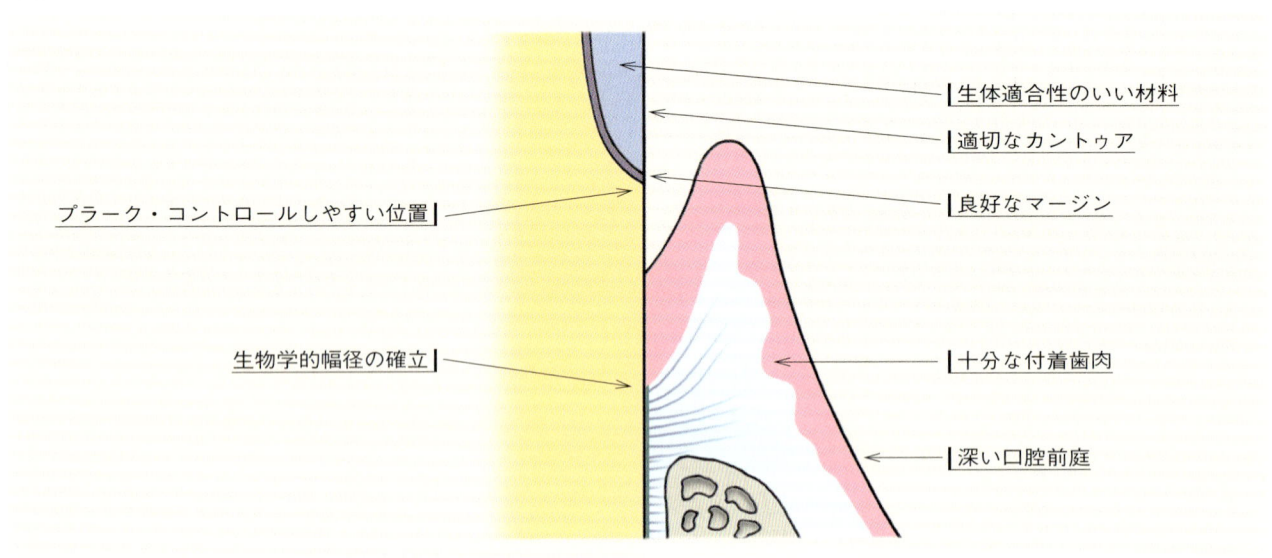

図 2-13

ク・コントロールも不可能である．セメントすら完璧に除去するのは困難だ．そしてマージンの位置が決まれば極力適合性がよく[76-82]，セメント層の少ない状態で，カントゥアが適当な[83-95]，生体適合性の優れた材料[72,96-100]の補綴物を入れるよう心がける．

以上をまとめると，もし歯肉縁下に補綴物のマージンを設定する場合は，生物学的幅径の確立された健康歯肉溝の縁下0.2〜0.3mmあたりが妥当な線だろう．あとはどういう補綴物を入れるかという問題である（図 2-13）．

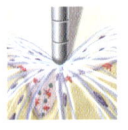 ## 歯肉縁下カリエスはペリオの問題

歯肉縁下カリエスという，ペリオとカリエスの両方にまたがる問題がある．どうしてペリオの問題になるかというと，カリエスを除去した後のマージンの位置が問題になるからである．歯肉縁下カリエス

[歯肉縁下カリエスの処置]

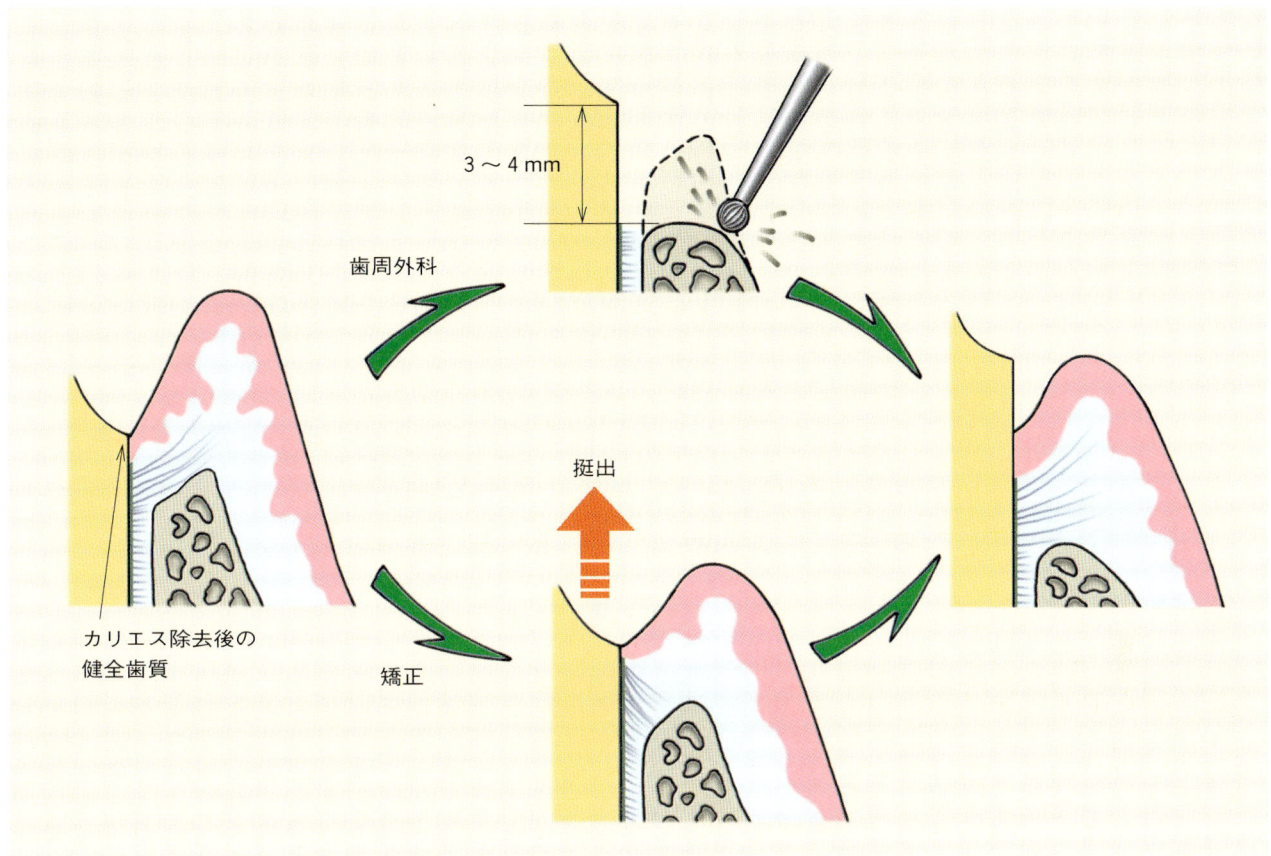

図 2-14 歯肉縁下カリエス除去後，健全歯質から骨までの距離を最低3〜4mm確保できないと，望ましいマージンの設定はできない．

は，歯肉から何ミリのところに健康歯質があるかということより，骨から何ミリのところに健康歯質があるかということの方が問題になることが多い．

骨から上1mmは結合組織性付着，その上最低1mmは上皮性付着があり，そこは侵してはならない聖域となっている(この聖域を biologic zone ともいう)．歯肉からの距離では，この聖域を侵しているかどうかはわからないのである．たとえば歯肉縁下2mmまでカリエスが進行しているとしよう．これがもし4mmのポケットで起こっているのであれば，ポケットを除去すれば解決できるかもしれない．しかし，これが1〜2mmの歯肉溝で起こっていれば，カリエス除去後補綴物のマージンは組織の付着を侵すことになる．しかもポケットを除去する手術だけでは解決できない．

カリエス除去後のマージンの位置を骨からできれば3〜4mm離さなければ，補綴物を受け入れる環境にならないのである[53,54,101-106]．そのためには外科的に骨を削除したり，矯正で歯を挺出させてから外科的に骨をそろえたりするわけだ[107-109]（図 2-14）．

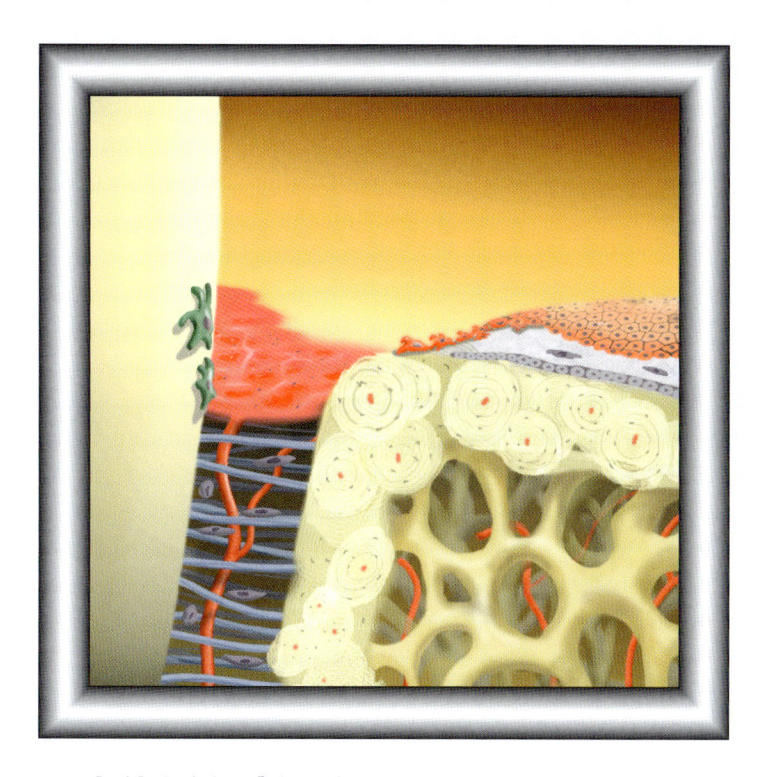

第3章
ポケットの科学

タイトルイメージイラスト
　フラップオペ後，骨と歯根の界面ではフラップ（歯肉）由来の細胞と歯根膜由来の細胞がダイナミックな駆け引きをしている

ポケットのバイオロジー

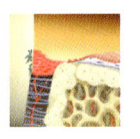

ペリオの大敵 ポケット

前2章ではポケットを通り越して付着の話をした．この章ではペリオの大敵ポケットに焦点をあててみよう．基礎的な話からポケット療法まで内容は盛りだくさん．山本流の味つけで召し上がれ．

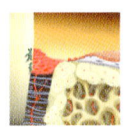

ポケットの観点からみた歯周治療のゴール

健康な歯肉溝をサルカス（Sulcus），病的な歯肉溝をポケット（Pocket）というが，その臨床診断は案外難しい．歯周病菌を含む細菌バイオフィルムと，その足場となる歯肉縁下歯石があれば，原因が存在するという意味で，その歯肉溝はポケットあるいはポケット予備軍といえよう[1-3]．またその深さが4〜5mm以上になれば，歯周病菌のはびこりやすい環境になってくるだけでなく，プラーク・コントロールも困難になってくるため，ポケットといえるかもしれない[4-6]．

プロービングで出血するようなら，炎症が存在することを示しており，臨床的にはポケットだ[7]．また歯肉溝滲出液中に組織の破壊や，炎症に伴う物質が認められるようになってもポケットといってよいだろう[8]．もちろんX線写真で骨吸収を認める部位の歯肉溝はポケットである可能性が高い[9,10]（骨欠損は過去に歯周病が存在していた証拠でしかないが）．

こういった項目は英語でいえば，さしずめ may be pocket とか can be pocket のオンパレードになる．いずれにしても確定診断は組織検査ということになるが，臨床的には状況証拠をもとに，総合的に診断していくことになる（表 3-1）．

歯周治療は健康な歯肉溝を獲得するためのものであるから，ポケットをサルカスに変える治療ともいえる．そして一昔前はサルカスは浅いものと決まっていたが，最近ではある程度深くても臨床的には維持，許容できるサルカス，つまりディープサルカス（Deep Sulcus）も存在するといわれるようになっている[11]．

つまり，われわれのゴールには従来いわれてきたサルカス（シャローサルカス，Shallow Sulcus）と，

表 *3-1* "ポケット"と診断するための状況証拠．

- ・プロービング値が4〜5mm以上
- ・プロービング時に出血する
- ・歯肉縁下プラークや歯肉縁下歯石が存在する
- ・結合組織性付着の喪失を認める
- ・骨吸収を認める
- ・歯周病原性細菌が検出できる
- ・歯肉溝滲出液中に炎症や破壊に伴う種々のマーカーが検出できる

[ポケットの観点からみた歯周治療]

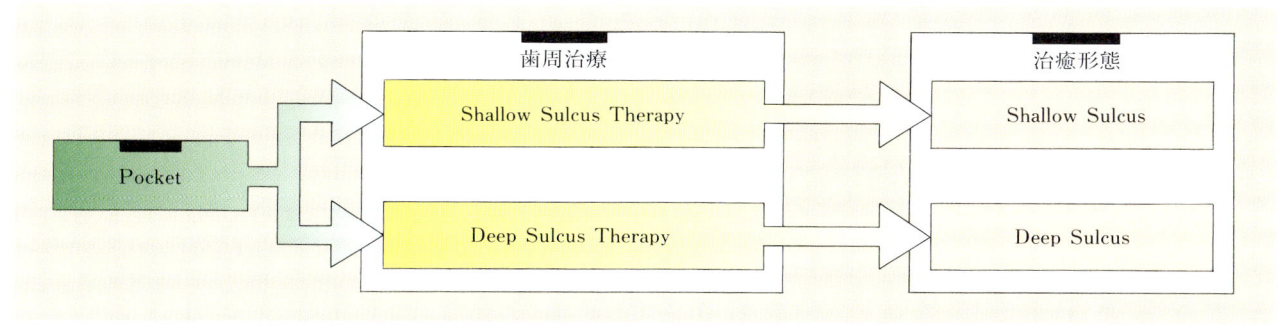

図 3-1

[シャローサルカス（Shallow Sulcus）]

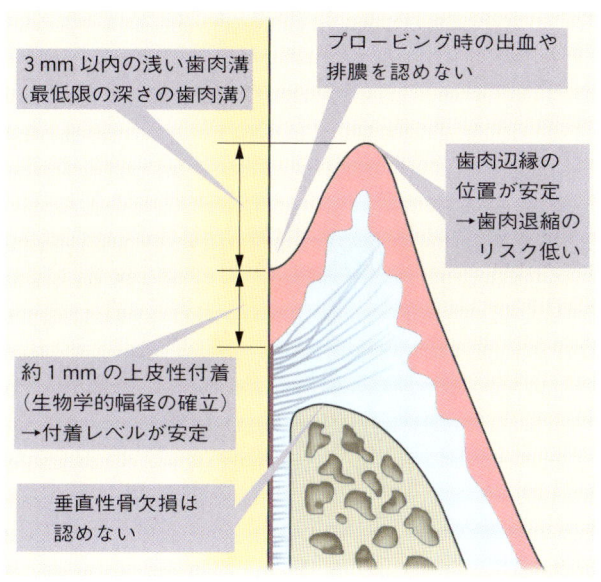

- 3mm以内の浅い歯肉溝（最低限の深さの歯肉溝）
- プロービング時の出血や排膿を認めない
- 歯肉辺縁の位置が安定 →歯肉退縮のリスク低い
- 約1mmの上皮性付着（生物学的幅径の確立）→付着レベルが安定
- 垂直性骨欠損は認めない

図 3-2

[ディープサルカス（Deep Sulcus）]

- 4mm以上の深い歯肉溝 →ポケットとの鑑別が困難なことがある
- プロービング時の出血や排膿を認めない
- 歯肉辺縁の位置が不安定 →歯肉退縮のリスクがやや高い
- 長い上皮性付着 →付着レベルがやや不安定
- 垂直性骨欠損を認めることがある

図 3-3

ディープサルカス（Deep Sulcus）の二つがあることになる．そしてシャローサルカスを獲得する治療法をシャローサルカスセラピー（Shallow Sulcus Therapy），ディープサルカスを獲得する治療法をディープサルカスセラピー（Deep Sulcus Therapy）とよんでいる[11]（図 3-1）．

ちなみにポケット除去療法（Pocket Elimination Therapy）はシャローサルカスセラピー，ポケット減少療法（Pocket Reduction Therapy）はディープサルカスセラピーに対応すると考えてよい．

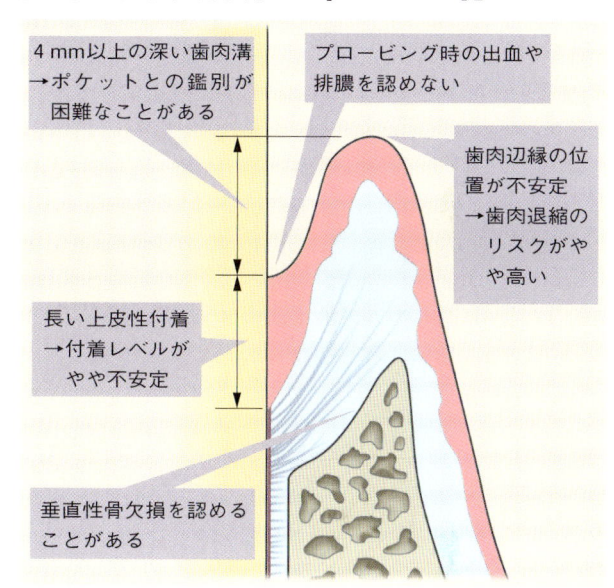

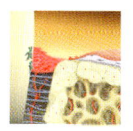

シャローサルカスとディープサルカスの違いは？

シャローサルカスとディープサルカスはどちらも健康歯肉溝なので，臨床的に炎症の兆候があってはならない．炎症があればそれはポケットだ．まずはシャローサルカスとディープサルカスの違いをみていこう．

シャローサルカス（図 3-2）は，生物学的幅径の確立された健康歯肉溝である．上皮性付着の長さや歯肉溝の深さは，その部位でもちうる最小値となって

[治癒形態（Ⅰ）]

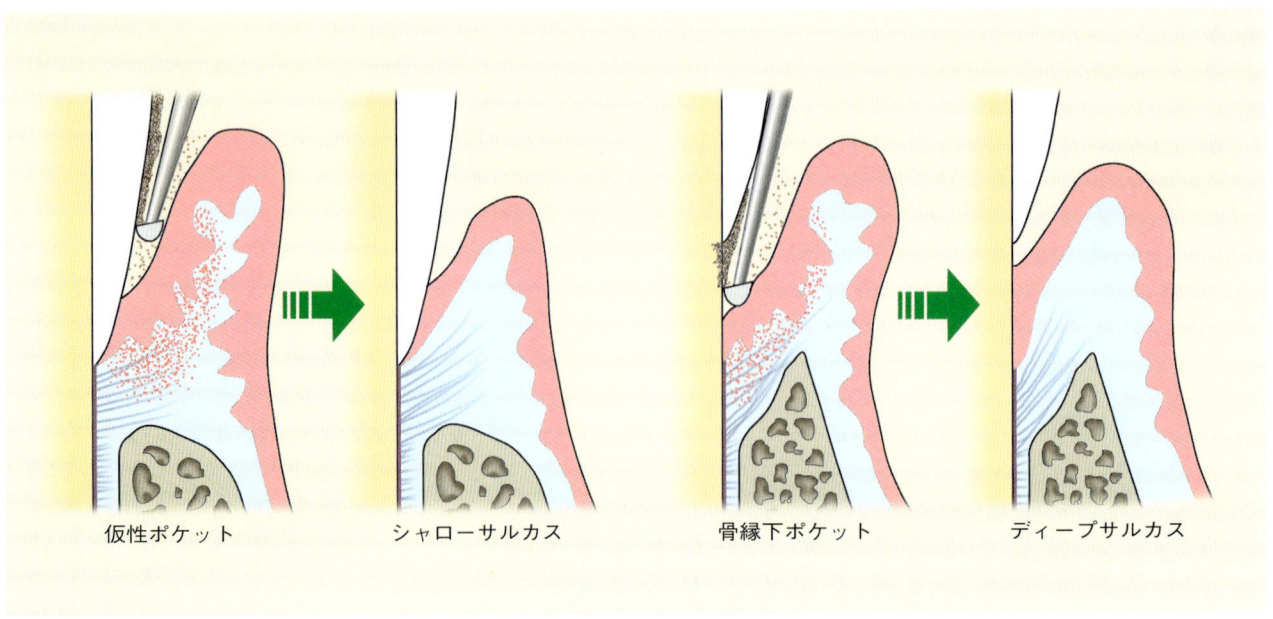

図 3-4　スケーリング，ルート・プレーニングという同じ治療法でも，組織の状態により治癒形態が異なる．

（仮性ポケット → シャローサルカス，骨縁下ポケット → ディープサルカス）

いる．生物学的幅径の概念からすれば，どちらも約1mmということだが，臨床的にはバリエーションがあると考えた方がよい[12]．歯肉の厚みも人によって多少違う．もちろん厚い人の方が，上皮性付着の長さや歯肉溝の深さは大きい傾向にある．また同じ人でも，頬舌面と隣接面では値は違うし，前歯部と臼歯部でも違う．いずれにしてもこのシャローサルカスは歯肉溝という細菌の巣がもっとも小さくなっており，細菌学的にも有利になっているだけでなく，歯肉退縮に対しても抵抗力がある．なぜなら歯肉の厚みが最低限になっているため，骨が下がらないかぎり歯肉はそれ以上下がれないからである．しかも骨が下がる原因の細菌がたまりにくいのだから，なおさら歯肉は下がりにくい．

これに対してディープサルカス（図 3-3）では，上皮性付着の長さや歯肉溝の深さが増している．これも何mmという基準があるわけではないが，本来組織のもっている付着の幅や歯肉溝の深さより大きくなっていれば，ディープサルカスと考えてよいだろう．

そのほかにもいくつか違う点がある．たとえばシャローサルカスでは垂直性骨欠損は認められないが，ディープサルカスでは認められることがある[13]．また臨床的にはシャローサルカスに比べ，ディープサルカスは歯肉辺縁の位置が不安定で，退縮などのリスクが高い．これは付着様式が動的要因の強いものになっているためだ．ディープサルカスは，ポケットとの鑑別診断が難しいというところもその特徴だろう．

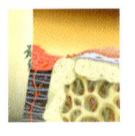

どうしてそんな違いが生まれるの？

まずシャローサルカスとディープサルカスのどちらも歯周治療のゴールだと認識していただきたい．

表 3-2

①同じ治療法でも，組織の状態により治癒形態が異なる
②同じ組織の状態でも，治療法により治癒形態が異なる

↓

組織の状態と治療法により治癒形態が異なる

【治癒形態（Ⅱ）】

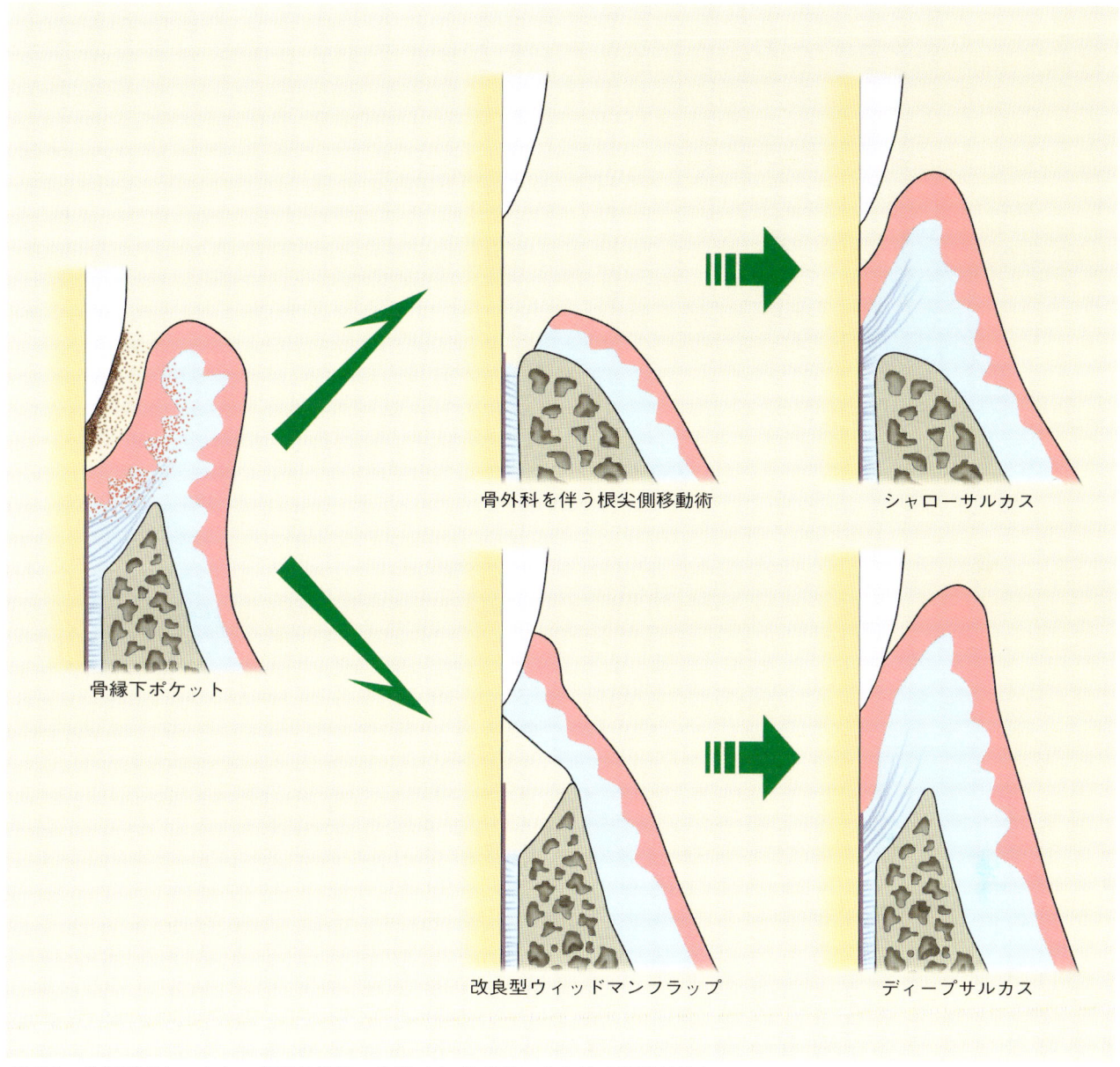

図 3-5 骨縁下ポケットという同じ組織の状態でも，治療法により治癒形態が異なる．

（図中ラベル：骨縁下ポケット／骨外科を伴う根尖側移動術／シャローサルカス／改良型ウィッドマンフラップ／ディープサルカス）

生まれて一度も歯周病の経験がなければディープサルカスはない．歯周病を経験し，歯周治療を受けた結果ディープサルカスを獲得するわけである．シャローサルカスは歯が生えたときから存在するが，ディープサルカスは歯周治療の産物なのである．

もちろんシャローサルカスも歯周治療で獲得できる．したがってシャローサルカスとディープサルカスの違いは，行う歯周治療の違いによって生まれてくるわけだ（表 3-2）．それではどうしてそういう違いが生まれてくるのかをみていくことにしよう．

同じ治療法でも，それを受ける組織の状態で達成される歯肉溝が変わってくることがある（図 3-4）．たとえば身近なところでは，スケーリング，ルート・プレーニング（以下 SRP と略）がそうだ．骨や付着の破壊されていない浮腫性の歯肉炎では，SRP だけでシャローサルカスを獲得できる場合がある．

それに対し，骨や付着の破壊された深いポケットに SRP を行っても，うまくいってディープサルカ

[根面の処理]

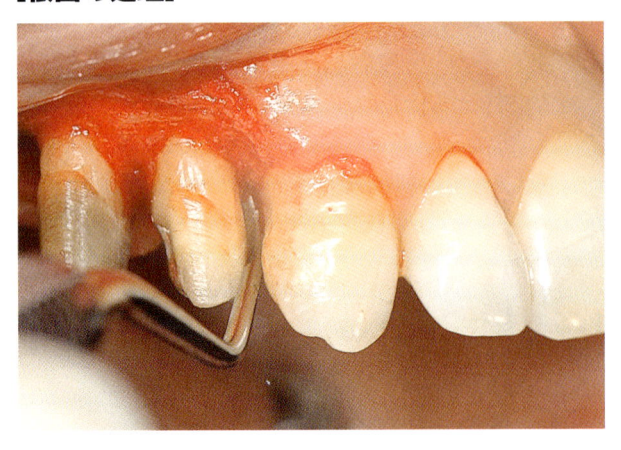

◀図 3-6 根面から細菌バイオフィルムおよびその足場である歯石を除去することは歯周治療の基本である．

[改良型ウィッドマンフラップ]

ディープサルカスセラピーの代表格であるこの術式は，歯肉辺縁の位置が術前・術後で変わりにくい．しかし，その位置の長期にわたる維持となると心もとない（ひとまず横道③）．

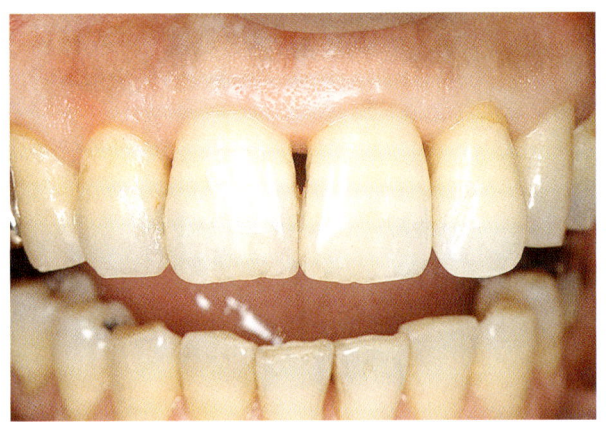

図 3-7-1 術前．

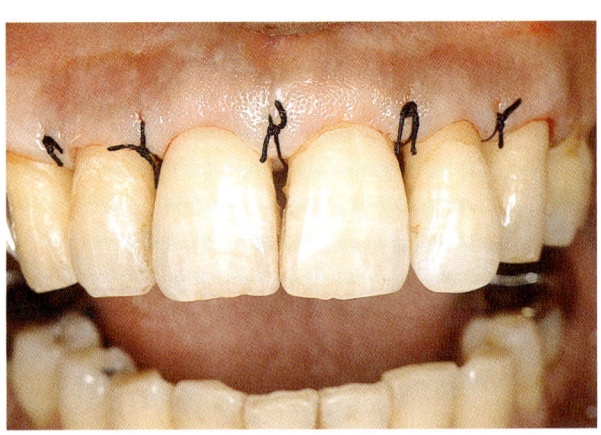

図 3-7-2 術後．

スができるだけだ[14]．なぜならSRP後の治癒において，上皮が早期に侵入してくるためである．しかも深いポケットでは歯石の取り残しが多くなってくるため[15-17]，実際ではポケットが残存することも多い．このように臨床ではディープサルカスとポケットは紙一重ということが多い．

それでは今度は組織の状態を一定にして考えてみよう．垂直性骨欠損を伴うような深いポケットではどうだろう？　この状態でSRPをしても，うまくいってディープサルカスということはすでに述べた[14]．歯周外科を行った場合はどうなるかというと，行う歯周外科によって違ってくるのである[18,19]（図3-5）．それではシャローサルカスに的を絞ってそのつくり方をまとめてみよう．

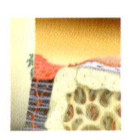

シャローサルカスのつくり方

POINT-1／根面の処理

根面からは**細菌バイオフィルム**および，その足場となる**歯石**は除去されていなければならない．SRPはどんな歯周治療をするにしても必須だ[20]．これが不十分だとシャローサルカスもディープサルカスもできない（図3-6）．

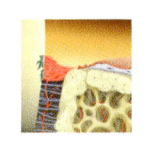

ひとまず横道③　改良型ウィッドマンフラップの治癒形態

　改良型ウィッドマンフラップ（MWF）はディープサルカスセラピーに属し、根面のSRP後フラップをできるだけもとの位置に、つまり根面に重ねるように戻すのが特徴である。骨は原則的に触らない。この術式は歯肉辺縁の位置が変わりにくいということで審美性を重視する前歯部で使われたり、骨移植材や膜を覆うために再生療法で使われたりしている。

　確かに術直後は歯肉の辺縁の位置は術前と変わらないし、長い上皮性付着などでプローブも入りにくくなっている。しかし比較的深い歯肉溝（ディープサルカス）は歯周病菌の好きな嫌気的な条件が揃いやすく、プラーク・コントロールも難しいためポケットの再発につながりやすいし、歯肉辺縁の位置も不安定である。つまりポケット底の位置も歯肉辺縁の位置も不確定要素が多いのである。これは、そもそも**骨頂から歯肉辺縁までの距離の割り振りを変えただけ**ということに起因する。この距離は骨頂より結合組織性付着、上皮性付着、歯肉溝という3パートからなるが、第1章でも述べたように結合組織性付着は約1mmで一定なので結局ポケットの深さの一部を上皮性付着に回しただけということになる（図③）。

　MWFは審美性に優れているという利点は確かにあるが、それにはポケットの再発や長期的な歯肉辺縁の位置の変化などのリスクがついて回るということを心しておかなければならない。きれいなバラにはやはり棘があるのである。

[改良型ウィッドマンフラップの治癒形態]

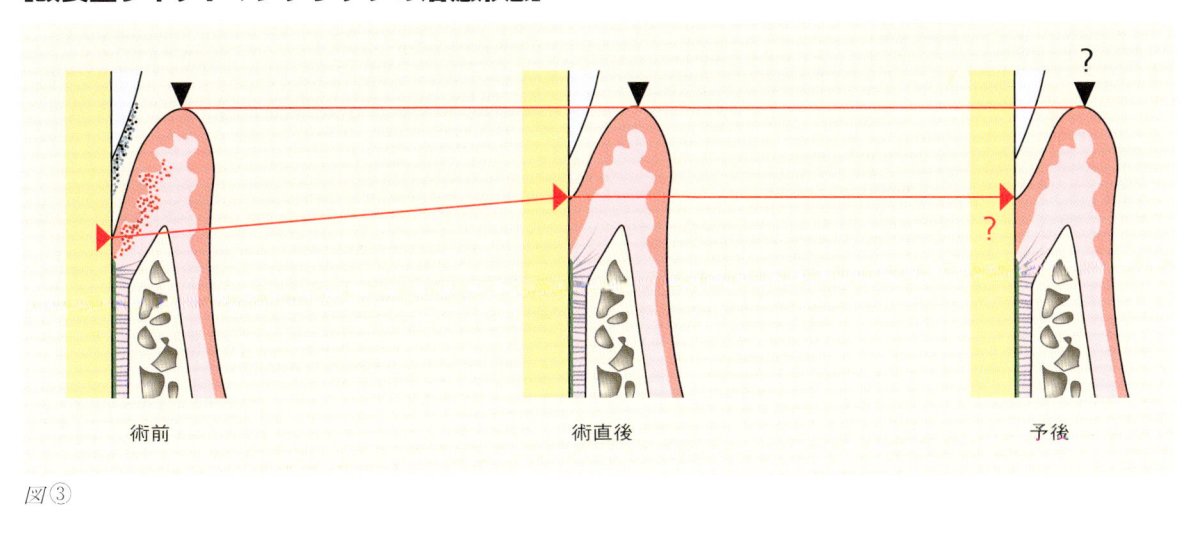

術前　　　術直後　　　予後

図③

POINT-2／骨の処理

　垂直性の骨欠損をそのままにしてフラップを閉じると、その骨欠損に向かって上皮が入り込んでいくのでディープサルカスになる[19]（図3-7）。したがってシャローサルカスを獲得するためには、垂直性骨欠損をなくさなくてはならない。

　この方法には三つある。一つ目は骨外科で骨を切除、整形する方法。いわゆる**切除療法**というものだ[21-24]。二つ目はGTR法[25]や骨移植[26]により骨欠損を新生骨で埋める方法。いわゆる**再生療法**だ。最後

[骨の処理]

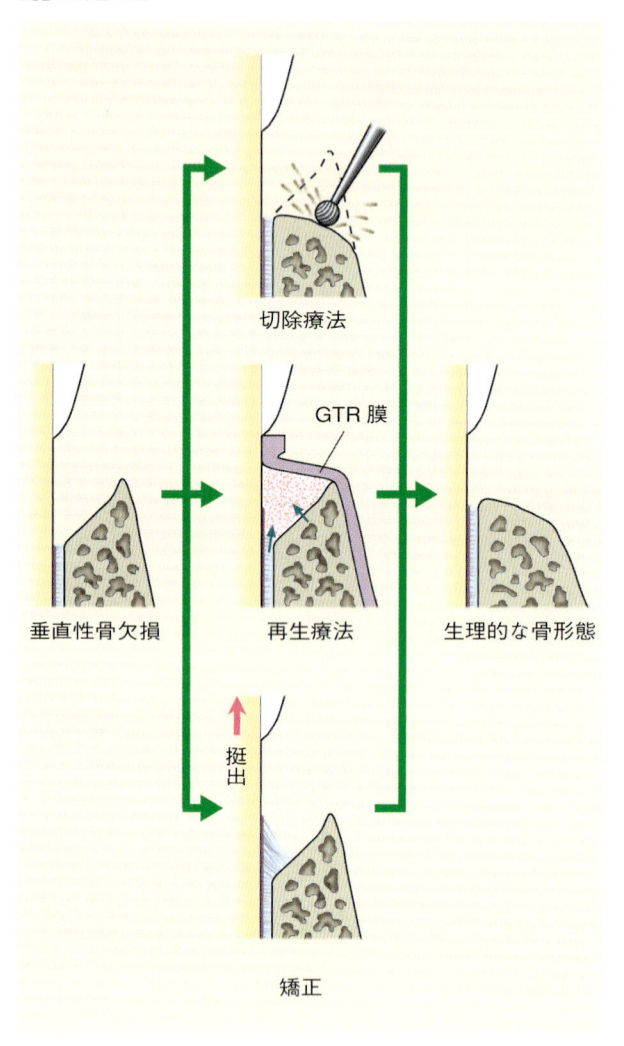

切除療法

垂直性骨欠損　GTR膜　再生療法　生理的な骨形態

挺出

矯正

[半流動体としての歯肉]

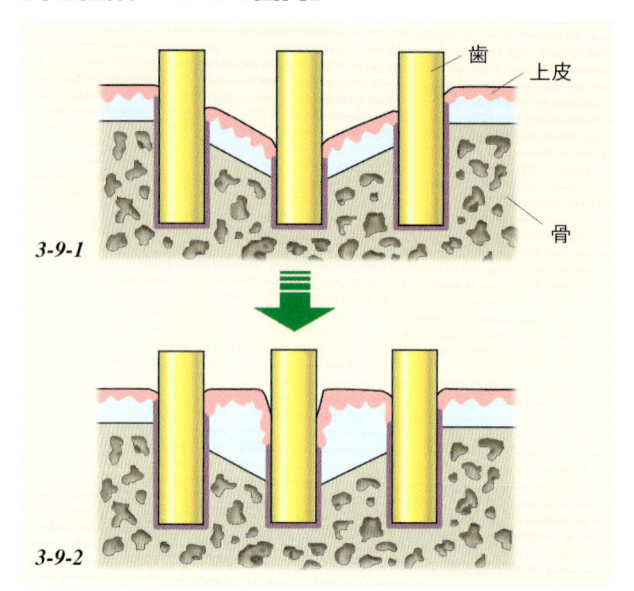

歯
上皮
3-9-1
骨

3-9-2

図 *3-9*　歯肉は，隣在歯の骨レベルと段差があると，短期的にはその骨の形態に沿って治る(図 *3-9-1*)．しかし長期的にみると歯肉は平坦となり，結果的に骨レベルの低い歯の周囲はディープサルカスやポケットが形成される(図 *3-9-2*)．これを防ぐには切除療法や再生療法，矯正による骨の平坦化が必要である．

◀図 *3-8*

の三つ目は**矯正力**で歯を引っ張り上げて，欠損底の骨を引き上げてくる方法だ[27-31]．再生療法と矯正は，術後に切除療法で骨形態を修正することもある(図 *3-8*)．

　局所の骨形態も大切だが，歯列全体にわたる骨形態も大切だ．"歯肉は半流動体"と昔からいわれている．これは骨のへこみのあるところが歯肉で埋まっていくとき，短期的には歯肉もその骨のへこみに合わせてへこんでいるが，長期的には平坦になっていくという性質を表現している．

　たとえば隣在歯の骨の高さが異なると，歯肉は高い方にあわせて治るため，結局骨の高さの低い方にポケットが再発しやすい(図 *3-9*)．つまり局所的にも全体的にも骨は平坦な方がよいということだ．

POINT-3／軟組織の処理

　上記の硬組織の処理だけでなく，軟組織の処理も重要である[32,33]．いくら垂直性骨欠損をなくしても，厚いフラップを根面に覆うように戻すとディープサルカスになってしまう[19]．上皮が根面に沿って入り込んでくるためである．それを防ぐには，フラップの上皮断端を根面から遠ざければよい．ただし遠ざけすぎると骨面が露出し，術後の骨吸収[34,35]や疼痛の原因になる．

　そこで通常フラップの断端は骨頂に位置づける．これによりシャローサルカスを得ながら，術後の骨吸収を最小限にすることができる．薄いフラップの場合，多少根面に重なっても断端部が壊死して結果的にシャローサルカスになることがある．この場合，

【フラップの位置づけと治癒形態】

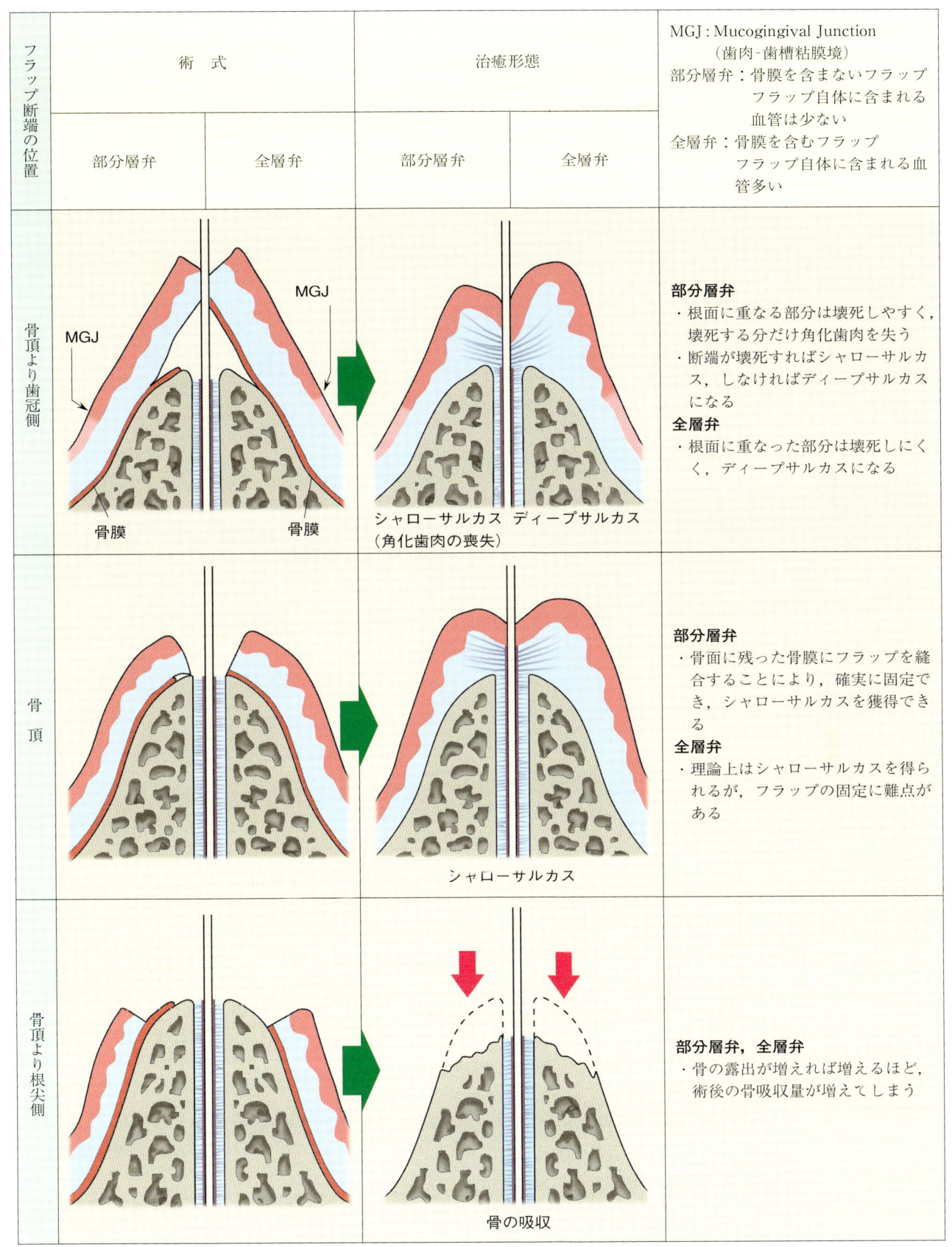

フラップ断端の位置	術式		治癒形態		MGJ：Mucogingival Junction（歯肉-歯槽粘膜境） 部分層弁：骨膜を含まないフラップ　フラップ自体に含まれる血管は少ない 全層弁：骨膜を含むフラップ　フラップ自体に含まれる血管多い
	部分層弁	全層弁	部分層弁	全層弁	
骨頂より歯冠側			シャローサルカス　ディープサルカス（角化歯肉の喪失）		**部分層弁** ・根面に重なる部分は壊死しやすく，壊死する分だけ角化歯肉を失う ・断端が壊死すればシャローサルカス，しなければディープサルカスになる **全層弁** ・根面に重なった部分は壊死しにくく，ディープサルカスになる
骨頂			シャローサルカス		**部分層弁** ・骨面に残った骨膜にフラップを縫合することにより，確実に固定でき，シャローサルカスを獲得できる **全層弁** ・理論上はシャローサルカスを得られるが，フラップの固定に難点がある
骨頂より根尖側			骨の吸収		**部分層弁，全層弁** ・骨の露出が増えれば増えるほど，術後の骨吸収量が増えてしまう

▲図 3-10

【歯肉弁根尖側移動術】

基本を守れば確実にシャローサルカスを獲得できるが，図3-11-3のように根面の露出量が大きく，術後に審美的な問題や知覚過敏などの問題が新たにでてくることがある（再び横道④）．

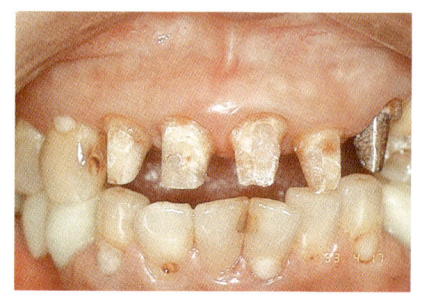

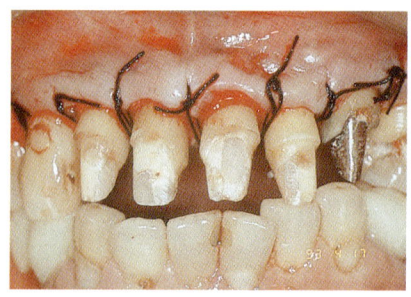

図 **3-11-1** 術前．

図 **3-11-2** 術直後．

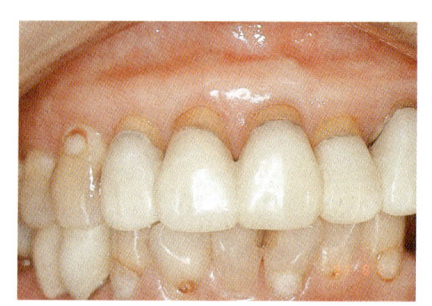

図 **3-11-3** 術後2か月．

【歯肉切除術（Gingivectomy）】

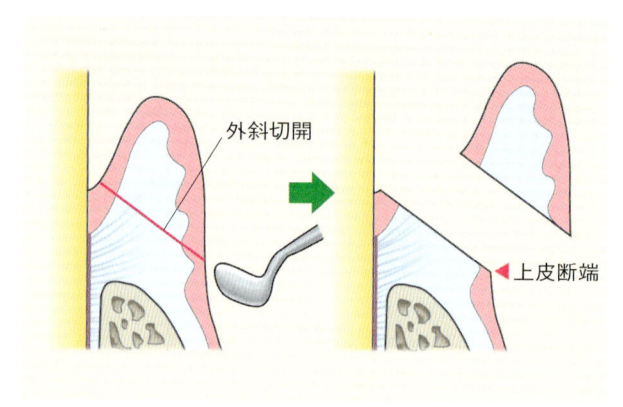

図 **3-12**

重なった分の角化歯肉は失うことになる（図3-10）．

フラップを骨頂に位置づけるということは，根尖側に移動することになるわけで，この種のフラップオペを**歯肉弁根尖側移動術**（Apically Positioned Flap）という[36-38]（図3-11）．垂直性骨欠損をなくすために骨外科処置をいっしょに行えば，**骨外科を伴う歯肉弁根尖側移動術**（Apically Positioned Flap with Osseous Resective Surgery）ということになる[39]．

このオペのもう一つの特徴は，角化歯肉が保存できることである[40]．もともとある角化歯肉を根尖側に移動するので，付着歯肉を維持，増大できるわけだ[41]．ただ，よいことずくめでもない．術後の歯肉の退縮量が大きく，審美的な問題や，知覚過敏，根面カリエスなどの問題が起こりやすい．失った健康を取り戻すには代償が必要というわけだ．

フラップを開けなくても，深いポケットでシャローサルカスを得る方法がある．**歯肉切除術**（Gingivectomy）がそれにあたる[42]（図3-12）．歯肉切除術は外斜切開により，普通のフラップオペとは反対の方向に歯肉を切り落とす術式である[42,43]．どうしてこれでシャローサルカスになるかというと，上皮の断端をみていただきたい．歯肉の開放創ができたため，上皮の断端は根尖側に位置するようになっている．つまり上皮に関しては根尖側移動を行ったことになるのである．

しかしこの歯肉切除術，骨の形態に問題があっても骨にアクセスできない．だから垂直性骨欠損がある症例は禁忌症である[43]．もしそのような症例で歯肉切除術を行えばディープサルカスあるいはポケットの残存になってしまう．それともう一つ．歯肉切除術を行うと，必ず角化歯肉の量は減ってしまう[43]．元来，角化歯肉の少ない日本人での適応症は限られていると考えた方がよいだろう．

ポケットを処理する歯周外科にはいろいろなものがあるが，上記の要点を押さえておけば，どんな処置をすればどう治るのか予想がつく．各術式の適応症，非適応症に振り回されるより，その根本にある生体の治癒様式を知っておく方が早道なのだ．各種歯周外科の術式を述べることは，本書の目的からはずれるため割愛する．しかるべき成書を読まれることをお勧めする．

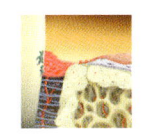

再び横道④ 歯肉弁根尖側移動術の治癒形態

　歯肉弁根尖側移動術（APF），とくに骨外科を伴うAPFはシャローサルカスセラピーの代表格である．生理的な骨形態にした後フラップを骨頂に，つまり根尖側に位置づける．骨を触るため多少の付着の喪失は起こるが，できあがる歯肉溝は最低限の深さ，上皮性付着も最低限の幅であるため歯周病菌は住み着きにくく，プラーク・コントロールも容易である．また骨頂から歯肉辺縁までの距離は最低限であるから，それ以上歯肉は退縮できない．つまり骨が下がらないかぎり歯肉も下がらないわけで，さらにはAPFによって骨が下がる原因である歯周病菌がはびこりにくい環境になっているので，なおさら歯肉は下がりにくいというわけである．

　APFはいったん治癒すると長期にわたって歯肉辺縁の位置は安定しているが，術直後はかなり歯肉退縮を起こす．これにより審美的な障害が起きたり，知覚過敏や根面カリエス，発音障害などが問題になることがある．これは，もともとのポケットの深さを歯肉の退縮に回したからであり，歯肉の退縮量はポケットの減少量なのだから当然といえば当然である（図④）．

　このあたりは切除療法でシャローサルカスを獲得する限界であり，再生療法や矯正なども併用して骨レベルを上げる努力により，その欠点をカバーできることがある．

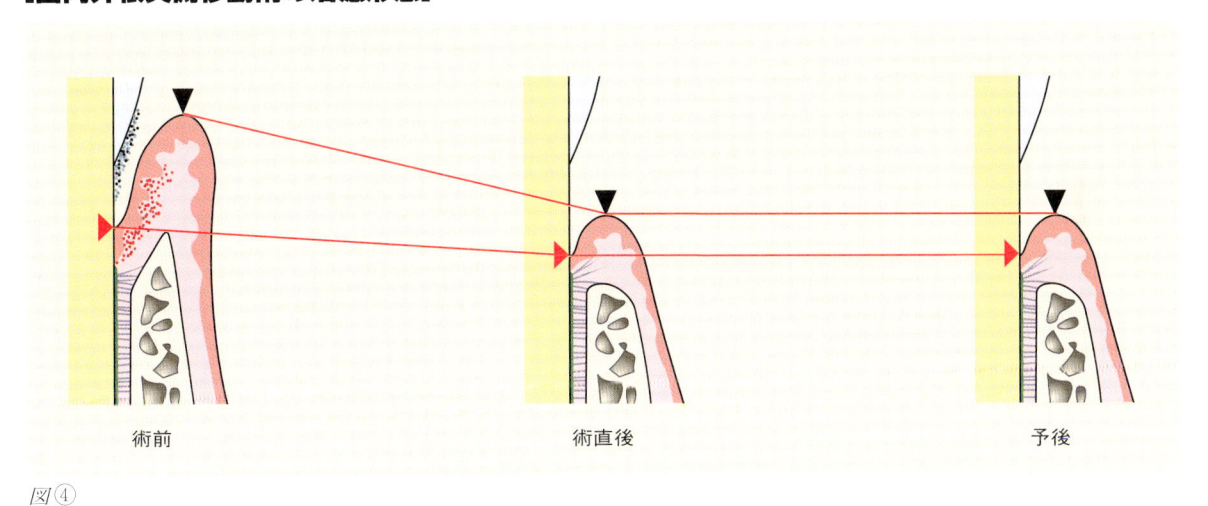

［歯肉弁根尖側移動術の治癒形態］

術前　　　　　　　　　術直後　　　　　　　　　予後

図④

第4章
"上皮おたく"は"オペ"上手

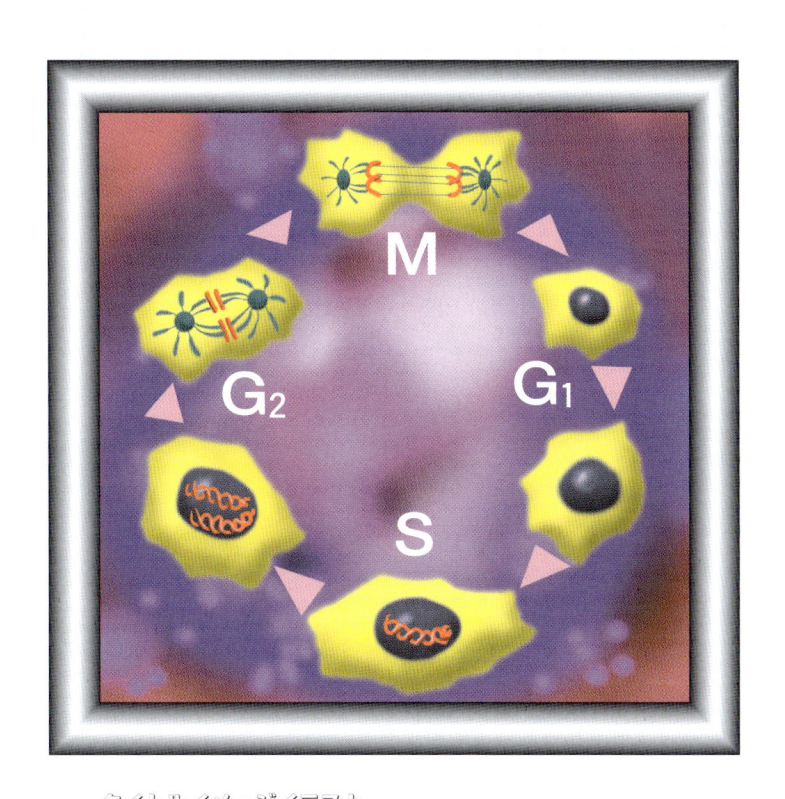

タイトルイメージイラスト
『細胞周期のイメージイラスト』
　Growth factor により細胞分裂のスイッチが入った細胞は，$G_1 \rightarrow S \rightarrow G_2 \rightarrow M$ という周期を経て分裂・増殖する．

上皮のバイオロジー

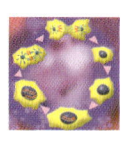

軟組織マネジメントのための序曲

　物理的な感染防御の第1戦で働く上皮は，結合組織や骨を形成する間葉組織と密な連絡を取りながら独自の行動をする．オペ後の上皮のふるまいは治癒に大きく影響することがわかっており，それを知ることは"ペリオおたく"の必須である．この章では軟組織マネジメントの参考になるよう上皮にスポットをあてて解説していこう．

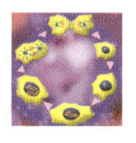

上皮のお仕事

　上皮の主な仕事は外界から生体内部を守ることである[1]．今ではいくつかサイドビジネスもしていることがわかっているが，本業の話をすることにしよう．

　怪我をして体の内部が露出すると，感染(あるいは異物)を処理する**処理班**と，その穴を閉じる**修復班**がやってくる．感染(異物)処理班はいわゆる生体の感染防御機構という会社に属するメンバーだが，詳細は省略させていただく[2,3]（どうもこのメンバーは読者に嫌われているようなので）．そして穴を閉じる修復班のリーダーが上皮ということになる(図 4-1)．

　修復班の仕事は速い．この仕事が遅いと感染(異物)処理班が仕事をする尻から新しい仕事が舞い込んでくることになり，処理班の手に負えなくなってくるからである．たとえば歯肉にできた傷を覆うために，歯肉上皮は1日に約0.5mmという猛烈なスピードで移動する[4]（図 4-2／インプラント埋入後の骨再生も，これくらいのスピードで起こってくれれば，どれだけありがたいことか！　ちなみに骨のできるスピードは1日1～2 μm)[5]．

　この1日0.5mmというスピードは上皮の"遊走"のスピードであって，上皮の"再生"のスピードではない．上皮は大急ぎで遊走して未熟ながら創面を覆うが，それが成熟して重層扁平上皮になるにはもう少し時間がいる．しかし，たとえ未熟な上皮でも創面が覆われると，感染や機械的な刺激に対する防御能が高まり，痛みなどの臨床症状も緩和されてくる．

　たとえば遊離歯肉移植術をするとき，通常移植片は口蓋側から採ってくる．仮にそのサイズを7mm×20mmとしよう(図 4-3)．移植片採取後，上皮はすべての断端から遊走し始める．単純に計算すれば，7mmの幅の場合両サイドから1日0.5mmずつ寄ってくると，7日目には上皮がつながることになる．つまりオペ後1週間経つと，移植片を採取した部位は薄い上皮で覆われていて，お醤油などでもしみにくくなってくる．

　もし同じサイズであるにもかかわらず，上皮化が遅い場合は，それなりに理由があるはずだ．その一

[創傷の治癒]

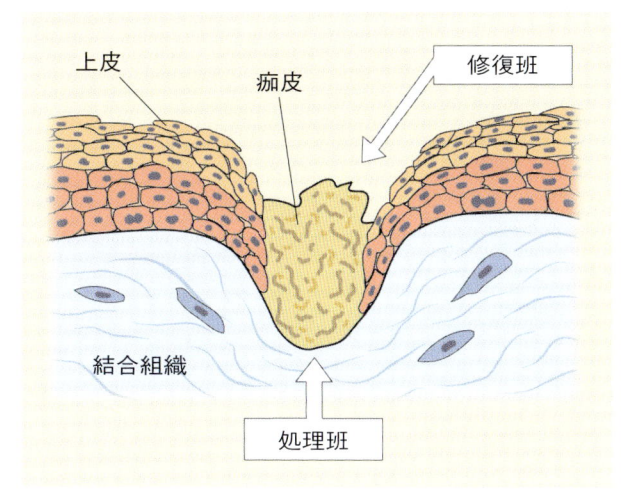

図 4-1 外傷などで体の内部が露出すると，異物を処理する"処理班"と傷を治す"修復班"がやってくる．修復班でまっ先にやってくるのが上皮で，結合組織や骨はその後に修復を始める．

[歯肉上皮細胞の遊走スピード]

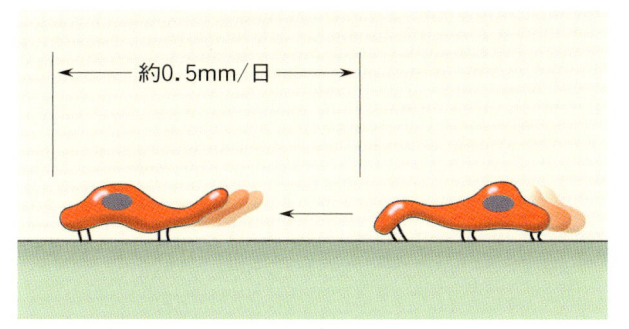

図 4-2 創傷治癒において歯肉上皮は1日約0.5mmというスピードで遊走していく．

[歯肉上皮の創傷治癒]

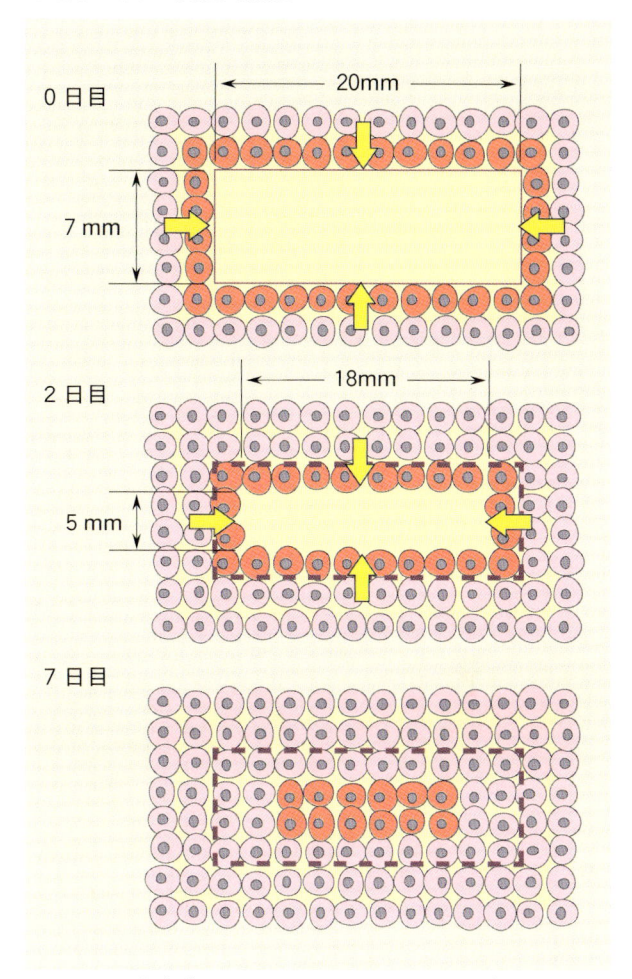

図 4-3 口蓋歯肉から7mm×20mmの遊走歯肉移植片を採取する場合を想定してみよう．すべての創傷部断端から歯肉上皮細胞は約0.5mm／日のスピードで中央に向かって遊走する．計算では7日目に上皮細胞どうしがぶつかり，遊走がストップすることになる．その後，上皮の成熟が起こり，重層扁平上皮が再生されていく．

つは浸潤麻酔や外科的侵襲などの影響で上皮の断端が壊死した場合だ．壊死した分だけ上皮はスタートラインが後退するわけだから，当然時間が余計にかかる．そのうえ壊死した組織を処理班が片づける仕事まで増えてしまう．その他の理由としては，創面に感染や異物があり，その処理班の仕事がなかなか進まない場合もある．また創面ががたがたになっていて，上皮細胞がいくつもの山越えや谷越えをしなければならない場合もあるだろう．こうして考えると，上皮のお仕事を滞りなくしてもらうための心得も自ずとわかってくる．

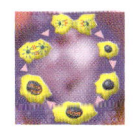

上皮のお仕事をスムーズに運ぶための心得

POINT-1／残った上皮を壊死させるな（図 4-4）

上皮が壊死する要因はたくさんある．血管収縮薬の入った浸潤麻酔を必要以上にすれば，残った上皮も栄養不足で死んでしまう．とくに上皮の断端は栄養不足に陥りやすい．外科的侵襲が強かったり，上皮の断端が乾燥しても壊死が起こる．フラップを開けて他の処置をしている間，乾燥しないように濡れ

[残った上皮の壊死]

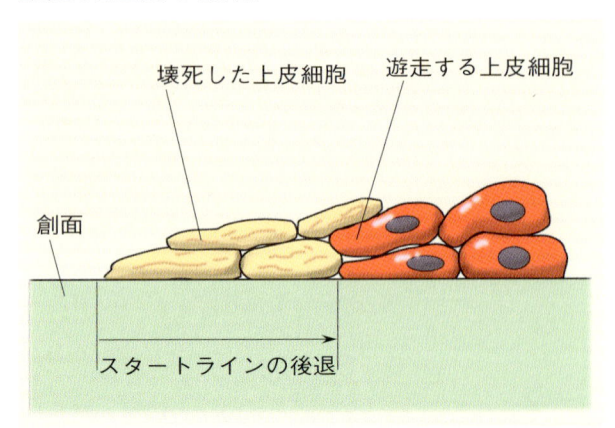

図 4-4　上皮断端の壊死の範囲が広くなると，上皮細胞が遊走し始めるスタートラインが後退するだけでなく，壊死した細胞のために処理班の仕事が増えてしまう．

[細菌や異物の残留]

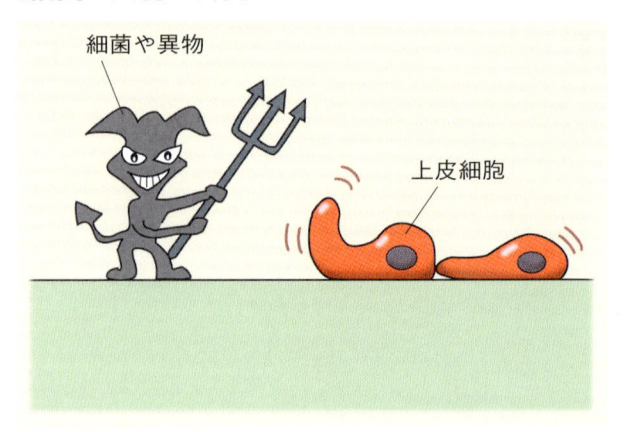

図 4-5　細菌や異物があると上皮細胞の遊走が妨げられる．

[創面の凹凸]

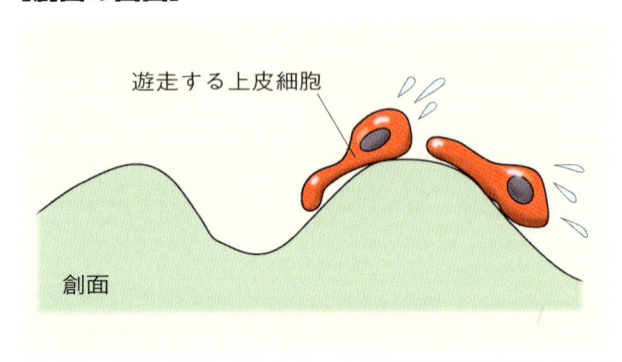

図 4-6　創面に凹凸があると，上皮細胞の遊走距離が長くなってしまう．またフラップの壊死の原因にもなる．

[創面の凹凸によるフラップ下の死腔]

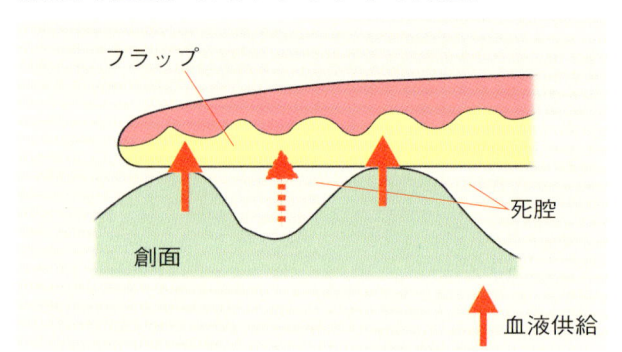

図 4-7　フラップに死腔ができると血液供給の不足が起こり，フラップの壊死につながる．

たガーゼで覆っておくことは重要だ．

　フラップのデザインも大事である．通常フラップを形成するだけで，0.5mm前後はフラップの断端が壊死することが知られているが，フラップの基部の厚みが少ないと血液供給が不足して，もっと壊死の範囲が広がる．とくに結合組織の中抜きが不均一だとそこに死腔ができ，結合組織からの血液供給が不足して，フラップ全体が壊死に陥ることもある．上顎の口蓋側などでは要注意である（図 4-7）．

　原因はいろいろあるが，上皮の断端が壊死すると上皮細胞遊走レースのスタートラインが後退する．しかもスタートラインのすぐ前には死んだ組織が山積みされているわけだ．これでは上皮細胞が予定時刻より遅れて到着するのも無理はない．

POINT-2／細菌や異物を創面に残すな（図 4-5）

　細菌や異物が創面にあると上皮はそれを覆うわけにはいかない[6]．健康な生体を維持する警備役の上皮が，不審者を中に入れたままドアを閉めるわけにはいかないのである．不審者の退治役は前述の処理班であり，彼らの仕事が一段落するまで上皮はその周りで足止めをくらうことになる．あるいは異物の下にもぐり込んでいく．創面にわざわざ細菌や異物を残す歯科医師はいないだろうが，組織の断片や歯の削除片など，もともとは自分の組織であるものも条件によっては異物になることを覚えておこう．

　したがって術中はできるだけ清潔を心がけ，創面はよく洗浄してから縫合する癖をつけることは大切である．また歯周外科においてもっとも不潔な"根

面"を徹底的にデブライドメントすることは，上皮にとっても非常に大事なことである．根面は細菌や異物の宝庫であるだけでなく，血液供給をしてくれないという，上皮にとってはあまりありがたくない相手なのだ．

POINT-3／創面をきれいに切開せよ（図 4-6）

上皮細胞が遊走していく道の整備状態も大切だ．前述の細菌や異物が除去されていても，その道ででこぼこだったら上皮細胞は走るのに一苦労する．つまり切開面はスムーズな面になっていることが望ましい．でこぼこな面にフラップを戻すと，フラップとその下の組織との間に死腔もでき，POINT-1で述べた上皮の壊死にもつながってしまう（図 4-7）．メスはのこぎりのように使うのではなく，できるだけスパッと使おう！

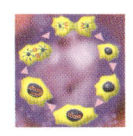

細胞増殖のバイオロジー

ここで上皮細胞が増殖し，創面を覆っていく現象をもう少し生物学的に考えてみよう．細胞が増殖するにはその数が増えなければならない．つまり細胞分裂が必要になる．創傷治癒のときでなくても，消化管の上皮細胞は1日に2度以上分裂するし，肝細胞は1～2年に1回分裂をするといわれている[7]．骨格筋や神経細胞になると成体ではまったく分裂しない．この違いがどこにあるのだろう？

細胞には**細胞周期**（Cell Cycle）というものがあり，それによって細胞分裂が制御されている[7-9]（図 4-8）．細胞周期は細胞が分裂する**分裂期**（M期）と分裂しない**分裂間期**に大きく分けられる．分裂間期はさらに細胞自体が生育しサイズが増大するG_1期，DNAの複製が行われるS期，DNA複製チェックが行われるG_2期に分けられている．つまりG_1期→S期→G_2期→M期→G_1期というサイクルで回っている．

そうすると上皮細胞などは素早く分裂し，肝細胞はゆっくり分裂するのかというとそうではない[7,8]．実はM期は通常1時間くらいだし，S期とG_2期の

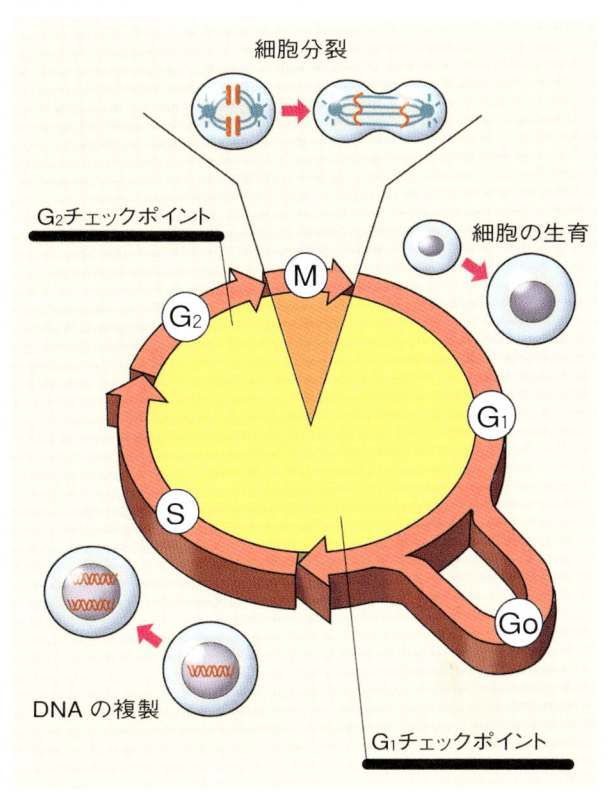

【細胞周期（Cell Cycle）】

図 4-8

合計も12～24時間で細胞間で大きな違いはないことがわかっている．つまりG_1期にとどまる時間が違うのである．とくにこのG_1期にはまったく細胞周期が止まってしまうG_0期という時期があり，前述の骨格筋や神経細胞などはこのG_0期に入ったまま細胞周期が動かないわけである．

哺乳類の細胞ではG_1期からS期に移行するかどうかが一番重要なポイントになっていて，そのものズバリ"G_1チェックポイント"という名前がついている[7,8,10]．このポイントを乗り越えれば，後は自動的にDNAの複製が進んでいく．したがって細胞が増殖するには，このG_1チェックポイントでスイッチが入るかどうかが要になる．スイッチそのものにあたるものとして，サイクリン（Cyclin）やサイクリン依存性タンパク質キナーゼ（cyclin-dependent kinase, Cdk）などが研究されているが[11-13]，どんどん臨床から離れていくのでどうすればスイッチが入るかという話をしてみよう（早い話が，どうすれば細胞

表 4-1　代表的な増殖因子．

PDGF	(platelet-derived growth factor)	血小板由来増殖因子
EGF	(epidermal cell growth factor)	上皮細胞増殖因子
FGF	(fibroblast growth factor)	線維芽細胞増殖因子
TGF-β	(transforming growth factor β)	トランスフォーミングβ増殖因子
IGF	(insulin-like growth factor)	インスリン様増殖因子
NGF	(nerve growth factor)	神経増殖因子

[密度依存性の細胞分裂阻止（density-dependent inhibition of cell division）]

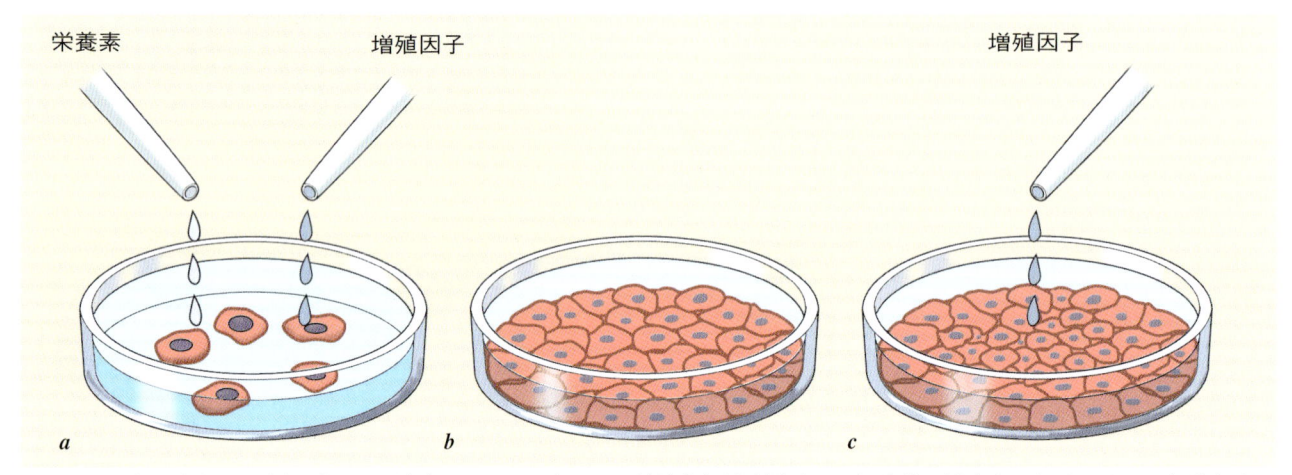

図 4-9　細胞は適度な環境（温度，CO_2濃度，pH，etc.）の下で栄養素と増殖因子により分裂・増殖する（**a**）．そして細胞どうしが触れ合う密度になると増殖をストップする（**b**）．これはただ単に接触により分裂のスイッチが切れたのではなく，増殖因子を奪い合った結果，均等に分け合える密度に落ち着いたからではないかと考えられている．その証拠に新たに増殖因子を加えると，さらに細胞は増殖することがわかっている（**c**）．

が増殖するかということ）．

まず細胞の栄養状態だ．飢餓状態であれば分裂どころではない．そのため細胞を培養で増やすために，いろいろな栄養素を調合した培養液が開発されてきている．しかし栄養をたっぷり与えても細胞は増えてくれないことが多い．血液を入れないと増えないのだ[14-17]．これはドラキュラの細胞を使っているからではなく，細胞一般にそうなのだ．とすると血液中の何が細胞増殖を起こすのかということになる．そしてみつかってきたのが**増殖因子**とか**成長因子**と訳される Growth Factor というタンパク質である[18]．血液からは最初 PDGF（血小板由来成長因子，platelet-derived growth factor）が同定されたが，その後約50もの増殖因子がみつかっている[9,19-21]（表 4-1）．

この増殖因子により細胞が分裂するためのスイッチが入る[18]．逆に増殖因子がないと，細胞はG_0期に入り眠ってしまう[10,14,15]．車でたとえると増殖因子はアクセルでありガソリンである栄養素とは違うと

ころがポイントである．歯周外科後の治癒においても出血や炎症が引き金になり，さまざまな増殖因子が放出されてくる．それらにより傷ついた歯周組織を治すための細胞が増え，仕事をするわけである．

上皮は傷の外を覆い尽くすと，それ以上増えなくなる．かつて"**接触阻止（contact inhibition）**"[22]とよばれていたこの現象は，最近では"**密度依存性の細胞分裂阻止（density-dependent inhibition of cell division）**"という長ったらしい名前でよばれている[7,23]（図 4-9）．この現象の少なくとも一部は，細胞がいっぱいいっぱいに増えると増殖因子を奪い合うようになり，その結果増殖因子が不足するようになるためと考えられている．実際，細胞でびっしり埋まったシャーレに増殖因子を再添加すると，その部分の細胞が分裂をはじめ，細胞密度が増すことがわかっている．上皮は外科的侵襲に伴って放出された増殖因子によって増殖し，細胞が増えてその取り分が少なくなると分裂しなくなる．そして仲良く分配

[細胞分裂の足場依存性(anchorage dependence)]

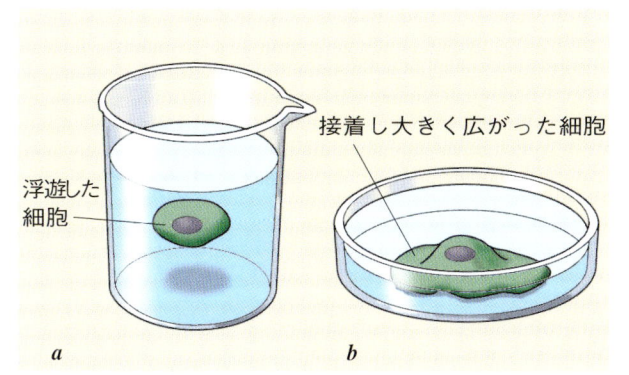

図 4-10　細胞は a のように浮遊していると s 期に入る確率は 8 ％程度だが，b のように大きく広がりながら接着しているとその確率は 90 ％にまで上がる．接着によりシグナルが伝わって分裂のスイッチが入り，大きく広がることにより表面積が増大して，増殖因子や栄養素を取り込みやすくしているものと考えられている．

[上皮細胞の増殖]

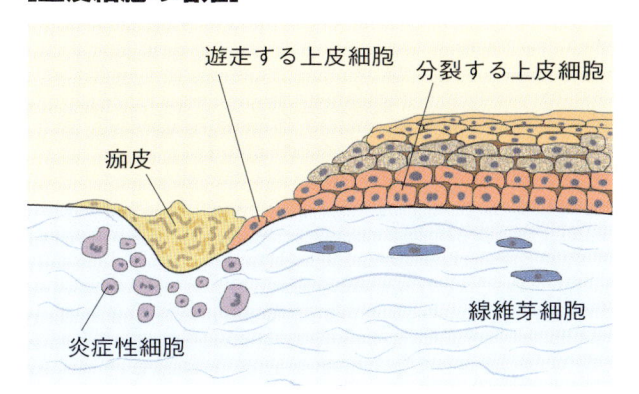

図 4-11　上皮細胞や血管内皮細胞は，既存の成熟した細胞が組織の連続性を維持しながら分裂・増殖していく．

[間葉系細胞の増殖]

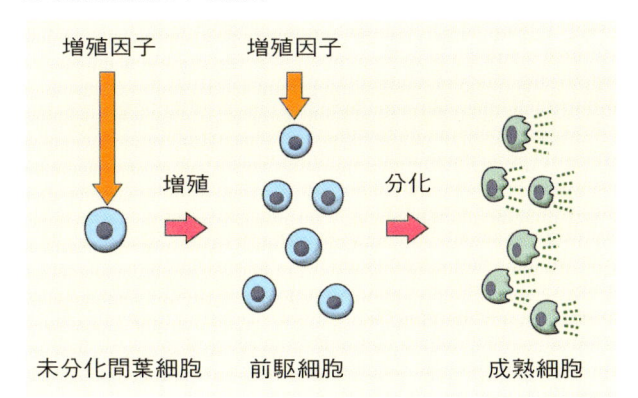

図 4-12　骨，セメント質，歯根膜線維などをつくる間葉系細胞は，分化の方向づけの決まっていない未分化間葉細胞が分裂・増殖し，その後，分化して成熟細胞になる．基本的には分化した成熟細胞（たとえば骨芽細胞など）は分裂しない．

▶図 4-13　付着器官をつくりだす細胞（セメント芽細胞，線維芽細胞，骨芽細胞）はいずれも未分化間葉細胞由来で増殖・分化してくると考えられている．

[付着器官の再生]

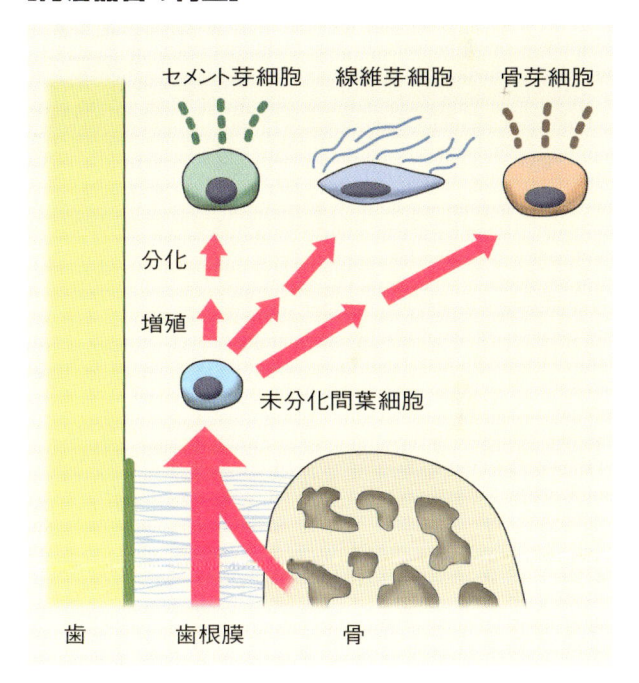

できる濃度になるとその細胞密度に落ち着くというわけだ．

　また足場依存性（anchorage dependence）という現象も重要である[7]（図 4-10）．例外もあるが，多くの細胞は何かに接着していなければ分裂できない[24]．細胞が細胞外基質に接着すると細胞内の骨組み（細胞骨格という）にシグナルが伝わり，それが細胞周期の調節に関係しているのではないかと考えられている．

生体内で細胞が増殖する場合，二通りの増え方がある．一つは上皮細胞のようにいったん成熟した細胞が組織の連続性を維持しながら分裂・増殖していくもので[25]，血管の壁をつくっている血管内皮細胞なども同じである（図 4-11）．そしてもう一つは未分化な細胞が増殖・分化していくもので，骨芽細胞をはじめ多くの細胞がこれにあたる[26]（図 4-12）．骨，

[付着器官の再生]

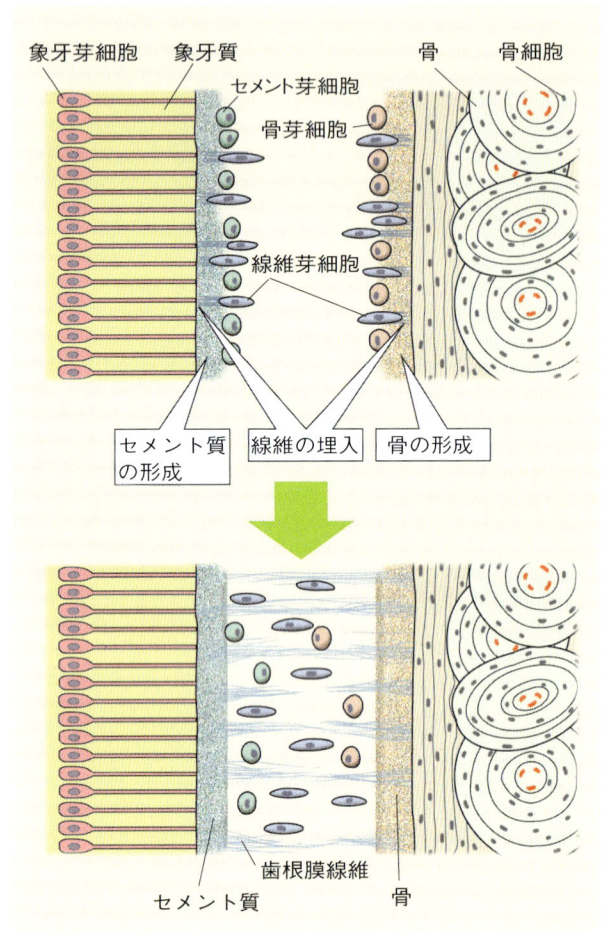

図 4-14

[創傷治癒における増殖因子のネットワーク]

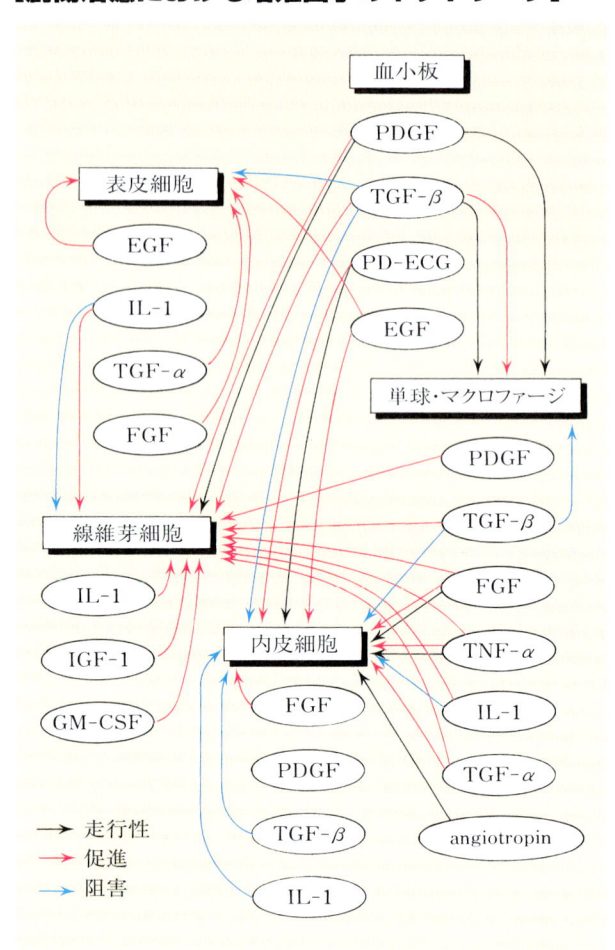

図 4-15 （石倉直敬：創傷治癒と細胞成長因子．より改変）．

セメント質，歯根膜の三つの組織を**付着器官**といい，再生療法におけるターゲットになっているが，これらの組織はいずれも同じ未分化間葉細胞が増殖・分化することにより再生すると考えられている（**図4-13, 14**）．同じ起源の細胞からさまざまな細胞，組織が再生していくためには複雑な細胞どうしのクロストークが必要であり，その解明はまだ始まったところである．

増殖因子は研究が進めば進むほど複雑なことがわかってきた[19-21]．通常1種類の細胞は複数の増殖因子をつくっているし，一つの増殖因子は相手の細胞によって作用が異なる．たとえばTGF-β（Transforming Growth Factor β）という増殖因子は骨芽細胞や線維芽細胞，単球などさまざまな細胞がつくっているが，その作用は結合組織に対しては増殖を促進し，上皮組織に対しては逆に抑制的に働くことがわかっている[27-32]．つまり増殖因子は単に増殖を促進するだけでなく，時には抑制して細胞の数や密度を制御しているのである（**図4-15**）．オペ直後の上皮細胞は，EGF（Epidermal Growth Factor）など[33-36]により増殖が促進され，TGF-β などにより増殖が抑制されてコントロールされているのであろう．

以上より，細胞は何かにひっつきながら自分自身の生活の糧である栄養を受け，増殖因子という分裂のスイッチが入ると増殖を始めることがわかる．そして細胞内では細胞周期を制御する複雑な調節系が正や負のフィードバックをかけながら働いているのである（**意外な横道⑤**）．それではこの辺でミクロな

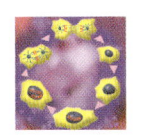

意外な横道⑤　増殖因子と癌遺伝子

癌を引き起こすウイルス（癌ウイルス）が数多く知られるようになったが，そのウイルスの癌化の遺伝情報（癌遺伝子，oncogene）とよく似た遺伝子をわれわれはすでに体の中にもっている．これを癌原遺伝子（protooncogene）という．この癌原遺伝子はウイルスの感染でわれわれのDNAの中に組み込まれたのではなく，もともともっているわれわれの癌原遺伝子がウイルスの感染のときにウイルスに組み込まれたと考えられている．組み込まれたウイルスが癌ウイルスになったわけである．そしてわれわれがもっているその癌原遺伝子の役割を調べていくと，増殖因子そのものであったり，増殖因子のレセプター（受容体）であったり，また増殖因子がレセプターに結合したことを核まで伝えるシグナルにかかわる物質（シグナル伝達分子）であったりすることがわかった[37]．

たとえばサル肉腫ウイルス（simian sarcoma virus）のもつ癌遺伝子 v-sis からできるタンパク質は増殖因子のPDGFの一部（B鎖といわれるところ）にほぼ一致している[38,39]．つまりこの癌ウイルスが感染するとその細胞はPDGFという増殖因子をたくさんつくりだすようになり，それが引き金になって癌化するわけである．

そしてわれわれの体の中でもともともっている癌原遺伝子が過剰に働きだしてもアクセルが効きすぎて細胞が無秩序に増殖を始め，いわゆる癌化が起こる．増殖因子と癌遺伝子は切っても切れない間柄ということになる（図⑤）．

逆の場合もある．TGF-βは増殖因子の仲間として分類されることもあるが，実は多くの細胞の増殖を抑制する増殖抑制因子である．増殖因

【増殖因子と癌遺伝子との関係】

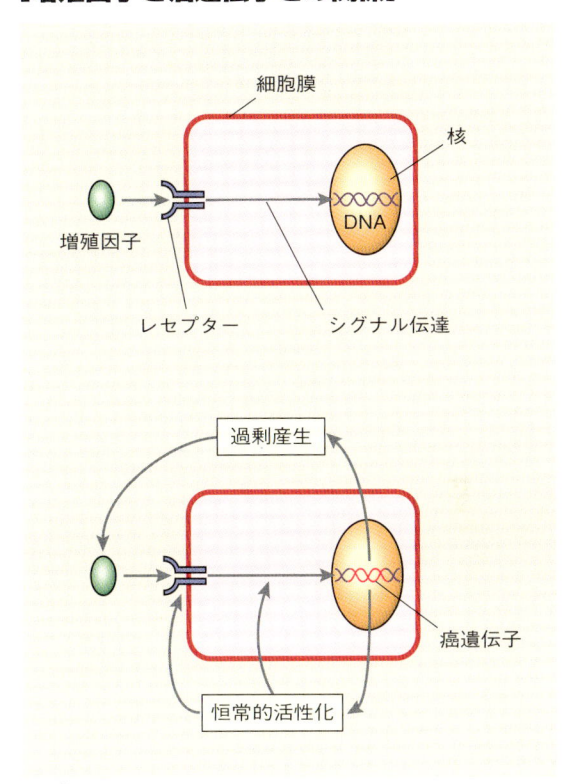

図⑤　（Heldin & Westermark：Cell, 37：9，1984.参照）

子がアクセルとすれば，TGF-βという増殖抑制因子はブレーキにあたる．このブレーキが効かなくなれば当然暴走（細胞増殖）が始まり癌化につながる．つまり増殖抑制因子と癌抑制遺伝子も切っても切れない間柄というわけだ．

増殖因子を治療に使うことに反対する人たちはアクセスが効きすぎたり，ブレーキが効かなくなるという癌化のリスクに対して警鐘を鳴らしている．これは免疫反応や感染などの問題と一緒に常に念頭に置いておかねばならないことである．

[歯間部における上皮細胞の遊走]

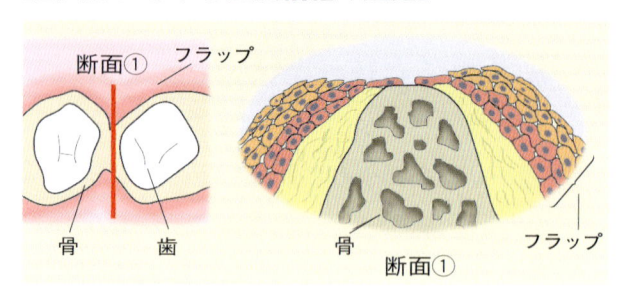

図 4-16 歯間部では頬側と舌側のフラップ断端より上皮細胞が遊走しはじめ，中央部で接触するとストップする．

[根面への上皮細胞の遊走]

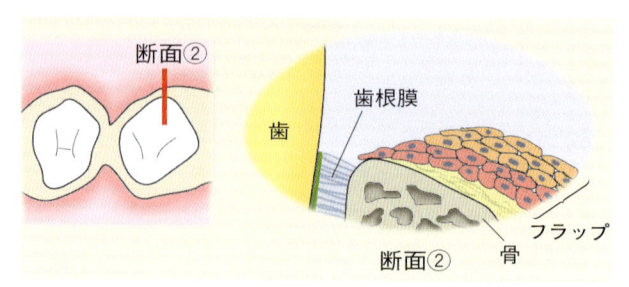

図 4-17 根面に向かって遊走する上皮細胞は，根面に残った結合組織性付着のところでストップする．

[全層弁と部分層弁]

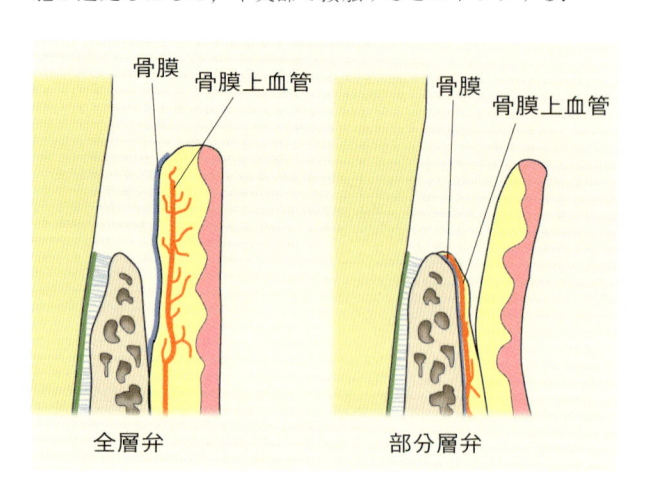

図 4-18 フラップ内面に骨膜を含むものを全層弁，含まないものを部分層弁という．フラップ自身のもつ血液供給は，全層弁の方が優れている．部分層弁は骨面上に骨膜が残っているため，フラップを移動したいときには所定の位置に骨膜縫合により固定できる利点がある．

話からマクロな話へ戻ってみよう．

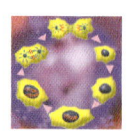

切除療法における上皮

第3章でフラップ断端の位置と治癒形態についてまとめたが，これをもう少しつっこんで上皮という観点から考えてみることにする．

「**上皮は健全な自分の組織を既存の上皮断端から猛烈なスピードで覆っていく**」というのが基本ルールである．健全でない組織，つまり感染を受けていたり自分の組織であっても壊死しているような組織の場合は，処理班と共同して排除しながら健全な組織の上を覆っていく．そして反対側からやってきた上皮とぶつかったら遊走をやめる(*図 4-16*)．根面においては結合組織性付着やその上に形成されたフィブリン・ネットワークにぶつかると，それ以上根尖側に入っていかない[40-42](*図 4-17*)．もちろん健全な組織を押しのけてまで入っていかないわけだ．そして基本的には根面に沿ってどんどんはい上がっていくということもない．

できあがった上皮性付着のところではターンオーバーとして歯冠側に向かって移動することはあっても[43]，創傷治癒のときに上皮が根面をどんどん上ってはいかない．これは培養中にシャーレからあふれて正常な細胞が増殖しないのと同じで，根面やシャーレは栄養も増殖因子もないわけであるから当然である(歯根には増殖因子も含まれているが，根面におけるその存在意義は不明[44-46]である)．以上のルールさえわかっていれば，どういうオペをすればどう治るかという予想がたちやすい．では実際のフラップオペでみてみよう．

フラップオペの分類にもいろいろあるが，フラップそのものに骨膜を含むかどうかで分ける方法がある．骨膜を含むフラップを**全層弁**(Full Thickness Flap)，骨膜を含まないフラップを**部分層弁**(Partial

[根面上にフラップ断端をもってくる場合]

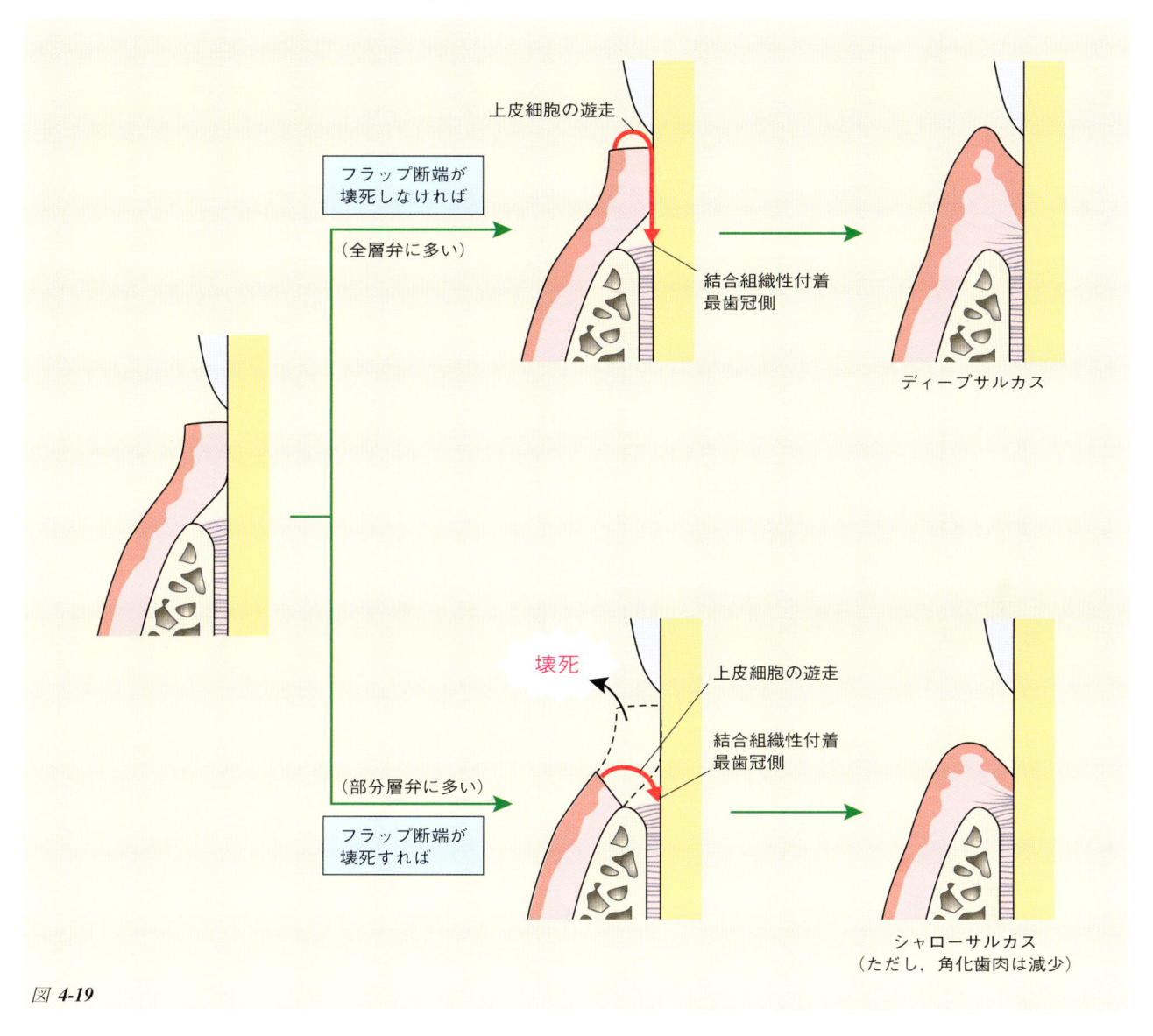

図中ラベル:
- 上皮細胞の遊走
- フラップ断端が壊死しなければ
- （全層弁に多い）
- 結合組織性付着最歯冠側
- ディープサルカス
- 壊死
- 上皮細胞の遊走
- 結合組織性付着最歯冠側
- （部分層弁に多い）
- フラップ断端が壊死すれば
- シャローサルカス（ただし，角化歯肉は減少）

図 4-19

Thickness Flap) という[47]（図 4-18）．血管は骨膜の上にあるので，全層弁の方がフラップそのものの血液供給はいい．つまりフラップの壊死が起こりにくいということになる．しかしこの違いは，骨面上ではあまり臨床的な差はでてこない．なぜなら部分層弁の場合は骨面の方に骨膜が残っているので，それから血液供給を受けられるからである[48]．

差がでてくるのは根面に面したフラップの断端部分である．根面からは血液供給はないので，部分層弁の場合は壊死しやすくなる．ただし厳密にいうと全層弁もその断端部分には骨膜はない．臨床的に全層弁の方が断端が壊死しにくいのは，その部分のフラップが厚いことや近くまで来ている骨膜上血管や歯根膜血管の影響，また反対側のフラップと緊密に縫合している場合は，それからの血液供給によるものだろう．

フラップに骨膜が含まれているかどうかも大事だが，そのフラップをどこにもっていくかも重要な要因である．とくに根面と骨面では環境がまったく違うため，歯軸方向にフラップをどう位置づけるかは

[骨頂にフラップ断端をもってくる場合]

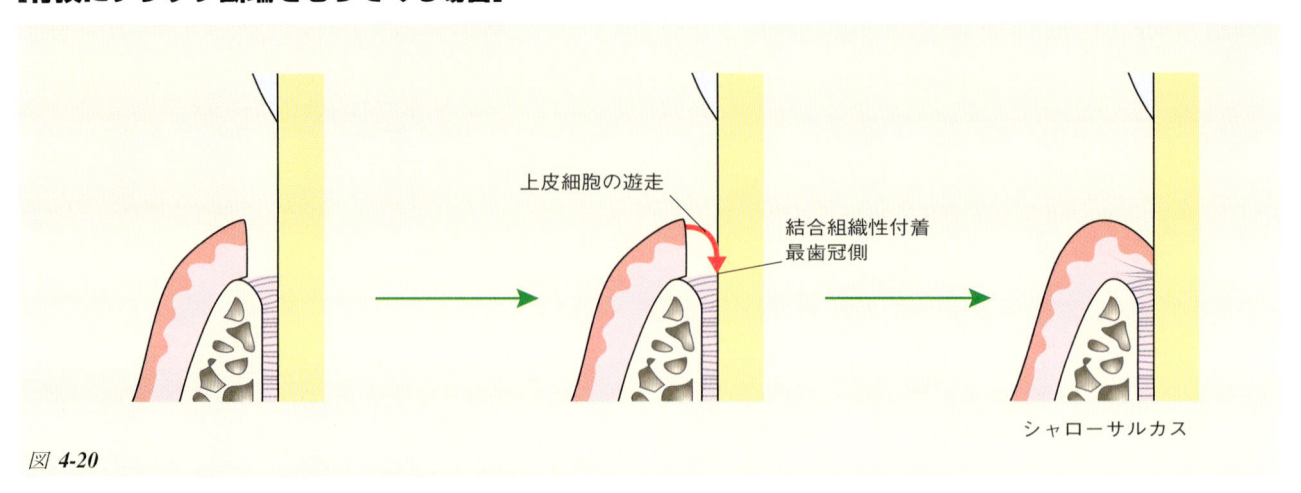

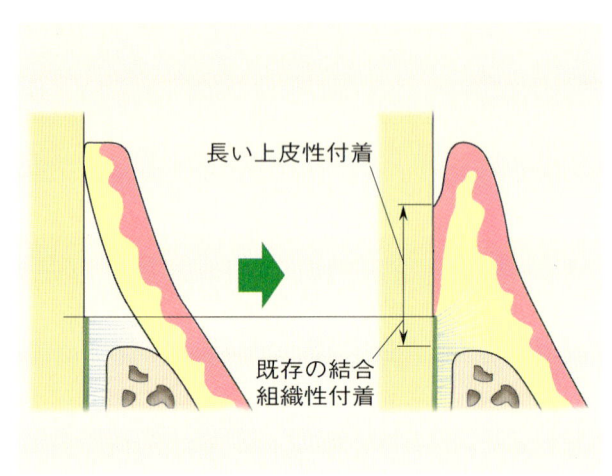

図 4-20

[改良型ウィッドマンフラップ後の結合組織性付着]

◀図 4-21　改良型ウィッドマンフラップでは根面に残っている結合組織性付着は除去しない．そのため，その結合組織性付着の部分が壊死しなければ再付着により治癒し，その部分まで上皮が down growth してくる．

その後の治癒に大きな影響を及ぼす．そこでフラップ断端をどこにもっていくかでその後の治癒形態がどう違うかを考えてみよう．

[根面上にフラップ断端をもってくる場合(図 4-19)]

歯冠側移動術(Coronally Positioned Flap[49,50])や，改良型ウィッドマンフラップ(Modified Widman Flap[51,52])のような，いわゆるフラップオペとよばれるものの多くがこれにあたる．この場合，フラップは全層弁にするのが普通である．部分層弁であればフラップ断端が壊死する確率が高いからである．根面という血液供給の悪い条件でも全層弁であれば何とか組織は壊死せずに耐え忍んでくれる．そして上皮細胞は壊死せずに残ったフラップ断端から上皮化のスタートを切ることになる．

フラップ内面と根面は結合組織性付着があるわけではないので，多くの場合上皮細胞は残っている結合組織性付着の最歯冠側まで根面を横目に遊走していく(図 4-21)．ただし血餅由来の強いフィブリンの結合がそれまでにあれば，そこで止まることもある[40,41]．フラップオペをするような歯は動揺が強かったりするため，そのフィブリン結合が剝がれることもあるであろうし[53]，創傷治癒の途中で創傷部の収縮[54-56]により剝がれることもあるので，どれだけの頻度や割合でこれが起こっているかはわからない．強いフィブリン結合を得ることを目的として，

薬液による根面の処理を勧めている研究者も確かにいる[41]．しかし多くの組織学的検査の結果をみていると，残っている結合組織性付着最歯冠側あたりまで上皮は遊走していると考えた方がよさそうだ[57]．

根面が術者によりきれいにデブライドメントされ，患者のプラーク・コントロールも良好で，なおかつ上皮が根面と近接していれば上皮細胞はラミニンなどの物質を根面に塗って，そこにインテグリンなどの接着分子を介して付着するようになる[58,59]．上皮細胞はお天気屋さんで，機嫌を損なうようなことをすると付着してくれない．

根面が汚れていれば，「汚いからいやー」というし，歯肉縁上のプラーク・コントロールが悪いと炎症のシグナルが飛び交うため，「うるさくていやー」という．またフラップの縫合などが甘くて根面とフラップ内面にスペースがあれば，「離れてるからいやー」という．

こんなお天気屋さんでもちゃんとお膳立てすれば機嫌よく付着してくれる．これが電顕レベルでいうヘミデスモゾーム結合であり，上皮性付着を担うものである[60,61]（第1章参照）．根面上にフラップ断端をもってくる場合，フラップ断端から上皮の止まる位置まではかなり距離があるので，条件が揃えば上皮は長い幅にわたって付着するようになる．これが長い上皮性付着(Long Epithelial Attachment)とよばれる付着様式である[62-64]．

したがってフラップ断端を根面上にもってきて，その断端が壊死せずに生き残るようなオペでは，長い上皮性付着や比較的深い歯肉溝が残り，いわゆるディープサルカス(Deep Sulcus)ができあがる[65,66]．

[骨頂にフラップ断端をもってくる場合（図 4-20）**]**

ではフラップの位置を根尖側に移動した場合はどうであろう？　つまり歯肉弁根尖側移動術(Apically Positioned Flap)後の治癒形態を考えてみよう．まず骨頂あたりまで下げる場合を想定しよう．骨頂部は骨外科でいくらか骨が切除されているので，骨膜は通常残っていない．したがって部分層弁ではフラップ自体に血管が少ないうえに，その下の組織も血管が少ないということになってしまう．しかしご心配なく，フラップ断端には歯根膜腔が隣接しており，そこからの血液供給は十分ある．

骨頂部のフラップから遊走し始めた上皮はまもなく根面に残っている結合組織性付着のところでゴールを切ることになる．この場合は根面上にフラップ断端をもってくるときに比べて根面に沿って走る距離は少なく，そのため上皮性付着の幅も最低限になる．骨頂部の軟組織も薄いため，骨形態に異常がなければできあがる歯肉溝も最低限の深さになる．つまりこの場合シャローサルカス(Shallow Sulcus)ができあがるわけだ[65,66]．

シャローサルカスになることはわかっているが，根面における付着の再編成のメカニズムに関してはわかっていないことも多い．とくに約 1 mm の幅の結合組織性付着はどうやってできていくのであろう？　もし骨頂に約 1 mm の結合組織性付着を残して，フラップを縫合するのであれば問題はないかもしれない[67-69]（図 **4-22a**）．しかし実際のオペでは，この結合組織性付着は除去することが多い．骨の形態異常をなくすために骨外科を行う際，骨から均一に 1 mm の結合組織性付着を残すなどということはできないからだ．たとえできてもその付着が壊死しないという保証はどこにもない．したがって骨頂にフラップ断端をもってくる場合のオペでは術直後，骨縁上の根面に結合組織性付着は残っていない（根面上にフラップ断端をもってくるときのオペの場合では残すこともある）．なのに治癒後は約 1 mm の結合組織性付着ができている．これはどこからやってきたのだろう？

この答えとしては二つ考えられる．つまり骨が約 1 mm 吸収するか（図 **4-22b**），骨の位置はそのままで新たに約 1 mm 新しい結合組織性付着ができるかである（図 **4-22c**）．前者の場合，約 1 mm 骨が吸収した後，歯根膜線維が結合組織性付着になっていくわけだ．最近のサルを使った実験でもこの治癒様式が確認されている[70]．どうして 1 mm だけ骨が吸収してそこで止まるのかはわからない．おそらく根面に形成された細菌バイオフィルムからのシグナル

[歯肉弁根尖側移動術後の結合組織性付着（仮説）]

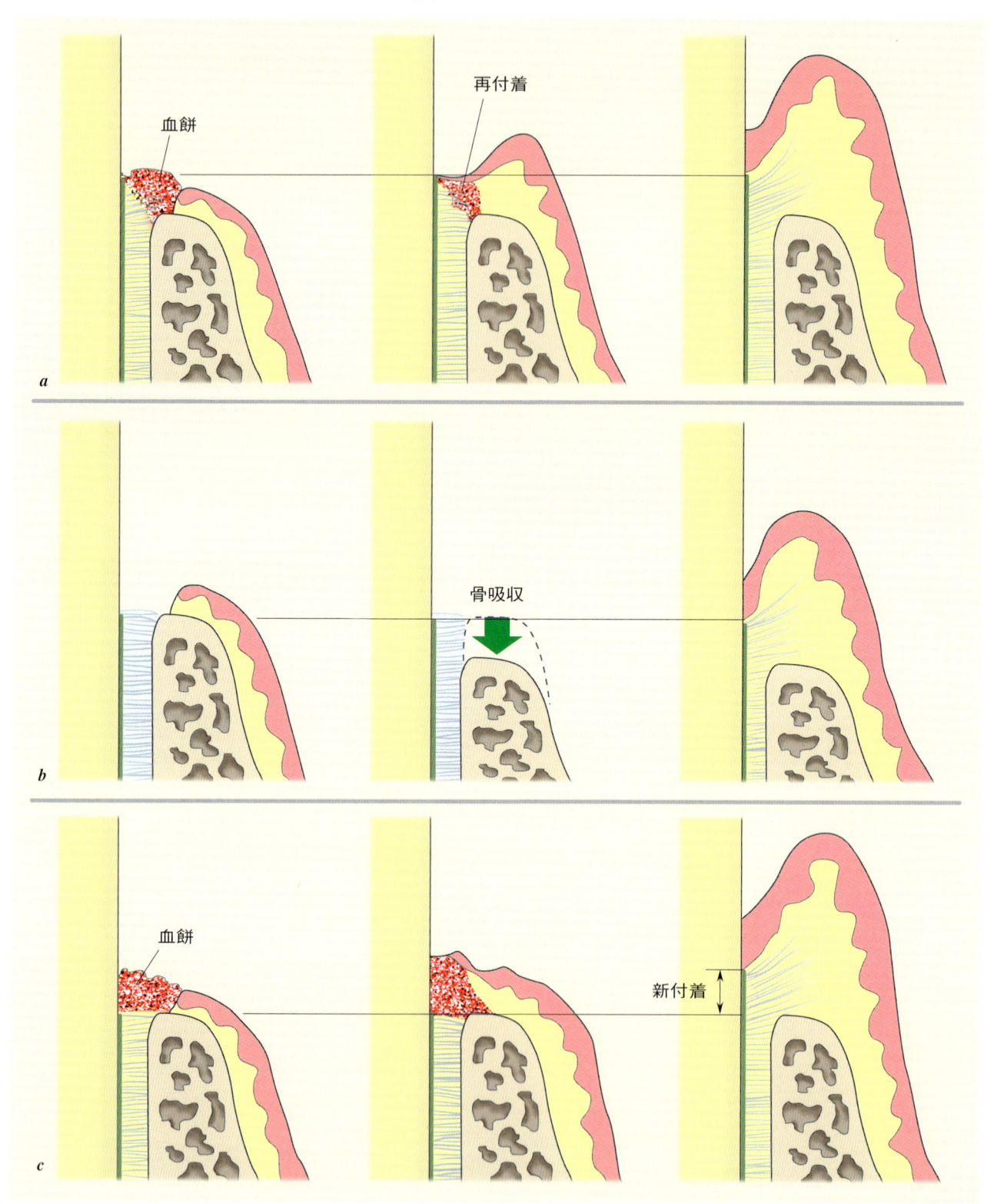

図 4-22a　仮説1：骨縁上の結合組織性付着が生き残れば，改良型ウィッドマンフラップと同じように再付着の起こる可能性がある．
図 4-22b　仮説2：歯肉弁根尖側移動術後は骨縁上の結合組織性付着は除去されていることが多い．術後に骨吸収が起こり歯根膜線維が約1mm歯肉結合組織線維と結合することにより，生物学的幅径が確保される．
図 4-22c　仮説3：骨縁上の結合組織性付着を除去しても，血餅により再生の場が確保されていれば，歯根膜や骨由来の細胞により新しく結合組織性付着ができる可能性がある（新付着）．

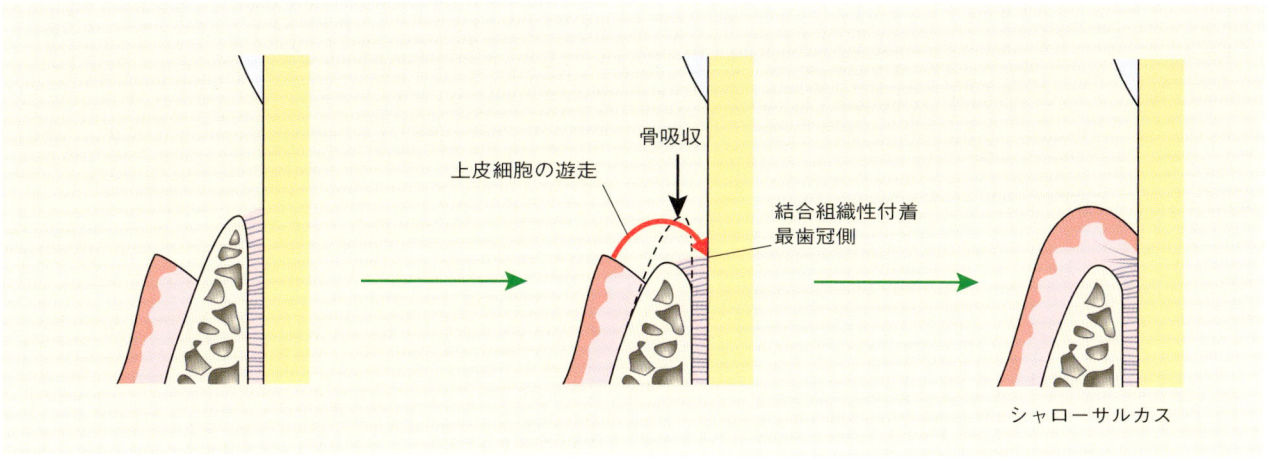

[骨面上にフラップ断端をもってくる場合]

図 4-23

か[71,72]，あるいは上皮細胞からのシグナルで骨の位置が決まるのであろう（まったくの私見．他言は禁物！）．

後者の新しく結合組織性付着ができるというのは，残った結合組織性付着の最歯冠側に血餅が形成され，上皮がそこでブロックされるとともに[40,41]，そのスペースに歯根膜由来の細胞が遊走してきて[73,74]結合組織性付着をつくりだすというものだ．いわゆる再生が起こっているわけだが切除療法ではその頻度は少ないように思う[75,76]．骨が薄く再生力の低い前歯部唇側などでは前者が，再生力の高い歯間部などでは後者が起こるというようなこともありうる．もちろん二つの治癒形式のコンビネーションも十分ありうることである．たとえば唇側では骨吸収が，隣接面では新付着という具合だ．

骨頂というデリケートな位置にフラップ断端を位置づけるのは，部分層弁の方がやりやすい．骨面に残っている骨膜にフラップを縫合できるからである．全層弁の場合，縦切開の部分で調整して縫合するか，あるいは歯槽頂を予測した切開後，歯肉-歯槽粘膜境を超えない範囲で剥離するなどの工夫をしなければうまくできない．後者の場合，角化歯肉の量は当然少なくなってしまう．

[骨面上にフラップ断端をもってくる場合（図4-23）]

ではもっと根尖側にフラップを下げたらどうだろう？　この場合も最終的な治癒はシャローサルカスになる．ただ骨面が露出する分，**術後の骨吸収や疼痛も大きくなり，治癒にも時間がかかる**[77-80]．骨頂にフラップ断端をもってくる場合に比べ若干角化歯肉の量が増えるが，トータルで考えるといい方法とは思われない．

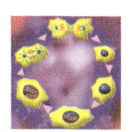

再生療法における上皮

再生療法であろうと，切除療法であろうと上皮の仕事は変わらない．健康な組織を一刻も早く外界から守るべく，大急ぎで走り回るのである．ただその走り回る環境が切除療法と再生療法では異なる．

再生療法では垂直性骨欠損の部分に血餅や，場合によっては骨移植材のようなものを満たし，**付着器官（Attachment Aparatus）再生の"場"を確保する**[81,82]．うまくいけばこの舞台に歯根膜や骨出身の役者が集まってくる．セメント質をつくるセメント芽細胞，コラーゲン線維をつくる線維芽細胞，骨をつくる骨芽細胞など，再生という舞台を演じるには非常にたくさんの役者が必要なわけだ．

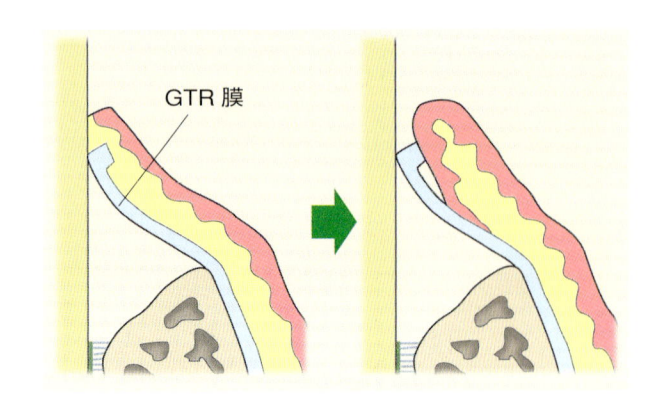

[再生療法における上皮]

図 4-24 膜を用いた GTR 法では上皮が膜の外に排除される．排除された上皮は膜の上を根尖側の方に down growth していく．そのフラップの結合組織が膜と結合しているところで止まる．膜のカラー部で止まることが理想であるが，多くの場合，左図のように上皮は巻き込まれることになる．

　そしてこの舞台を滞りなく進めていくためには，上皮は邪魔者なのである．上皮は外界との間に壁をつくる役者であるが，せっかく再生という舞台をやろうとしているところへ壁を担いで入り込んでしまうため，舞台はめちゃくちゃになってしまうのである．そもそも根面と血餅との付着は強いものではないので，上皮は容易に入り込んできて結合組織性付着のあたりまでやってきてしまう．そこで考えだされたのが上皮を排除するための膜であり[83,84]，ここに **GTR 法**（Guided Tissue Regeneration，組織誘導再生法）が誕生した[85,86]．

　膜をフラップの下に入れることによって，再生の場を確保し上皮の侵入を阻止するわけだが，上皮にとってこれこそ青天の霹靂である．上皮がいつものように体を守るために遊走し始めようとしたら，見たこともない膜が横たわっているではないか．とりあえず害はなさそうなのでもう少し前に進むと，結合組織が膜に付着しているので半信半疑でゴール．膜の下では再生という舞台が始まっているのに，上皮は突然現われた人工の壁の外に追いやられ，それでも自分の仕事をやり遂げようと膜の外に上皮の壁をつくろうとしている．なんとけなげなことだろう（図 4-24）．

　もともと付着器官はセメント質，歯根膜，固有歯槽骨という発生学的にみるとどれも歯小囊という出身の同じ者の集まりである[87-93]．それに対し上皮は外胚葉由来で出身が異なる[94]．付着器官をつくる役者たちは気心も知っていて，互いに複雑なクロストークをしながら再生という舞台もやり遂げていく．そのとき出身も畑も違う上皮は仲間に入れてもらえないようだ．再生という舞台については第17章で取り上げる．

　上皮の性質を知っておくと歯周外科の際にも非常に役に立つ．きれいに早く治すためには組織の生物学的な配慮が必要である．"どうすればどう治る"という原則を知っておくことは，"どう治したいからどうする"ということの必要条件なのである．

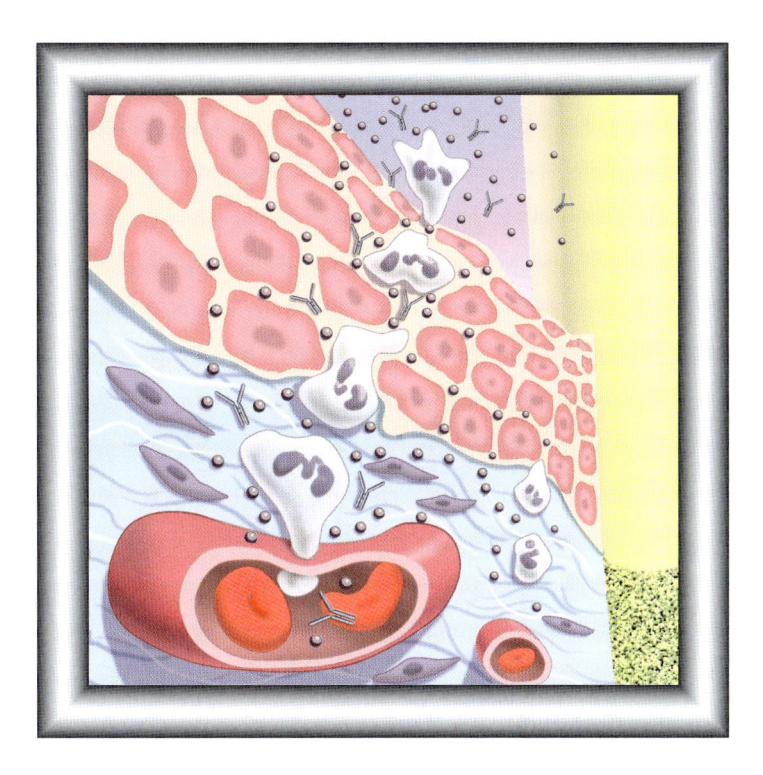

第5章
歯肉溝への贈り物

タイトルイメージイラスト
『上皮の歯肉溝滲出液の出口』
　毛細血管から遊出した白血球や種々の物質が，上皮細胞の細胞間隙を通って歯肉溝に滲出してくる様子のイメージ図．

歯肉溝滲出液のバイオロジー

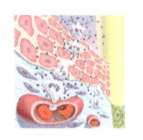

歯肉溝滲出液にせまる

歯肉溝のなかはいつも潤っている．ポケットになると潤いすぎて歯肉縁下の印象を拒んでいるかのようだ．この張本人が歯肉溝滲出液で，ペリオの診断にも役立つことがわかっている．この章ではこのあたりを攻めてみよう！

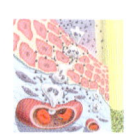

歯肉溝上皮の話から始めよう！

歯肉溝の底の方になると上皮の様相が変わってくることがわかっている[1]．まずはその話からだ．外から見える歯肉の上皮（口腔側上皮）は表面が**角化**している[2]．この角化のおかげでブラッシングしても痛くないし，細菌の侵入も防げる．しかし歯肉溝の底の方にいけばいくほど，その上皮の角化度は落ちていく[3]．そして付着上皮では角化がみられなくなる[4-6]．歯肉溝の深いところほど，上皮が角化していないという細菌にとっては非常においしい条件になっているわけだ（図 *5-1*）．

上皮は上皮細胞がびっしり集まったものだが，その細胞と細胞の間にはわずかな**隙間**がある．そしてこの隙間は，歯肉溝の底の方になると広くなってくることもわかっている[7]．これは細菌にとって抜け道が用意されているようなものだ．その結果，歯肉溝の底の方では，角化層という物理的な壁もなくなり，細胞と細胞の間も隙間だらけという，いかにも細菌の侵入を待っているかのような状態になっている（図 *5-2*）．

このことは神様がアキレス腱のような弱点を人間に与えたわけではない．神様は細菌の"入り口"をつくったのではなく，**歯肉溝滲出液**（Gingival Crevicular Fluid, GCF）の"出口"をつくったのである[8,9]．歯肉結合組織中の毛細血管から漏れでた滲出液や白血球は，上皮の細胞間隙を通り歯肉溝にでてきて，からだを守ってくれているわけだ[1,10-12]．歯周病は神様のつくった出口専用路を，細菌やそれが産生した物質が逆行するという，暴走族まがいのやり方で成立する病気ということになる（図 *5-3*）．

上皮は単なる"仕切り"のように考えられがちであるが，ポケットのなかでは細胞や物質の出入りする非常にダイナミックな組織であることがわかる．そして単なる出入口ではなく，もっと積極的に他の組織に働きかけることも最近わかってきている[13,14]．たとえば上皮の細胞はポケット内の細菌から刺激を受けると，**インターロイキン8**（IL-8）というサイトカインを放出することがわかっている[15-17]．これは白血球をよび寄せる作用があることがわかっており，上皮細胞が"細菌がいるから助けてくれ"と白血

第5章　歯肉溝への贈り物―歯肉溝滲出液のバイオロジー

［上皮の角化］

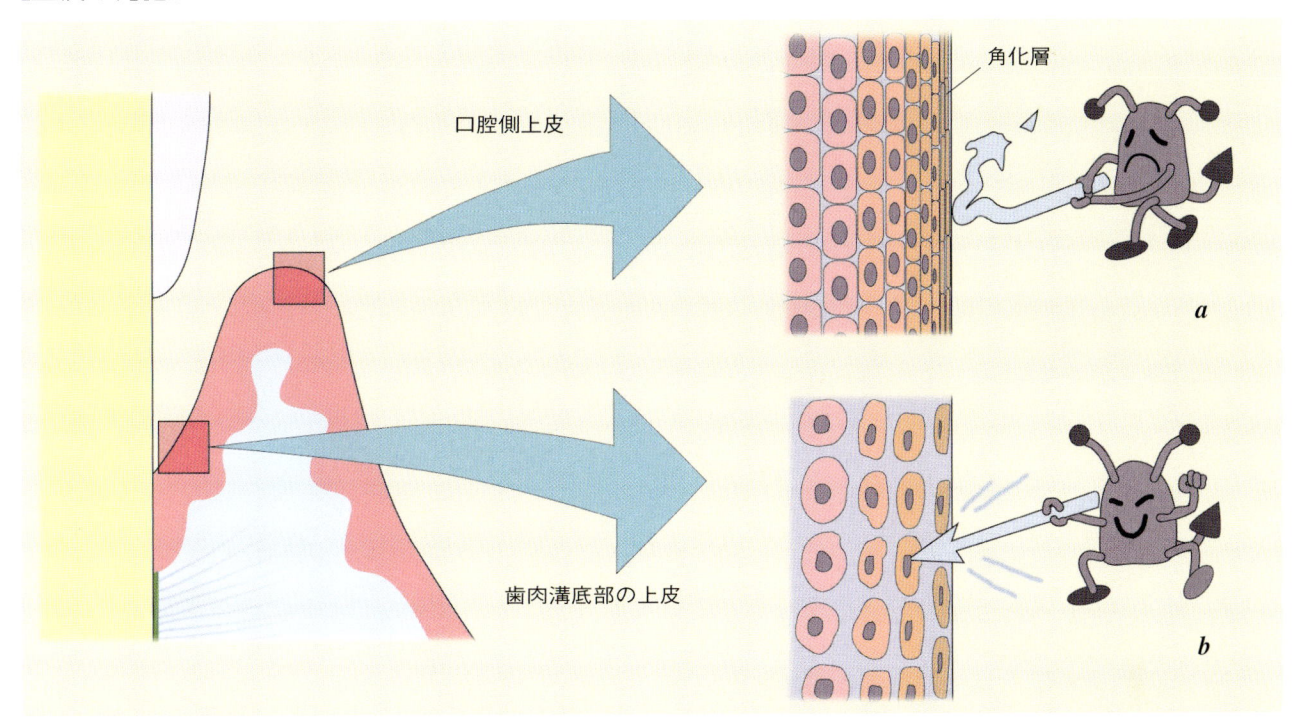

図 *5-1*　口腔側上皮は表面が角化しているため，細菌や機械的刺激に対して抵抗力をもつが(*a*)，歯肉溝の底部に進むにつれ角化度が落ちていくため，その抵抗力も落ちていく(*b*)．

［上皮の細胞間隙］

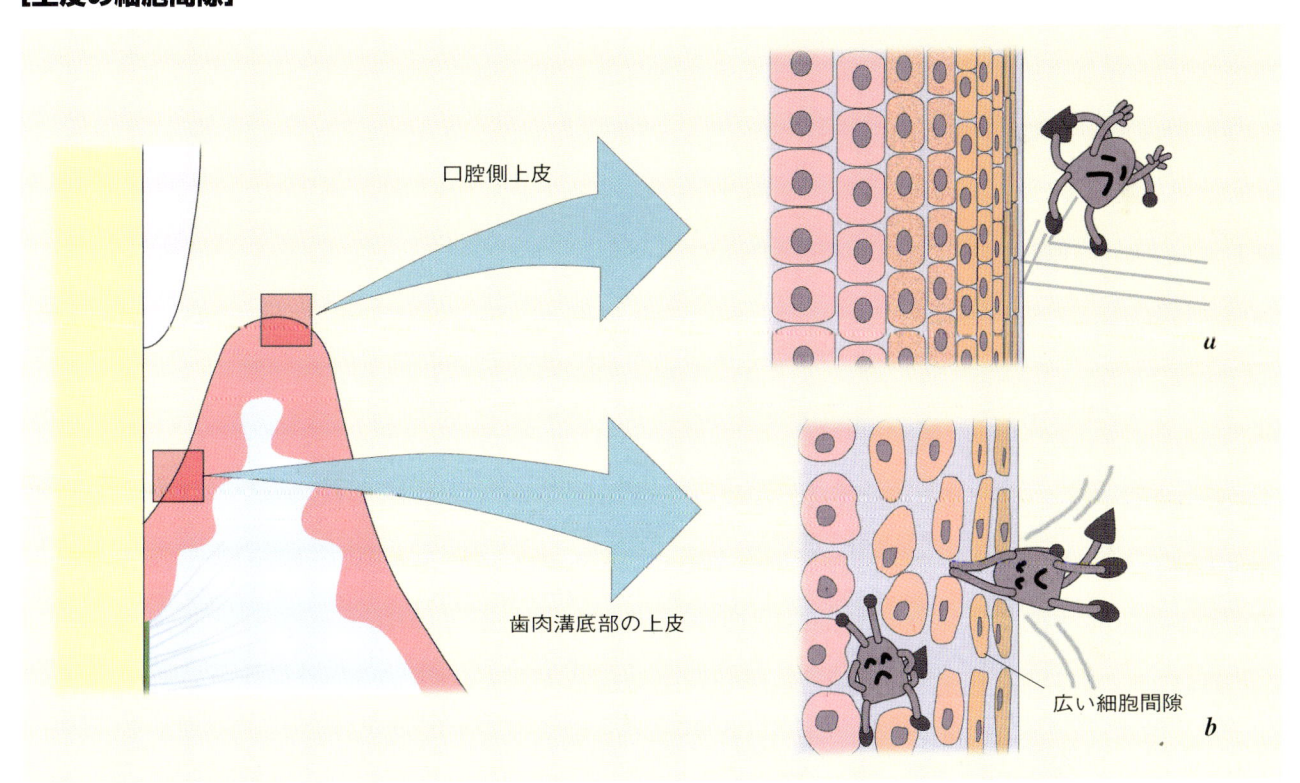

図 *5-2*　歯肉溝底部に進むにつれ，細胞と細胞の間の隙間が大きくなり，細菌やその産生物の進入路になる．
a　細胞間隙の小さい口腔側上皮．
b　細胞間隙の大きい歯肉溝底部の上皮．

65

[ペリオの病因論]

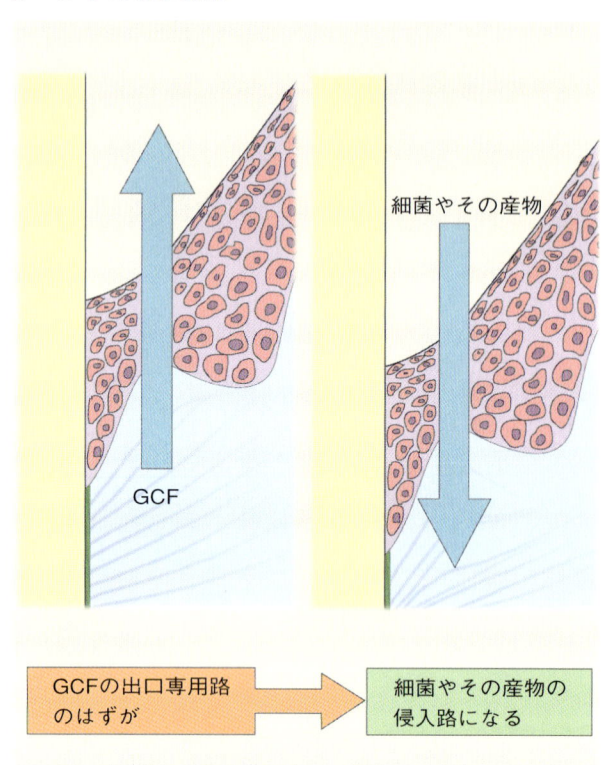

図 5-3-1　歯肉結合組織中の毛細血管から漏れでた滲出液や白血球は，上皮の細胞間隙を通り歯肉溝にでて体を守る．しかし細菌が逆流すると歯周病となる．GCF：歯肉溝滲出液．

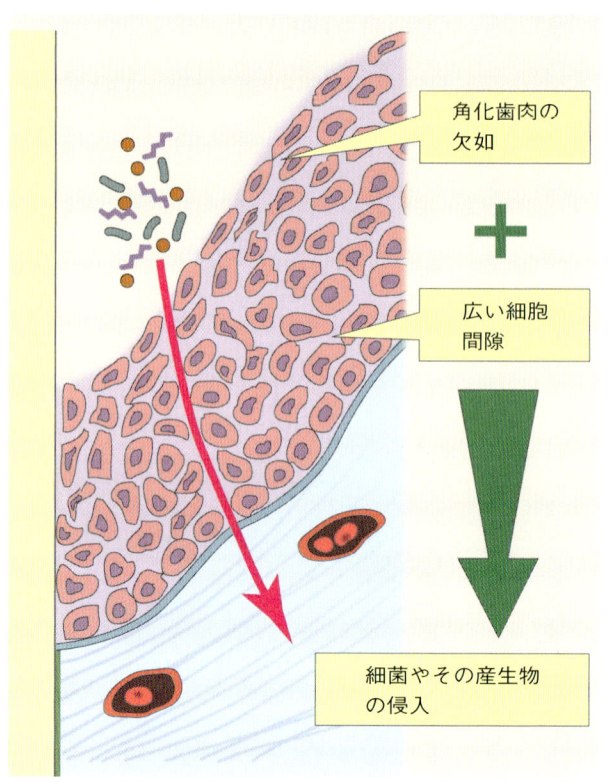

図 5-3-2　角化層の欠如や広い細胞間隙は，細菌やその産生物の侵入をゆるすことになる．

球に助けを求めているわけだ[13]（図 5-4）．

　白血球の応援でも阻止できない場合は，撤退をしなければならない．その撤退の指示も上皮細胞が（少なくとも一部は）担当していることもわかってきている．上皮細胞のだすサイトカイン[18-23]（IL-1，TNFαなど）や炎症性メディエーター[24]（PGE_2など），各種酵素[25]（MMPなど）は上皮下の結合組織や骨を破壊する（図 5-5）．これは上皮細胞が撹乱したわけではなく，結合組織や骨を細菌バイオフィルムから遠ざけ，自分もそれについていこうとしているのだ（上皮のdown growthやポケットの深化）（やっぱり横道⑥）．

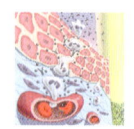

歯肉溝への湧き水

　歯肉溝滲出液はどれくらいのスピードで流れているんだろう？　もちろん炎症が強ければ強いほど速いというのは想像がつくが，案外データは少ない．ある文献[31]では流出速度約20μl/hと報告されている．このときの平均のポケットの体積は約0.5μlということなので1時間に40回も入れ替わっていることになる[31]．唾液のように流れている実感はないが，確かに歯肉溝滲出液も物理的に洗浄する作用ももち合わせているようである（ちなみに唾液の流出速度は0.2〜4.0ml/min)[32]．

　この歯肉溝への湧き水のような歯肉溝滲出液には，さまざまな物質や細胞が含まれている[33]（表 5-1）．細菌に対する抗体や補体といった免疫物質はもちろんのこと，各種酵素や好中球を中心とした白血球がたくさん滲出してくる．この白血球は膿のような死骸ではなく，そのほとんどが生きていてちゃんと仕事ができる[34,35]．ある推定では健康な歯肉をもつ永久歯で，1分間に約3万個の白血球が滲出しているという．想像以上の数だ[7,36,37]．

　自然の湧き水同様，この歯肉溝への湧き水も自然破壊の影響で成分が変わってくる．歯肉結合組織や

[上皮細胞による白血球のよび寄せ]

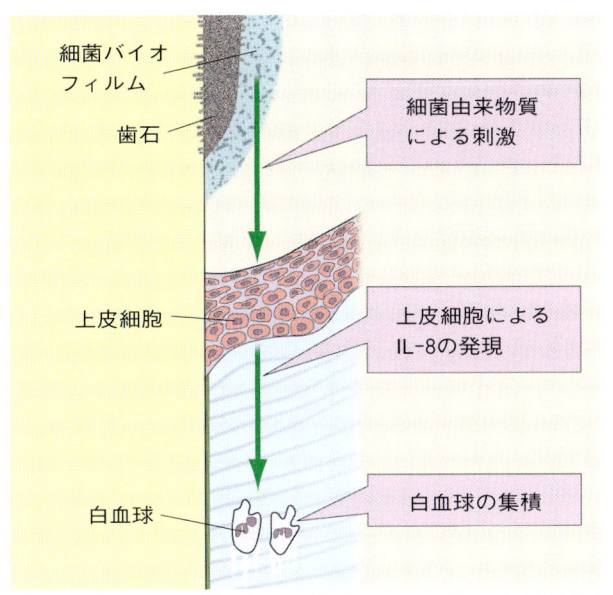

図 5-4 細菌からの刺激で上皮細胞はIL-8という警報を鳴らす．それを見つけた白血球は敵と戦うために集まってくる．

表 5-1 歯肉溝滲出液に含まれるもの．
- 白血球(主に好中球)
- 抗体
- 補体
- 酵素
- 炎症性メディエーター
- サイトカイン
- 組織の分解産物　　　　　　　　　　　など

骨の破壊に伴って，さまざまな物質が混じり込んでくるからだ[38]．逆に湧き水の変化をとらえると，なかで起こっている破壊の程度が推察できる．これが歯肉溝滲出液を使った歯周炎の診断である[33,39]（図5-6）．

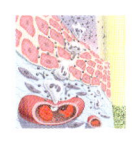

湧き水診断

現在，歯肉溝にペーパーポイントやペーパーストリップスを挿入して，診断するキットが数多く市販されている．大きく分けると，歯肉溝中に歯周病菌がいないかどうかを調べるもの[40]と，歯肉溝滲出液

[上皮細胞による自己破壊の指示]

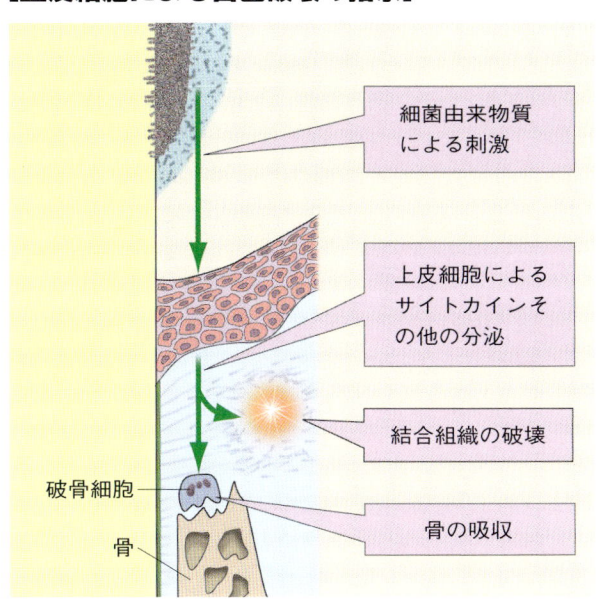

図 5-5 上皮細胞はサイトカインやその他の物質の分泌により，結合組織や骨を破壊する．これにより細菌バイオフィルムから逃げることができるからだ．結合組織や骨が逃げた後，上皮も落ち込んでいく．この結果，ポケットは深くなり，より歯周病菌のはびこりやすい環境になってしまう．

[湧き水診断]

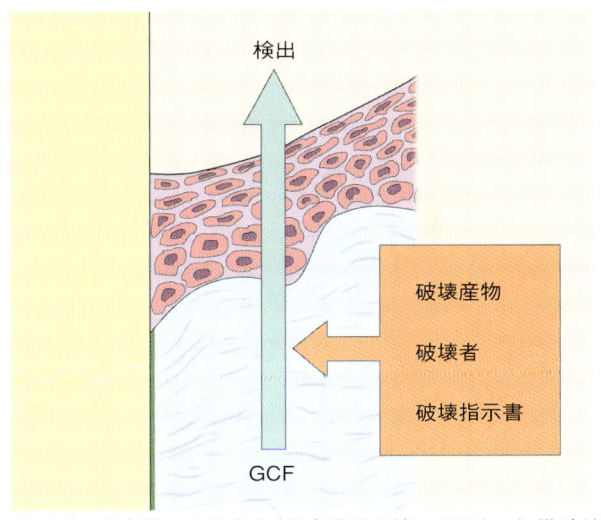

図 5-6 歯肉溝への湧き水（歯肉溝滲出液，GCF）は組織破壊とともに，さまざまな物質が混入するようになって濁ってくる．この濁りを調べることで，組織破壊の有無を診断できる．

中に組織破壊を示す物質がでてきていないかを調べるものに分かれる[33,41-52]．前者は今回のテーマから離れるため，後者に的を絞っていきたい．

組織が破壊されだすと，その**破壊産物**（廃材のようなもの）や破壊を起こしている**張本人**（破壊酵素な

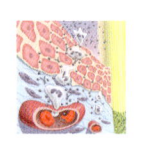

やっぱり横道⑥　上皮のサイドビジネス

　上皮は細菌や異物に対する防御や体内の水分の保持だけでなく，細菌や異物が侵入したときに白血球をよび寄せたり，結合組織や骨に対してもサイトカインの分泌などを通じて積極的に働きかけるという話を本文中でまとめた．もちろん，そのほかにも上皮のサイドビジネスがある．

　上皮の細胞はそのほとんどがケラチノサイト（角化細胞，keratinocyte）で残りの数パーセントにメラニン色素をつくるメラノサイト（メラニン細胞，melanocyte）やランゲルハンス細胞（Langerhans cell）が存在する（図⑥-1）．これらの細胞は木の枝のように足や手をだしているので樹枝状細胞とか樹状細胞（dendritic cell）とよばれている．メラノサイトは上皮のいちばん下の基底細胞層にいて，紫外線などの刺激で活性化し，メラニン色素をつくりだす[26]．なぜなら紫外線はDNAの損傷の原因になるからで，したがってメラニン色素は細胞核を守るように外側に並んでいる．メラニン色素をもっている細胞がメラノサイトというわけではなく，ケラチノサイトもメラニン色素をもっていることがある．これはメラノサイトから譲り受けたもので自分でつくったわけではない．メラノサイトは周りのケラチノサイトに長い枝を使って配るという実に面倒見のいい細胞なのである[27]（図⑥-2）．

　歯肉の色素沈着が強い人をみかけるが，そういう人はメラニン細胞がたくさんいるかというとそうでもない．色素沈着の強い人でもメラニン細胞の占める割合は数パーセントである．つまり色素沈着が強い人はメラニン細胞の活性が上がっており，せっせとメラニン色素をつくって回りの細胞に配っているわけである．したがって，その活性が下がらないかぎり色素沈着は薬剤や外科で取り去ってもやがてもとに戻る．メラニン細胞の活性を抑えたり，メラニン色素生成過程をブロックする試みは，美白ブームと相まって化粧品業界では盛んだが，歯肉の着色を抑えるまでには至っていない．

　数は少ないが上皮中（メラノサイトより外側）のランゲルハンス細胞も重要な細胞である[28]．この細胞は上皮におけるパトロールカーのようなもので細菌や異物をとらえ処理した後，それをリンパ節まで運んでいってリンパ球に報告する（抗原提示，antigen presenting）．その後とらえた犯人専属の（抗原特異的な）リンパ球という刑事がどんどん増えて犯人をやっつけるわけである（図⑥-3）．この抗原提示は活性化したマクロファージやリンパ球も担当するが，ランゲルハンス細胞はその道のプロであるといわれている[29,30]．ランゲルハンス細胞の足や手は犯人をつかまえるため必要なわけだ．

　メラノサイトは神経組織由来，ランゲルハンス細胞は骨髄由来といわれているが，上皮というのは違う出身者も交えて，さまざまな仕事をしているということが理解できたことと思う．

ど），**破壊指示書**（破壊のシグナル）などが滲出液に混ざってくる．これらを鋭敏な検査で検出し，歯周病の診断に役立てるわけである．

　破壊産物にはコラーゲンの代謝産物として，Ⅰ型コラーゲンのピリジノリン架橋物質や，そのペプチド結合断片が最近注目されている[53-56]．骨吸収マーカーとして骨粗鬆症の診断にも利用されているもので，歯周病の診断にも有用だという報告がなされている．また酵素ではあるが，アスパラギン酸アミノトランスフェラーゼ（Aspartate aminotransferase,

第5章　歯肉溝への贈り物－歯肉溝滲出液のバイオロジー

かっている（図 5-7）．

各種酵素（破壊者）もよいマーカーだ[61]．それらの酵素の多くは宿主の細胞がつくりだしたもので，そのつくり主は白血球や単球のような敵をやっつける"兵隊"であることが多い．組織中には白血球や単球のような"兵隊"の細胞や，コラーゲン線維をつくる線維芽細胞，骨をつくる骨芽細胞のような"職人あるいは農民"の細胞など，さまざまな役割分担がある．敵がやってきたとき職人や農民も武器をもつが（つまり線維芽細胞や骨芽細胞も炎症に伴って各種酵素を放出するが），やはり最後までピストルや大砲を乱発するのは兵隊なのだろう．

そういった酵素としては，コラゲナーゼ[62-68]（Collagenase），βグルクロニダーゼ[69-71]（β-glucuronidase），リゾチーム[72-75]（Lysozyme），アルカリホスファターゼ[41,76,77]（Alkaline phosphatase），アリルスルファターゼ[78]（Arylsulfatase），ミエロペルオキシダーゼ[79,80]（Myeloperoxidase），カテプシン[81,82]（Cathepsin），エラスターゼ[51]（Elastase），……．だれも読んでくれないのはわかっているのでここまでにしておこう（図 5-7）．

破壊指示書というのもある．各種酵素を放出させるきっかけになるシグナルと考えていいだろう．プロスタグランディン（Prostaglandin，PG）はいろいろな刺激でアラキドン酸カスケードという経路を経て，細胞膜から合成される物質だ[83]．このPGは強力な骨吸収促進因子としても知られ[84,85]，歯周病でもPGE_2（Prostaglandin E_2）が注目されている[86-89]．PGの合成を抑制する非ステロイド系抗炎症剤（インドメタシンなど）により，歯周病による骨吸収が抑えられることもわかっている[90-97]．そしてこのPGE_2は歯周炎になると歯肉溝滲出液中でのレベルが上昇する[86-89]．

アラキドン酸カスケードで産生される他の物質にロイコトリエン（Leukotriene）というものがあり，このなかでロイコトリエンB_4（LTB_4）は歯肉炎で特異的にそのレベルが上昇するといわれている[88]．

PGE_2以外のシグナルとしてはインターロイキン1[98-100]（Interleukin-1）やTNF α[52,100,101]（Tumor ne-

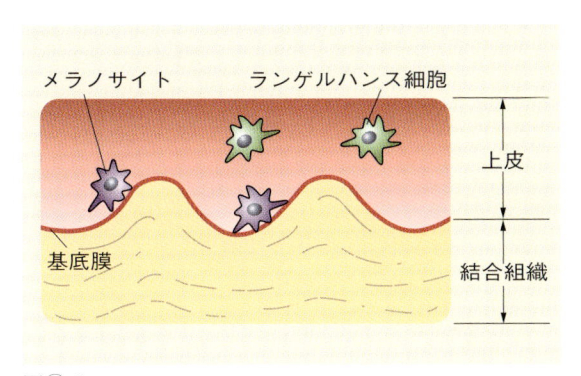

図⑥-1

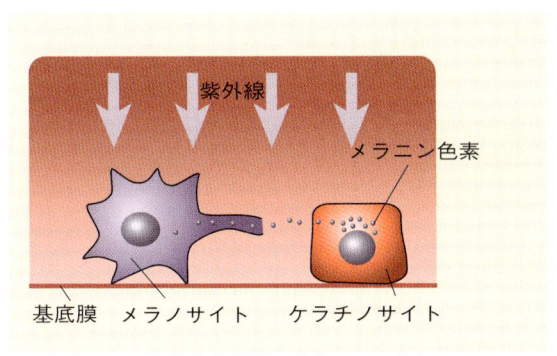

図⑥-2

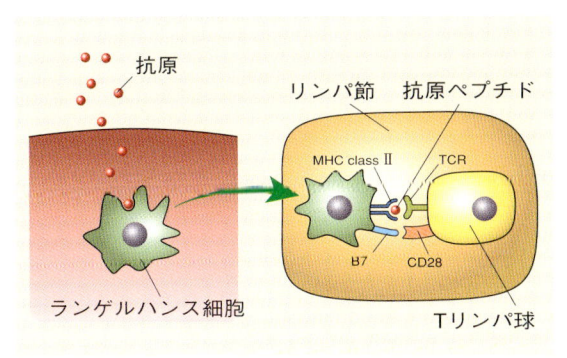

図⑥-3

AST）などは通常細胞内にあるものだが，組織の破壊とともに放出され，検出できるようになる[57-60]．細胞の破壊産物といっていいかもしれない．このASTは肝炎や心筋梗塞などでも血中に増えてくるが，歯周炎に伴って滲出液中にでてくることがわ

[歯周組織の破壊者と破壊産物]

破壊者(破壊酵素など)
・コロゲナーゼ
・エラスターゼ
・カテプシン
・ミエロペルオキシダーゼ
etc.

破壊産物
・コラーゲン分解産物
 ピリジノリン架橋物質やそのペプチド結合断片
・アスパラギン酸アミノトランスフェラーゼ
etc.

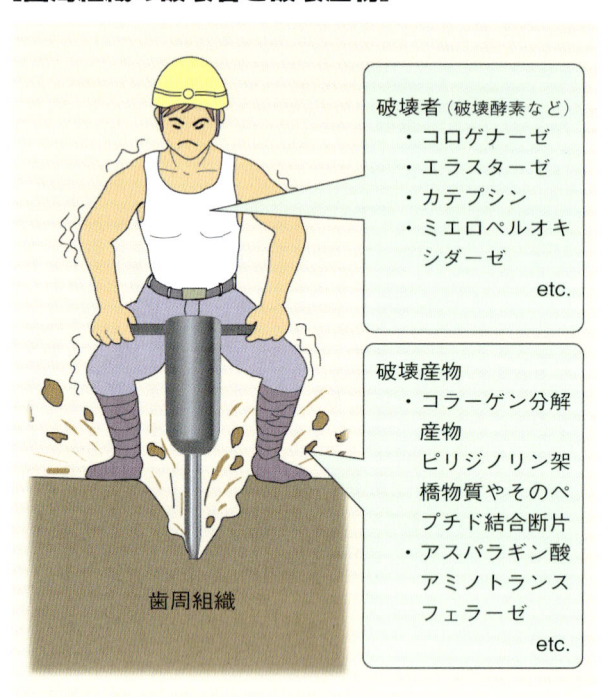

歯周組織

図 5-7

[歯周組織の破壊指示書]

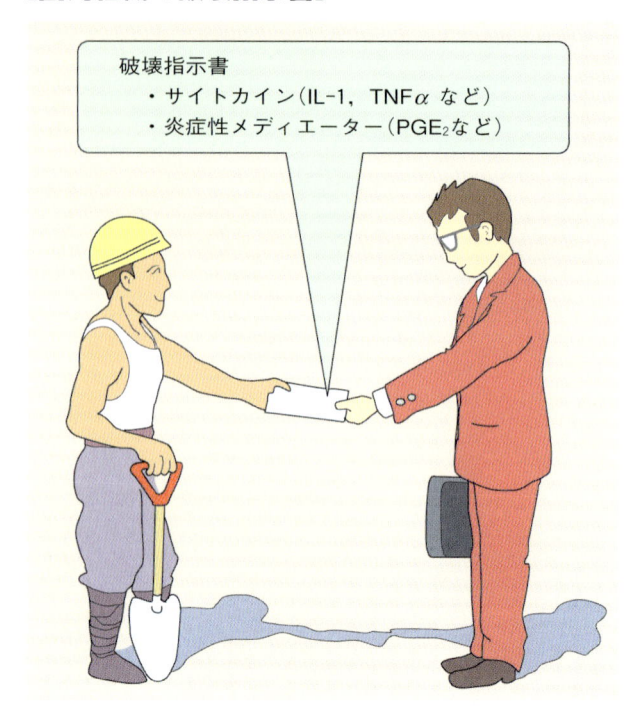

破壊指示書
・サイトカイン(IL-1, TNFαなど)
・炎症性メディエーター(PGE$_2$など)

図 5-8

crosis factor-α)のようなサイトカイン(Cytokine)という細胞どうしのメッセージとなる物質も、炎症とともに歯肉溝滲出液中に増えてくることがわかっている[33,83](図 5-8).

歯肉溝滲出液中の物質の検索とその検出技術は、これからもどんどん研究されていくだろう。上にあげたものも、ほんの一部であるということを認識しておいていただきたい.

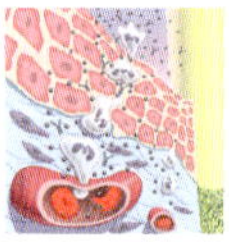

歯周病の疾患活動度

歯周病の進行するスピードはどんなものだろう? 平均すると年間コンマ何ミリという報告がある[102]が、この平均というのは歯周病ではあまり意味がないかもしれない。というのは歯周病は、**短い活動期と長い静止期の繰り返し**で進行していくといわれているからである[103,104](図 5-9).この活動期の間に骨や結合組織の破壊が起こるわけだ。そうすると破壊を防ぐにはこの活動期がこないようにすればいい。残念ながら今のところそのための特別な方法というのは

なく、一般的な歯周治療で維持していくだけである.

活動期がきたらそのときに集中的に治療を行ったり、あるいは活動期にあわせてリコールの間隔を決めていくという考え方がある。そのためには活動期がきているのかどうかを、見極める指標が必要になってくる。**疾患活動度**[105](Disease Activity)といわれる指標は、そのために生まれてきたわけである.

疾患活動度を調べるには、通常付着レベル(attachment level)をプローブで計ったり[106]、骨レベルをX線写真で経時的に測定する[107](図 5-10).短期間でそれらのレベルが下がるようであれば、"その期間は活動期だったんだなあ"と判断する(後悔する?).つまりいつまでたっても"後の祭り"というわけだ。活動期が過ぎてからわかってもしょうがないので、活動期に変化する指標を歯肉溝のなかから探すことになった。そしてみつかった指標が歯周病菌と歯肉溝滲出液中のさまざまな物質である。したがって前述の"湧き水診断"は疾患活動度を知る手段として臨床応用されているわけである.

プロービングにしても付着レベルや骨レベルにしても、炎症や破壊の結果をみているに過ぎない。つ

[歯周病における疾患活動度]

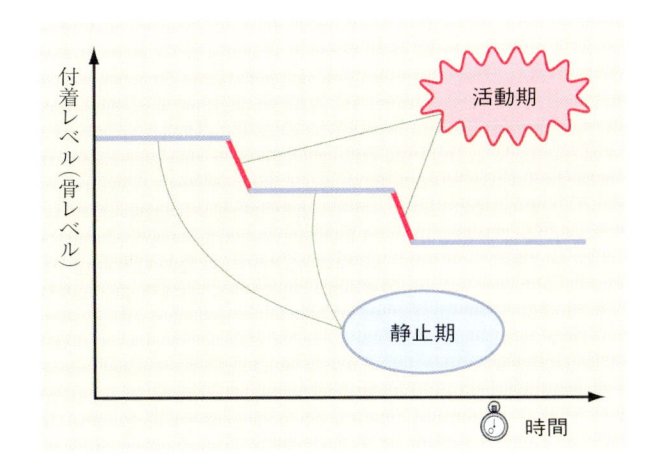

図 5-9 完全にコンセンサスが得られているわけではないが，一般に歯周病は長く安定した静止期と短い活動期が繰り返すといわれている．この活動期に組織の破壊が起こる．

[疾患活動度の判定法]

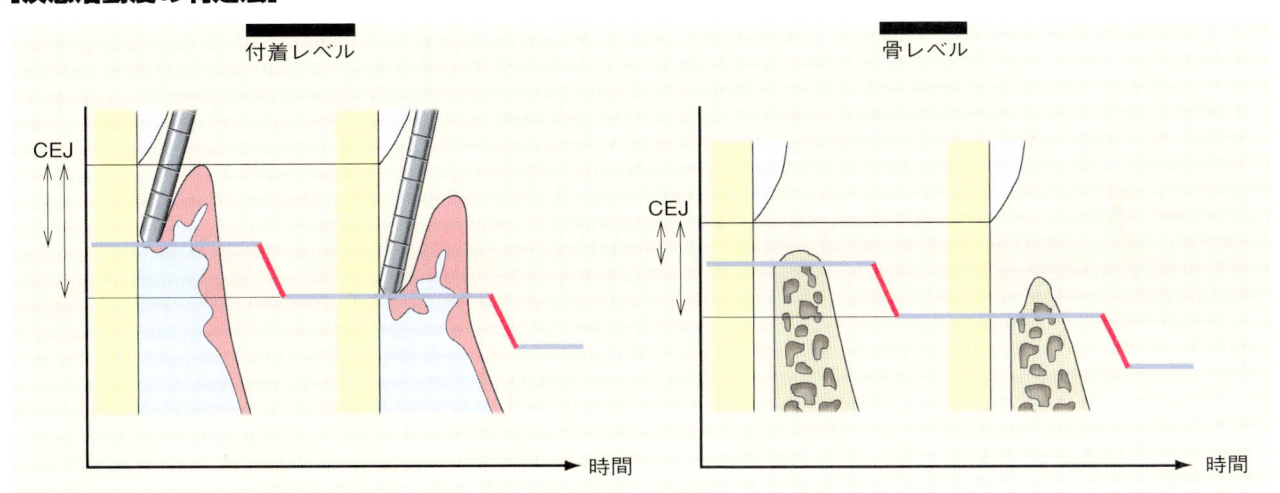

図 5-10 ある時間間隔で付着レベルや骨レベルをこまめに測定していく．ただし，この方法は気づいたときには活動期を過ぎてしまっている．

まり**過去形**の検査なのだ（現在完了の結果といった方が正しい？）．それに対して疾患活動度を調べる歯肉溝滲出液の検査は**現在進行形**ということになる．最近ではその人が将来ペリオになりやすいかどうかという**未来形**の検査まで研究されている（第11章参照）．果たしてあなたの診断は過去形？　現在進行形？　それとも未来形？

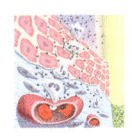

リコール間隔の決め方

基礎的な話ばかりなので最後に臨床への応用方法を考えてみよう．

患者が定期検診にやってきた．歯科医師は『まず検査しましょう』といい，ペーパーストリップスを歯肉溝に入れ，サンプルを採取する．約15分後，先生は『今日は値が高いので溝のなかのお掃除をしましょう』といって，歯科衛生士にその旨を伝えた．

すでにこういうシステムを取り入れている歯科医院も多いだろう．このシステムのいいところは，まず患者へのアピール度が高く，他院との差別化を図れるということ．そして患者への動機づけになるということだ．たとえば肝臓の悪い人は肝臓のことをあまり知らなくても，自分の GOT（AST）や GPT（ALT）の値のことは知っている．残念ながら今までの歯周治療では患者の状態を数値で示せるものはプロービング値くらいしかなく，しかもその値が大きく変化しているときには，もうすでに破壊が進んで

しまっていて手遅れということがある．

その点このシステムで使う歯肉溝からとってきたサンプルは，今破壊が起こっている場合陽性とでるわけだから，プロービング値に比べより今に近い状態を反映しているし，その結果を患者もみることができるというメリットは大きい．うまく破壊される前に知ることができたら，患者の受ける利益も大きいわけだし，その値が悪ければ患者は頑張ってブラッシングしなきゃと思うだろう．

といって，手放しで歓迎するわけにもいかない．問題点もいくつかある．まずどこからサンプルをとってくるかということだ．すべての歯肉溝にまるで生け花のようにペーパーストリップスをさしていくのは現実的でない．時間も費用もかかるからだ．そうすると何か所かに絞って検査することになる．その部位を選ぶ基準が曖昧だ．

歯周病の進行は**部位特異的**といわれ[108,109]，すべての部位が同じようには進行しない．活動期と静止期が部位によってばらばらなのだ．プロービング値の大きいところほど進行しやすい傾向はある[110-112]が，小さいところが進行しないという保証はない．不安な部位を何か所か抱えてメインテナンスしている場合，その部位だけモニターするというのはいいかもしれない．他の部位に新たな不安ができるかもしれないが……．

それともう一つ，検査にかかる時間の問題もある．これはかなり改善されてきており，多くの検査はチェアサイドで約15分程度で結果がでるようになってきている．それでも検査の結果陰性とでてそのまま帰ってもらうくらいなら，検査結果を待っている間に歯肉縁下のデブライドメントをした方が，患者にとっては肉体的メリットが大きいだろう．今のところこのシステムは患者への精神的メリットは大きいが，肉体的メリットに関しては，従来のメインテナンス・プログラムより明らかに大きいとは思われない．ただし，これはまったくの私見であることをご了承いただきたい．

他の方法で現在導入可能なものは，**歯肉溝の温度**をセンサーで計測するシステム[113-119]や，歯肉溝中の細菌を調べるシステムがある[120-122]．炎症とともに歯肉溝中の温度は高くなることがわかっており[113-115]，通常舌下部との相対温度で診断する．これは器械を買えば，そのあとはほとんどランニングコストはかからない．しかも患者の精神的メリットが，前述の方法と同じく認められるようだ．センサーが割合大きいので歯肉溝に入れにくいという難点を克服でき，しかもプロービングと同時に測定できるようなら将来有望かもしれない．

細菌学的検査はペーパーストリップスを用いて，歯肉溝滲出液の検査と同じように行う鋭敏な検査も市販されている．この方法のよいところ，悪いところは前述の方法と同じだ．そのほかに実際患者の歯肉溝からとってきたプラーク中の細菌を，その形態や運動性に関して位相差顕微鏡で調べるという方法もある[123-125]．桿菌や運動性のある細菌，スピロヘータなどの比率が高くなれば陽性というわけだ[126]．この方法のよいところ，悪いところも想像がつくだろう．

いろいろな検査法があるが，結局3か月という期間を一つの基準にして，リコールの度にその期間を短くするか，長くするかを判断しながらメインテナンスしていくという，従来の方法が今も柱になっていることに変わりはない[127,128]（第19章参照）．そのなかで患者の動機づけなどを兼ねて各種検査をとり入れていくのがトレンディーなのかもしれない．今の検査法は，患者の肉体的メリットに大きく結びつくところまでは貢献できないかもしれないが，メインテナンスで一番われわれの頭を悩ますのは，患者の動機づけやコンプライアンスの向上であり[129-131]，それに一役買う可能性があるという意味では導入の意義はあるだろう．

科学の進歩は医療の進歩の前提ではあるが，直接結びつかないことも多い．われわれの世界は，とくにそういうことが多いようにも思う．しかし科学の進歩を担えないわれわれ臨床医は，医療の進歩のために科学を理解していく義務はあるだろう．それをどう臨床に生かしていくかはわれわれの仕事だ．

第6章
"付着歯肉"の達人になる

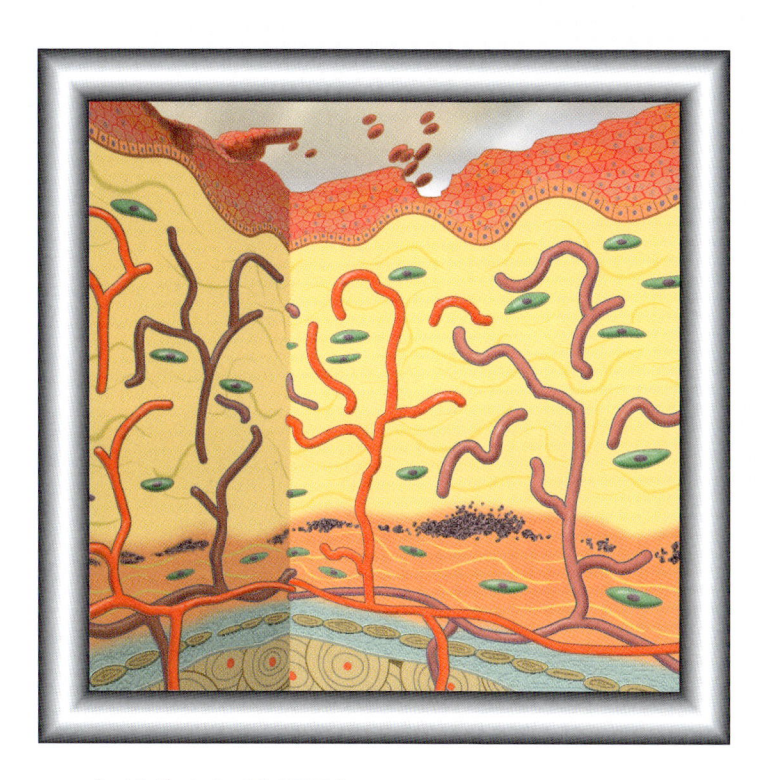

タイトルイメージイラスト
『付着歯肉の断面』
　角化した上皮と緻密なコラーゲン線維が付着歯肉最大の特徴．

付着歯肉のバイオロジー

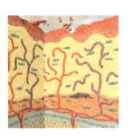

付着歯肉 "山本"風味

　第5章までは付着やポケットといった，歯肉の見えないところの話をしてきた．この章では外から見える付着歯肉に焦点をあててみよう．

　ただし，この分野はコンセンサスの得られていないところも多く，私見が多くなることをご了承いただきたい．いつものように基礎から外科までを同じ鍋で料理し，贅沢な一品に仕上げるつもりである．

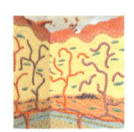

歯の"鎧" 付着歯肉

　付着歯肉（Attached Gingiva）[1]というかぎりは，何かに付着しているのだろう．何に付着しているのだろうか？　歯や骨に付着しているのである．歯に対しては上皮性付着や結合組織性付着を介して，骨に対しては骨膜への結合組織性付着を介して付着しているわけだ（図 **6-1**）．

　歯肉のてっぺんの方は，歯肉溝に裏打ちされているので付着しておらず，遊離歯肉（Free Gingiva）とか，辺縁歯肉（Marginal Gingiva）という名前をもらっている．また根尖の方では歯肉歯槽粘膜境（Mucogingival Junction）という境界があり，そこを越えると歯槽粘膜（Alveolar Mucosa）という可動性のある粘膜になる[2]．学生時代の記憶は戻ってきただろうか？

　さて，この付着歯肉，何のためにあるのだろう？付着歯肉の上皮は**角化**しており[3]，細菌や機械的刺激に強い．またその下の粘膜固有層には，**コラーゲン線維**がびっしり詰まっているため[3]，炎症が広がりにくくなっている[4]．こういった組織学的な特徴により，付着歯肉は外界との間の強いバリアーになっている[5,6]．これは Dr. Kramer の唱えた **Barrier Principle** といわれているものである[7]（図 **6-2**）．

　また付着歯肉は，遊離歯肉と歯槽粘膜の間に挟まれており，ほっぺたや唇の動きが遊離歯肉に伝わらないように頑張っている[3]．遊離歯肉も歯槽粘膜も可動粘膜だが，それらがつながってしまうと，ほっぺたや唇が動くたびに遊離歯肉が動いてしまう[8,9]（図 **6-3**）．小帯が遊離歯肉のあたりについているのと同じ状況だ（小帯は歯槽粘膜の一部！／図 **6-4**，そこで横道⑦）．

　筋の付着の位置などにもよるが，付着歯肉のあるところでは口腔前庭が確保されているということも重要だ．食片や唾液の流れに影響するだけでなく，ブラッシングしやすくなり，**清掃性の向上**にもつながる[3]（図 **6-5**）．

　いずれにしても付着歯肉は歯の周りをピッタリと覆い，細菌や機械的刺激だけでなく，粘膜の動きも

[付着歯肉とその裏打ちとなる付着]

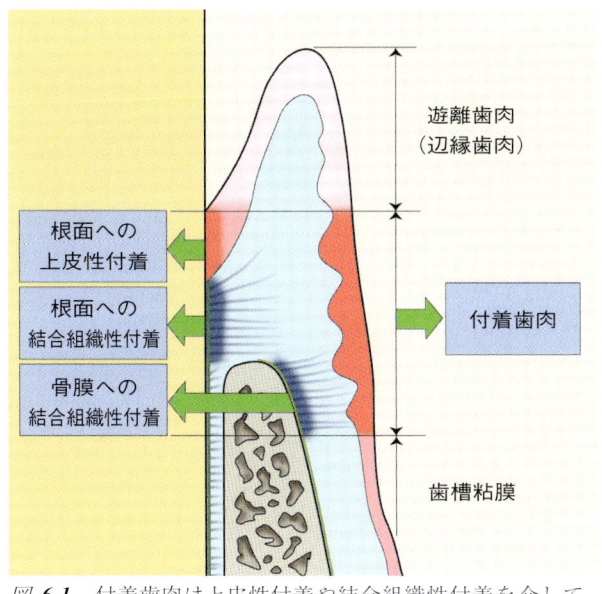

図 6-1　付着歯肉は上皮性付着や結合組織性付着を介して，根面や骨膜に付着している角化歯肉の一部である．

[付着歯肉と歯槽粘膜の組織学的比較]

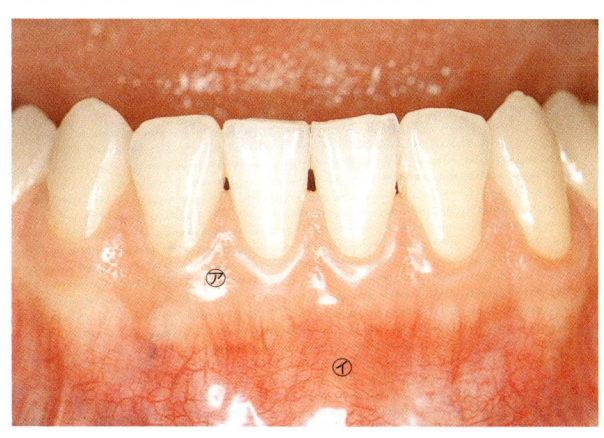

		上皮	結合組織
⑦ 付着歯肉		（錯）角化	緻密なコラーゲン線維 血管少ない
④ 歯槽粘膜		非角化	弾性線維を含む疎性結合組織 血管多い

図 6-2

[付着歯肉と粘膜の動き]

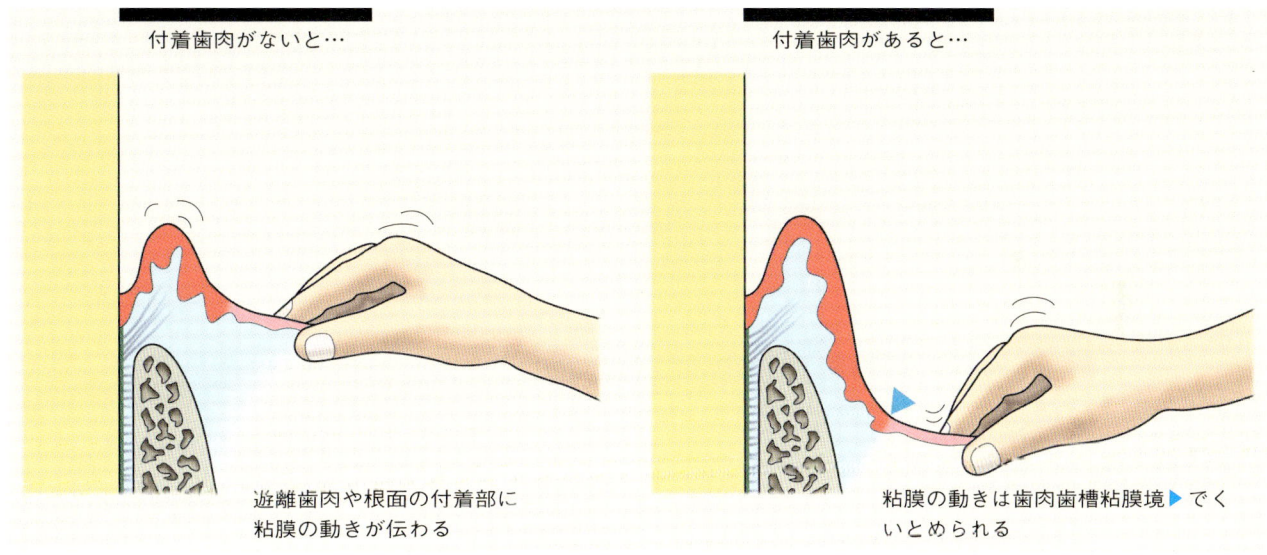

付着歯肉がないと…

遊離歯肉や根面の付着部に粘膜の動きが伝わる

付着歯肉があると…

粘膜の動きは歯肉歯槽粘膜境▶でくいとめられる

図 6-3

シャットアウトする"鎧"のような役割を果たしており，プラーク・コントロールしやすい環境づくりにも一役買っているわけである（図 6-6）．

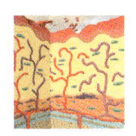

"鎧"不要論の是非

付着歯肉は必要ないという文献がたくさんでている．いろいろな条件の下では付着歯肉がなくても健康な状態を維持できるというのである[10-16]．これは真実だと思う．ただその条件が問題だ．もちろん文献によって異なるが，プラーク・コントロールが完璧であるとか，2週間に一度プロフェッショナル・クリーニングを受けるとか，補綴物が絡んでいないとか，われわれの日常臨床からかけ離れたものが多いように思う[17]．

[小帯の高位付着]

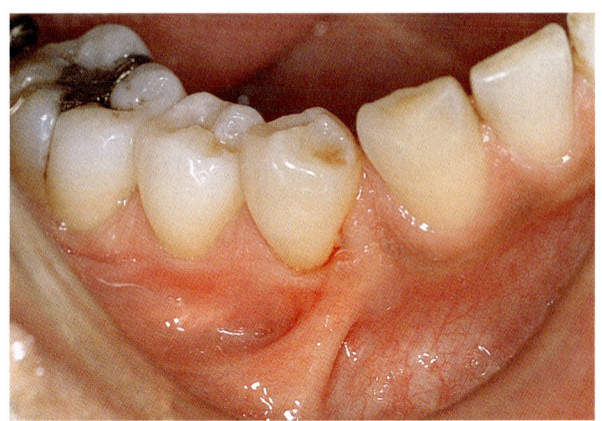

図 6-4 小帯は歯槽粘膜の一部であり，その高位付着は付着歯肉の欠如を意味する．この症例では，小帯により牽引されている遊離歯肉に炎症とブラッシングによる傷が認められる．

[付着歯肉と口腔前庭]

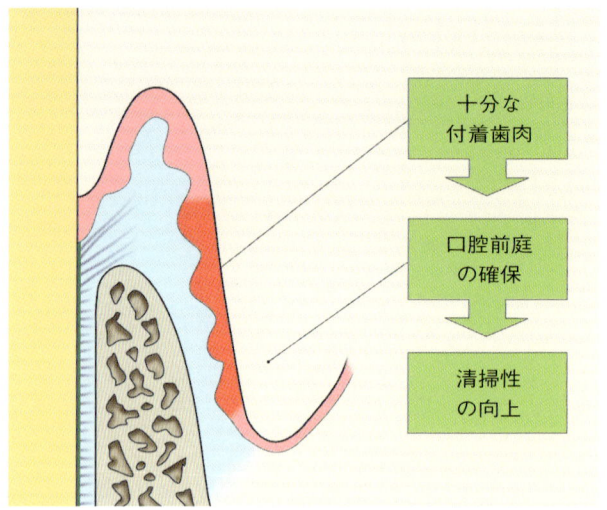

図 6-5

十分な付着歯肉 → 口腔前庭の確保 → 清掃性の向上

[歯を守る"鎧"としての付着歯肉]

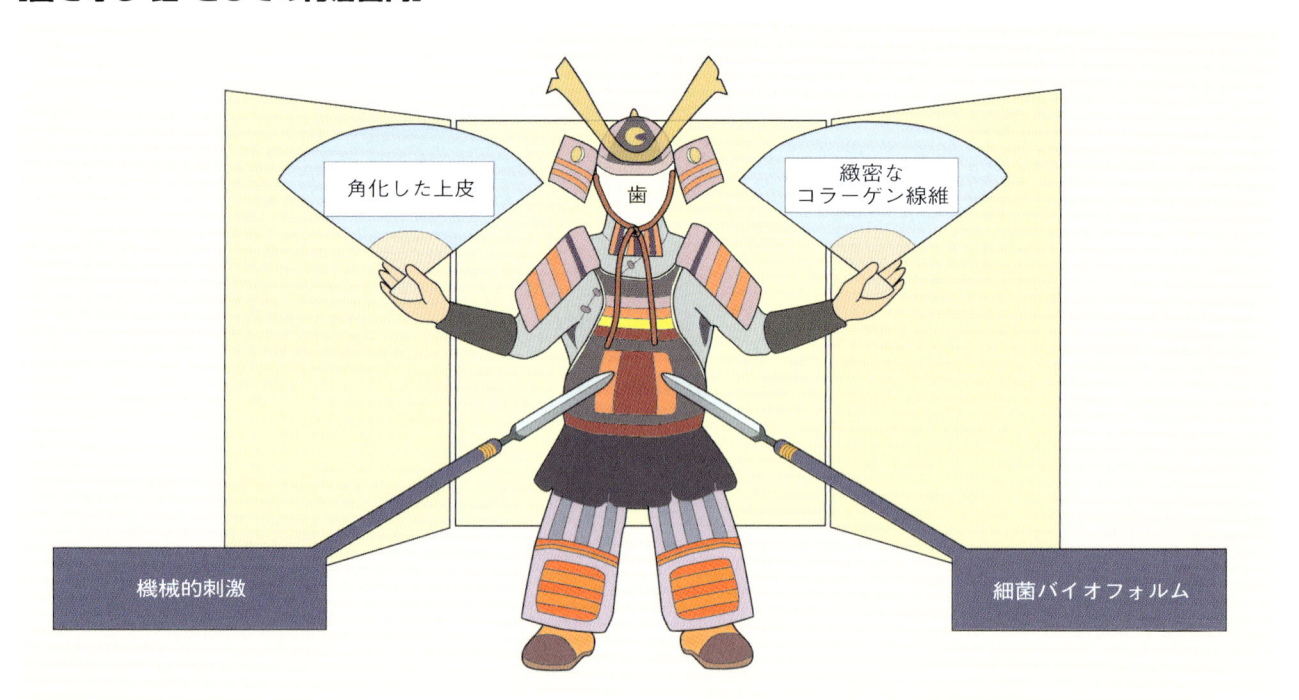

角化した上皮／歯／緻密なコラーゲン線維／機械的刺激／細菌バイオフォルム

図 6-6 付着歯肉は細菌や機械的刺激だけでなく，粘膜の動きもシャットアウトする鎧のような働きをしている．

　プラーク・コントロールが完璧にできるのなら付着歯肉はいらないかもしれない．敵がいないのに重い鎧を着る必要がないからだ．しかし付着歯肉がないため，ブラッシングが痛くてできない人がいるのも事実だし，プラーク・コントロールがよくても歯肉が退縮していく人がいるのも事実だ．いつ敵が攻めてくるかもわからないわけだから，最小限の鎧を着ておくことは望ましいことだ．

　鎧不要論者も鎧がない方がよいといっているわけではなく，**鎧がなくても健康を維持できる場合がある**といっているのである．つまり**付着歯肉はあるにこしたことはない**のである．

　現在，付着歯肉がなくても歯肉の健康を維持できる条件には，以下のようなものが考えられている．

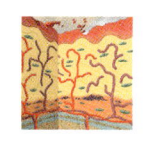

そこで横道⑦　小帯の付着異常

　小帯のことを考えるときに一番のポイントは"小帯は歯槽粘膜の一部である"ということである．したがって小帯が辺縁歯肉のあたりまで高位に付着しているのは，局所的な付着歯肉不足ということになる（図⑦-1）．これによりプラーク・コントロールが難しくなったり，ブラッシング時の疼痛や歯肉付着部牽引によるポケット形成などが起こるようになる．もし外科的にこれを改善しようと考えるならば，小帯をいかに切るかということではなく，その部位の付着歯肉をいかに獲得するかということを出発点にしなければ解決しない．

　小帯の高位付着の場合，通常すぐ隣に角化歯肉が存在するので小帯を切除すると同時に，その角化歯肉を寄せてくるのも解決法になるし（図⑦-2），隣に角化歯肉がないのであれば遊離歯肉移植などをするのも有効である（図⑦-3）．小帯を除去するだけであれば多少張りがなくなるであろうが，付着歯肉がない状態は改善されないし最悪の場合は後戻りを起こす．

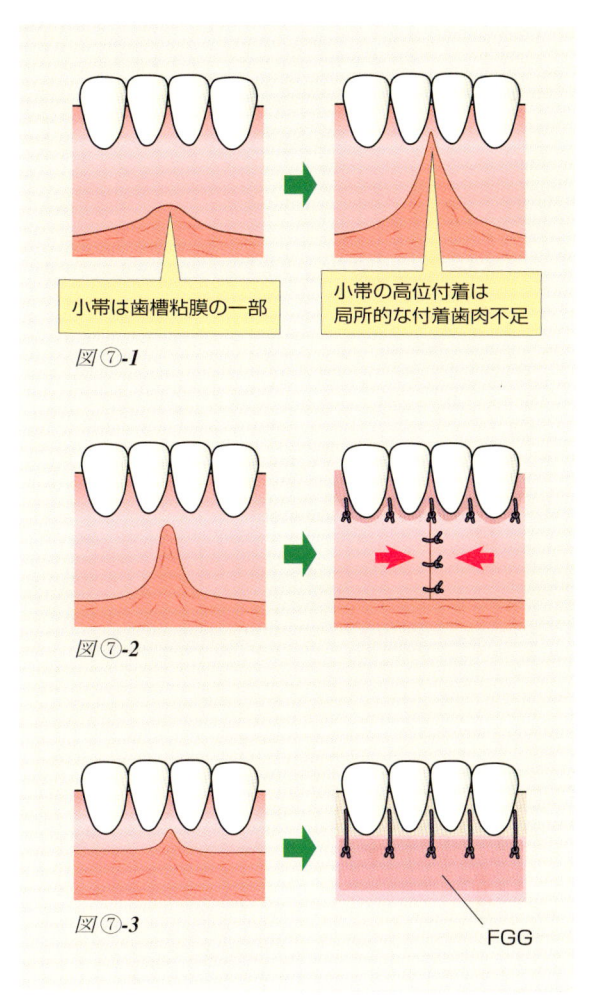

図⑦-1　小帯は歯槽粘膜の一部／小帯の高位付着は局所的な付着歯肉不足
図⑦-2
図⑦-3　FGG

・プラーク・コントロールが良好である．
・臨床的に炎症を認めない．
・進行性の歯肉退縮を認めない．

　さて，付着歯肉のない患者で，この条件を満たしている人はどれくらいいるだろうか？

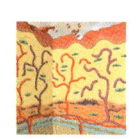

最小限の"鎧"とは？

　そうすると"どれくらいの付着歯肉があれば安心なのか"という問題にぶちあたる．昔からこれに関する文献は数多く発表されている[8,17-20]が，答えがでるはずがない．鎧を着る兵士の状態も，攻めてくる敵の強さや勢力も千差万別なわけだから，基準を統一するのは無理がある．兄弟喧嘩と戦争で同じ武装をするのはおかしい話だ．ただ鎧が軽装になればなるほど健康を損なうリスクは高くなっていくということはいえるだろう．

　そうはいっても，臨床医として基準のようなものはほしいところだ．そこで今までの知識を生かせるよう，Dr. Nevinsの説を紹介しよう[17,21]（図6-7）．

　この説の特徴は，組織の付着と付着歯肉の幅とを

【付着歯肉に関する Nevins の説】(Int J Periodont Rest Dent, 6(4), 1986. より一部改変)

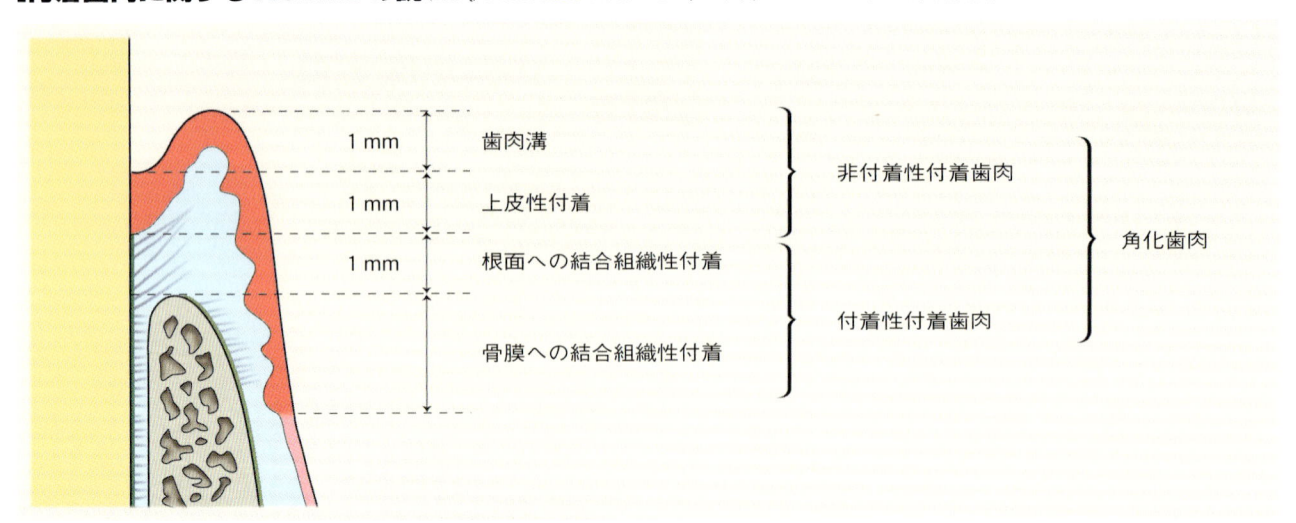

図 6-7　Nevinsは，付着していない遊離歯肉（歯肉溝に裏打ちされている）や，付着の変化しやすい上皮性付着に裏打ちされた歯肉を"非付着性付着歯肉"とよび，根面や骨膜への結合組織性付着に裏打ちされた歯肉である"付着性付着歯肉"と区別している．十分な幅の付着歯肉を考える際には，この付着性付着歯肉の確保が重要であると述べている．

【シャローサルカスにおける歯肉の幅とその裏打ちの関係】

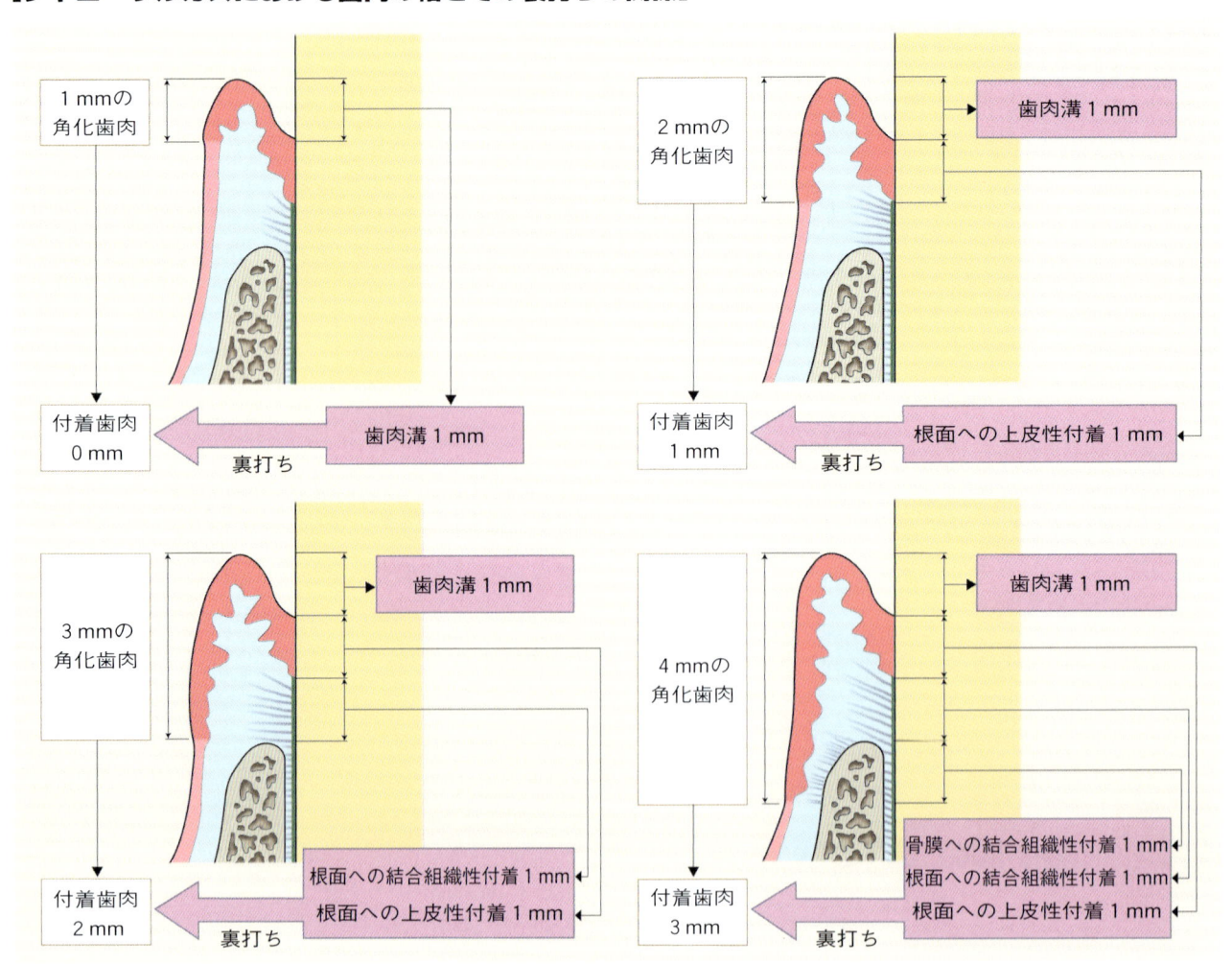

図 6-8　歯肉の幅が増えるにしたがい，上皮性付着→根面への結合組織性付着→骨膜への結合組織性付着の順に裏打ちとなる付着が増えていく．

[薄い付着歯肉]

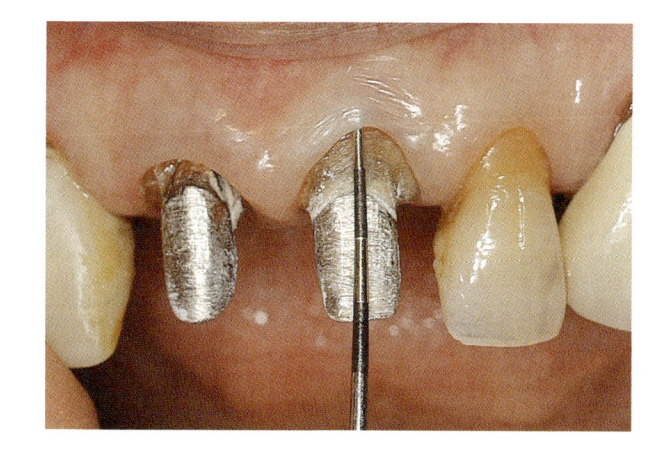

図 6-9 付着歯肉の幅はあるが，厚みがないため歯肉退縮を起こしている．プローブが透けてみえるところに注意．

関連づけて考えている点だ．一言でいえば，"根面への結合組織性付着や，骨膜への結合組織性付着が裏打ちとなっているような付着歯肉が必要だ"というのだ．これだけで理解できた人は，もうすでに"付着歯肉の達人"の域に達している．しかし大部分の凡人のためにもう少し説明をしよう．

まずシャローサルカスの場合を考えてみよう．骨頂から上約1mmに結合組織性付着，その上約1mmに上皮性付着，そしてその上約1mmに歯肉溝があると仮定する．そのとき仮に約2mmの角化歯肉（Keratinized Gingiva）があったとしよう．角化歯肉とは歯肉頂から歯肉歯槽粘膜境までの歯肉のことだ．この角化歯肉から遊離歯肉の部分（歯肉溝の深さに相当）を差し引いた分が付着歯肉であるから，歯肉溝の約1mmを差し引くと，2－1＝1mmとなり，付着歯肉が約1mm存在することになる．

これで万歳というわけにはいかない．なぜならその1mmの付着歯肉を裏打ちしている付着は上皮性付着だけだからだ．結合組織性付着が参加するためには，あと1～2mm角化歯肉の幅が必要になり，結局シャローサルカスが確立されていても，3～4mmの角化歯肉つまり2～3mmの付着歯肉がほしいということになる（図 6-8）．

それではディープサルカスの場合はどうだろう？ディープサルカスになると上皮性付着の幅や歯肉溝の深さが大きくなっているため，その分だけ余計に角化歯肉が必要になる．

どうして上皮性付着を毛嫌いしているのだろう？

付着のバイオロジー（第1章）を思い出してもらいたい．上皮性付着は単なる細胞と根面の接着であり，セメント質にコラーゲン線維が埋入している結合組織性付着より，細菌性の侵襲や牽引力などの機械的刺激に対して弱いと考えられているのだ．ただしこれには反対意見も存在する[22,23]．

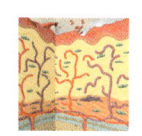

付着歯肉を見る三つの目

付着歯肉を語るとき，大抵その幅が問題になっている．上述の最低限の鎧問題も，幅のことしか書かなかった．しかし緻密なコラーゲン線維がバリアーになるのであれば，付着歯肉の厚みも重要になってくる[24,25]．鎧の大きさだけでなくその厚みも大事なわけだ．実際，臨床でも付着歯肉の幅はあるのに，厚みがない症例で，歯肉退縮を起こしている場合がある（図 6-9）．

そしてもう一つ見なければならないことがある．付着歯肉の下にある骨の厚みである．CTという手もあるが，普通は心眼がなければ見えない．心眼のないわれわれは，歯根を覆っている角化歯肉や歯槽粘膜の膨らみ，歯軸の方向，歯頸線の彎曲の強さなどから総合的に診断する（浸潤麻酔の効きやすさというのもあるかもしれない？）．

以上の三つの着眼点（付着歯肉の幅と厚みそして歯槽骨の厚み）をまとめて歯肉退縮のリスク度との関係を分類したのが，Maynardの分類である[3,26]

[Maynardの分類]

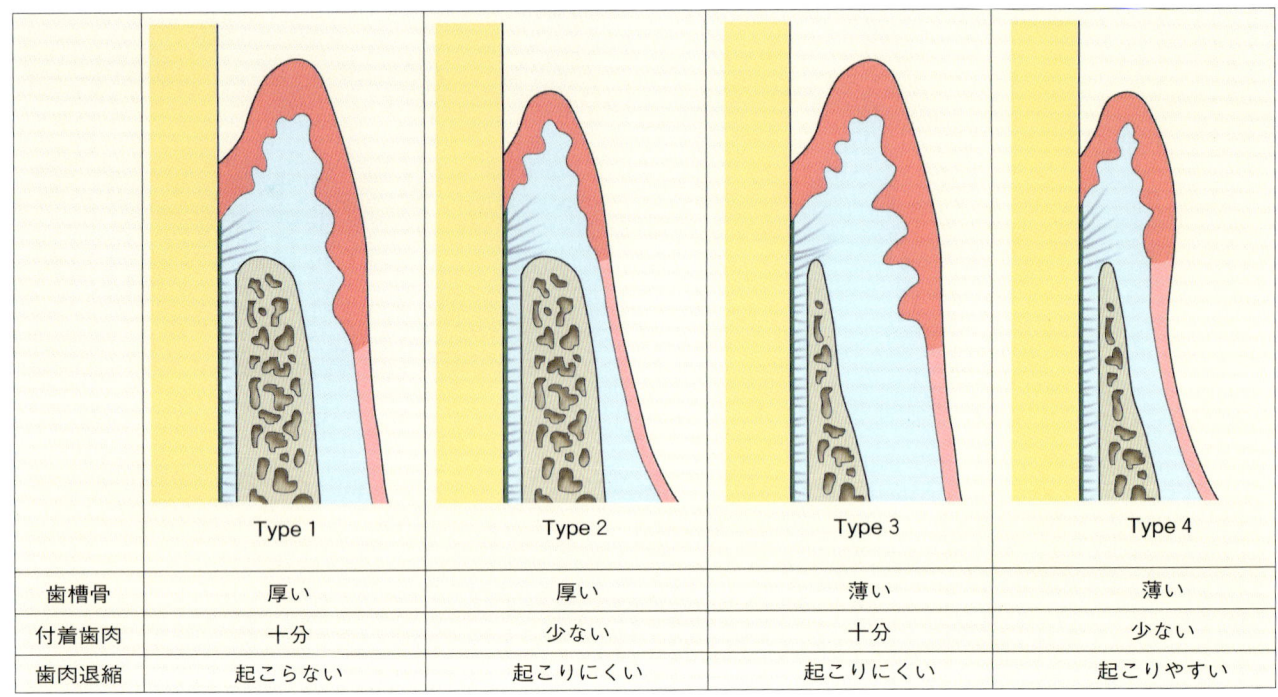

	Type 1	Type 2	Type 3	Type 4
歯槽骨	厚い	厚い	薄い	薄い
付着歯肉	十分	少ない	十分	少ない
歯肉退縮	起こらない	起こりにくい	起こりにくい	起こりやすい

図 6-10

(図 6-10). これは付着歯肉の量と歯槽骨の厚みの関係から, 歯肉退縮の起こしやすさを示したもので, 四つのタイプに分類している. このなかでもっとも歯肉退縮を起こしにくいのが, 付着歯肉の量も歯槽骨の厚みも十分あるType 1で, 反対にもっとも歯肉退縮を起こしやすいのが, 両方とも不十分なType 4ということだ. Type 2やType 3はそれぞれ付着歯肉, 歯槽骨だけが不十分なケースで, 歯肉退縮は比較的起こりにくいといわれている.

著者の知りうる範囲では, 歯肉退縮のメカニズムはよくわかっていない[27,28]. Type 4のケースでブラッシングが不適切であったり, 炎症や医原性の問題が重なると歯肉退縮が起こることは経験的にわかっていても[29-34], その生物学的な背景は未解決だ. その理由の一つに歯肉退縮をうまく再現できるいい実験動物がないというのがある. これはハゲといっしょで (○×先生ごめんなさい!), 研究のネックになっている. 自然にハゲたり, 歯肉退縮している動物をお持ちの先生は, ぜひしかるべき研究機関に報告してほしい.

これで話を終わってしまうというのは申し訳ないので, 歯肉退縮のメカニズムに関する仮説を一つ紹介しておく[35,36] (図 6-11). 薄い歯肉では歯肉溝上皮と口腔上皮が近接しており, 炎症に伴いそれらの上皮脚が伸びだして, 互いに癒合するようになる. 癒合部より歯冠側は血液供給が不十分になり, やがて細胞数が減って組織のボリュームが小さくなる, つまり退縮するわけである. もちろんこのような状態で過度なブラッシングや医原性の因子 (不適切な補綴処置など) が働くと, より退縮は促進されることになる.

一般に細胞の数が減少する場合, 二つの可能性がある. 一つはネクローシス (Necrosis)[37]で, 細胞の事故死のようなもの. もう一つはアポトーシス (Apoptosis)[37-40]といわれ, 細胞の自殺のようなものだ (図 6-12). このアポトーシスは聞き慣れない言葉かもしれないが, 決まったときに決まったシグナルで細胞が消えてくれなければ大変なことになる. たとえば, われわれの指は最初は水掻きのようなものでつながっているが, 発生の過程でその部分の細胞はアポトーシスで死んでいく. もしアポトーシスが存在しなければ, 水泳の世界記録はよくなっていたかも

[歯肉退縮(Gingival recession)のメカニズム(仮説)]

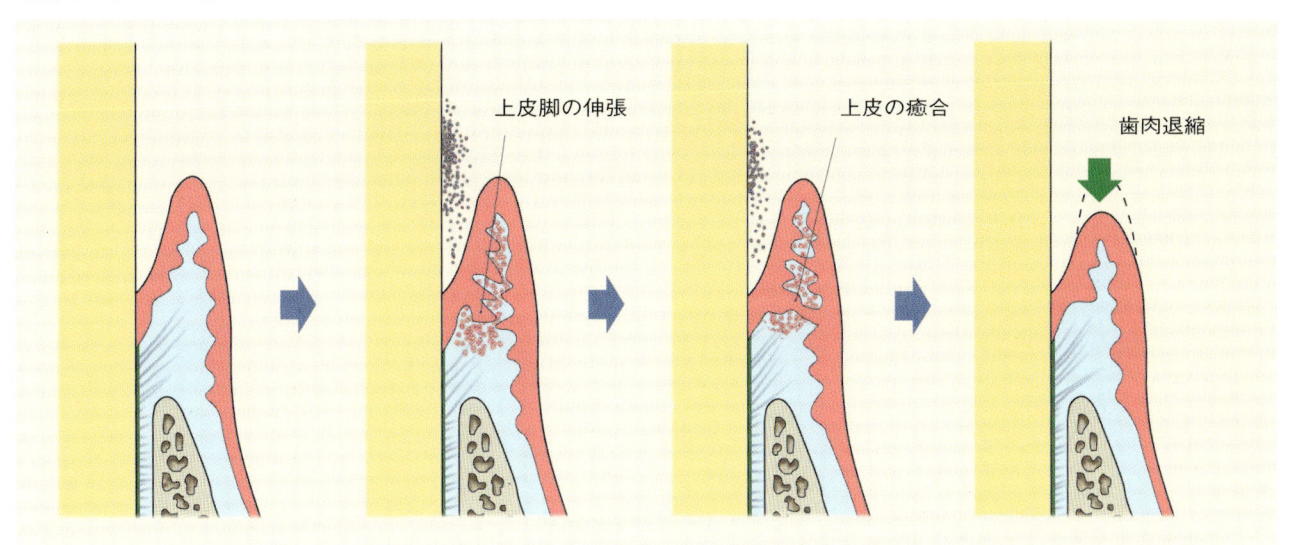

図 6-11 Maynardの分類でType 4のようなケースでは，歯肉が薄いため炎症によるポケット上皮の上皮脚の伸長により，口腔側上皮の上皮脚との間で癒合が起こるという説．これに炎症による結合組織や骨の破壊が伴えば，より歯肉退縮は助長されるであろう．また過度のブラッシングなどの機械的刺激も助長因子になる．

[ネクローシスとアポトーシス]

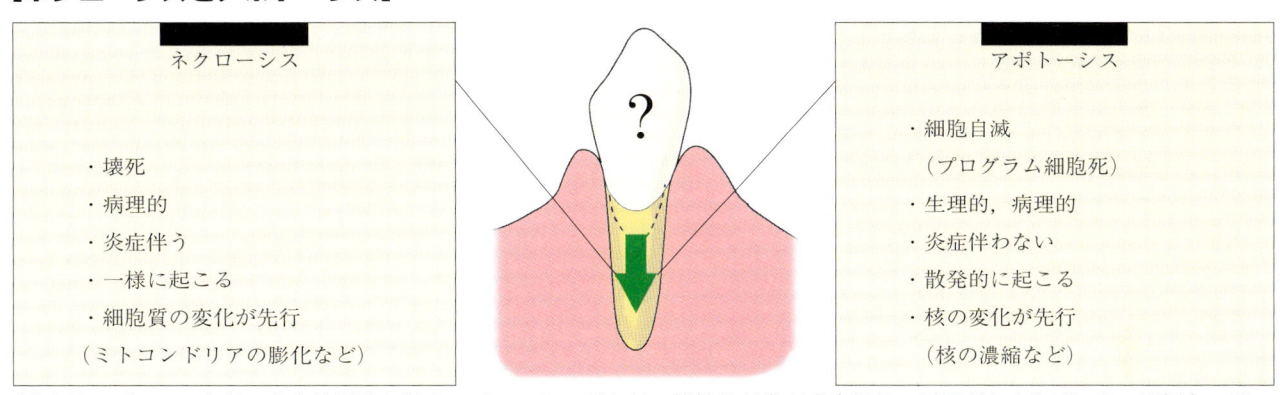

ネクローシス
- 壊死
- 病理的
- 炎症伴う
- 一様に起こる
- 細胞質の変化が先行
  (ミトコンドリアの膨化など)

アポトーシス
- 細胞自滅
  (プログラム細胞死)
- 生理的，病理的
- 炎症伴わない
- 散発的に起こる
- 核の変化が先行
  (核の濃縮など)

図 6-12 プラークなどの炎症性因子や過度のブラッシングなどの機械的刺激が歯肉退縮の原因だとすれば，その原因との戦いに破れて退縮することもあれば(ネクローシス)，その原因から逃げるように撤退することもある(アポトーシス)かもしれない．

しれないが，歯医者の仕事はさぞやりづらかろう．

歯肉退縮にも，このネクローシスとアポトーシスの二面性があってもおかしくはない．今のところ有効な仮説すら存在しないが，いつか解明されることと思う．

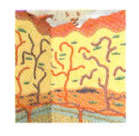

私的歯肉退縮論

"どうして体はダイエットしてもやせないのに，歯肉はダイエットしなくてもやせていくのですか？"と聞かれることがある．年のせいにしてしまっては ペリオおたくの名がすたる．ここで，私見といわれることを覚悟して歯肉退縮について再考してみよう．病気一般がそうであるように歯肉退縮も**先天的な要因と後天的な要因に分けて考えればわかりやすい**(図 6-13)．まず先天的要因から考えてみる．

[先天的な要因]

"先天的"という言葉は"遺伝的"という言葉に置き換えてもよいかもしれない．もともと歯肉退縮を起こしやすい歯肉ということだ．前述のMaynardの分類からもわかるように，これには**歯肉の厚み**やその下の**骨の厚み**が大切である．そこでMaynardは

[歯肉退縮の原因]

先天的要因
・歯肉が薄い
・骨が薄い，骨がない

後天的要因
・オーバーブラッシング
・医原性問題

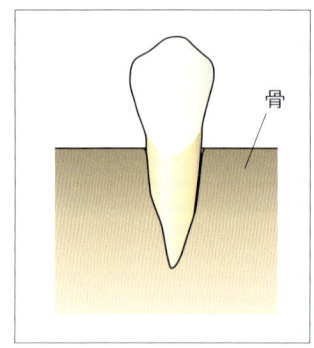

図 **6-13**

[裂開状骨欠損]

図 **6-14**　頬舌側の骨がなくなり歯根の露出面が大きくなった状態.

どちらも薄いType 4がもっとも歯肉退縮を起こしやすいとした(図 **6-10**)．しかしもっと歯肉退縮しやすい場合がある．それは骨がない場合である．頬側のフラップを開けたときに根がかなり露出していることがあるが，これは歯根を覆うべき骨がないわけで，こういう状態を裂開状骨欠損という(図 **6-14**)．骨がないのは歯が萌出した時点ですでにないこともあるし，萌出した時点では骨はあったが，その後歯周病や不適切な矯正処置などでなくなる場合もある．どちらにしても骨がなく根面に歯肉が付着しているだけという状態はMaynardのType 4以上に歯肉退縮を起こしやすい．

そこで骨がなくて根面を覆っている歯肉が厚い場合をMaynardのType 5(？)，骨がなくて根面を覆っている歯肉が薄い場合をMaynardのType 6(？)と勝手に命名させてもらった(図 **6-15**)．この分類でいうとType 6(？)がもっとも歯肉退縮を起こしやすいということになる．私の少ない経験ではType 5(？)のような症例はクレフトができやすいように思う．なぜなら歯肉が厚いためType 6(？)よりは退縮しにくいが，強いブラッシングなどが引き金になってできた傷を治すため上皮が根面に沿って入り込んでしまうことがある．Type 5(？)では下に骨がないので上皮はかなり根尖側まで入り込むことになり，一度クレフトの壁が上皮で覆われてしまうとなかなか治らなくなるというわけである(図 **6-16**)．

[後天的な要因]

"先天的"を"遺伝的"と言い換えるとすれば，"後天的"は"環境的"ということになる．この後天的要因でいちばん大きな要因はおそらくブラッシングであろう．あんなに硬いブラシで毎日こすっていればどこの組織でもへこんでくる．歯肉が退縮しないことが不思議なくらいだ．これだけ強い外傷をType 5(？)やType 6(？)の歯肉に与えたらどうであろう？　根面に歯肉が乗っているだけの状態で外傷が加われば，歯肉が耐えられなくなるのは十分理解できる．それに，骨の裏打ちがあれば骨膜上血管や歯根膜血管がすぐ近くにあり，たとえ傷ついた歯肉も再生しやすいが，根面からはなんの栄養も受けられないばかりか，へたをすると細菌バイオフィルムがこびりついてくるというおまけ付きである．

このように先天的に歯肉退縮のリスクが高い人にとってブラッシングはさらにそのリスクを高める要因になる．しかも，つぎつぎにたまってくる細菌バイオフィルムは除去しなければならないわけだから厄介である．歯肉退縮のリスクが高い人の場合，正しいブラッシングとオーバーブラッシングは紙一重とよくいわれる．ゴルフでいうとフェアウェイが狭くてボールの落としどころが難しいというところだろう．歯肉退縮をすでに起こしている人でも多かれ少なかれブラッシングがその原因の一つになっているわけであるから，その人にとって正しいブラッシングを定着させる努力を怠ってはいけない．ブラッシングの改善だけで歯肉退縮が改善することもあるし，オペで根面被覆ができてもオーバーブラッシングで何年かのちにはもとどおりということもある．

後天的な要因では，ほかにわれわれのかかわる医

[Maynardの分類Type 5（？）とType 6（？）]

	Type 5（？）	Type 6（？）
歯槽骨	骨レベル低い	骨レベル低い
角化歯肉	十分	少ない（薄い）
歯肉退縮	起こりやすい	もっとも起こりやすい

[クレフト(Cleft)]

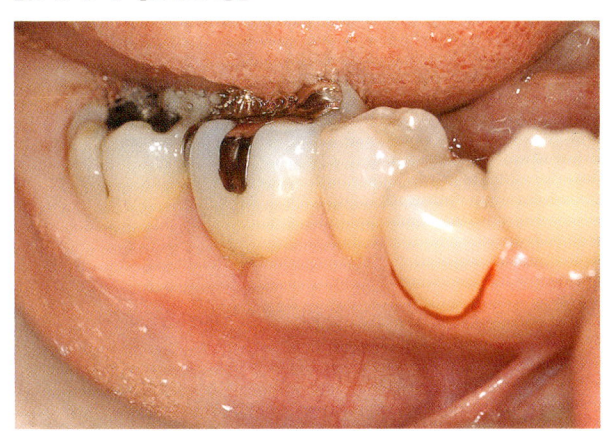

▲図 6-16　根面を覆う歯肉が厚いと，歯肉が傷ついても壊死せず上皮が入り込んでくるため，クレフトとして残ることがある．

◀図 6-15　骨の裏打ちのない歯肉は退縮しやすい．とくにその歯肉が薄い Type 6（？）はもっとも歯肉退縮のリスクが高いと考えられる．

原性の問題もある．辺縁歯肉を傷つけるような治療や歯肉辺縁部に細菌バイオフィルムがたまりやすい環境をつくりだしてしまうような治療は歯肉退縮の引き金になるし，矯正治療で歯根を覆う骨がなくなってしまい，歯肉退縮のリスクが高くなることもあるわけである．

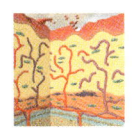

付着歯肉改造計画

われわれは神が与えた付着歯肉をどれだけ変えられるであろうか？　たとえ変えても長い目で見るともとに戻るという意見もあるし[41,42]，逆に変えたあと20年以上にわたって維持している症例も数多くある．おそらくケースバイケースなのだろう．まずどういう処置法があるのかを紹介し，私なりの解説を加えていこう．

[歯肉弁根尖側移動術(Apically Positioned Flap[43-45])]

これは第3章でシャローサルカスを得る方法として紹介した．この術式ではもともとある角化歯肉を根尖側に移動するため，付着歯肉を維持あるいは増大できる．増大したい場合は，根尖側に下げる量を増やし，骨の露出を多くすれば達成できる．根尖側に下げた角化歯肉に加え，露出骨面に角化歯肉が再生されるため，角化歯肉の量が増えるし，ポケットがシャローサルカスになるため，プロービング値も最小になるからである．根尖側に下げれば下げるほど付着歯肉は増えていくが，骨の露出量も増えて術後の骨吸収の原因になるため[46-49]，とくに骨の薄いところでは危険である[50-52]（図 6-17）．また根尖側に下がった歯肉歯槽粘膜境は長期的には後戻りするという意見もあり[42]，付着歯肉を増やす目的だけで行う歯肉弁根尖側移動術は，予知性の点で問題があるかもしれない．

ここでおさらいを兼ねて角化歯肉と付着歯肉の関係をまとめておこう[27]．

付着歯肉の幅＝角化歯肉の幅－歯肉溝の深さ
　　　　　　　　　　　　　　　　　　　　（組織学的）

付着歯肉の幅≒角化歯肉の幅－プロービング値
　　　　　　　　　　　　　　　　　　　　（臨床的）

これを見ておわかりのように，角化歯肉があってもそれ以上にプロービング値が大きいと付着歯肉はないわけだ．角化歯肉を裏打ちする付着がなく，そ

【部分層弁による歯肉弁根尖側移動術（Apically Positioned Flap）】

部分層弁で骨膜を骨面上に残すことにより，フラップを希望の位置に固定できる．フラップ断端を骨頂より根尖側に下げると，保存したフラップ上の角化歯肉に加え，露出した骨面上に角化歯肉が再生するため，角化歯肉，付着歯肉ともに増加する．ただし，露出する骨が薄いと，術後の骨吸収量が増える可能性がある．

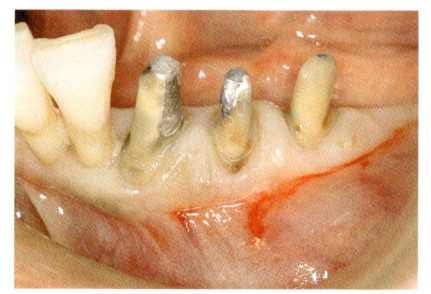

図 6-17-1 術前．

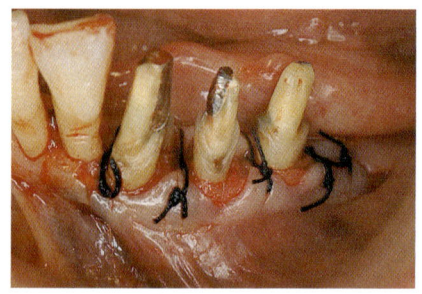

図 6-17-2 術直後．やや過剰に根尖側に下げることにより，ポケットの除去と付着歯肉の増大を行う．

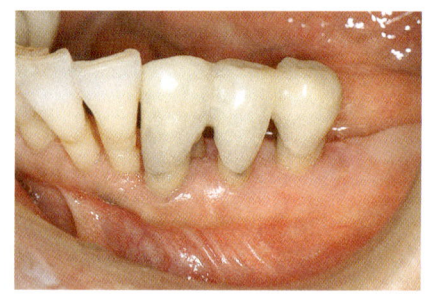

図 6-17-3 術後1か月．ポケットの除去量（根面の露出量）と角化歯肉の増大（|4 5）に注目．

こがポケットになっているのだからあたり前である．したがって臨床では角化歯肉，付着歯肉の両方がある場合，角化歯肉はあるが，付着歯肉がない場合，角化歯肉，付着歯肉の両方ともない場合があることになる．そして歯肉弁根尖側移動術は，角化歯肉，付着歯肉の両方ともある場合，あるいは角化歯肉はあるが，付着歯肉がない場合が適応症になり，両方ともないようなケースでは後述の遊離歯肉移植や遊離結合組織移植が適応症になる．ない袖は振れないということだ．

もう一つ大切なことを付け加えておこう．炎症の強いときにはプロービング値は大きくなると第2章でお話しした．また，歯肉が浮腫性炎症を起こせば（つまり腫れれば）角化歯肉の幅も大きくなる．付着歯肉の幅は角化歯肉とプロービング値から計算するわけだから，炎症の強いときには付着歯肉の幅の値はずいぶん不確かなものになっている．臨床では要注意だ．

[遊離歯肉移植術（Free Gingival Graft）]

付着歯肉はもちろん，角化歯肉もないようなところでは，どこかから強い歯肉をもってこなければ付着歯肉はつくれない．今のところ外から何かを塗って，上皮を角化させたり，結合組織中のコラーゲンを増やしたり，密にしたりする方法はない．外科的に変えるだけだ．その一つが遊離歯肉移植術である（図 6-18）．これは30年以上行われている術式[53-55]だが，いまだに現役選手でいる．

この術式では上皮は治癒過程で壊死するが，その下の結合組織は生き残るため，角化した歯肉ができあがる．なぜなら上皮が角化するかしないかを決めるのはその下の結合組織だからだ[56-58]．受容床の血管と移植片の血管は数日で再吻合することがわかっている[59,60]．受容床は骨膜を残す．これにより移植片を骨膜縫合で固定できるし，血液供給もよくなる．血管は骨膜上にあるからだ．

遊離歯肉移植術は基本さえ守れば，かなり予知性の高い術式である．長期的にみても安定している．しかし，いかにも移植をしましたという術後の形態や色調から，審美的要求の高い部位には敬遠される．また外科的侵襲が強いため，骨の薄い部位ではリスクが高く，つぎに述べる遊離結合組織移植の方が望ましいかもしれない．ただ口腔前庭を確実に広げ[61]，付着歯肉を増やすには最適の方法ではある．

[遊離結合組織移植術（Free Connective Tissue Graft）]

ここ10年ほどで結合組織を使った歯周外科処置は，以下のようにかなりバリエーションが広がった．
①遊離歯肉移植術と同じように用いる方法[62]
②歯槽堤のへこみを膨らませるために用いる方法[63,64]（歯槽堤増大術）
③フラップの下に埋入して厚い付着歯肉を得るため

第6章 "付着歯肉"の達人になる―付着歯肉のバイオロジー

【遊離歯肉移植術（Free Gingival Graft）】

遊離歯肉移植術は確実に付着歯肉を獲得し，口腔前庭を拡大する方法として現在でも現役選手である．

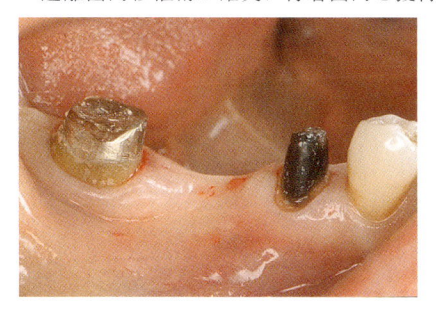

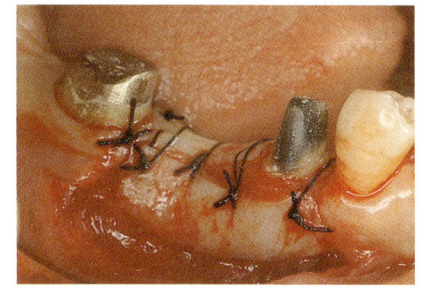

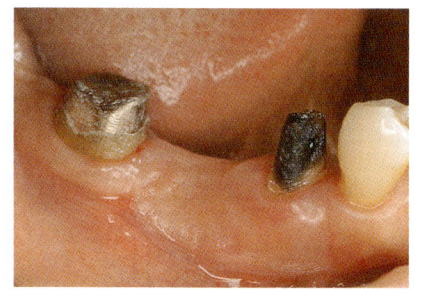

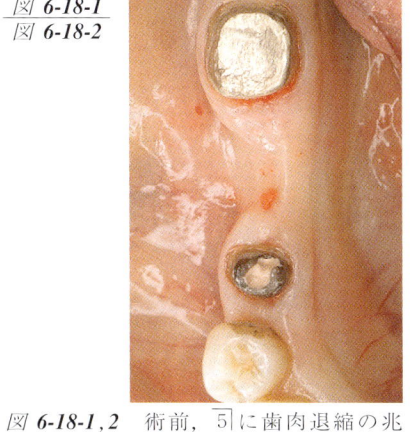

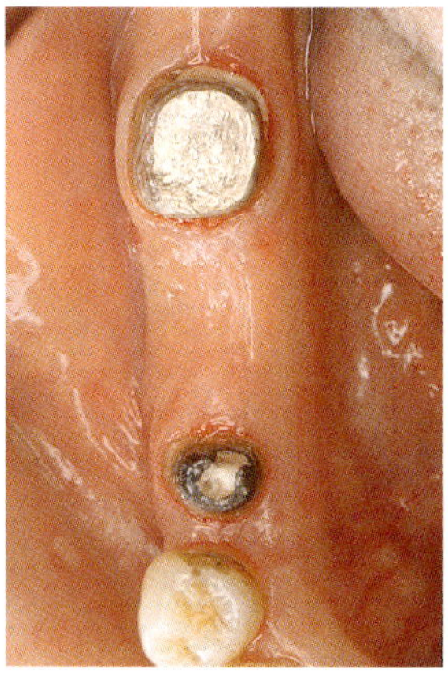

図 6-18-1，2　術前．5̅に歯肉退縮の兆候を認めたため，6̅部の歯槽堤の形態改善を兼ねて遊離歯肉移植術を行う．

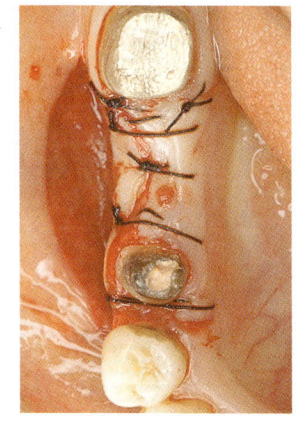

図 6-18-3，4　術直後．

図 6-18-5，6　術後3週間．

【遊離結合組織移植術（Free Connective Tissue Graft）】

付着歯肉の幅も厚みも不十分な場合，結合組織移植片をはさみ込みながら，フラップを根尖側に下げることにより解決可能である．この方法は前庭の拡張は不確実だが，審美性を損なうことなく目的を達することができる．

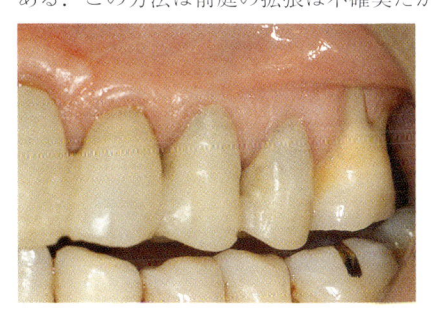

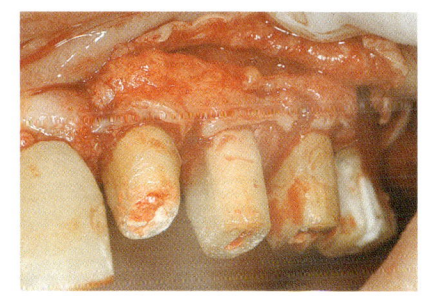

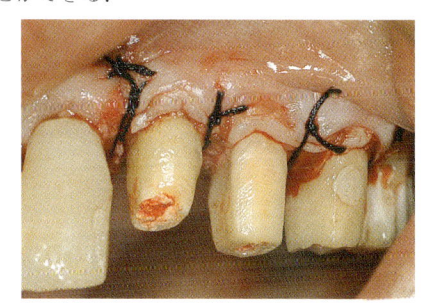

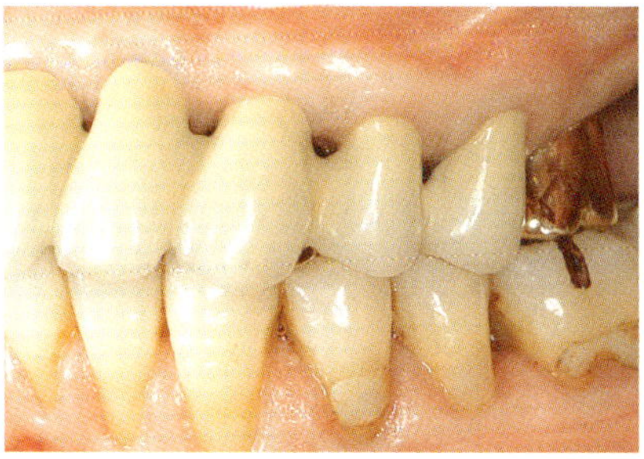

図 6-19-1　術前．
図 6-19-2　術中．遊離結合組織移植片を骨膜縫合で固定している．
図 6-19-3　術直後．遊離結合組織移植片に残した上皮カラー部の分だけ，部分層弁を根尖側に移動し縫合している．
図 6-19-4　術後1年半．角化歯肉の幅も厚みも増加している点に注目．

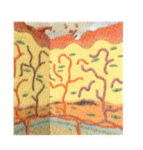

またまた横道⑧　結合組織移植術後の治癒形態

　結合組織移植術(Connective Tissue Graft, CTG)は本文中でもあげたようにさまざまな使い道がある．とくに根面被覆の成功率はCTGにより飛躍的に向上した．それまで遊離歯肉移植術(Free Gingival Graft, FGG)や歯肉弁側方移動術，歯肉弁歯冠側移動術などが用いられていたが，決して成功率の高いものではなかった．しかし1985年にLanger兄弟により紹介されたCTGはこの分野でのブレイクスルーになった[65]．

　骨面上にCTGやFGGを位置づける場合は，その上皮部分は壊死して受容側の上皮で覆われるようになるが，結合組織は生き残り数日で受容床の血管と吻合することがわかっている．したがってCTGやFGGの断端を骨頂に位置づければ，歯肉の厚みを増しながらシャローサルカスができあがることは理解できる．

　それではCTGを根面上に位置づけ，根面被覆を試みる場合はどういう治癒をするのだろうか[69-74]？　まずCTGを用いた根面被覆術の成功率が高い[75,76]ということはCTGが壊死しにくいということを意味する．CTGが生き残るためには栄養補給とくに血液供給が大切である．CTGの場合歯根膜，骨膜，歯間乳頭，フラップの4方向から血液供給を受けられる(図⑧-1)．もちろん根面からは血液供給はない．したがって移植片のうち根面を覆う面積が大きくなればなるほど移植片の壊死する確率が上がっていく．これは移植片が小さすぎたり，裂開状骨欠損の面積が大きいような場合が考えられる．

　CTGが壊死せずに生き残るとフラップの上皮断端から上皮がCTGを包み込むように遊走していく(図⑧-2)．CTGの分だけ組織が厚くなっているので単なるフラップに比べ上皮の遊走には時間がかかるし，CTGの端に残した上皮は壊死するものの，その処理に多少時間がかかるためますます上皮が手間取る．その間に裂開状骨欠損の根尖部では一部付着器官の再生が起きる(図⑧-2)．とくに裂開状骨欠損が狭くて，深い場合は起こりやすい．なぜなら深い方が上皮の到達に時間がかかるし，狭い方が歯根膜由来の細胞(付着器官再生の主役の細胞)が集まりやすいからである(図⑧-3)．したがってバリエーションはあるだろうが，CTGの治癒形態は基本的にはディープサルカスであるが，長い上皮性付着と根尖側での付着器官の再生(新付着)が混在することが考えられる[69-74](図⑧-4)．もしポケットの残存や炎症，低い根面被覆率を認めたら……オペの失敗である．

に用いる方法(図 **6-19**)
④根面を被覆するために用いる方法[65-68](図 **6-20**，またまた横道⑧，⑨)
⑤GTR膜やGBR膜除去時に新生組織を守るために用いる方法　etc.

　これらの詳細は他書に譲るが，とくに③の方法は歯肉弁根尖側移動術と遊離結合組織移植術を組み合わせることにより，付着歯肉の幅と厚みを審美性を損なわずに改善できるため，遊離歯肉移植術の欠点を補う方法として今後その応用が広がっていくだろう．

第6章 "付着歯肉"の達人になる—付着歯肉のバイオロジー

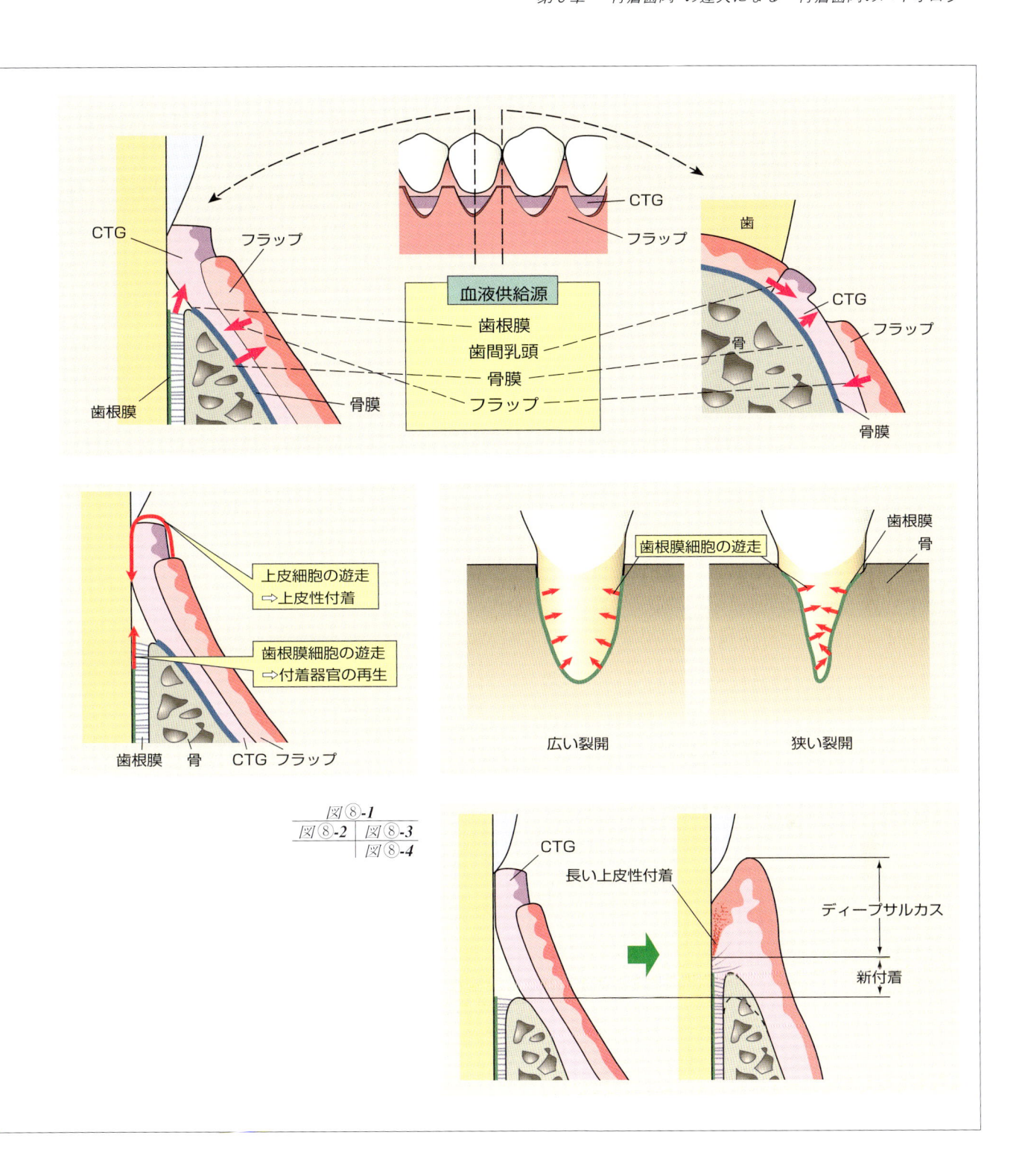

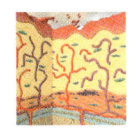

図⑧-1	
図⑧-2	図⑧-3
	図⑧-4

Maynard の分類バージョンアップ法

せっかく Maynard の分類と外科処置を勉強したので，それを結びつけて考えてみよう．一番問題なのは Type 4 だ．残念ながら今のところ骨を厚くはできないので歯肉を増やすことになる．歯肉弁根尖側移動術では，付着歯肉の幅は増加できても厚みは増やせないので，移植を考えた方がよさそうだ．審

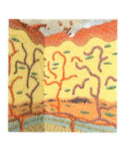

またまた横道⑨　根面被覆術(とくにCTG)の適応症

　手術にはなんでも適応症というものがある．とくに根面被覆術は適応症の選択を誤ったり，術式が不適切であったりすると根面被覆が得られないだけでなく，ただでさえ少ない角化歯肉を失ってしまう．おまけに患者の信用も失ってしまう．ポケットが浅くなったかどうかは患者自身わかりにくいことだが，根面が被覆できたかどうかは一目見ればわかるからである．そこで根面被覆術の適応症をバイオロジーの観点から考えてみよう[68,74]．

　根面被覆が成功するかどうかは移植片が壊死するかどうかにかかっている．壊死しなければ成功というわけでもないが，少なくとも壊死すれば失敗である．そして壊死するかどうかということは移植片への血液供給が最重要ポイントとなる．またまた横道⑧で"移植片は4方向から血液供給が受けられる"と述べたが，受けられない場合もある．それは**隣接面の骨レベルが低い**場合である．隣接面の骨が下がっていると移植片の断端は骨膜や歯根膜から遠く離れてしまい血液供給が少なくなってしまう(図⑨-1)．したがって根面被覆を考えるときには，まず隣接面の骨レベルを確認しなければならない．このときに役に立つのが**Millerの分類**である[6,77]

(図⑨-2)．この分類では隣接面の骨レベルが保たれているClass 1やClass 2が根面被覆術の適応症にあたり，Class 3やClass 4ではできたとしても部分的な根面被覆しか得られない．

　移植片の受容側の問題としては，ほかに裂開が広くて**露出根面の面積が広い**のも不利だし(図⑨-3)，**露出根面があまり突出している**のもそのままでは失敗の原因になる(図⑨-4)．なぜなら露出根面からは移植片は血液供給を受けられないわけであるから，それが広いと壊死しやすいし，またそれが突出していると移植片と骨膜の間で死腔ができやすく，その部分の血液供給が不足しやすくなるからである．また筋の付着が高位であったり，歯肉退縮部の両隣在歯の角化歯肉が少ないとオペの難易度が高くなっていく．

　移植片の供給側の問題もある．**十分な厚みの移植片が採れない**ことがあるからだ．通常上顎の口蓋側から採ってくるが，頬側の歯肉が薄い人は口蓋側も薄いことが案外多く，薄い移植片しか採れないことがある．薄ければ壊死しやすいことは当然で，これは頭の痛い問題である．どうしても薄くて不安のある場合はFGGに変更することもありうる．

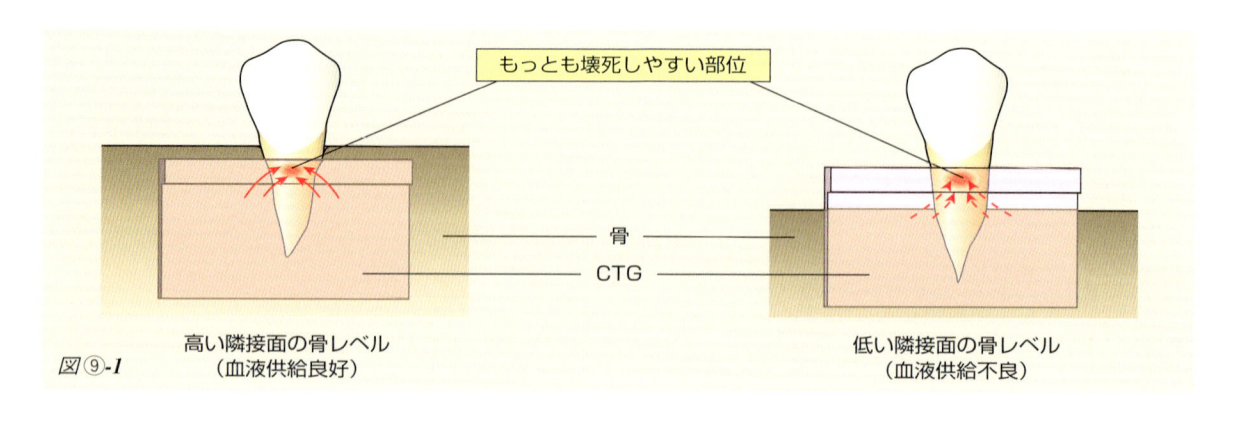

図⑨-1　
高い隣接面の骨レベル（血液供給良好）　　低い隣接面の骨レベル（血液供給不良）
もっとも壊死しやすい部位
骨　CTG

【Miller の歯肉退縮の分類】

	Class 1	Class 2	Class 3	Class 4
歯肉退縮	MGJ 越えない	MGJ に達する	MGJ に達する	MGJ に達する
隣接面の骨レベル	正常	正常	低いが，退縮した歯肉のレベルまで達していない	退縮した歯肉のレベルまで達している
根面被覆成功率	高い	高い	低い	きわめて低い

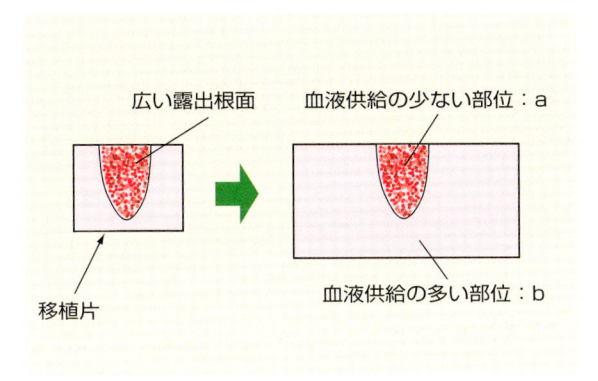

図⑨-2

図⑨-3　露出根面が広い場合，移植片を大きくしないと壊死しやすい．最低 a/b ＞ 1/3〜1/4 になるようにしたい．

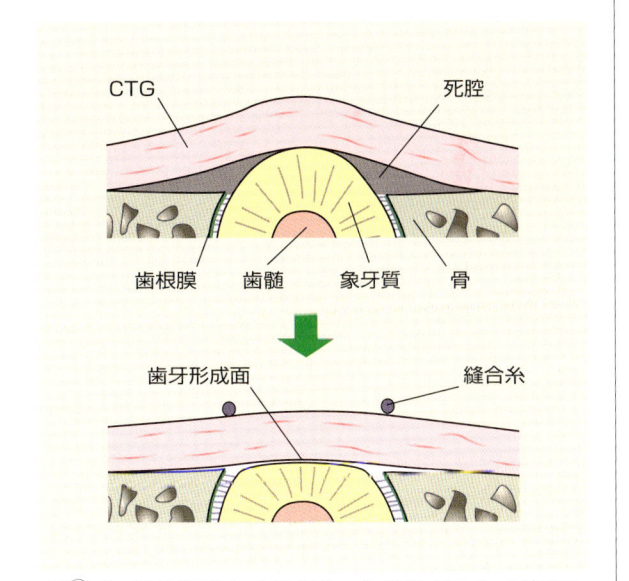

図⑨-4　露出根面の突出が強いと死腔ができて壊死しやすい．このとき移植片を厚くして対応しようとするとますます死腔が大きくなる．そこで根面を少し形成して突出を少なくするとともに縫合糸で押さえることで改善できる．

【遊離結合組織移植術による根面被覆（Modified Langer Technique）】

露出根面も遊離結合組織移植片の応用により根面被覆の成功率は劇的に上がった．

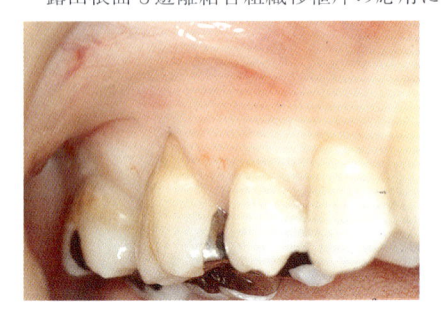

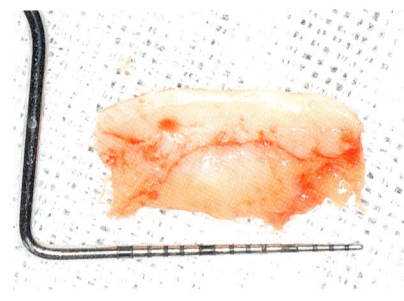

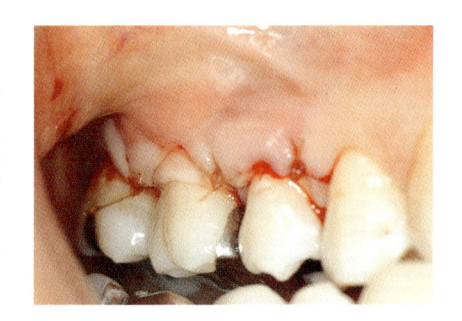

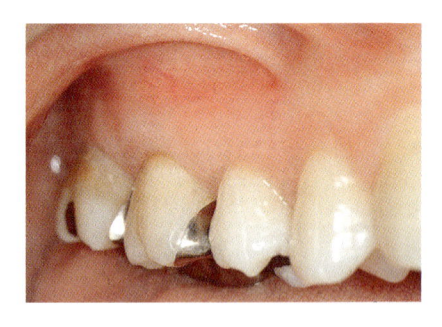

図 6-20-1	図 6-20-2	図 6-20-3
図 6-20-4		

図 *6-20-1*　術前．6|に根面露出による知覚過敏を認める．
図 *6-20-2*　採取した遊離結合組織移植片．
図 *6-20-3*　術直後．
図 *6-20-4*　術後3か月．

【Type 4 から Type 3 へのバージョンアップ法（遊離結合組織移植術による）】

前庭は深いが，審美的要求の強い上顎前歯部などでは遊離結合組織移植術により Maynard の分類の Type 4 から Type 3 へバージョンアップが有効である．これにより補綴後の歯肉退縮のリスクが軽減できる．

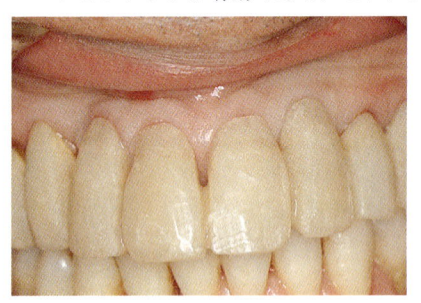

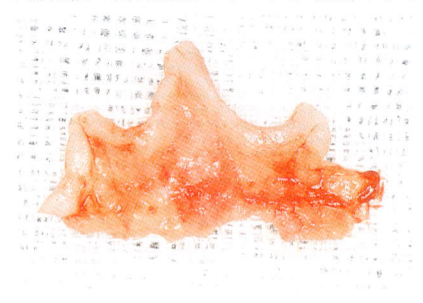

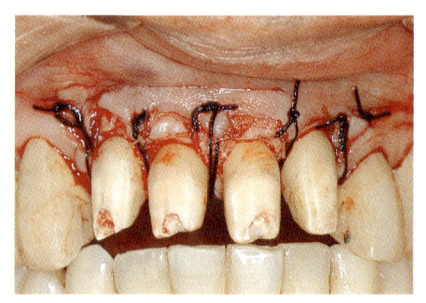

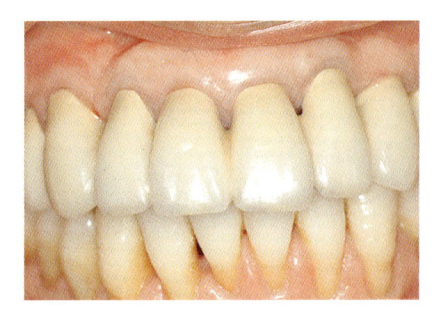

図 6-21-1	図 6-21-2	図 6-21-3
図 6-21-4		

図 *6-21-1*　術前．補綴予定歯が Type 4 の状態である．
図 *6-21-2*　口蓋側のフラップを作製するときに除去する結合組織を保存．
図 *6-21-3*　術直後．遊離結合組織移植片を固定後．部分層弁を根尖側に移動．
図 *6-21-4*　術後1年半．

美的に問題にならないような部位や，前庭拡張の必要性のある部位では，遊離歯肉移植術でも目的は達せられる．しかし審美的要求の強い部位や，前庭拡張の必要性のない部位などでは，遊離結合組織移植術の方がよい結果を得られるだろう（図 *6-21*）．これらの方法により Type 4 から Type 3 へのバージョンアップができる．

第6章 "付着歯肉"の達人になる—付着歯肉のバイオロジー

[Type 2 から Type 1 へのバージョンアップ法（遊離歯肉移植術による）]

骨は厚いが付着歯肉が少なく，前庭の浅い下顎臼歯部などでは，遊離歯肉移植術により，付着歯肉を獲得することで前庭が拡大され，清掃性が改善される．

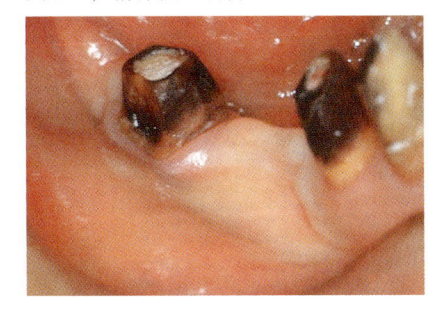

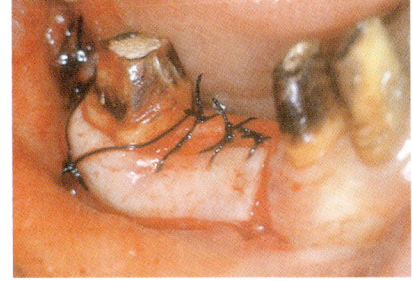

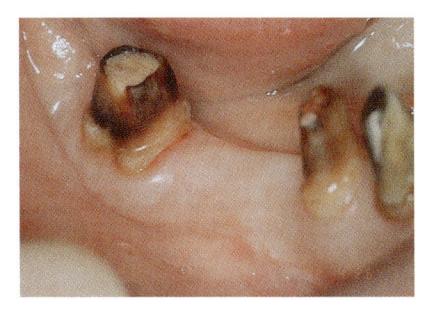

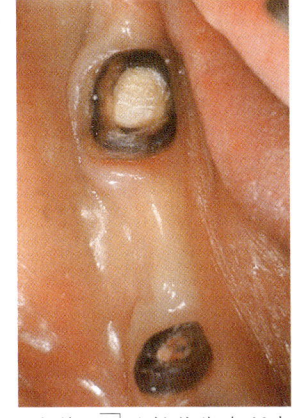

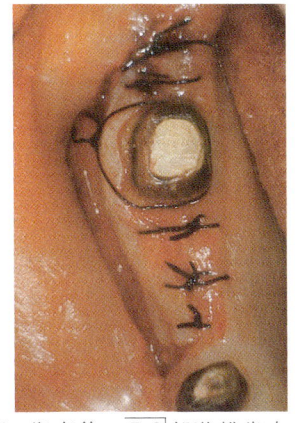

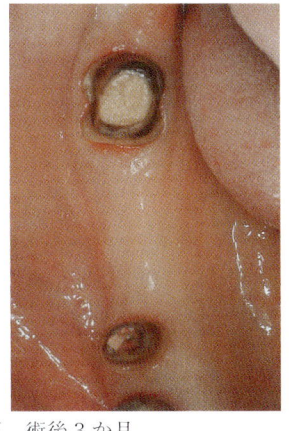

図 6-22-1，2　術前．7̄|は付着歯肉が少なく前庭が浅くなっており，頬側にはⅠ度の根分岐部病変を認める．また，6̄|部には歯槽堤の形態不良が存在する．

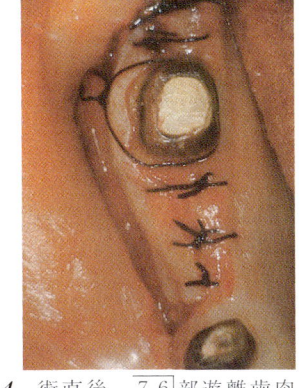

図 6-22-3，4　術直後．7̄ 6̄|部遊離歯肉移植と7̄|の furcation plasty を行う．

図 6-22-5，6　術後3か月．

　Type 2 は骨が厚いので歯肉退縮のリスクとしてはそう高くはない．しかし付着歯肉が不十分なためにブラッシングしにくかったり，前庭が浅いケースでは，遊離歯肉移植術で Type 1 へのバージョンアップを試みる価値はある（図 6-22）．

　付着歯肉はいつの時代でも議論の的になるところだ．この章の話のなかでも何十年後かには消え去っている考えもあることだろう．大事なのは科学性のある知識で判断し，その結果をみとどけること．そして，いつでも軌道修正する謙虚な気持ちをもち続けることだと思う．

第7章
骨身にしみるリモデリングのお話

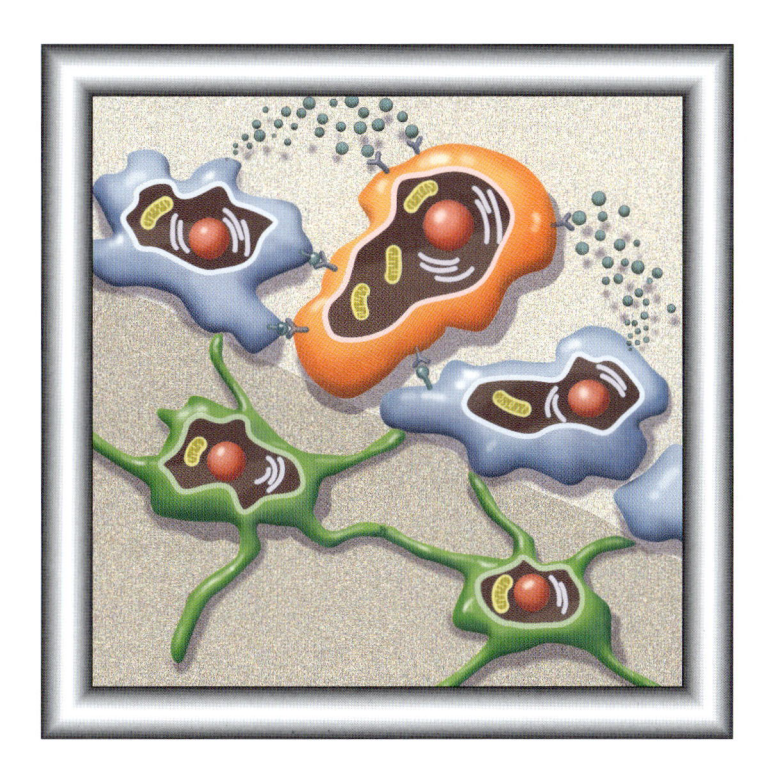

タイトルイメージイラスト
『骨のリモデリングのイメージ図』
　骨芽細胞(青)がRANKLとMCSFというシグナルを前破骨細胞(赤)に与えることにより，破骨細胞への分化のスイッチが入る．また，骨細胞(緑)はお互いにネットワークをつくっており，骨表面の骨芽細胞とも連絡をとっている．グレーの部分は骨基質．

骨のバイオロジー

PART I

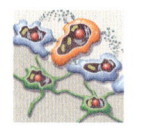

骨あってこその歯周・インプラント治療

　歯周治療もインプラント治療も骨あってこそ成り立つものである．分子生物学の発展のおかげで骨に関する新しい知見もどんどん蓄積してきており，BMPに代表される増殖因子などは臨床応用に入りつつある．今まさに骨のバイオロジーはトレンディーな分野の一つなのである．

　骨だけに"かたい"話にならないように十分味つけをしていくつもりである．"これを読めばあなたもbone doctor"といえるよう，内容の濃いものにしていきたい．

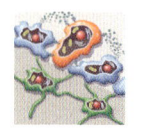

骨って何？

　骨は何のためにあるのだろう？　これに答えるには動物の進化を思い浮かべればよい．"生命は海で生まれた"ということは万人が認めるところである．海は物質の宝庫であり，その物質どうしの化学反応も起こしやすい[1,2]．実際，海に含まれる元素は生物を構成する元素と(燐Pを除いて)非常に似ており，まさに海は生命の源といえる[3]．

　ただ海は広すぎて，分子と分子が効率よく衝突できない．つまり化学反応の効率が悪いわけである．それを克服するためには物質を狭い袋にでも閉じこめればいい．そうしてできた袋が**細胞膜**であり，細胞膜で取り囲まれた生命体こそが細胞である[4,5]．

　最初にできた生物は**単細胞生物**で，海に細胞が優雅に浮かんでいたわけだ．単細胞生物から**多細胞生物**になり[6-8]生存競争が激しくなってくると，素早く動くために筋肉と骨格系をもち合わせた動物が出現するとともに，海から川，川から陸へと環境の異なる領域に進出し始める．

　動物が海から陸に上がろうと思えば，重力に耐える体が必要になる．そのためにはしっかりとした**支柱**が必要である．支柱の作り方にも2種類あり，家のように柱を立てるタイプと東京ドームのように周りを固めるタイプに分類できる．前者を内骨格，後者を外骨格といい，実際どちらのタイプの動物も現存する．

　海の中にいればミネラルなどはいつでも必要なときに容易に取り込むことができたが，陸に上がってしまうとそういうわけにもいかない．ミネラルを餌として取り込みながら，体の中に貯蔵するシステムが必要になってくるわけである．そこで**支柱そのものがミネラルの貯蔵庫**を兼ねるかたちで骨が発達してきた[9,10]．

　したがって骨は力学的に動物を支える支柱としての役割と，ミネラルやその他の物質の供給源，ある

[骨の役割]

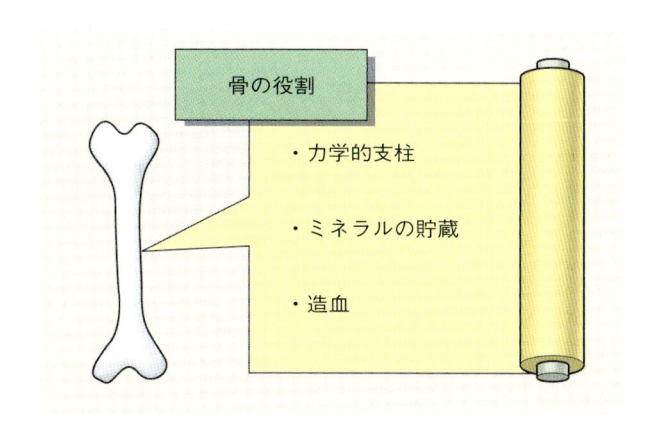

図 7-1

[骨粗鬆症と大理石骨病]

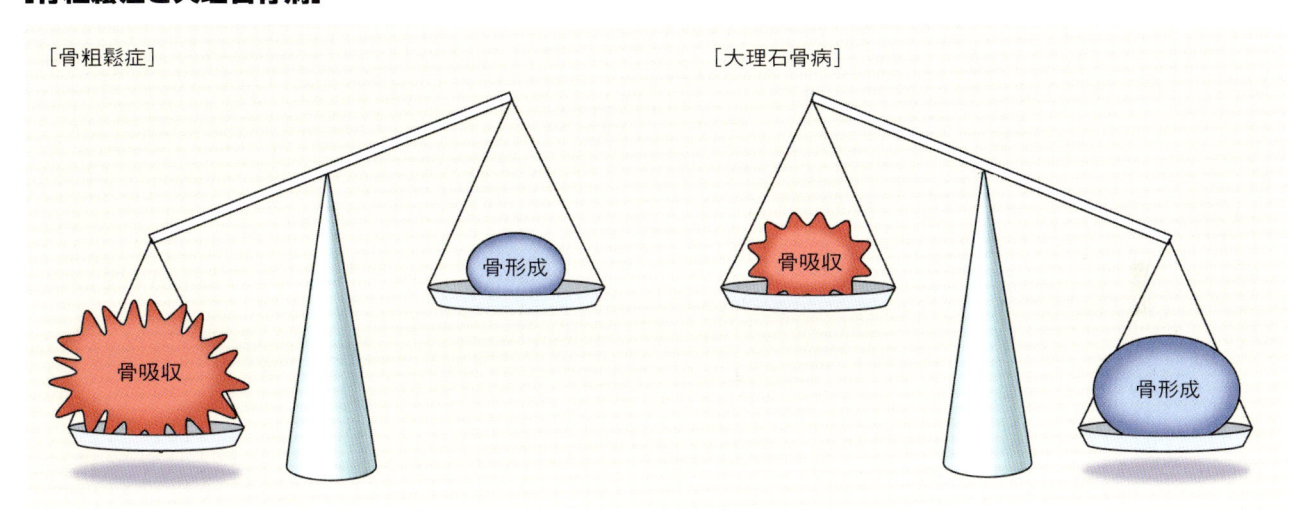

図 7-2 骨のリモデリングのバランスが骨吸収に傾けば骨粗鬆症，骨形成に傾けば大理石骨病となる．

いは貯蔵庫としての役割があることがわかる．またここでは説明を省くが，造血組織としての骨の役割も非常に重要である（図 7-1）．

"A rose is a rose is a rose"というGertude Stein（1913）の有名な一文がある[11]．直訳すれば"バラはバラであるところがバラなのだ"となり，哲学とは縁のない著者にはかえって泥沼に入ってしまいそうな気配だ．この文章のポイントは"バラであるところ"とは何かということである．バラは赤い色の象徴であり，人によっては情熱と感じる場合もあるだろう．つまり中央の名詞にはその言葉のもつ象徴や固定観念といったものが反映しているわけである．

とすれば"A bone is a bone is a bone"という文をつくった場合，中央のboneは何を意味するであろうか？　一般的には硬いとか，白いというようなところであろうか？　しかし，この「ペリオのためのバイオロジー」を読んでいくにつれ，"骨であることとはリモデリングすること"じゃないかと感じられる読者が増えていくことと思う．

近年，骨粗鬆症という骨代謝性疾患が注目されている[12]．ミネラル貯蔵の在庫が少なくなり，支柱としての能力も低下する疾患である[13]．つまり骨の役割を根本から脅かす疾患であり，骨粗鬆症から骨折を起こし，その骨折が引き金となり寝たきりの状態になるなど，この疾患の及ぼす影響は裾野が広い[14]．

この骨粗鬆症（Osteoporosis）は，骨のリモデリングのバランスが負の方向（骨が溶けていく方向）に崩れた状態といわれている．正の方向に崩れれば大理石骨病（Osteopetrosis）となる（図 7-2）．それでは，この骨のリモデリングとはどういうものであったか，最新の知見も交えてみていこう．

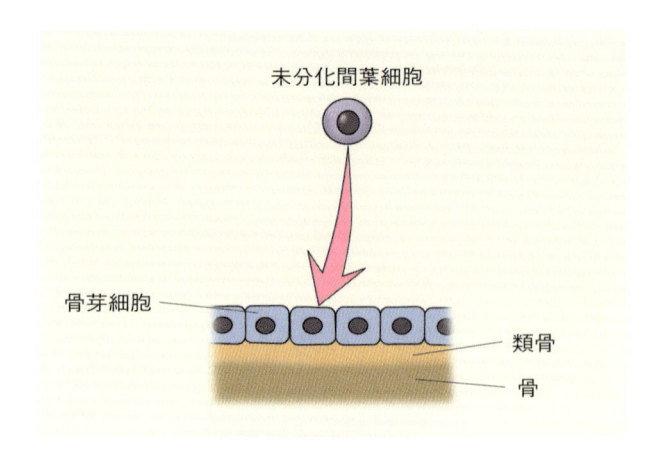

[骨芽細胞の由来]

図 7-3　骨芽細胞は未分化間葉細胞由来と考えられている．

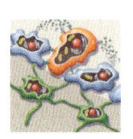

舞台は骨，題名はリモデリング，演じる役者は？

　まずは役者の紹介である．このリモデリングは二人芝居となっていて，その二人とも主役である．一人は骨をつくる**骨芽細胞**(Osteoblast)，もう一人は骨を溶かす**破骨細胞**(Osteoclast)である[15,16]．この骨芽細胞による骨形成と，破骨細胞による骨吸収は通常バランスがとれている．そのバランスが崩れて骨吸収が優位になると骨粗鬆症，骨形成が優位になると大理石骨病となるわけだ．実はもう一人，リモデリングという舞台からは現役引退しているが，かつて骨芽細胞として主役を務めていた**骨細胞**(Osteocyte)という役者もいる[15,16]．まずこの三人のプロフィールから紹介していこう．

[骨芽細胞]

　骨芽細胞の出身地は**未分化間葉細胞**系と考えられており[17-22]，骨をつくるときの主役である(図 7-3)．次章で述べる BMP などの増殖因子によりスイッチが入ると，数が増え，分化して骨芽細胞になって骨をつくる[23-34]．ただ骨の中にはさまざまな分化度の骨芽細胞予備軍がいる．まだ何になろうか決めていないフリーターもいれば，骨作り職人としての教育をすでに受け，いつでも OK という登録社員もいる．骨髄中にはフリーターがたくさんいるが，骨膜内層や骨内膜を陣どっている細胞は登録社員である．この登録社員は Bone lining cell とよばれており[35-38]，骨芽細胞がその活動を休止している細胞である(ちなみに骨膜とは骨の外側を覆っている外壁で，骨内膜とは骨髄腔側を覆っている内壁のこと／図 7-4)．

　この骨芽細胞はさまざまな物質をつくりだす．骨の成分はもちろんのこと[40]，増殖因子[41]やサイトカインといったシグナル[42]や，それを受け止めるアンテナ(レセプター，受容体)も自前でつくる．しかもそれが，非常にバラエティーに富んでいる．逆に，"そういったさまざまな物質をつくっている細胞を骨芽細胞とよんでいる"という方が正しいかもしれない(図 7-5)．

　この骨芽細胞も永遠に骨をつくり続けるわけではない．事故死(壊死，necrosis)や自殺(アポトーシス，apoptosis[43-46])で死んでいく者もいれば，自分でつくった骨に埋め込まれていく者もいる．この埋め込まれてしまう細胞はとくに"鈍くさい細胞"というわけではなく，これこそが前述の"骨細胞"なのである．この骨細胞は骨に埋め込まれるといっても，ちゃんと**骨小腔**という狭い部屋に入って生活している．そしてその骨小腔は**骨細管**という管を通じてつながっており，骨細胞どうしが互いに連絡がとれるようになっている．また骨表面の骨芽細胞や，前述の登録社員とも連絡がとれる．これはお互いの細胞突起が**ギャップジャンクション**(gap junction[47,48])という結合様式でつながっており，それを通じて物質交換や

【骨組織(Kristić R V, 1981[39]より)**】**

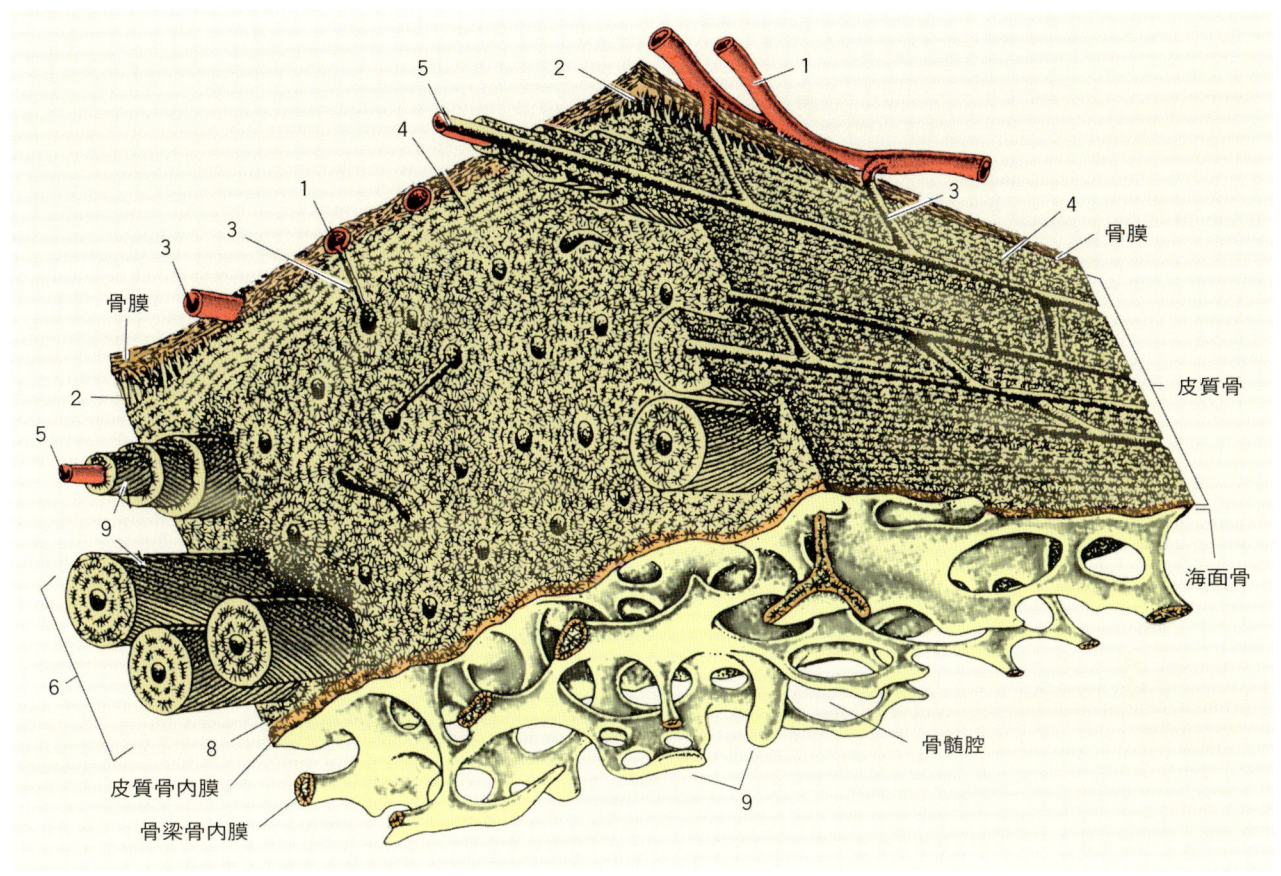

図 7-4　骨の外側は骨膜という外壁で覆われている．内側は骨髄腔という部屋があって骨髄で埋っているが，その部屋の壁紙にあたるのが骨内膜である．そして皮質骨の内側の壁の壁紙を皮質骨内膜，柱にあたる骨梁に張られた壁紙を骨梁骨内膜とよぶ．骨髄中にはフリーター（未分化間葉細胞）が，骨膜や骨内膜には登録社員（骨芽細胞やその前駆細胞）が多い．
　1：血管，2：シャーピー線維，3：フォルクマン管，4：外基礎層板，5：ハバース管，6：オステオン（骨単位），7：ハバース層板のコラーゲン線維の走行，8：内基礎層板，9：海綿骨．

情報交換ができるためである（図 7-6）．つまり骨細胞と骨芽細胞は，みんな手をつないでネットワークをつくっているのである[49]（図 7-7）．

[骨細胞]

　骨細胞は骨芽細胞や破骨細胞のような花形スターではないが，その数は骨組織中1mm^{3}あたり約25,000個と骨表面の骨芽細胞の約10倍に相等し，とても単なる脇役とは思えない[50]．骨は使わないと萎縮するといわれるように，骨の恒常性維持には機械的刺激が重要であることがわかっている．インプラントに負荷をかけだすと周囲の骨が緻密になることも，われわれは経験的に知っている．とすればこの

[骨芽細胞の表現形質]

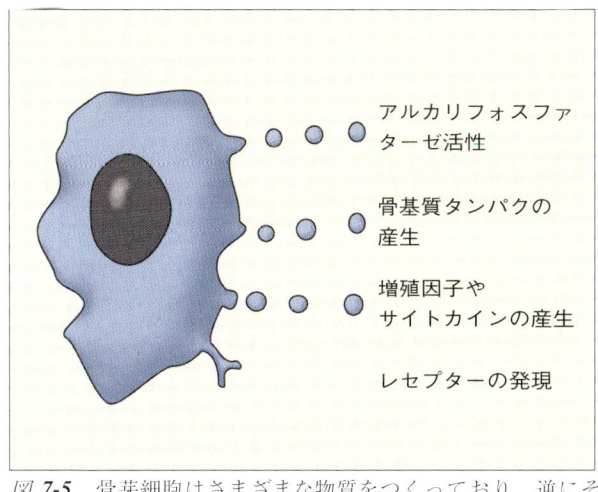

図 7-5　骨芽細胞はさまざまな物質をつくっており，逆にそれらの物質は骨芽細胞のマーカー（目印）となっている．

[ギャップジャンクション]

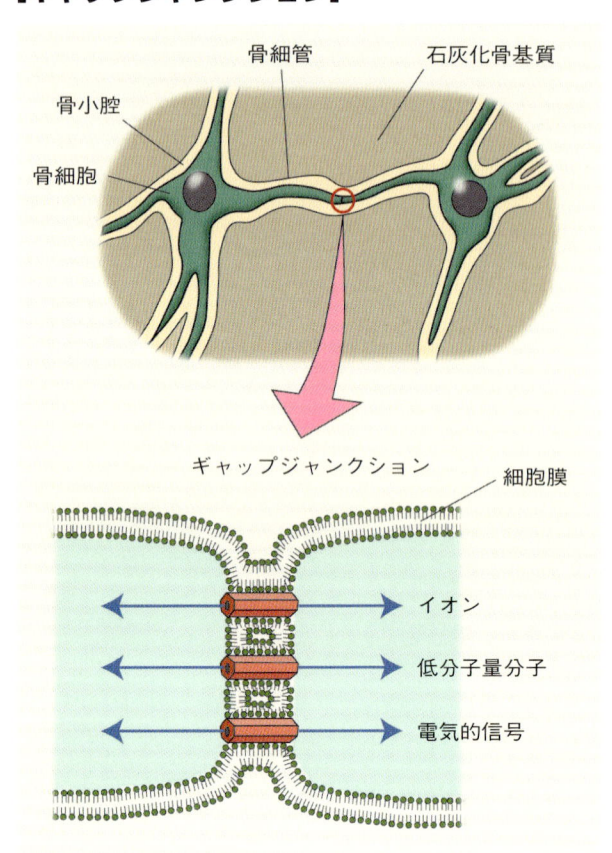

図 7-6　骨細胞の細胞突起は，ギャップジャンクションを介して結合している．ギャップジャンクションには，20Å（オングストローム：1Å＝0.1mμ＝10⁻⁸cm）ほどの細孔があり，それによりイオンや低分子量の分子の移動ができる．またそれによって細胞間の代謝的，電気的結合が可能となっている．

[骨芽細胞系のネットワーク]

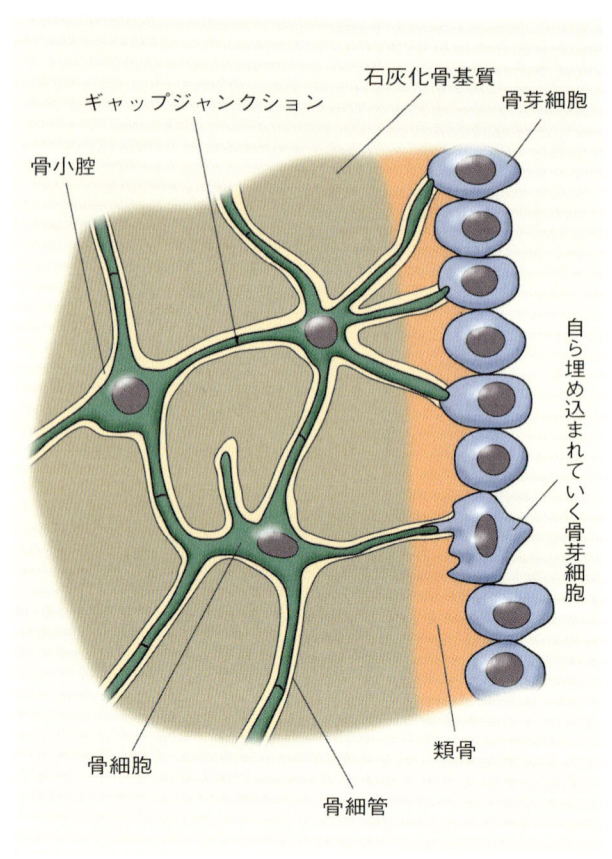

図 7-7　骨細胞は，他の骨細胞や骨表面の骨芽細胞とギャップジャンクションを介して，互いにネットワークをつくっている．

機械的刺激を何が察知しているのかが問題になってくるわけで，その第一候補が骨細胞といわれている[51]．

それでは骨細胞はどうやってその機械的刺激を感じとっているのであろうか？　これはまだ結論がでていないが，一説には機械的刺激により骨細管中の細胞外液の流れが変化し，それを骨細胞のセンサーがとらえているのではないかと考えられている[49]．どこかで聞いたことのある説ではないだろうか？　そう，象牙質知覚過敏症[52-54]とよく似た考えだ．象牙芽細胞が骨細胞，象牙細管が骨細管と考えればわかりやすい．また，骨細胞は骨の吸収にもかかわっているという学説がある[55-57]．骨細胞性骨融解といわれるものだが，結論はでていないと考えた方がよ

さそうだ[51]．いずれにしても"骨細胞の死は骨の死"といわれるように，骨組織における恒常性維持には欠かせない細胞であることは確かである．

[破骨細胞]

最後に，もう一人のリモデリングの主役である破骨細胞のプロフィールを紹介しよう．破骨細胞の出身は**血液幹細胞系**と考えられていて，単球やマクロファージの親戚にあたる[58,59]（*図 7-8*）．実際，マクロファージが融合して多核になると破骨細胞になる．破骨細胞は見た目は**核をたくさんもった大きな細胞**で，骨を吸収するときの主役である．タコの吸盤のように骨表面にひっつき[60]，骨を吸収するのであるが，ひっついている吸盤の縁の部分を**明帯**（clear

[破骨細胞の由来]

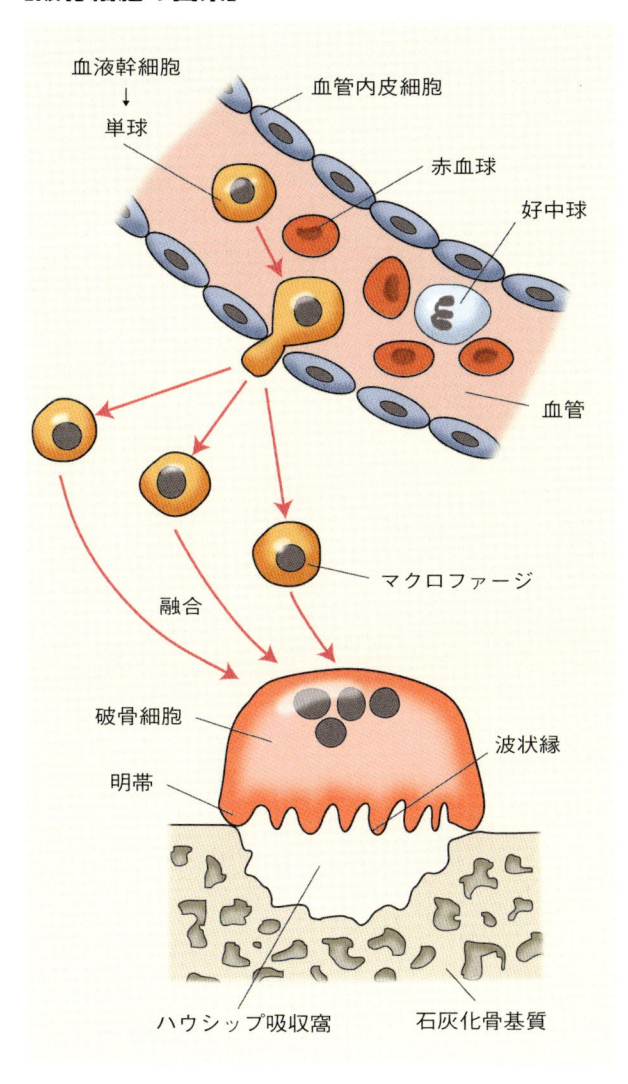

[破骨細胞による骨への接着と骨吸収]

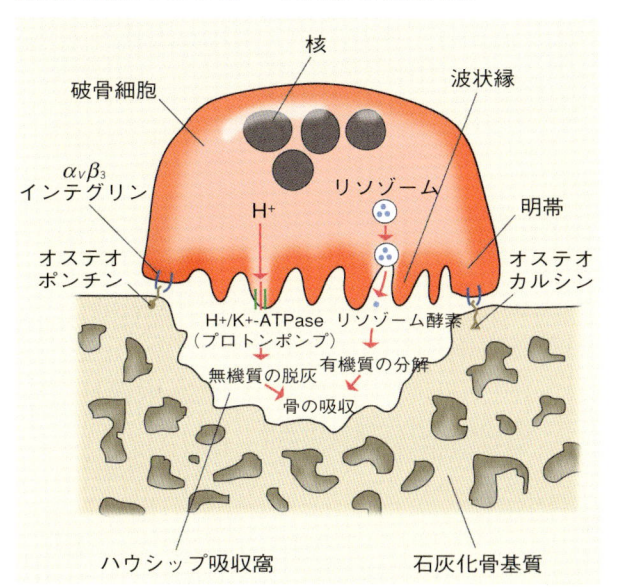

図7-9 破骨細胞は明帯とよばれるところでリング状に骨に接着し、閉鎖して環境をつくりだす。この接着には、破骨細胞側には$\alpha_v\beta_3$インテグリン、骨基質側にはオステオポンチンやオステオカルシンなどが関与している。閉鎖された環境で破骨細胞は、H^+による無機質の脱灰と、リソゾーム酵素による有機質の分解を行い骨は吸収していく。その結果できた凹みがハウシップ吸収窩である。

◀図7-8 破骨細胞は血液幹細胞由来で、マクロファージ（単球）が融合して形成されると考えられている。

zone[61-63]）、吸盤の凹んだ部分を**波状縁**（ruffled border[64,65]）といい、これらにより骨を溶かしやすい閉鎖された環境をつくりだしている。このなかでH^+によるミネラルの脱灰とリソゾーム酵素による有機質の消化を行っているわけだ[66-68]。顕微鏡では吸収されている骨が**ハウシップ吸収窩**とよばれる凹みとして観察できる（図7-9）。

破骨細胞に関する研究はここ数年で飛躍的に進んでおり、それについてはリモデリングの話のなかで紹介することにしよう。

骨形成と骨吸収のバランスを保つためには、骨芽細胞と破骨細胞が互いに密な連絡をとっていなければならないが、これを**カップリング**（coupling）とよんでいる（図7-10）。骨がつくられる量と、吸収される量がバランスがとれていなければならないわけで、一人芝居は許されない。それではこの二人の主役がどういう連絡をとりながら芝居を演じていくのか、舞台を海面骨に移してみていくことにしよう。

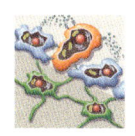

海綿骨におけるリモデリング

骨表面の緻密な骨を**皮質骨**、内部にあるメッシュ

[カップリング]

図 7-10 骨芽細胞と破骨細胞は密な連絡をとりながらリモデリングを演じている．

[破骨細胞の活性化（その1）]

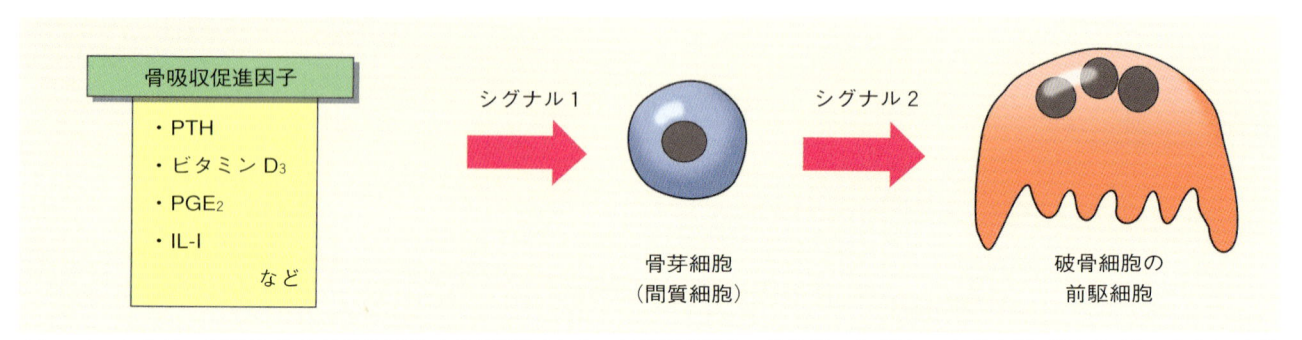

図 7-11 全身的，局所的骨吸収促進因子は骨芽細胞（あるいは間質細胞）に骨吸収のシグナルをだす（シグナル1）．それにより骨芽細胞（間質細胞）が破骨細胞の前駆細胞に働きかけ，増殖，分化，活性化させる（シグナル2）．
PTH(Parathyroid hormone：副甲状腺ホルモン)
PGE_2(Prostaglandin E_2：プロスタグランディン E_2)
IL-1(Interleukin-1：インターロイキン1)

様の骨を海綿骨という（*図7-4*）．皮質骨と海綿骨ではリモデリングの様相が少し違うので，まずどこの教科書にもでている海綿骨におけるリモデリングからみていこう[69,70]．

骨のリモデリングは骨吸収と骨形成が交互にバランスよく，骨の総量が変わらない範囲で起こるものである．そこでまず骨吸収からリモデリングをみていくことにしよう．

全身的因子（血中カルシウム濃度を上げるためのホルモンなど）や，局所的因子（炎症時に分泌されるサイトカインや炎症性メディエーターなど）といったシグナルにより，まず破骨細胞が活性化する．ここで面白いことは，破骨細胞自身にはそれらのシグナルを受ける受容体（レセプター）がほとんどないということである．とすると，だれがそのシグナルを受けているのか？　もう予想がつくと思うが，骨芽細胞がそれを受け取るのである（骨芽細胞系の細胞あるいは

間質系細胞といった方が正しい）．シグナルを受けた骨芽細胞は"骨を溶かせ"という指令を受けると，破骨細胞になる前の細胞（いわゆる前駆細胞）に，"こういう指令がきたので破骨細胞になって骨を溶かしなさい"という指令をだすわけである[71]．実は，このメカニズムの一端が詳しくわかったのは1998年のことである[72]（*図7-11*）．

それまで骨芽細胞が破骨細胞に指令をだすとき，液性の因子だけでやりとりするのか，それとも直接接触して指令が伝わるのか意見が分かれていた．それが1998年，雪印乳業の保田らにより直接接触して指令を伝えることが証明され，この問題に決着がついた[72-76]（実は同じ時期に同じことを証明した海外の研究者[77-79]もいるが，私は日本人の味方です）．ただし直接接触して伝えるだけでなく，液性の因子（MCSFという物質）も必要であることもわかっている[80]（*図7-12*，こっそり横道⑩）．

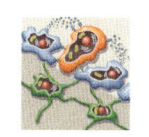

こっそり横道⑩　破骨細胞誕生秘話

　1997年に三つのグループ（雪印乳業，アムジェン，インディアナ大学）でほぼ同時にある物質が発見された．OPG（osteoprotegerin）と名付けられたこの物質は，破骨細胞ができないように働く[73,74,77]．この物質のひっつく相手はなんと骨芽細胞（あるいは骨髄間質細胞）の細胞膜上にある．OPGは破骨細胞の前駆細胞に働くのではなく，骨芽細胞の方に働くことがわかったのである．つまり骨芽細胞は破骨細胞をつくる指令を出していて，その指令をブロックするのがOPGだったわけだ．OPGのひっつく相手は研究者の長年探し求めていた破骨細胞分化因子そのものであり，本文中のRANKL（別名OPGL，TRANCE，ODF）がこれにあたる．

　骨を溶かせという指令が骨芽細胞に届くと骨芽細胞上にRANKLが現われ，破骨細胞の前駆細胞上のレセプターであるRANKと結合することにより破骨細胞になるスイッチが入る．このスイッチは骨芽細胞が直接接触するスイッチだが，接触しないで分泌したMCSFという物質が破骨細胞の前駆細胞上のレセプターにひっつくスイッチもあり，両方のスイッチが必要である（図7-12）．

　前述のOPGはRANKと同じようにRANKL

[OPGによる破骨細胞形成の阻止]

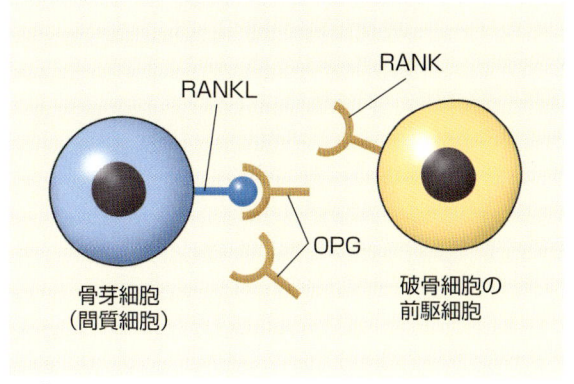

図⑩

と結合し，RANKLからRANKへのシグナルをじゃまする．つまりOPGはRANKLの"おとりレセプター（decoy receptor）"として働いていることがわかる（図⑩）．このOPGは骨芽細胞からも分泌されることもわかっており，骨芽細胞はRANKLやMCSFを使って破骨細胞をつくったり，OPGを使ってそれを抑制する術をもっているわけである．

　以上述べた破骨細胞秘話は，主に生理的な骨のリモデリングでみられるメカニズムであり，ペリオにおける骨吸収などでは他のルートもあるようである．これについては第11章を参考にされたい．

　とにかく骨芽細胞から指令を受けた破骨細胞は骨を吸収し始める．しかし，どれだけ吸収したらやめるのかはまだよくわかっていない．破骨細胞が満腹を感じるか，あるいは骨細胞や骨芽細胞が"もうやめとけ"とたしなめるといったところだろう．破骨細胞がミネラルを溶かしていくと，当然カルシウム濃度なども上がっていくので，ある一定の値（20mMくらい）になると破骨細胞のセンサーが働くという説[81]もあるが，まだ結論はでていない．

　羨ましいことに破骨細胞はわれわれと違い，骨を食べても体のなかに溜らない．つまり肥満体質ではないことがわかっている．前述のように破骨細胞は明帯と波状縁という陥入構造でタコの吸盤のようにピッタリと骨にひっつき[60]，閉ざされた空間をつ

[破骨細胞の活性化（その2）]

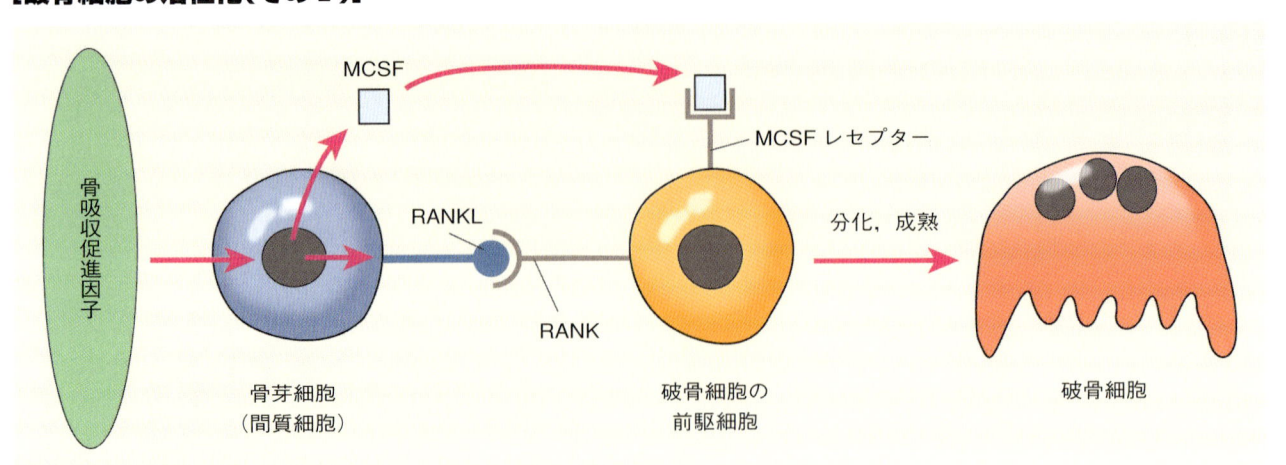

図 7-12　図7-11におけるシグナル2には二つのシグナルが必要不可欠であることがわかっている．一つは□で表されている分泌性のシグナルでMCSFとよばれている．そしてもう一つは→で表されているシグナルでRANKLとよばれている．RANKLは分泌されずにアンテナのように細胞膜に発現し，破骨細胞前駆細胞上のレセプター（RANK）と結合することにより，シグナルが伝わる．つまり破骨細胞ができるためには骨芽細胞（あるいは間質細胞）との直接接触が必要であることがわかる．MCSF（Macrophage Colony Stimulating Factor）は別名をCSF-1（Colony Stimulating Factor 1），RANKL（Recepter Activator of NF-κB Ligand）はOPGL，TRANCE，ODFと三つの別名がある．

[溶出した骨の行方]

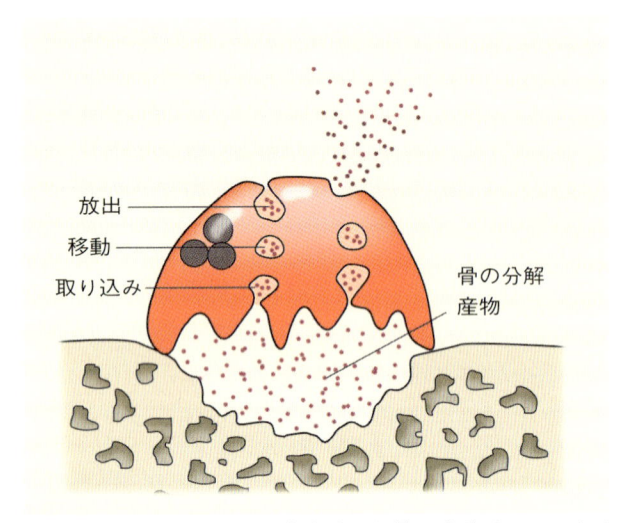

図 7-13　破骨細胞により溶けだした骨の成分は，いったん破骨細胞に取り込まれ，そのまま外に排出される．これは小胞という袋につめて輸送され，取り込み（エンドサイトーシス），移動（トランスサイトーシス），放出（エクソサイトーシス）から成る．

[骨芽細胞のリクルート]

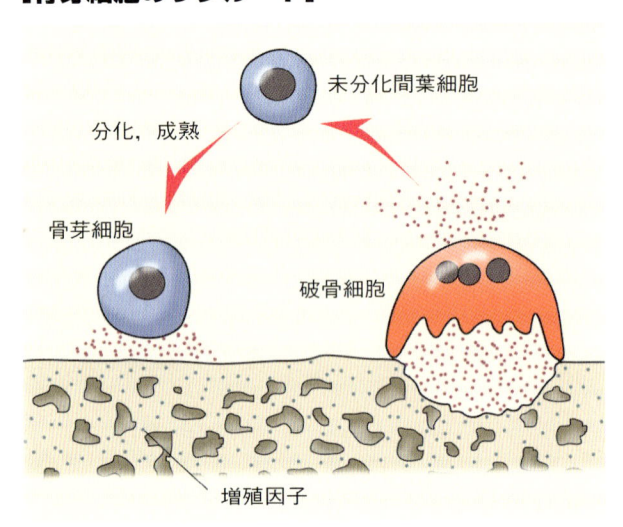

図 7-14　破骨細胞によって骨基質中から溶出された増殖因子は，未分化間葉細胞などに働きかけて骨芽細胞を誘導する．骨芽細胞は骨の成分とともに増殖因子も分泌し，骨基質中に埋め込んでいく．

くって，そのなかで酸によるミネラルの脱灰と酵素による有機質の分解を行う[68]．ばらばらになったミネラルや有機質はいったん破骨細胞に取り込まれるが，やがてそのまま排泄される．つまり，それらの物質は破骨細胞の栄養になるのではなく，破骨細胞のなかを通り抜けるわけである（これも最近わかったことである[82]）（図 7-13）．

破骨細胞が仕事を終えたら今度は骨芽細胞の出番である．この役者の交代がどういう段取りで行われているのかも結論はでていない．一番有力な説は破

[海綿骨におけるリモデリング]

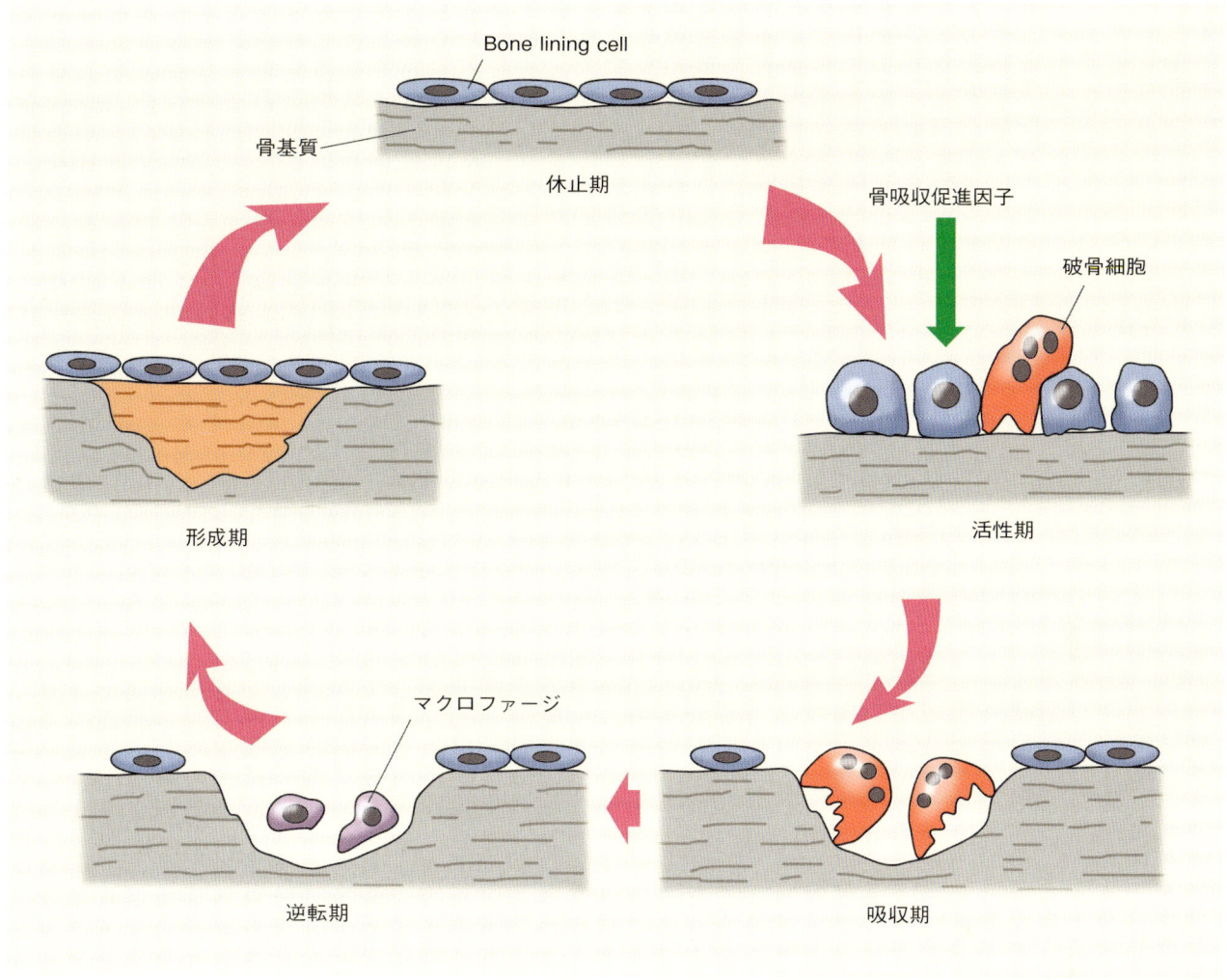

図中ラベル:
- Bone lining cell
- 骨基質
- 休止期
- 骨吸収促進因子
- 破骨細胞
- 活性期
- マクロファージ
- 逆転期
- 吸収期
- 形成期

図 7-15

骨細胞が骨を吸収することにより，骨基質中に含まれている増殖因子(今話題のBMPなど)が放出され，それにより骨芽細胞が活性化するというものである[83](Matricrine)．実はこの増殖因子は，骨芽細胞が骨をつくるときに，いっしょにつくって埋め込んだもので，自分の出番がわかりやすいように目印を残しておいたようなものなのである(図 7-14)．そのほかの可能性としては，破骨細胞自身が満腹になったときに，シグナルを骨芽細胞に送るということも考えられる．

出番のやってきた骨芽細胞は，破骨細胞が吸収した凹みを埋めるように骨をつくっていく．最初は骨をつくる材料の詰まった基質小胞を分泌する[84-86]が(基質小胞性石灰化)，後になるとコラーゲンを分泌して，それにミネラルが沈着するかたちで骨ができていく[87](コラーゲン性石灰化)．もちろんこのとき，前述の増殖因子などもいっしょにつくって，骨のなかに埋め込んでいくわけである．

こうやってみていくと詳細は不明な部分が多いにしても，骨芽細胞と破骨細胞はお互いに密な連絡はとりながら(つまりカップリングして)，骨のリモデリングを行っているということが理解できるだろう(図 7-15)．

[海綿骨のリモデリング単位]

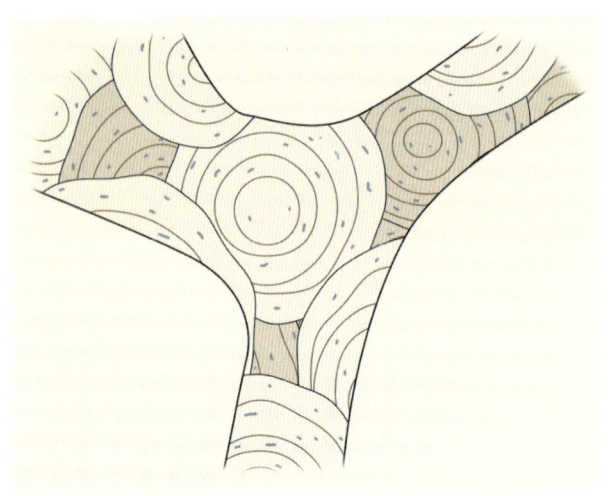

図 7-16 骨梁構造になっている海綿骨では，パケットとよばれる三日月状の微小区域がリモデリングにおける基本構造となっている．

[皮質骨のリモデリング単位]

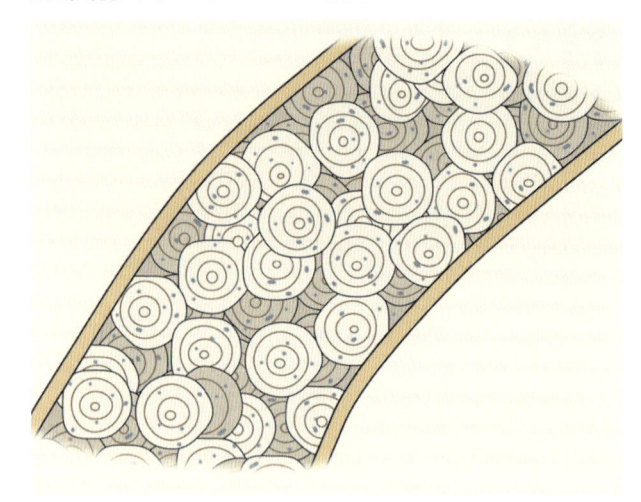

図 7-17 皮質骨では同心円状のオステオンがリモデリングにおける基本構造である．

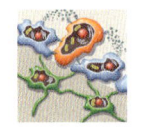

皮質骨におけるリモデリング

　それでは皮質骨におけるリモデリングはどうなっているのであろう？　海綿骨を顕微鏡でみてみると，骨細胞が埋め込まれた**パケット**という三日月状の構造があることがわかる．これが海綿骨におけるリモデリングの一つの単位になっている(図 7-16)．これに対して皮質骨ではペロペロキャンディーに虫が入ったような，見ていると目が回りそうな構造がある．これが**オステオン**とよばれるもので，皮質骨におけるリモデリングの単位である[88](図 7-17／ちなみに虫のようにみえるのが骨細胞です)．

　実はこのオステオン，ペロペロキャンディーと違って同心円状になっている(たしかペロペロキャンディーは渦巻き状？)．この同心円状になっているところが，皮質骨のリモデリングを考えるときの大きなヒントになっている．パケットにしてもオステオンにしてもリモデリングの結果をみているだけであるが，オステオンの場合はリモデリングの進む方向に対して垂直の断面をみていることになるのである．これだけ聞いても何のことだかわからないであろう

から，もう少しわかりやすく説明してみよう．

　インプラント埋入後の骨治癒でも，抜歯後の骨治癒でも最初からいきなりオステオンはできない．最初できるのは woven bone(線維骨)とよばれる未熟な骨である．その後リモデリングが進むにつれオステオンがみられるようになり，lamellar bone(層状骨)とよばれる層状の骨に置き換わっていく．このとき何が起こっているかというと，流れ星が飛び交うように骨組織中でリモデリングが起こっていると考えるとわかりやすい．その流れ星の頭には破骨細胞がいて骨を吸収しており，尾の方には骨芽細胞がいて骨をつくっている．つまり破骨細胞がトンネルを掘りながら前に進んでいて，その後ろで骨芽細胞がそれを埋めていっているわけである．この流れ星のことを cutting cone(窩孔円錐)といい，皮質骨の組織像でもときどきみられる[89](図 7-18)．

　この流れ星の中心には血管が通っていて，破骨細胞は，常に供給できる状態にある(破骨細胞は血液幹細胞由来)．また血管周囲の未分化間葉細胞は骨芽細胞の供給源になる．仕事を終えた骨芽細胞は骨細胞として自ら骨のなかに埋まっていき，骨細胞としての機能を果たすことになる．破骨細胞の方はお役目御免になれば，みずから命を絶っていく(アポ

[cutting cone]

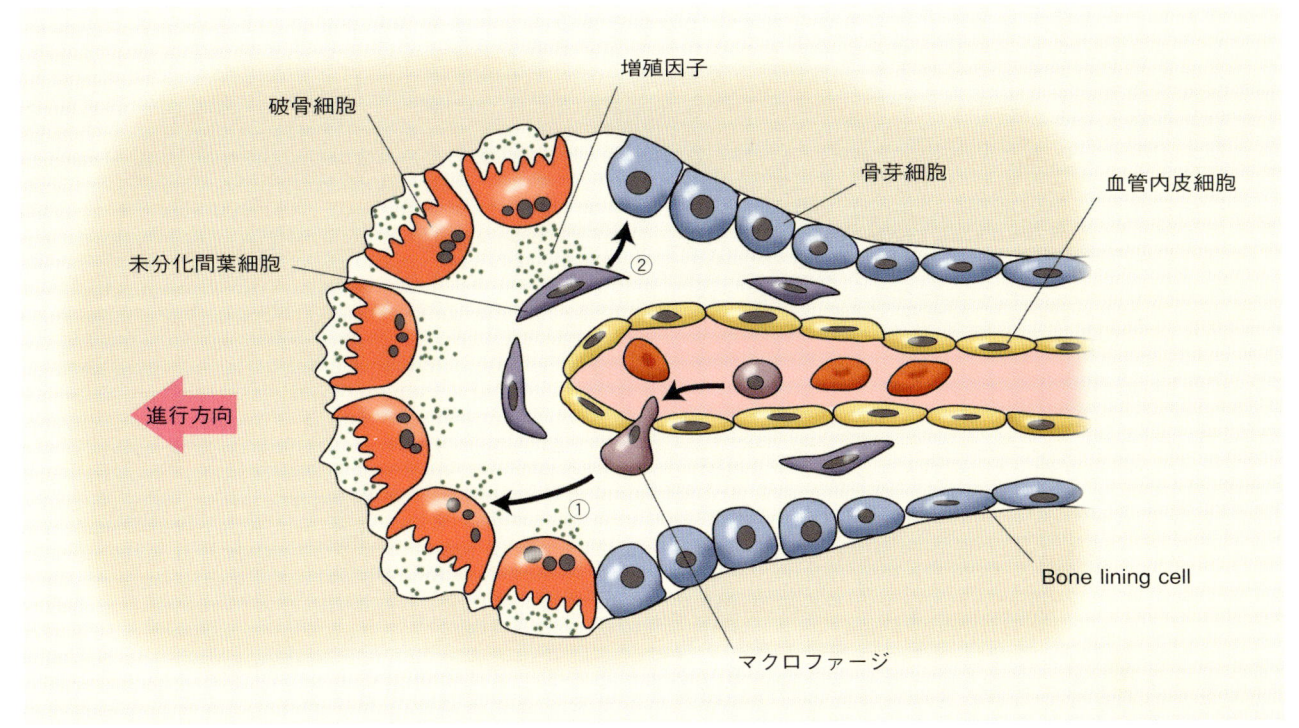

図 7-18　皮質骨中を飛びかう流れ星のような cutting cone は，その先端に破骨細胞が，そしてその後ろに骨芽細胞が並んでいる．この配置をとることにより，破骨細胞が吸収した骨をあとで骨芽細胞が埋めていくことができる．中心には血管があり，そこから供給されるマクロファージが融合して破骨細胞ができる(①)．また破骨細胞による骨吸収で溶出してきた増殖因子により血管周囲の未分化な細胞が骨芽細胞になる(②)．

トーシスという[90])．ちなみに各細胞の運命に関しては，皮質骨でも海綿骨でも基本的には同じである（話を単純化するために他の運命に関しては割愛させていただいた）．

この流れ星が流れた後の断面をみてみると，先にも述べたオステオンの構造がでてくるわけである（図 7-19）．オステオンを形づくっている血管を中心としたこの管状の構造は**ハバース管**，ハバース管に供給する血管のもとになる血管を含んだ管を**フォルクマン管**とよぶ．組織学の講義を思いだされた読者も多いことだろう．

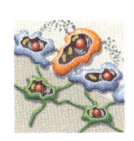

破骨細胞ホイホイの話

リモデリングの話だけで終わってしまうのは"ペリオおたく"としては物足りないであろうから，多少なりともペリオの臨床に結びつきそうな話もつけ加えておこう．

骨粗鬆症は骨吸収が骨形成を上回っているわけであるが，そのパターンにも大きく分けて二通りある[13,91,92]．一つが閉経後の女性でみられる**エストロゲン欠乏型の骨粗鬆症**[93-97]で，骨形成は十分起こっているにもかかわらず，それ以上に骨吸収が起こる**高回転型**(high turn over)といわれるもの．そしてもう一つが骨形成，骨吸収の両方ともスピードが落ちているが，バランスとしては骨吸収優位になっている**老年性の低回転型**(low turn over)の骨粗鬆症である[98]（図 7-20）．

エストロゲン欠乏性骨粗鬆症に関してはエストロゲンの補充療法も存在する[99,100]が，子宮内膜癌や乳癌の発生率が高く[101]なったりするため敬遠されがちである（骨が折れるのと癌になるのとどちらを選びますか？）．したがって骨粗鬆症の治療には原因療法と

【cutting cone の断面】

図 7-19 cutting cone の断面をみると層板状構造がみえる（断面 b）．その中心には血管があり，ネットワークを組んだ骨細胞がそれを取り囲んでいる．内壁の細胞は断面の位置により破骨細胞であったり（断面 a），活発に骨を形成している骨芽細胞であったり，休止中の Bone lining cell であったりする（断面 b）．こういった皮質骨のリモデリングがあちこちで起こると，結果として図 7-4 のようなハバース管の構造ができあがることになる．

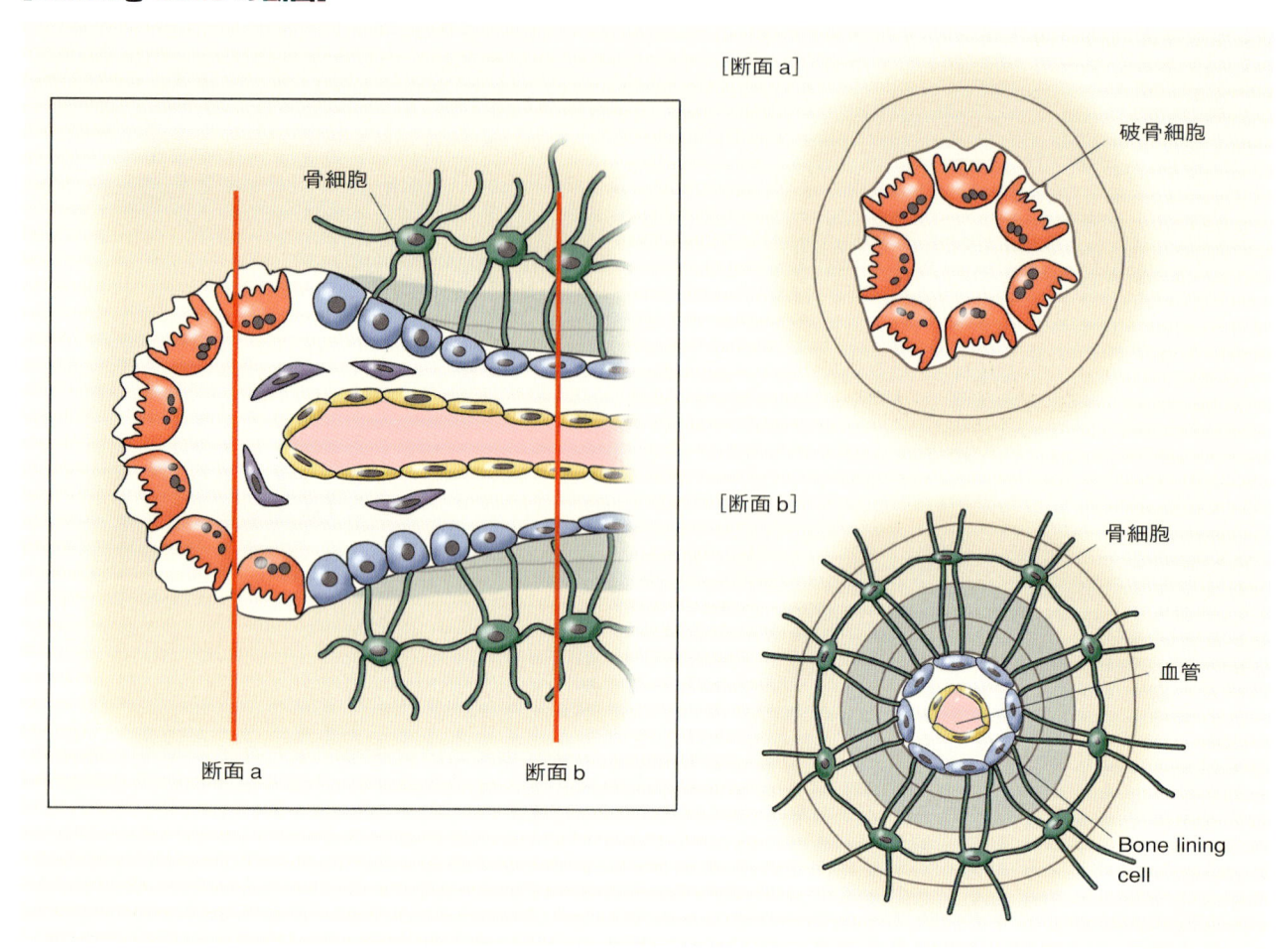

【骨粗鬆症の分類】

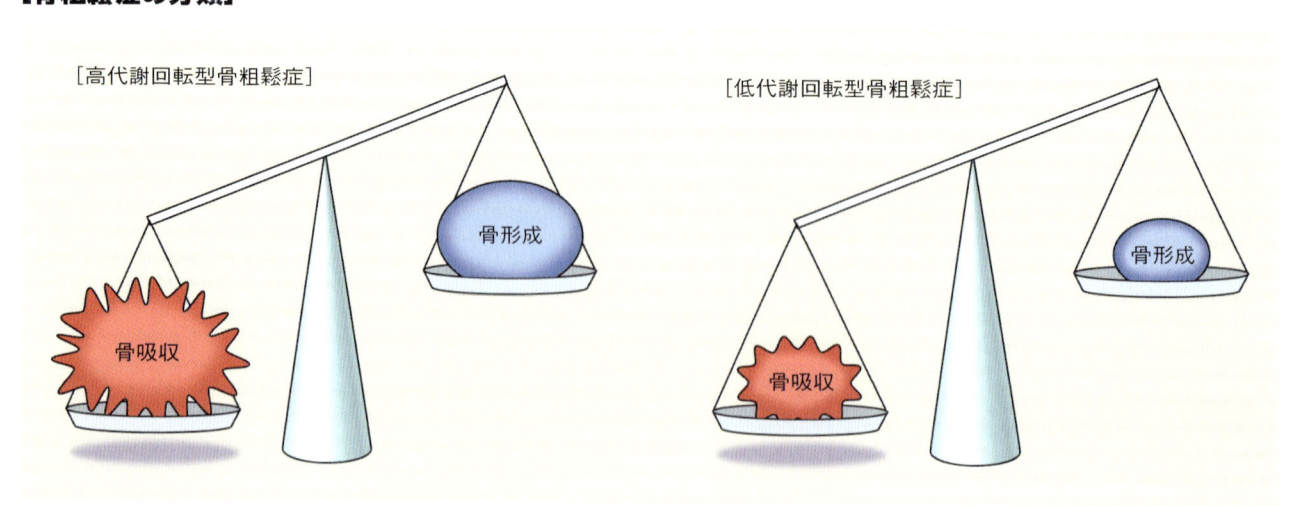

図 7-20 骨粗鬆症は高代謝回転型と低代謝回転型の二つに大きく分類できる．前者は閉経後骨粗鬆症が，後者は老年期の骨粗鬆症がその典型的な例である．高代謝回転型では高骨吸収が高骨形成を上回っており，低代謝回転型では低骨吸収が低骨形成を上回っている．

[ピロリン酸とビスフォスフォネート]

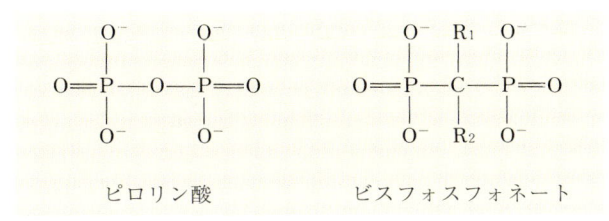

$$\begin{array}{cc} O^- & O^- \\ | & | \\ O=P-O-P=O \\ | & | \\ O^- & O^- \end{array} \qquad \begin{array}{cc} O^- & R_1 & O^- \\ | & | & | \\ O=P-C-P=O \\ | & | & | \\ O^- & R_2 & O^- \end{array}$$

ピロリン酸　　　　　ビスフォスフォネート

図 7-21

表 7-1 ビスフォスフォネートの種類(一部)とその骨吸収抑制能.

	R₁	R₂	骨吸収抑制能
エチドロネート	CH₃	OH	1
クロドロネート	Cl	Cl	～10
パミドロネート	(CH₂)₂NH₂	OH	～100
アレンドロネート	(CH₂)₃NH₂	OH	～700
リゼドロネート	CH₂-N	OH	1,000～10,000

▶ 図 7-22 骨中に蓄積したビスフォスフォネートは骨細胞内に取り込まれ,アポトーシスを誘導することにより骨吸収を抑制すると考えられている.

[ビスフォスフォネートの骨吸収抑制作用]

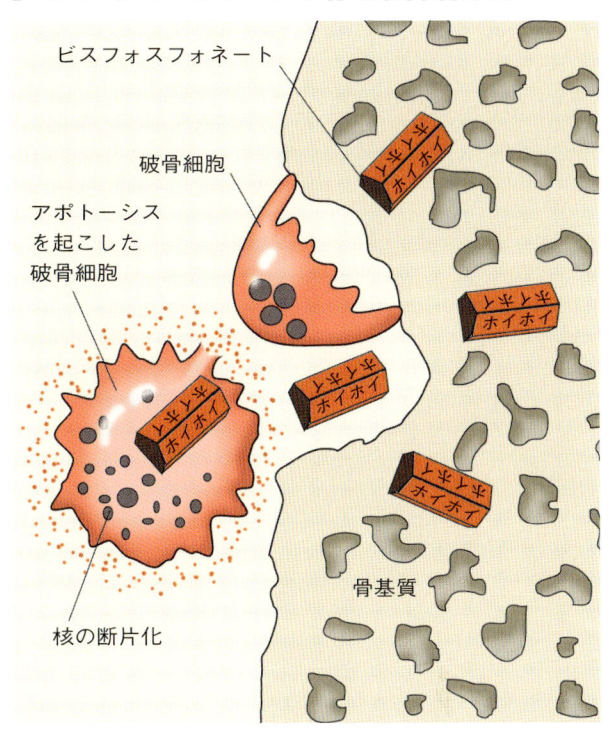

いうより,対症療法的なものが多くなってくる.そのなかで注目されているのが**ビスフォスフォネート**(bisphosphonate)である[102,103].これは骨吸収を特異的に抑制する薬剤で,最近ではペリオの文献でもよくみかけるようになっている[104-108].

ビスフォスフォネートは,石灰化抑制物質であるピロリン酸の類似化合物である[103](図 7-21).ピロリン酸が生体内では容易に酵素(フォスファターゼ)により分解されるのに対して,ビスフォスフォネートはそれらの酵素による分解を受けないため安定している.またピロリン酸と同じく,ハイドロキシアパタイトに強い親和性があり石灰化抑制作用をもっている.ビスフォスフォネートのもう一つの特徴は,**破骨細胞の機能抑制による骨吸収抑制作用**である[109].一般に石灰化抑制作用を認める量より少量で骨吸収抑制作用がある.側鎖をさまざまな物質で置換することにより,石灰化抑制作用を起こさずに骨吸収を強力に抑制する研究が進んでいる[103](表 1).

ビスフォスフォネートは,体内に入ると骨組織中に取り込まれて蓄積していく.また代謝されないためその半減期はきわめて長い[110](10年という報告もある).体内にいったん入ったビスフォスフォネートは,血中に遊離したビスフォスフォネートがすみやかに尿中に排泄されることによって減少していくようだ[103].

破骨細胞が何も知らずにバクバクとビスフォスフォネート入りの骨を食べてしまうと,破骨細胞の自殺のプログラムが作動しだし,**アポトーシス**[43-46]を起こして死んでしまうことがわかっている[102,111](図 7-22).破骨細胞がゴキブリホイホイに引っかかったようなものだ(破骨細胞ホイホイという方が正しい?).これにより骨吸収が抑えられるというわけである(骨芽細胞経由での骨吸収抑制作用も考えられているが,コンセンサスは得られていない).

このアイデアはペリオの世界でも試されており,ペリオによる骨吸収も抑制できることがわかっている.ただしペリオの治療は原因療法が主役であることを忘れてはならない.あしからず.

第8章
コツコツと再生する骨

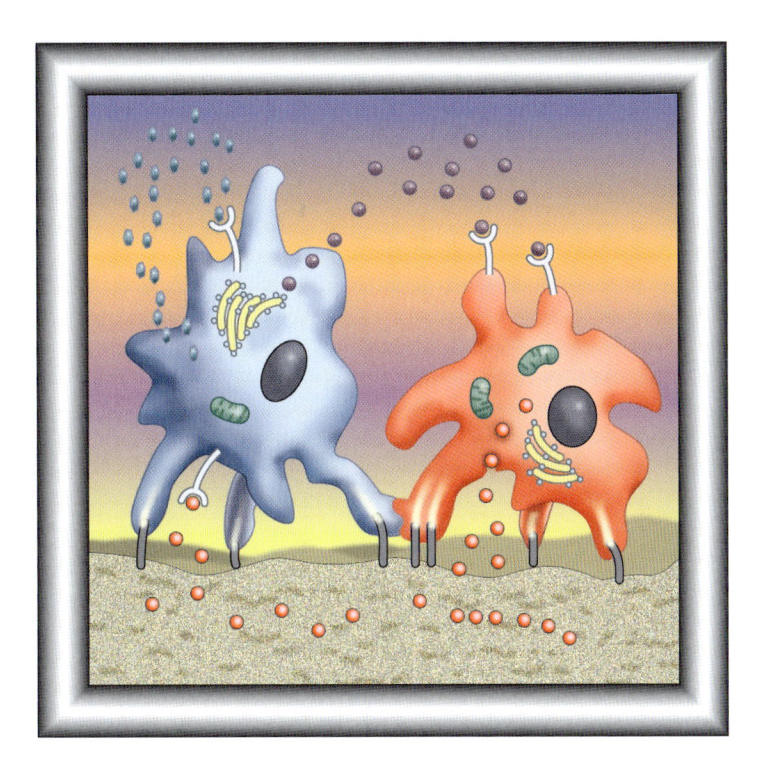

タイトルイメージイラスト
　細胞はさまざまな細胞外基質や増殖因子などの物質を分泌させながら，cell to cell あるいは cell to ECM の緊密な関係を維持している．

骨のバイオロジー

PART II

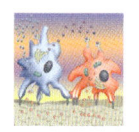

臨床に生かす"骨再生"の知識

　第7章では骨のリモデリングという生理的な骨の営みについてまとめた．この章では骨の再生に的を絞って話をしてみたい．抜歯のみならず，GTRやGBR，インプラントもかかわってくる臨床上非常に大事な分野である．

　近年，骨の再生を獲得するためのさまざまな方法が試みられており，期待のもてる結果もでてきている．そこで骨の再生に関する知識を整理し，その臨床への応用まで考えてみたい．

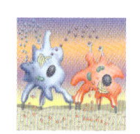

骨再生の三つの要

　骨が再生するためには骨をつくる**細胞**と足場になる**細胞外基質**，そして再生を制御するための**シグナル**の三つが必須である[1,2](図 8-1)．この三つのうちどれかが不足しても骨の再生は起こらない．ただ漠然と骨の再生を考えても頭のなかは整理できないので，三つの要素それぞれについて概説し，後の話を理解しやすくするための下地づくりをしていこう．

その1／骨再生の主役"細胞"

　骨をつくるのは**骨芽細胞**(Osteoblast)という細胞である[3-6]．この細胞のプロフィールに関しては前章のなかで述べたので，ここでは割愛させていただく．骨芽細胞というのは最終分化した骨づくりのプロであるが，体のなかにはさまざまな分化段階のアマチュアや，休暇をとっているプロがいる．

　アマチュアのなかでもっとも素人に近いのが，**間葉系幹細胞**(Mesenchymal Stem Cell)とか**未分化間葉細胞**(Undifferentiated Mesenchymal Cell)といわれる細胞である[7-9](図 8-2)．素人であるから教育の仕方によって骨芽細胞はもちろん，軟骨芽細胞，線維芽細胞，筋芽細胞などさまざまな細胞になる力をもっている(図 8-3)．この細胞の親玉のような胎生期の幹細胞はESC(Embrionic Stem Cell)といわれ，どんな細胞にもなれることからクローン技術の要になっている．

　骨組織では間葉系幹細胞は骨髄中に潜んでいるといわれているが，その数は年齢によって変化するようだ．新生児では骨髄細胞1万個に1個の割合で存在するが，10代になると10万個に1個，35歳では25万個に1個，50歳では40万個に1個……これ以上書くとがっかりする読者もいるであろうから，これくらいにしておこう[10](図 8-4)．

　プロで休暇をとっている細胞は骨膜や骨内膜にびっしり並んでいる[11-14](図 8-5)．これらは後に述

第8章　コツコツと再生する骨―骨のバイオロジー　PARTⅡ

［骨再生の三つの要］

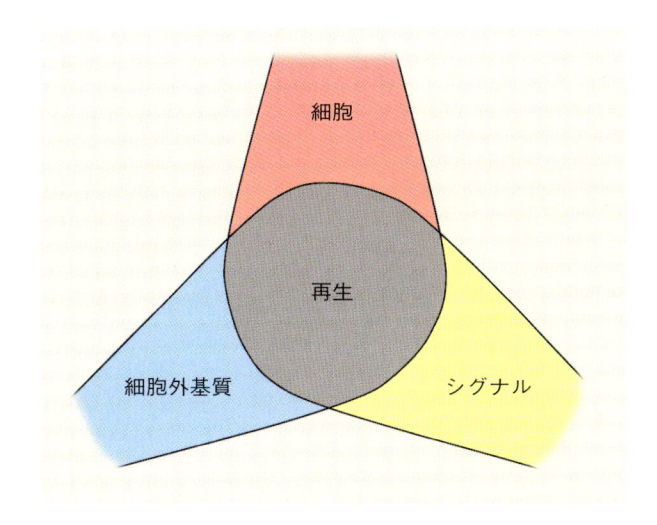

図 8-1　骨の再生を獲得するには再生にかかわる細胞のほか，細胞が仕事をする足場となる細胞外基質，細胞への指令となるシグナルが有効に働かなければならない．

［骨づくりの素人細胞］

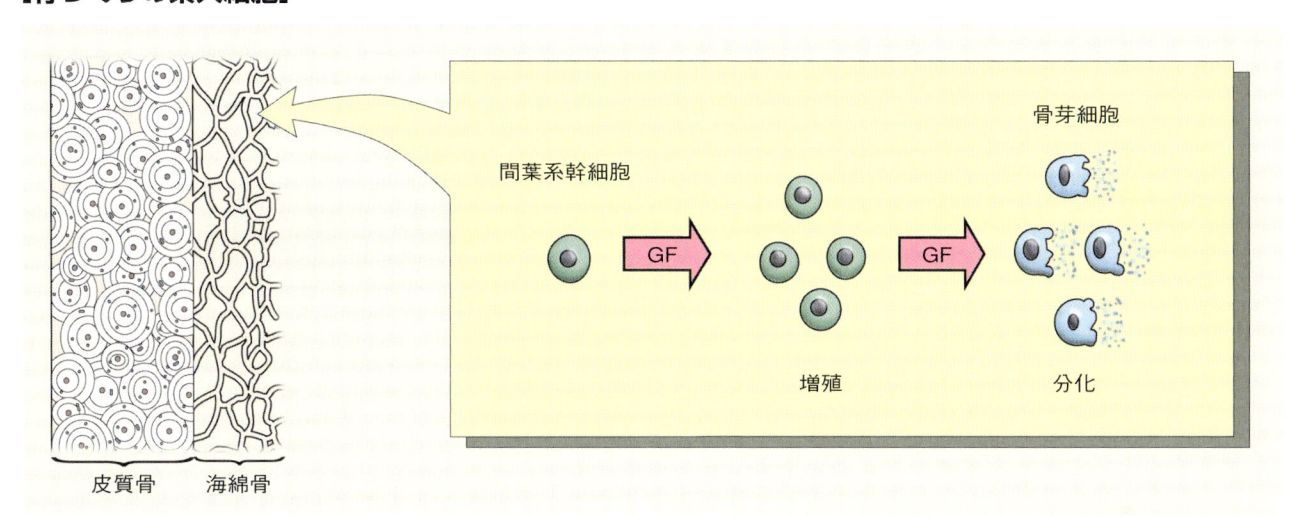

図 8-2　骨髄中の間葉系幹細胞は，さまざまな細胞に分化できる能力がある．増殖因子（GF）などにより骨欠損部によび寄せられ，増殖，分化して骨づくりのプロである骨芽細胞になる．

［間葉系幹細胞の多分化能］

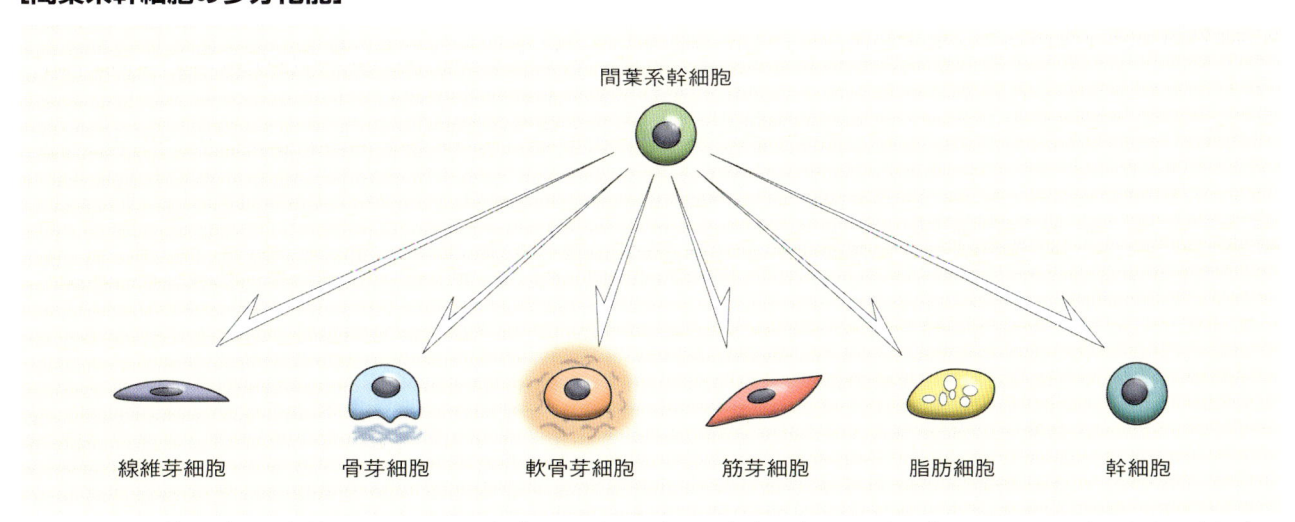

図 8-3　間葉系幹細胞は，各種のシグナルでさまざまな細胞に分化する能力がある．どういうシグナルにより，どういう細胞になるかは不明の部分が多い．

[骨髄中における間葉系幹細胞の数(密度)]

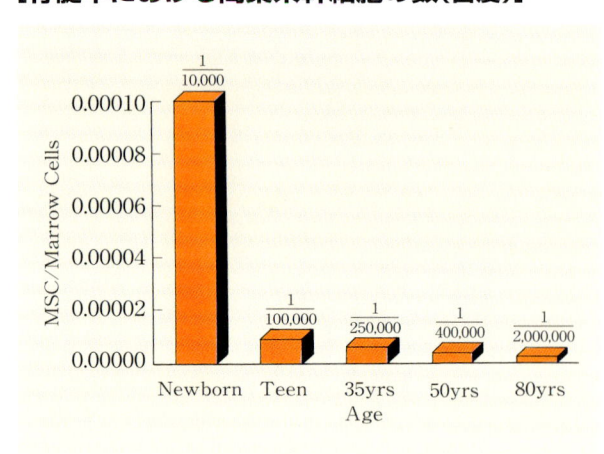

表 8-1　骨に含まれる細胞外基質.

コラーゲン(Ⅰ, Ⅲ, Ⅴ型)
オステオポンチン
骨シアロプロテイン
オステオネクチン
オステオカルシン
トロンボスポンジン
プロテオグリカン(デコリン, バイグリカンなど)
など

◀ 図 8-4　年齢とともに間葉系幹細胞の数は減っていく (Caplan AI: Mesenchymal stem cells. J Orthop Res, 9: 641, 1991.[10]より).

[休暇をとっているプロの骨づくり細胞]

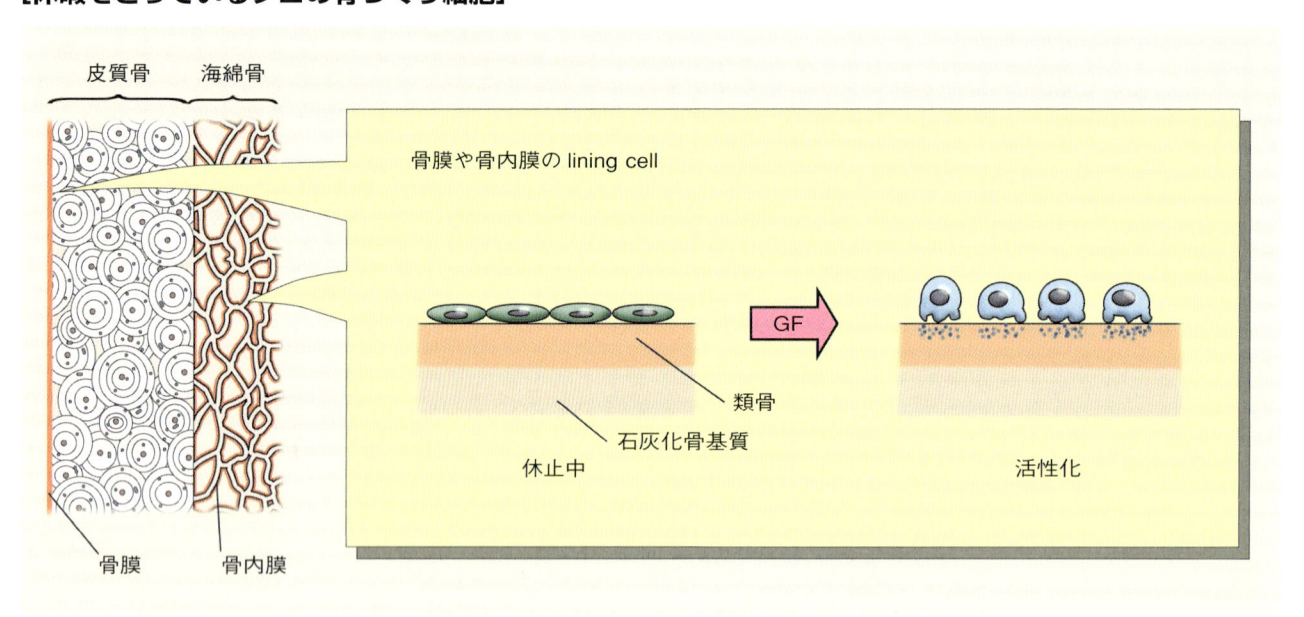

図 8-5　皮質骨の外側を覆っている骨膜や海綿骨の内側を覆っている骨内膜には, 骨芽細胞がびっしりと並んでいて, 通常は休止中である. 増殖因子(GF)などの刺激により活性化が起こると骨形成が始まる.

べる骨を再生させるシグナルさえ届けば, すぐに骨をつくり始める. 骨芽細胞としての教育はすでに受けて準備万端な状態だからだ.

骨芽細胞が骨に埋まってできる骨細胞や, 骨を吸収する主役である破骨細胞も骨芽細胞と密接なネットワークをつくっており, 骨の再生に無関係ではない.

その2／骨再生の足場"細胞外基質"

細胞はどんなところでも仕事をしてくれるわけではない. まず仕事ができる仕事場(物理的環境)が必要だ. 骨の再生もその例外ではない. 細胞と細胞の間を埋めている物質のことを"**細胞外基質(Extracellular Matrix, ECM)**"とよぶ[15,16]が, 細胞は一般にこれを足がかりに仕事をする(表 8-1).

骨欠損に骨が再生する場合を考えてみよう. まず欠損部に再生にかかわる細胞が集まってこなくては

[細胞外基質の及ぼす細胞への影響]

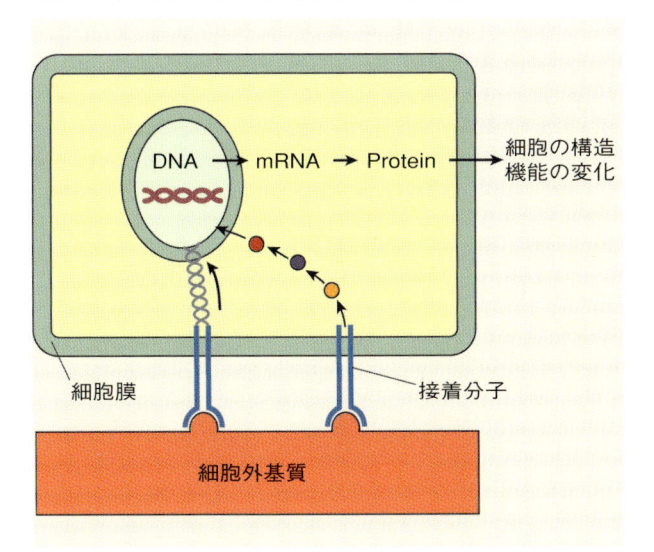

図 8-6 細胞は接着分子を介して細胞外基質と接着することによって，シグナルが核内に伝わり特定の遺伝子が発現する．それにより細胞の構造や機能が変化すると考えられる．

[破骨細胞と骨の細胞外基質との接着]

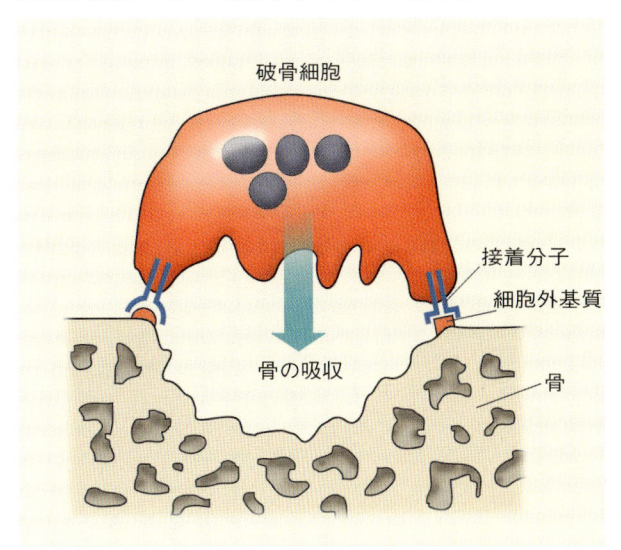

図 8-7 破骨細胞は骨の細胞外基質（オステオポンチンなど）と接着分子（$\alpha_v\beta_3$インテグリンなど）を介して接着することにより，はじめて閉鎖環境をつくりだすことができる．それにより酸や酵素による骨吸収という機能が発現できる．

ならない．集まる指令や細胞が増える指令は後に述べるシグナルが担当するが，細胞が移動するときには細胞外基質が必要である．細胞は細胞の"手"にあたる接着分子をだして細胞外基質にひっつきながら，自分の形を変化させ移動する．

第 1 章で説明した上皮細胞のターンオーバーを思い浮かべていただきたい．上皮細胞の付着には細胞外基質としてラミニン[17,18]，接着分子としてインテグリン（$\alpha_6\beta_4$）[19,20]などが関係していると述べたが，骨再生のときには集まってくる細胞や時期によって，たくさんの組み合わせがある[19]．たとえば細胞外基質に注目すると，創傷治癒初期には血餅中のフィブリン-フィブロネクチンが主たる足場になる[21,22]が，再生が進むにつれ線維芽細胞などが産生するコラーゲンなどの細胞外基質が足場になる[21,23]という具合だ．ちなみにフィブロネクチンには$\alpha_5\beta_1$，$\alpha_3\beta_1$インテグリンが，TypeⅠコラーゲンには$\alpha_2\beta_1$，$\alpha_3\beta_1$インテグリンがひっつく．

骨を再生させるには，細胞の数はたくさんあった方が効率がよい．つまり細胞の分裂，増殖が必要なわけだが，この足場はその細胞の増殖にも欠かせない．**足場依存性**[24]という言葉で表現されるように，細胞は足場がなければ細胞周期のS期（DNA合成期）に入れない[25]．このことは細胞の移動という現象も含めて，細胞は細胞外基質との接着により細胞内にシグナルが伝わり（outside-in），細胞内のシグナルが接着分子の発現につながる（inside-out）という細胞と細胞外基質の密接な相互関係があることを物語っている[2,26-29]（図 8-6）．

たとえば破骨細胞は骨基質にひっつかなければ，閉鎖環境をつくりだすことができない．ひっつくためには骨中に含まれるオステオポンチン[30,31]などの細胞外基質と，$\alpha_v\beta_3$インテグリンなどの接着分子の接着が必要[32]で，これにより破骨細胞は吸盤のように吸いつき，吸盤のなかに酸や酵素をだして骨を吸収する[33]（図 8-7）．また接着分子と細胞外基質の接着は**細胞の極性**にも重要で，破骨細胞でも酸や酵素を分泌する方向を決めるのに役立つ．骨髄側に分泌してもしょうがないからである．

このほか細胞外基質は，欠損部を充填することにより再生のための**スペースを確保**し，また再生をじゃまする組織に対する**バリアー**として働くということも非常に大切なこととして付け加えておこう．

[血小板を産生する巨核球]

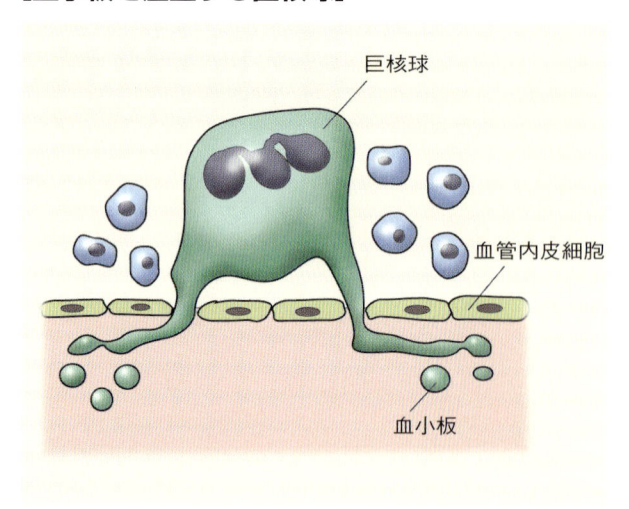

図 8-8　巨核球は自分の体をちぎるようにして，血小板をつくりだし血中に放出する．

表 8-2　骨再生にかかわる主な増殖因子．
- PDGF（Platelet-Derived Growth Factor）
- TGF-β（Transforming Growth Factor-β）
- BMP（Bone Morphogenetic Protein）
- IGF（Insulin-like Growth Factor）
- FGF（Fibroblast Growth Factor）
- VEGF（Vascular Endothelial Growth Factor）

など

表 8-3　血小板の機能．
1. 止血作用（凝集，凝固作用）
2. 分泌作用
    増殖因子（PDGF，TGF-β，IGF など）
    遊走因子
    血管活性因子
    酵素　　　　　　　　　　　　　　　　　など

その 3／骨再生の指令"増殖因子"

骨をつくる職人である細胞とその職場である細胞外基質があっても，"骨をつくれ"という指令（シグナル）がなければ骨再生は起こらない．この指令こそがすでに名前のでている増殖因子（Growth Factor, 成長因子）とよばれる一群のポリペプチドである[34-36]（表 8-2）．

増殖因子は，細胞をよび寄せる目印（走化性因子，Chemotactic Factor）として働くこともあれば，細胞を増やしたり分化させたりする作用もある．そしてその作用は増殖因子によっても異なるし，作用する相手の細胞によっても異なる．われわれの理解をはるかに超えた複雑なネットワークが構築されているわけだ（第 4 章／図 4-15）．

骨の再生を考えるとき，増殖因子を分泌する最初の主役は血小板（Platelet）である[21,23]．血小板は，巨核球という細胞からちぎれるようにしてできる細胞で核をもたない[37]（図 8-8）．1個の巨核球から約1万個の血小板がつくられるといわれている．この血小板はいつも血液中を循環しており，出血が起こるやいなや凝集，凝固して止血作用を示すことはご存じのことと思う[38]．そしてそのとき，血小板内のα顆粒に含まれる増殖因子が創傷部に放出されるのである[39]（表 8-3）．

血小板から放出される増殖因子としては，PDGF（Platelet-Derived Growth Factor），TGF-β（Transforming Growth Factor-β），IGF（Insulin-like Growth Factor）が知られている[39,40]．とくに PDGF は血液中から最初に同定された増殖因子として有名である．PDGF は再生に関与する細胞を増やしたり，血管新生を促したり，また他の細胞から増殖因子を分泌させたりすることが知られている[41,42]．TGF-β は結合組織の蓄積を促すだけでなく[43-45]，骨芽細胞の前駆細胞をよび寄せ，増殖させる作用がある[46-49]．IGF は骨形成を促す増殖因子[50-52]で，骨芽細胞が骨をつくるときにいっしょに分泌することで知られているが，血小板にも含まれている．

血小板の命は短く，血小板が分泌する増殖因子が直接効いているのはせいぜい 3，4 日までというところである[23]．これで血小板の役目は終了する．その後はマクロファージなどの細胞が主役になり増殖因子を分泌する[21]．マクロファージ（Macrophage）の出身は血液幹細胞[53,54]で，血液中では単球（Monocyte）とよばれているが，血管から組織中にでると環境に応じて姿をいろいろ変えて，プロとしての仕事をする（骨を吸収する破骨細胞も，このマクロファージが融合してできる）．マクロファージの仕事の繁盛期は受傷後 3〜7 日といわれている[23]．

表 8-4 マクロファージの機能．
1. 清掃作用
2. 抗原提示作用
3. 分泌作用
   増殖因子（PDGF，TGF-β，IGF，FGF など）
   サイトカイン（IL-1，TNF-α など）
   炎症性メディエーター（PGE₂ など）
   酵素
   血管活性物質   など

▶ 図 8-9 マクロファージは組織の再生にも破壊にも大きな役割を果たす．再生を促すときには増殖因子を，破壊を促すにはサイトカインや炎症性メディエーター，あるいは直接組織の破壊酵素を分泌する．

[マクロファージの2面性]

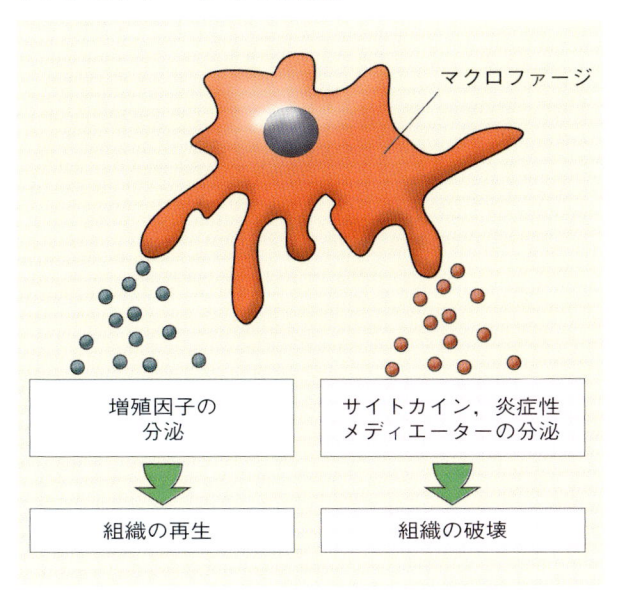

このマクロファージは両刃の刃をもった細胞で，歯周組織の破壊にも再生にも顔をだしてくる．従来よりいわれているような病原菌や組織残屑などの処理（清掃作用）や，免疫システムへの通報（抗原提示作用）のみならず，さまざまな生理活性物質を分泌することがわかっており，これによってあるときは再生に，そしてあるときは破壊に働く[38]（表 8-4）．大ざっぱにいうと増殖因子を分泌するときは再生に，サイトカイン（IL-1 や TNF-α など）や炎症性メディエーター（PGE2 など）を分泌するときは破壊に働いていると考えていいだろう[55]（図 8-9）．

マクロファージの分泌する増殖因子としては，PDGF や TGF-β，IGF のような血小板にも含まれるものもあれば，FGF（Fibroblast Growth Factor）のような線維芽細胞の増殖や，血管の新生を促すものがある．

骨は一見白い冷たい石灰物の塊のようにみえるが，実は血管の豊富な組織であり，血も涙もある組織である（涙はない）．そして骨が再生するときには必ず血管の新生が平行して起こる．培養によって皮膚や軟骨はできても，骨を培養で増やすのが難しいのは血管新生という高いハードルがあるからである．それだけ骨再生にとって血管新生は重要な因子で，そ

れを促す増殖因子としては VEGF（Vascular Endothelial Growth Factor）や FGF が注目されている[56-58]．

マクロファージの仕事も一段落し，骨の治癒の後半戦に入ると骨芽細胞が増殖因子を分泌し，リモデリングの準備も整っていく．このとき骨芽細胞は BMP（Bone Morphogenetic Protein）や TGF-β，FGF，IGF などの増殖因子を分泌するが，骨の形成と同時に分泌するため骨のなかにこれらの増殖因子が埋め込まれていく．そして破骨細胞による骨吸収などをきっかけにこれらは放出され，シグナルとしての役目を果たすことになる[59]（図 8-10）．

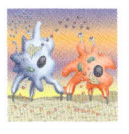

骨再生の流れ

骨の欠損部に骨が再生する場合，いきなり成熟した骨ができていくわけではない．時間を追ってみていくと，欠損部にまず血餅が形成され，肉芽による置換の後あるいは同時に骨組織ができてくる（図 8-11）．この血餅→肉芽→骨という流れを理解するため，骨の再生を時間軸に沿ってみていこう．前述の骨再生のための三つの要（細胞，細胞外基質，シグナル）が，どう変化していくのかを見届けてもらえば

[骨芽細胞による増殖因子の分泌]

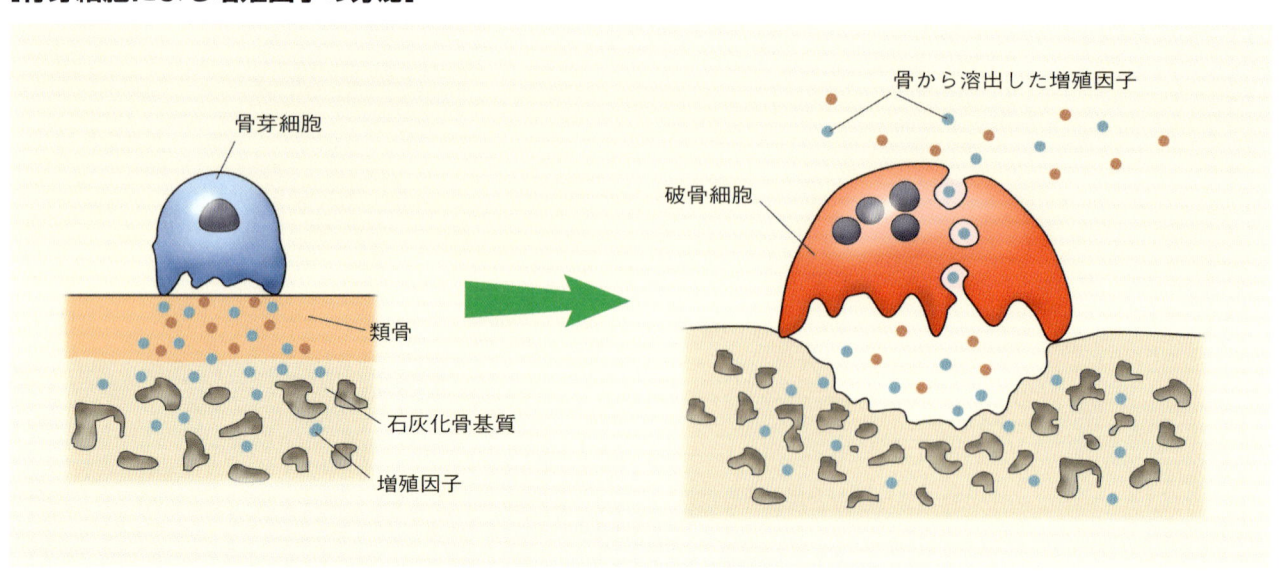

図 8-10　骨芽細胞の分泌する増殖因子は直接他の細胞に作用するものもあれば，骨の中に埋め込まれて後に破骨細胞による骨吸収に伴って溶出し作用を示すものもある．

[骨再生の流れ]

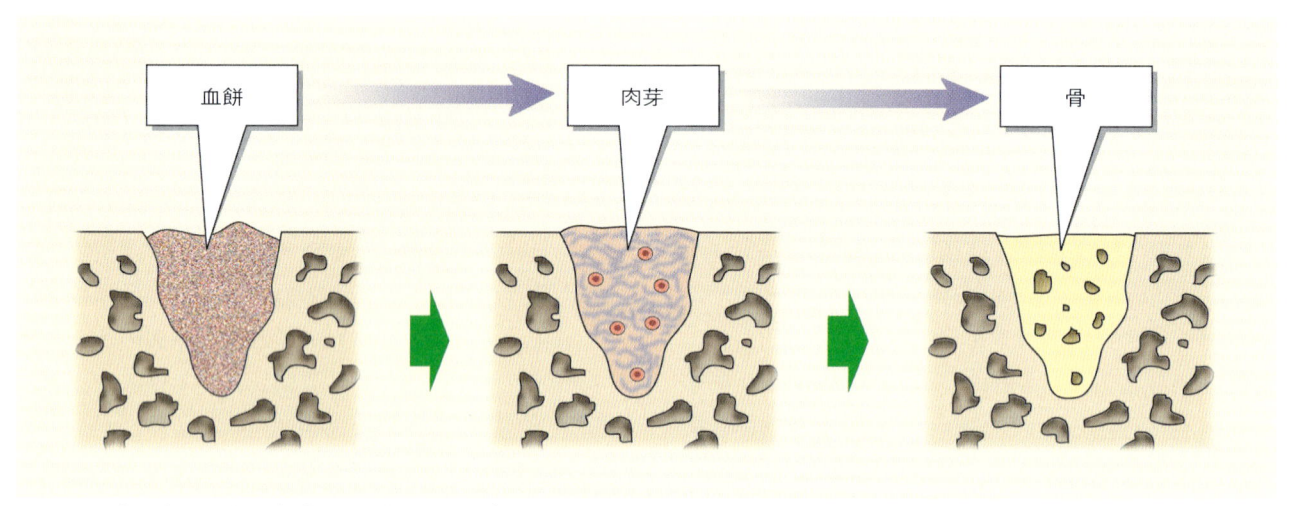

図 8-11　骨にあいた穴はまず血餅で満たされ，肉芽に置換した後，あるいはそれと平行して骨の再生が起こる．

理解しやすいことと思う．ただし話を単純にするため，上皮などのかかわり合いは除外し，また受傷後に起こる炎症反応，免疫反応も省いた．

その1／骨の源"血餅"

抜歯やインプラントのドリリングの後，骨にあいた穴に出血が起こらないと，われわれはぞーっとする．血餅で埋まってこそ再生が起こることを経験的に知っているからだ．では，どうして血餅が大事なのだろう？

まず血餅は**暫間的な基質**になる．つまり仮の足場になるわけである[21,22]．血餅のなかでも，とくにフィブリン-フィブロネクチンは細胞が移動，増殖するための立派な足場として働いてくれる[60]．また血餅中の**血小板は増殖因子を放出**することにより，各種細胞に突貫工事のための指令をだす（図 8-12）．この指令により細胞が集まり，増え，仕事を始める．血餅により再生に必要な三つの道具が全部そろったことになる．

［骨再生における血餅の役割］

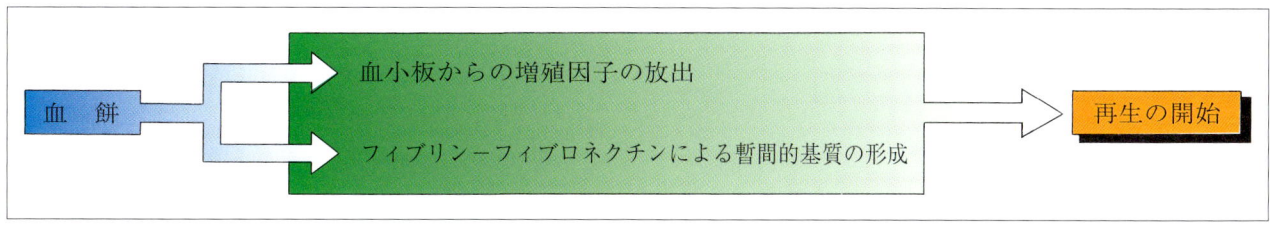

血餅 → 血小板からの増殖因子の放出／フィブリン-フィブロネクチンによる暫間的基質の形成 → 再生の開始

図 8-12

［血管形成のステップ］

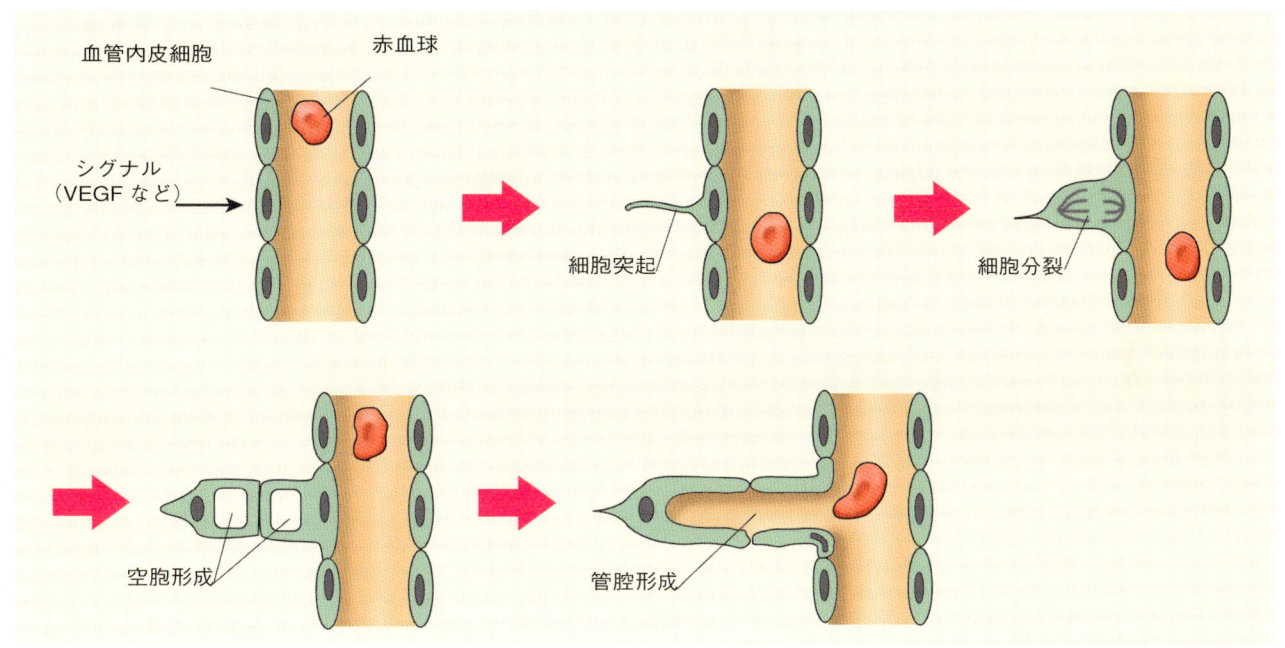

図 8-13　血管内皮細胞はシグナルの方向に向かって細胞突起を伸ばし，分裂をはじめる．その後，細胞内に空胞ができ，それらが繋がることにより管腔が形成される．他の血管と繋がるまで，このステップを繰り返す．

その2／骨の前身"肉芽"

血小板などからの指令で集まってくる細胞のなかに，線維芽細胞[61-63]と血管内皮細胞がある．線維芽細胞はその名のとおり，コラーゲン線維やプロテオグリカンのような結合組織における細胞外基質をつくる．これにより血餅という暫間的な足場から，よりしっかりとした足場に変わっていく．線維芽細胞は酸素がないと，よい仕事ができないので血管も一緒に伸びてくる．当然のことだが，血管は管でつながっていないと役に立たないので，細胞がばらばらに集まってくるのではなく，既存の血管から芽がでるように血管内皮細胞が分裂しながら伸びてくる[64]（図 8-13）．これで物質の配達や回収のための幹線道路ができあがることになる．

実はこのころマクロファージも到着している[20,61]．前述のように突貫工事の廃材の処理や，細菌のような恐いお兄ちゃんの処理，免疫機構という警備会社への通報などのほか，血小板に替わって増殖因子を分泌して骨の再生の指令をだす[38]（表 8-4）．これにより引き続き再生という突貫工事が進められていくわけだ．

したがって，この時期には血管の豊富な幼弱な線維性結合組織が欠損部を満たしており，これを肉芽（granulation tissue）という．GTRなどで膜を除去するときに，欠損部にみえるあの赤い組織がこれにあたる．

[骨治癒第Ⅰ相]

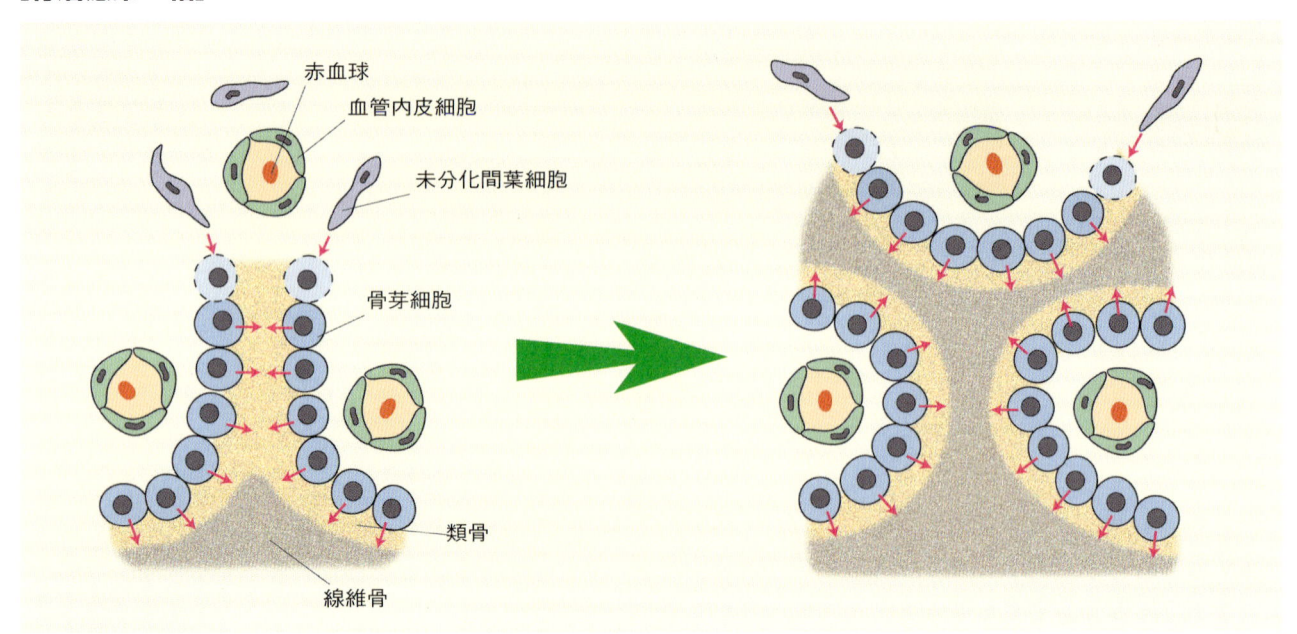

図 8-14　既存の骨の近くで血管周囲の未分化間葉細胞が骨芽細胞に誘導され，まず石灰化していない類骨（osteoid）がつくられる．それが石灰化していくと線維骨（woven bone）という未熟な骨ができる．

その3／いよいよ骨の再生

　一般に骨の再生は，既存の骨から伸びるように起こる．これは血管の再生と同じで，実際に骨は血管の周りにつくられていく[65]．血管の周りの未分化な細胞が骨芽細胞に分化し，**類骨**（Osteoid）という石灰化する前の骨をつくっていく．そしてこの類骨は1日約1～2μmのスピードで石灰化していく[66]．これは骨の再生のスピードとしても使われている．

　こうして最初につくられていく骨は**線維骨**（Woven bone）といわれ，ハバース管のような層状構造をもっていない幼弱な骨組織である．この段階の骨治癒を第Ⅰ相（PhaseⅠ）とよぶ（図 8-14）．そして骨の改造が進んでいくと**層状骨**（Lameller bone）が現われ，骨治癒の第Ⅱ相（PhaseⅡ）に入る[67]．この頃になると読者も馴染みのある，あのペロペロキャンディーのような構造（オステオン）ができてくるわけである．

　骨が活発につくられていくこの時期には，BMPという増殖因子が重要であるが，詳細は次章に譲る．この時期，活発に増殖因子を分泌している細胞に骨芽細胞がある．もちろん近くにいる骨芽細胞の前駆細胞などに助っ人を頼んでいるのであろうが，それだけではなく骨芽細胞は自分がつくる骨のなかに，その増殖因子を埋め込んでいく．これによりリモデリングのときに破骨細胞が骨を吸収すると，埋め込まれた増殖因子が溶出し，近くにいる骨芽細胞の前駆細胞に働きかけて骨形成を促すことになる[59]（図 8-10）．骨芽細胞は先のことを見越して，後輩のためのシグナルまで用意しているのである．

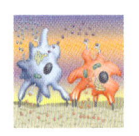

バイオロジーから学ぶ骨再生の"コツ"

　堅い話を頑張ってここまで読んでこられた読者のために，その知識を生かして，骨を再生させる方法を考えてみよう．

　血餅を形成，保持するためには，血餅を形成，保持しやすい欠損形態でなければならない．つまり**適応症の選択**が大切である．欠損を取り囲む骨壁の数の多い方が，血餅はたまりやすい．血餅のたまりやすい欠損を contained lesion（図 8-15），たまりにく

第8章 コツコツと再生する骨—骨のバイオロジー PARTⅡ

[Contained lesion]

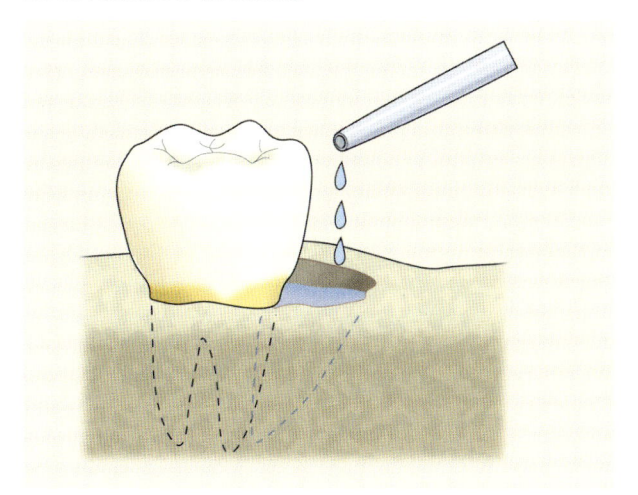

図 8-15 血餅の保持しやすい欠損を contained lesion といい，周囲の骨壁の数が多い．

[Uncontained lesion]

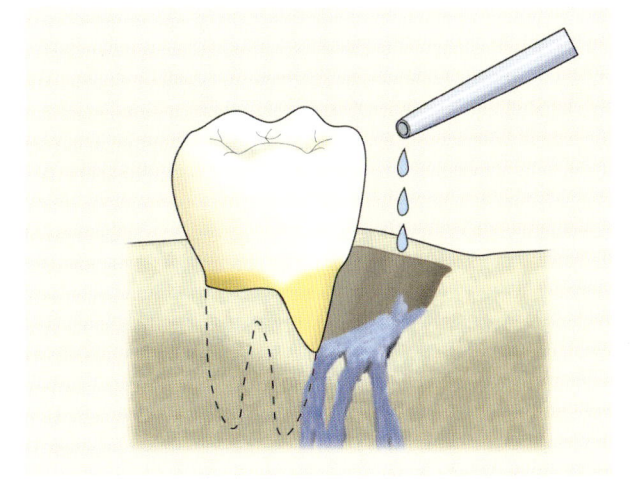

図 8-16 欠損周囲の骨壁が少なくなると，血餅の保持が難しくなる．

[骨壁数による骨欠損の分類]

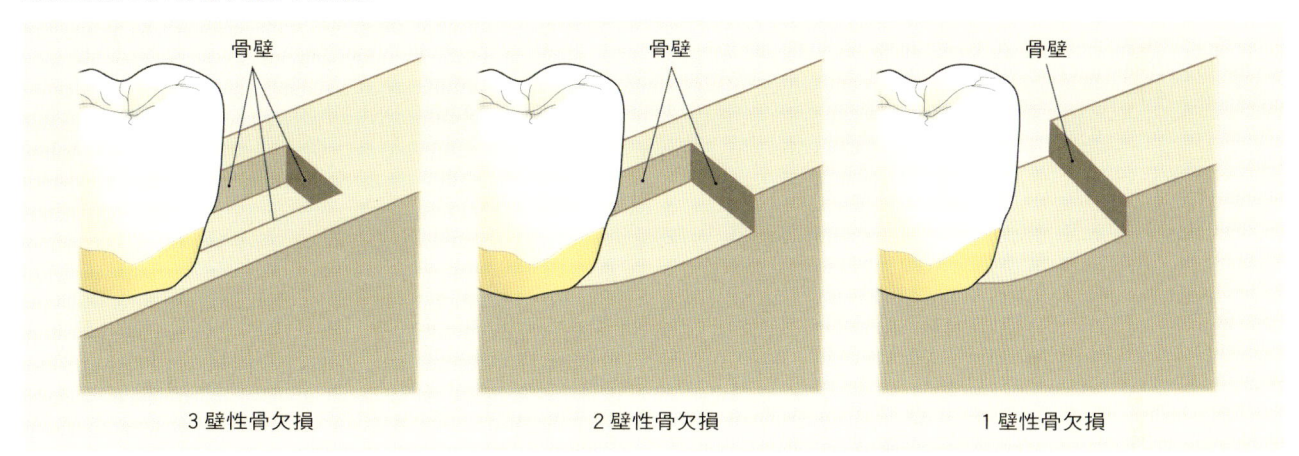

3壁性骨欠損　　　　　2壁性骨欠損　　　　　1壁性骨欠損

図 8-17 根面に背中をあてて周りを見わたしたとき，骨壁がいくつみえるかによって骨欠損を分類できる．

[複合型骨欠損]

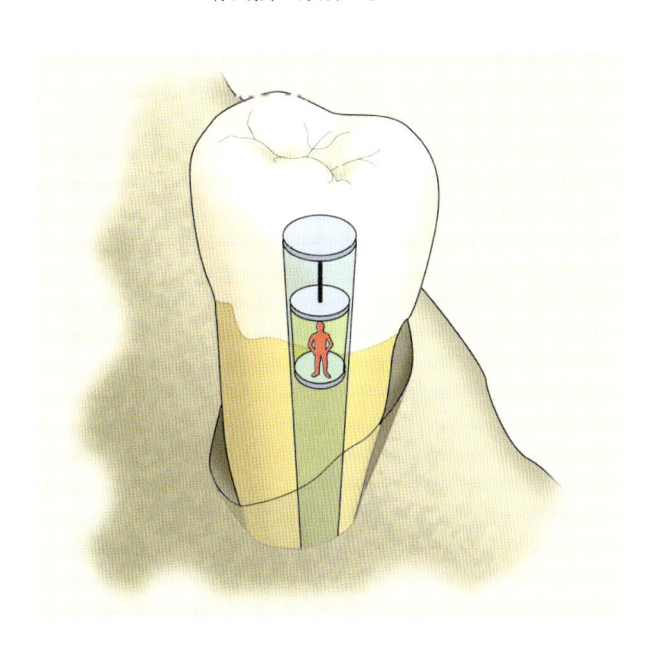

図 8-18 根面に備えつけられたシースルー・エレベーターに乗って下りていくと，最初は骨壁が一つ（1壁性）だが，しだいに左と前に合計二つ（2壁性）になり，最後は右にも壁がみえて3壁性となる．このように臨床では複合型の欠損が多い．

[Platelet Rich Plasma(PRP)]

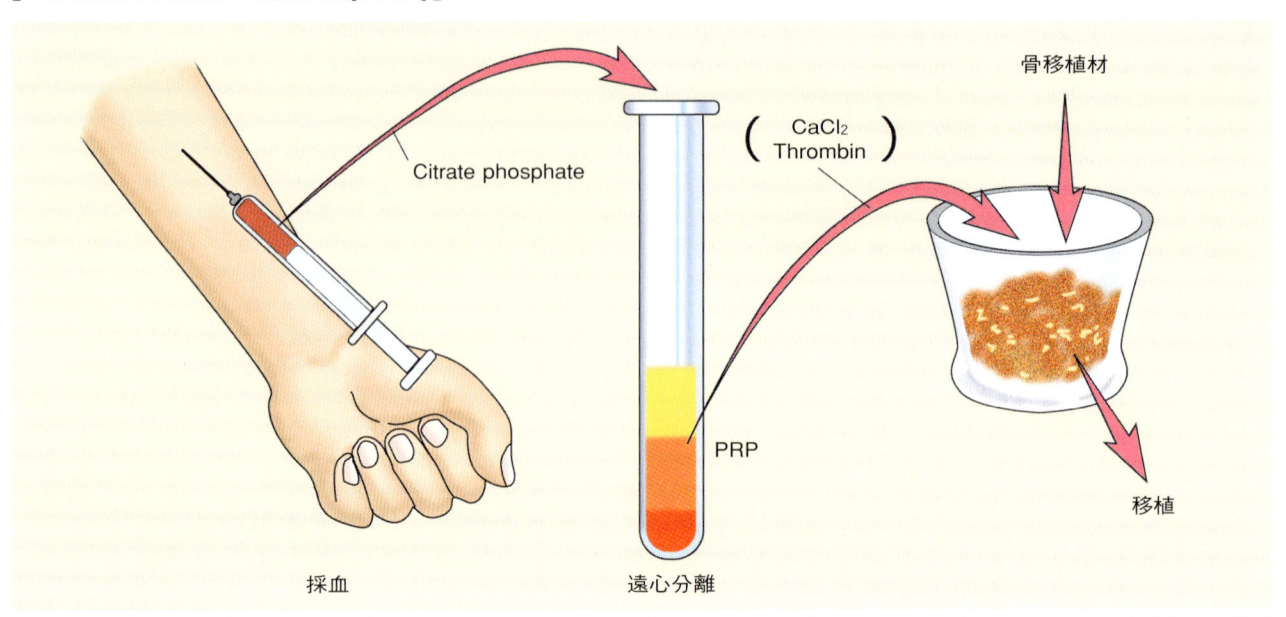

図 8-19 患者より採取した血液を遠心分離すると，血小板が数倍に濃縮された分画(PRP)が得られる．これを骨移植材と併用することにより，骨の再生を早くたくさん獲得できる．

い欠損を uncontained lesion(図 8-16)という．欠損に水を注いだとき，水がたまりやすいかどうかを考えればよい．この分類で考えると，血餅を形成，保持するには contained lesion である方が望ましいわけだ．

骨欠損を表す他の表現に，1壁性骨欠損とか2壁性骨欠損というのがある[68]．これはどういうものかというと，自分がミクロマンになって欠損部に入り，歯根面に背中をつけた状態で周りの骨の壁を見渡したとき，いくつ骨壁が見えるかということで定義できる(図 8-17／あまりアカデミックでなくてごめんなさい)．たとえば隣の根面が見えて，頬側には壁がなく，舌側にだけ骨壁が見える状態であれば1壁性骨欠損である．目の前にも左右にも骨壁が見えれば，3壁性骨欠損というわけである．

もちろん実際の臨床ではそんな単純な骨欠損の形態はむしろ少ない．たとえば骨欠損の入口では1壁性で，底の方にいくにしたがって2壁性，3壁性と壁の数が増えていくような場合が多い(このような骨欠損を複合型骨欠損という)．こういった複雑な骨欠損を理解するには，ミクロマンがガラス張りのエ

レベーターに乗ったと考えればいい．根面を背にしてエレベーターが骨欠損底に向かって下りていくとき，周りにみえる骨壁の数の変化をとらえればいいことになる(図 8-18)．

この分類でいくと，3壁性骨欠損がもっとも血餅を保持しやすい形態であることがわかる．骨壁の数が多くなると，既存の骨組織由来の細胞や歯根膜由来の細胞，そしてさまざまな液性因子などが供給されやすくなるし，上皮や結合組織の侵入も遅らせやすい(逆に骨壁が少ないと，骨壁の欠損しているところから上皮や結合組織が侵入しやすい)．昔から**狭くて**[69-72]**深い**[70,73-75]**3壁性骨欠損**[76,77]**は再生しやすい**といわれる理由はこれらにあったわけである．しかしながら狭くて深い3壁性骨欠損は，いいことずくめというわけでもない．骨壁に囲まれた根面はアクセスが悪く，根面のスケーリングやルート・プレーニングが難しいことが多いのである．根面がきれいでなければ骨は再生しないわけであるから，これは無視できない問題である．

もし再生させたい骨欠損が1壁性や2壁性のような uncontained lesion であれば工夫が必要である．

[再生療法成功のカギ]

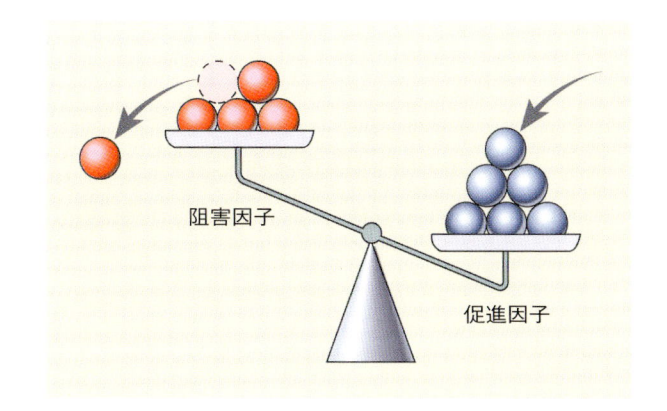

図8-20 再生を得るためには阻害因子を減らし，促進因子を増やすことを常に考えなければならない．

血餅を保持しやすくするため，骨移植材を用いたり，また血餅や骨移植材がなくなってしまわないように，膜を用いて再生のための空間を維持しなければならない（これを**スペースメイキング，space making**[2,78,79]という）．膜の素材や固定も重要になり，欠損に向かって落ち込まないようにチタン強化の膜を使ったり，ピンを固定に使うなど，やるべきことがどんどん増えてくる（骨移植材については第10章参照）．

血餅にある再生能力を最大限使ってやろうという方法もある．Platelet Rich Plasma（PRP）を応用する方法[67,80]だ．早い話が患者から採取した血液を遠心分離して血小板の豊富な分画を利用するもので，通常は骨移植材と併用する（図8-19）．

患者自身から採ってきたものであるから安全性は高い．拒絶反応や感染の心配がないわけだ．**血小板の自前濃縮ジュース**のようなもので，血中濃度の3倍以上の血小板が含まれている[67]．150m*l* の血液から約15m*l* のPRPが得られる（残りの135m*l* は患者に戻すといわれているが……私が患者なら嫌です）．臨床データはこれからというところだが，現在までのところX線的にも組織学的にも骨の再生が早く，たくさんできたという報告[39,81-87]がある（少し横道⑪）．

血餅を保持するだけでなく，再生を担当する細胞群が集まりやすい環境をつくることも大事である．それらの細胞群は残存する**骨組織**や**歯根膜組織**からやってくるので，そういった組織からの出血が確認できなければならない．とくに骨欠損が慢性的に経過し，骨表面の緻密度が高い場合などは，骨欠損部表層を一層削除したり，穴を開ける方がよい結果が得られる[88-96]（後者を**皮質骨穿孔；decortication**という）．最近はそういった細胞群を積極的によび寄せ，増やし，分化させるためにさまざまな増殖因子を応用する方法が考えられてきている．

いち早く市場に出回りそうなのがBMPで，この増殖因子をコラーゲンにしみこませたものを使って，上顎洞底を挙上したヒトでの症例がもうすでに報告されている[97]．また多分化能のある細胞を移植する試みもされており，この分野はとどまるところを知らないという状態だ．われわれの臨床に結びつくには，いくつものハードルを越えなければならないであろうが，引き続き注目していきたい．

再生療法を考えるとき，**再生を促す要因**に目がいさがちであるが，**再生を妨害する要因を排除する**ことも非常に重要である（図8-20）．上皮や結合組織を膜などで排除することもその一つであるが，もっとベーシックな，異物や感染の管理，とくに根面のdebridement（スケーリング，ルート・プレーニングと同義）をおろそかにすると再生療法は失敗する．もともと根面に形成された細菌バイオフィルムから逃げるかたちで骨が吸収したわけであるから，その細菌バイオフィルムやその温床となる歯石を取らずして再生はありえない．根分岐部病変に対するGTR法が，当初考えられていたほどには成績がよくない理由に，そのdebridementの難しさがあるようだ[98]．

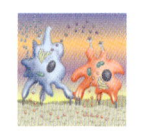

少し横道⑪ Platelet Rich Plasma (PRP)の原理

[血清と血漿に対する平滑筋細胞の増殖の違い]

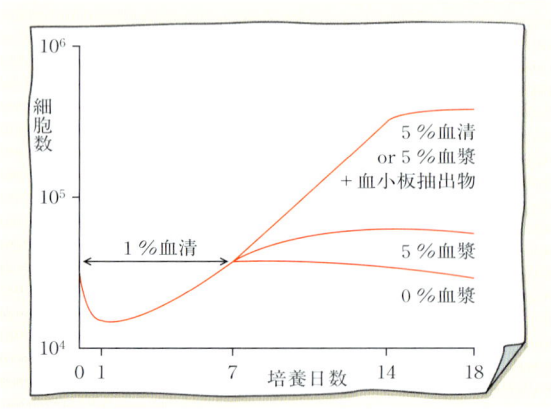

図⑪ (Ross R and Glomset J A：The pathogenesis of atherosclerosis. N Engl J Med, 295：369, 1976.[9]より)

血小板は創傷治癒初期における増殖因子の主たる供給源である．したがって血小板をたくさん動員すればより速いスタートダッシュが期待できる．そこで考え出されたのがPRP（Platelet Rich Plasma）である．

Plasmaとは血漿のことで，抗凝固剤で血液を固まらないように処理してある．それに対して血清（Serum）は血液が固まったあとの上澄みである．とすると血漿と血清のどちらを培養細胞にふりかけたら細胞がより増殖するだろう？

答えは血清（図⑪）．それならどうして血清を使わないんだということになる．それに，そもそもどうして血清の方がよく効くのだろう？それは血清では血液凝固の際に血小板のα顆粒から増殖因子が放出されていて，そのため血清中には増殖因子がすでに含まれているからである．それでは血漿ではどうして細胞は増殖しないのだろう？それは血漿では血液凝固が止められているため，増殖因子が血小板のなかにたまったままで放出されないからである．血漿にも増殖因子はあるけれども使えないだけなのだ．

血小板が放出した増殖因子を濃縮するのは大変なことである．そこで血小板を濃縮して，使う直前に増殖因子を放出させれば効率的に増殖因子を利用できるだけでなく，操作も簡単だ．そのため採ってきた血液に抗凝固剤（Citrate phosphate）を加えて血小板のなかに増殖因子をためたままにしておき，その状態で遠心分離にかけて血小板がたくさん集まった分画（これがPRP）を採ってくるわけである．いざ使うときには塩化カルシウムやトロンビンを加えて凝固させる．これにより血小板から増殖因子が放出されるという手はずなのである．通常PRPは骨移植材に混ぜて使うが，血餅になって固まるため操作性も上がるし，血餅中のフィブリン－フィブロネクチンは再生の暫間基質として働くため再生にとっては好都合である．つまりPRPでは再生の3要素のうちシグナルと細胞外基質の二つが確保されるわけだ．あとは再生にかかわる細胞が集まりやすい環境を考えればよい．

PRPは自分の血液から作製したものだから免疫反応や感染の危険性がない．また器械の費用はかかるが材料はただなのでランニングコストも少なくてすむ．なかなかよく考えられた方法だが，これから歯科医院で採血する機会が増えていくのだろうか？

第 9 章
元祖とんこつスープの中身

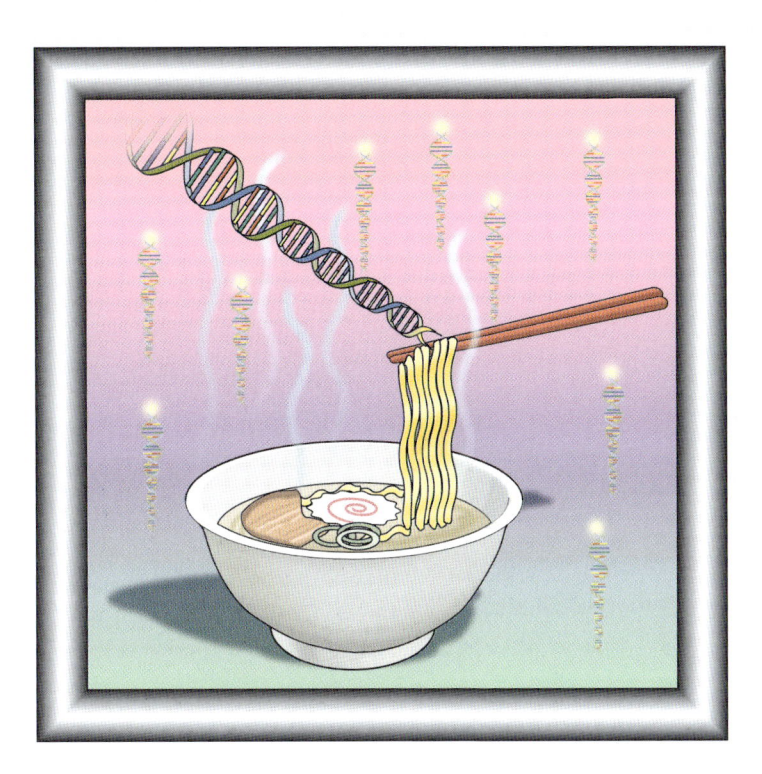

タイトルイメージイラスト
　とんこつスープに溶けだしているだろう増殖因子はDNAにコードされた遺伝子に基づいてつくられる．

骨のバイオロジー

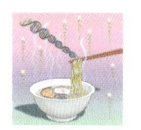

PART III

とんこつスープのバイオロジー？

とんこつスープのあのまったりとした味は何からくるのであろうか？　ぶつ切りにして放り込んだとんこつの骨髄から，おいしいスープがでてきているに違いない．ミネラルの味なのかミネラル以外のいわゆる骨基質の味なのか，あるいは骨髄中の結合組織の味なのか，だれか分子生物学的に研究してもらいたいものだ．

この章では，もしかしたらその味の原因かもしれない増殖因子の話を取り上げる．どんなに高名な増殖因子の研究者でも，その味を味わったことはないはずなので，ここでは増殖因子の性質やその応用について話をしていこう．

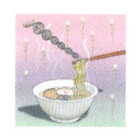

増殖因子はスカウトマン？

増殖因子はスカウトマンのようなものだ．素人集団のなかからある特定の人間を選び，そういう人間をたくさん集めて，プロフェッショナルに育てていく．

増殖因子はたくさんある細胞のなかのある細胞をよび寄せ，プロになる前の細胞（前駆細胞）を増殖させ，プロの細胞に分化させる作用がある（図 9-1）．

通常この増殖因子は細胞から分泌され，他の細胞のレセプター（受容体）に結合することによりその作用を発揮する[1,2]（図 9-2〜4）．なかには自分で分泌しておいて，自分のレセプターに結合して，自分で興奮するナルシストもいる[2,3]．スカウトみずからプロになるようなものだ（図 9-4-③）．

増殖因子は，側枝に糖がついていたりするが，基本的にはタンパク質である．したがって，どんな細胞でもすべての増殖因子の遺伝子をもっている．それにもかかわらず，細胞によって分泌する増殖因子が異なったり，結合するレセプターをもっていたり，もっていなかったりする．これは局所の環境で発現する遺伝子が高度に制御されているからである．つまりある増殖因子をつくらない細胞は，その遺伝子をもっていないのではなく，その遺伝子が働かないように制御されているわけである．

骨をつくる際に働いている増殖因子にBMP（Bone Morphogenetic Protein）というものがある．この増殖因子はわれわれ歯科医師が使う最初の増殖因子になりそうである[4]．もうすでに欧米ではその臨床報告がされている．そこでこの章ではこのBMPに的を絞って話を進めていきたい．

第9章 元祖とんこつスープの中身―骨のバイオロジー PART Ⅲ

[増殖因子の作用]

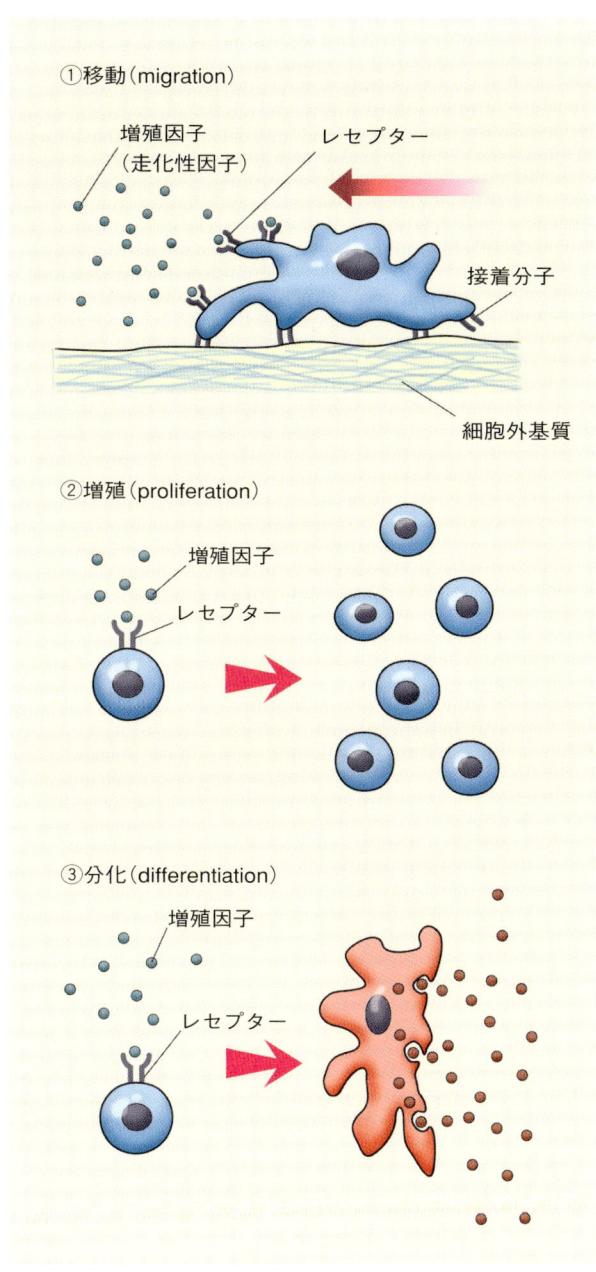

① 移動（migration）
増殖因子（走化性因子）
レセプター
接着分子
細胞外基質

② 増殖（proliferation）
増殖因子
レセプター

③ 分化（differentiation）
増殖因子
レセプター

図 9-1

[細胞間シグナリング]

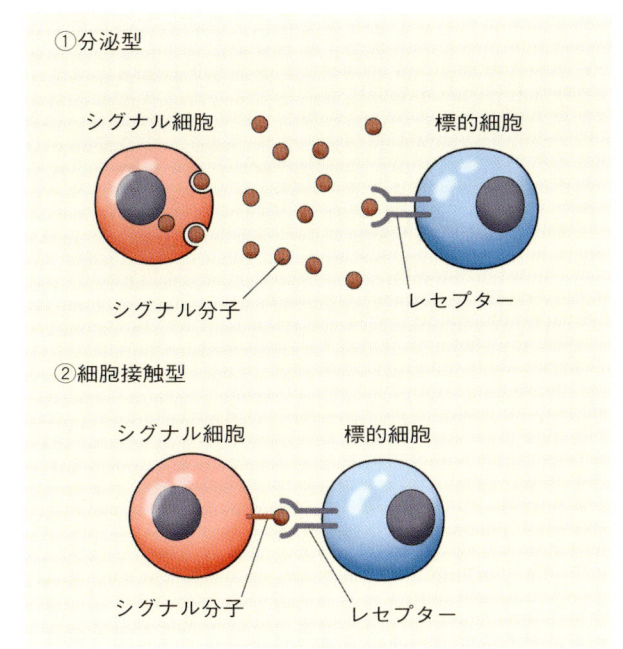

① 分泌型
シグナル細胞
標的細胞
シグナル分子
レセプター

② 細胞接触型
シグナル細胞
標的細胞
シグナル分子
レセプター

図 **9-2** 細胞どうしの情報のやりとりには二通りある．一つは分泌型シグナリング①で，ある細胞（シグナル細胞）が分泌したシグナル分子（増殖因子やサイトカインなど）が相手の細胞（標的細胞）のレセプターに結合することにより情報が伝わる．もう一つは細胞接触型シグナリング②で，細胞膜上に発現したシグナル分子を相手の細胞が接触しながらレセプターを介して情報を受けているものである．

[分泌型の細胞間シグナリング]

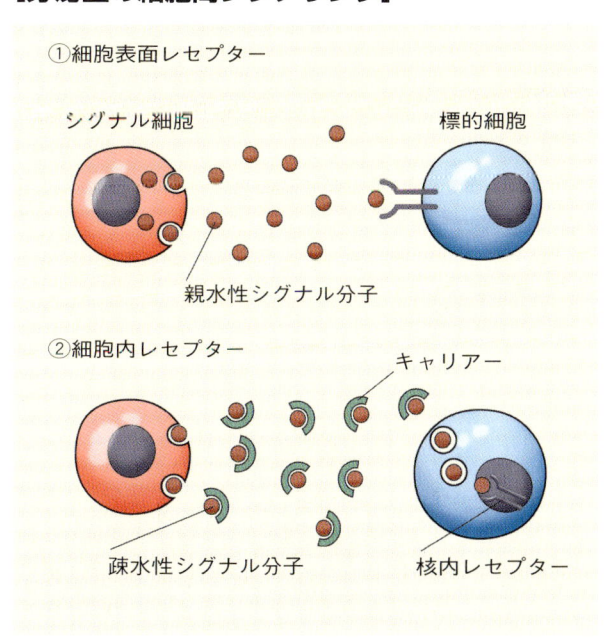

① 細胞表面レセプター
シグナル細胞
標的細胞
親水性シグナル分子

② 細胞内レセプター
キャリアー
疎水性シグナル分子
核内レセプター

▶図 **9-3** 分泌型シグナリングは，そのシグナルを受けとるレセプターにより二つに分けられる．一つはそのレセプターが細胞表面にあるもの①で，多くの増殖因子やサイトカインはこのタイプである．そしてこのタイプのシグナリングでは，シグナル分子の多くは親水性である．もう一つはレセプターが細胞内にあるもの②で，とくに核のなかに存在するものが近年数多く発見されている．脂溶性ビタミン（ビタミンDなど），ステロイドホルモン（エストロゲンなど）などはそのシグナル分子として知られており，それらのシグナル分子の多くは小さく，疎水性である．そのため血液中や組織液中を動く際にはキャリアーに結合している．

[シグナル分子の伝達]

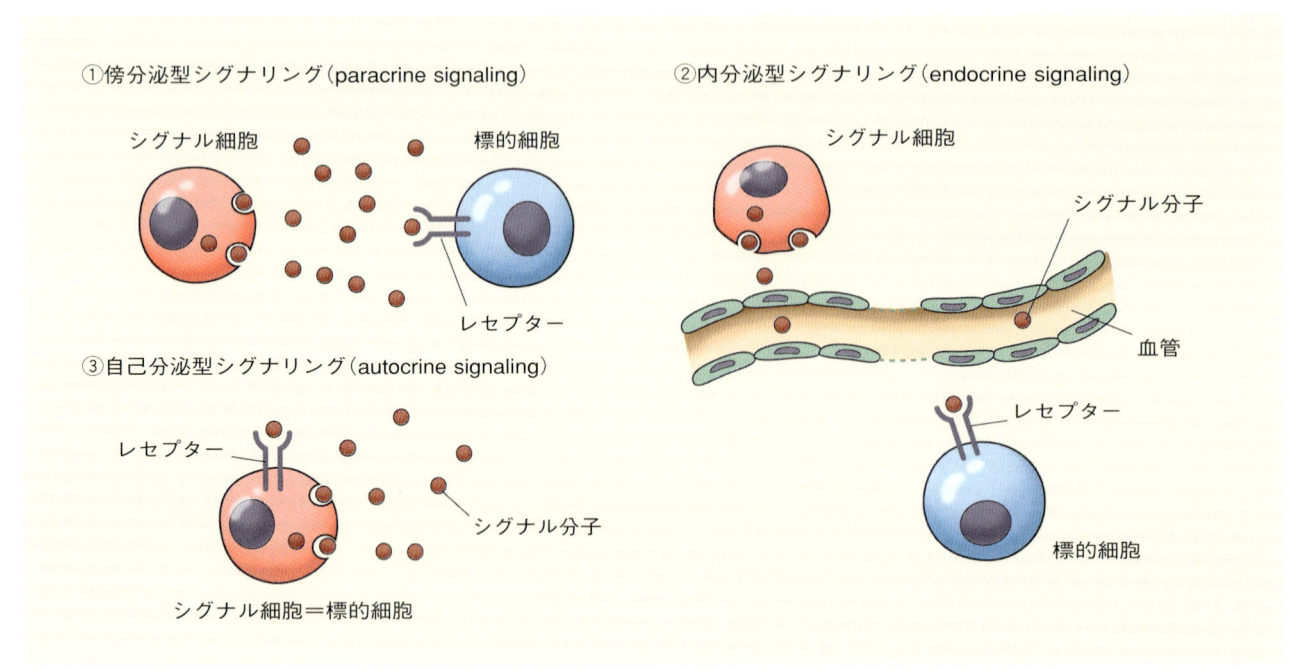

図 9-4 分泌型シグナリングでは，分泌されたシグナル分子が近くの標的細胞のレセプターに結合する傍分泌型①と，血流にのって遠くの標的細胞のレセプターに結合する内分泌型②，そして自分自身のレセプターに結合する自己分泌型③がある．また，ここでは省略したが，シグナルを遠く離れた標的細胞に速く確実に伝えるシナプス型シグナリング(synaptic signaling)もあり，これは神経細胞におけるシグナリングの特徴になっている．自己分泌型では一見ムダなようにも思われるが，同一の細胞集団が同時に活性化されたり，細胞の活性の維持に重要な役割を果たすと考えられている．

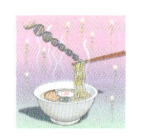

BMPって？

BMPは日本語では骨形成因子とか骨形態形成因子とか訳されているが，BMPという単語がもう市民権を得ているようだ．BMPの研究は1965年にUristらが行った実験に端を発しているといってよいだろう[5,6]．彼らは脱灰処理した骨を動物のおなかのなかという，もともと骨のないところに(つまり異所性に)埋植し，そこに新しく骨を再生できることを証明したのである(異所性骨形成)．

骨組織のあるところに骨ができるならともかく，骨組織のないところに骨ができるということは非常にショッキングなことであった．この実験により，骨を脱灰したものに骨を新しくつくらせる能力(骨誘導能)があり，おなかのなかにも骨芽細胞(骨をつくる細胞)になれる細胞がいるということが示唆されたわけである．

そうすると，脱灰した骨のなかの何が骨誘導能を担うのかということになった．当時はまだその物質の特定はできなかったが，UristらはそれをBMPと名付けた．その後BMPの精製が進んでいき，1988年にはWozneyらにより念願のcDNAのクローニングが成功し，BMPの全塩基配列が解明された[7](*図 9-5*)．そしてBMPにもいろいろ種類があることがわかり，現在20種類以上のBMP(ひとまとめにしてBMPファミリーという)が確認されている[8-11](*図 9-6*)．

[分子生物学へのいざない1／遺伝子のクローニング]

ここで少し横道にそれるが，クローニングの話をしておこう．遺伝子工学の発展のおかげでわれわれの目にする雑誌や新聞でも『××遺伝子のクローニングに成功』という記事を目にするようになって久しい．ますます発展していくこの世界の概略だけでも知っておくことは，現在のバイオロジーを理解するうえで必須である．

[BMPの構造]

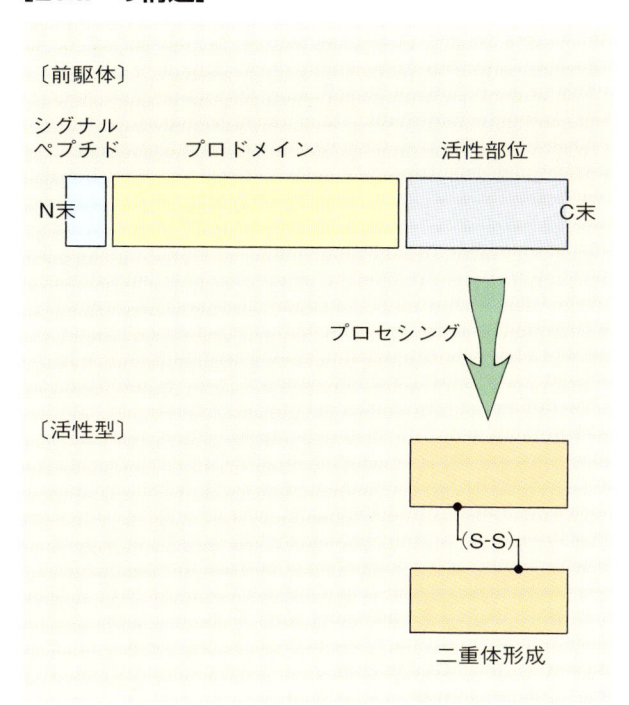

〔前駆体〕

シグナル
ペプチド　プロドメイン　活性部位

N末　　　　　　　　　　　　　　　C末

↓プロセシング

〔活性型〕

(S-S)

二量体形成

図 9-5 BMPは前駆体としてつくられた後，カルボキシ末端に近い114〜139個のアミノ酸からなる部位が切断され，システイン間でジスルフィド結合した二量体となって活性型となる．

[BMPファミリーの分子系統樹]

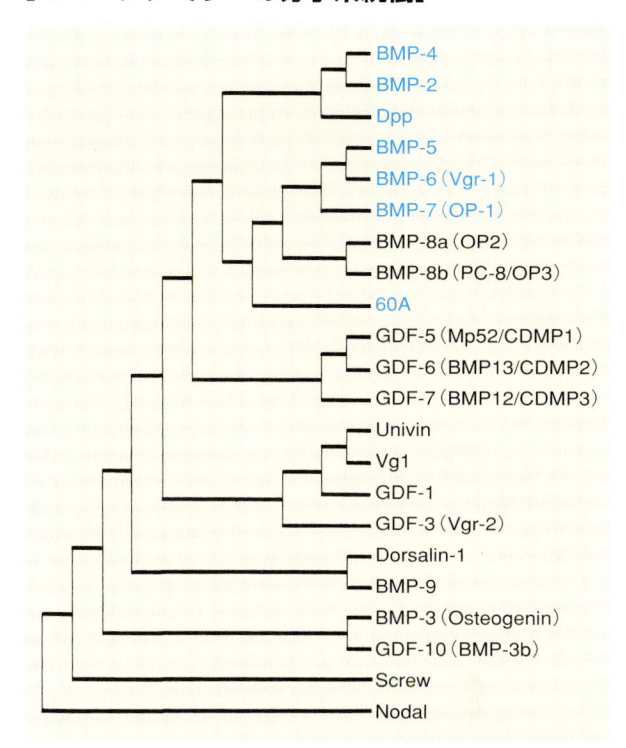

- BMP-4
- BMP-2
- Dpp
- BMP-5
- BMP-6 (Vgr-1)
- BMP-7 (OP-1)
- BMP-8a (OP2)
- BMP-8b (PC-8/OP3)
- 60A
- GDF-5 (Mp52/CDMP1)
- GDF-6 (BMP13/CDMP2)
- GDF-7 (BMP12/CDMP3)
- Univin
- Vg1
- GDF-1
- GDF-3 (Vgr-2)
- Dorsalin-1
- BMP-9
- BMP-3 (Osteogenin)
- GDF-10 (BMP-3b)
- Screw
- Nodal

図 9-6 青字は単独で骨誘導活性のあるものを示す（土居眞樹：実験医学，14：61，1996.[11]より）．

顕微鏡で見ないと見えないくらい小さなわれわれの細胞1個の核のなかには，全長約2mのDNAが折り畳まれている[12]．そして，そのなかに遺伝情報が詰まっているわけである．しかし2m全体にわたって遺伝子が並んでいるわけではなく，DNAにおける遺伝子の占める割合はせいぜい3〜5％である[12]．しかもわれわれの細胞のような真核細胞では，遺伝子の情報はイントロンとよばれる意味のない配列で分断されている[13]（意味のあるところ，つまり遺伝情報をコードしているところをエクソンという）．

つまり遺伝子は膨大な暗号のなかのほんの一部であり，しかもその遺伝子は細切れにされているのである．したがってあるタンパク質の設計図にあたる遺伝子を探しだす場合，DNAから拾いだしてくるのは並大抵のことではない．そこで通常は設計図のコピーにあたるmRNAをみつけだすという方法を用いる．mRNAは核内でスプライシングという処理を受けてイントロンが除去されているため，余分なことの書いていない設計図になっている[13]（*図 9-7*，

8）．

このmRNAを細胞から抽出し，逆転写酵素を作用させるとmRNAと相補的なDNAができあがる．これがcDNAであり，イントロンを含まない人工的な遺伝子DNAと考えればよい[2,12]（*図 9-9*）．このままでは1本鎖で不安定なので，DNAポリメラーゼという酵素で2本鎖にする．そしてファージやプラスミドというベクターに組み込んで大腸菌などに感染させて増殖させると，数を増やすことができる（*図 9-10*）．

たとえばBMPのcDNAをクローニングする場合を考えてみよう[7,14-22]．細胞にはたくさんの種類のmRNAが存在するのでcDNAをつくるだけでなく，どのcDNAがBMPのものなのかを探しださなければならない．

そのための方法の一つとしてコロニーハイブリダイゼーション（colony hybridization）がある[2]（*図 9-11*）．前述の大腸菌をシャーレで培養すると，たくさんのコロニー（細菌の塊）ができる．それらを溶菌すると，

[セントラルドグマ]

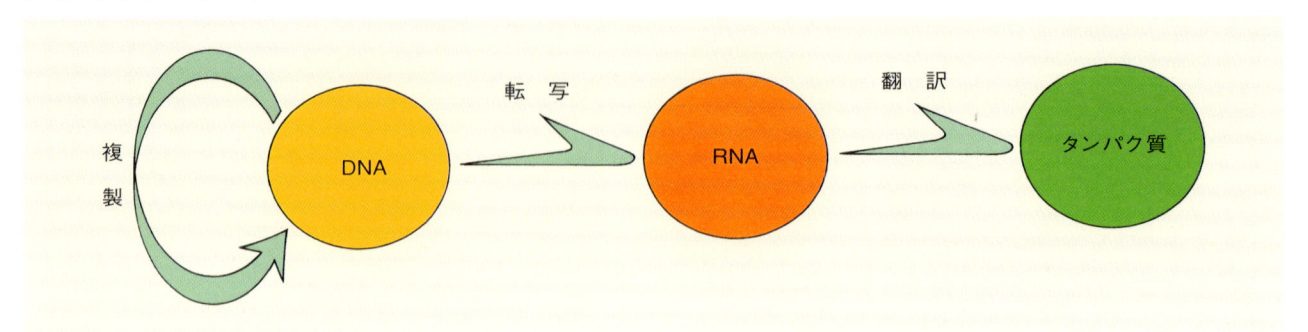

図 9-7　DNA 上の塩基配列というかたちで記録されている情報は，いったん RNA にコピー（転写）され，その後 RNA 上の塩基配列をもとにアミノ酸がつながれていく（翻訳）．この DNA→RNA→タンパク質という遺伝情報の流れは，セントラルドグマ（中心命題）とよばれる．

[真核細胞におけるセントラルドグマ]

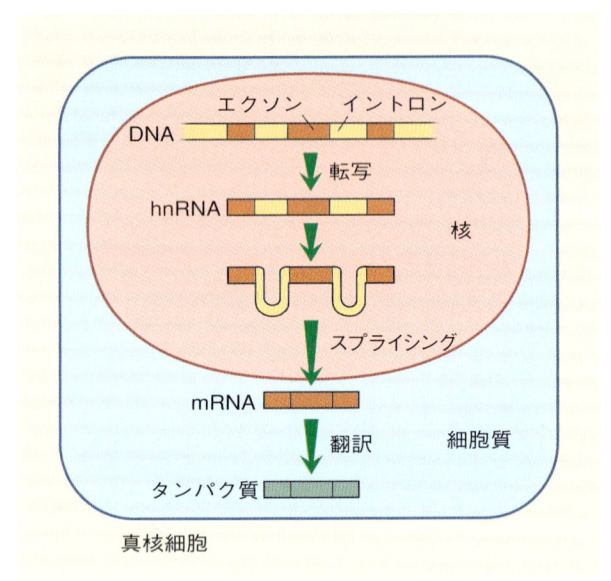

図 9-8　われわれ人間を含めた動物を構成する細胞は真核細胞といわれ，DNA を取り囲む核の存在が特徴である．DNA 上の遺伝情報はエクソンといわれる部分に存在するが，それはイントロンといわれる部分で分断されている．そのためいったんエクソンもイントロンも含めたかたちでコピー（転写）をとり，そのコピー（hnRNA）から後でイントロンの部分を切りとるスプライシングという過程が必要である．スプライシングされた RNA は，エクソンからの情報だけからなる mRNA（メッセンジャー RNA）といわれ，核内から細胞質中のタンパク質合成の場に移動していく．

[cDNA]

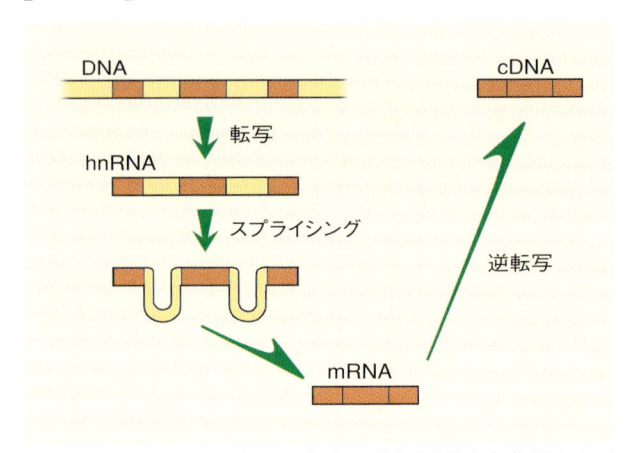

図 9-9　mRNA にウイルス由来の逆転写酵素を作用されると，逆に DNA ができる（セントラルドグマの逆方向）．この DNA は mRNA と相補的（complementary）という意味で cDNA という．これはもとの DNA からイントロンを除いた塩基配列になっていて，あるタンパク質をコードする人工的な遺伝子そのものといえる．

[cDNA ライブラリー]

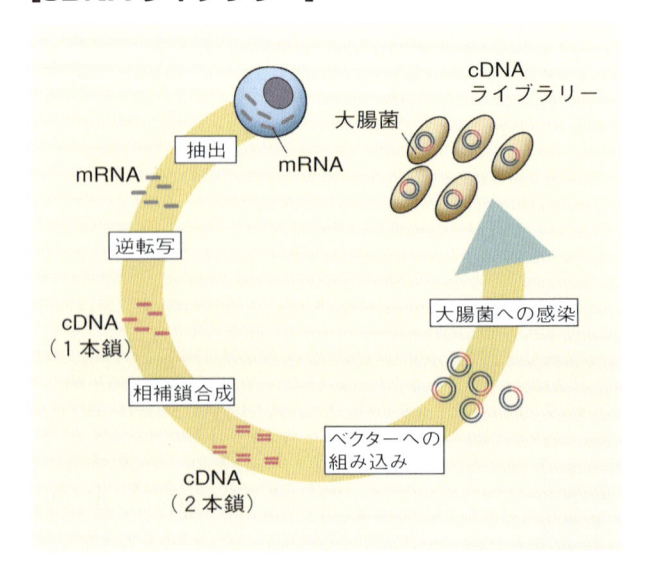

▶ *図* 9-10　*図* 9-9 で得た cDNA を 2 本鎖にした後，ファージやプラスミドなどのベクターに組み込んで大腸菌に感染させると数を増やせる．大腸菌 1 個に 1 種類の cDNA が入るので，それぞれの大腸菌が一つの遺伝情報という"本"をもつことになるので，この本をもった大腸菌の集まりは cDNA ライブラリー（図書館）といわれる．

[コロニーハイブリダイゼーション]

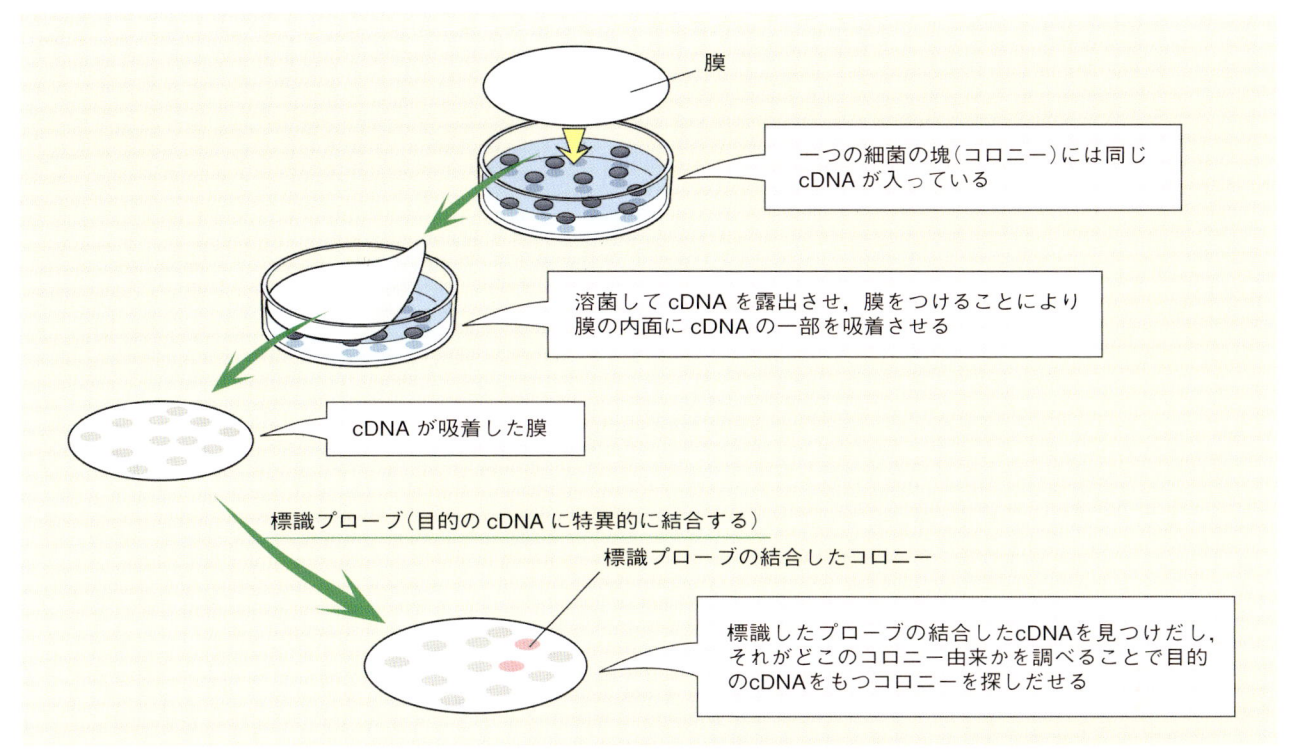

図 9-11　図 9-10 の方法でつくった cDNA ライブラリーには，その細胞のつくりだされているすべての mRNA からつくられた cDNA が含まれている．この無数の cDNA から目的の cDNA（たとえば BMP をコードしている cDNA）を探しだす方法としてコロニーハイブリダイゼーションがある．

なかに入っている cDNA が露出してくる．BMP の cDNA と結合するものに目印をつけておいて（これを標識プローブという），これをふりかけて結合したものが BMP の cDNA ということになる．この cDNA を解析していれば BMP の遺伝子の全塩基配列がわかるわけである．

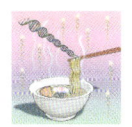

BMP は魔法の粉になるか？

BMP は骨芽細胞がつくる（もちろん他の細胞も BMP をつくるが話を単純化しよう）．そしてその BMP は骨芽細胞の前駆細胞などに働きかけて，骨芽細胞を誘導してくる[23]．つまり骨芽細胞は自分と同じ子孫をつくるため，精子バンクに精子を残すように，BMP という子孫繁栄のシグナルをつくりだす．そしてその後に，このシグナルにより同じ骨芽細胞が復活するわけである．

たとえば骨のリモデリングの場合は，まず骨芽細胞が骨をつくるときに BMP も同時に骨に植え込んでいき，破骨細胞がその骨を食べるときに BMP が溶けだし，その BMP によりまた骨芽細胞が誘導されるという繰り返しがあると考えられている（これを matricrine という）（図 9-12）．

もちろん BMP は骨の再生のときにも重要なシグナルである[24-33]．BMP が骨芽細胞の前駆細胞，つまり骨づくり職人の見習いを集め，人数を増やし，教育して立派な骨芽細胞という骨づくり職人を育てるわけである．ちなみに見習いが集まってくることを前駆細胞の遊走 (migration)，人数が増えることを細胞の増殖 (proliferation)，立派な職人になることを細胞の分化 (differentiation) という（図 9-1）．一般的に細胞は最終的に分化してしまうと増殖できないので，通常は未分化な細胞が遊走，増殖してから分化するといわれている．その後の骨の再生のステップは前章で述べたので，ここでは割愛させてもらう．

[matricrine]

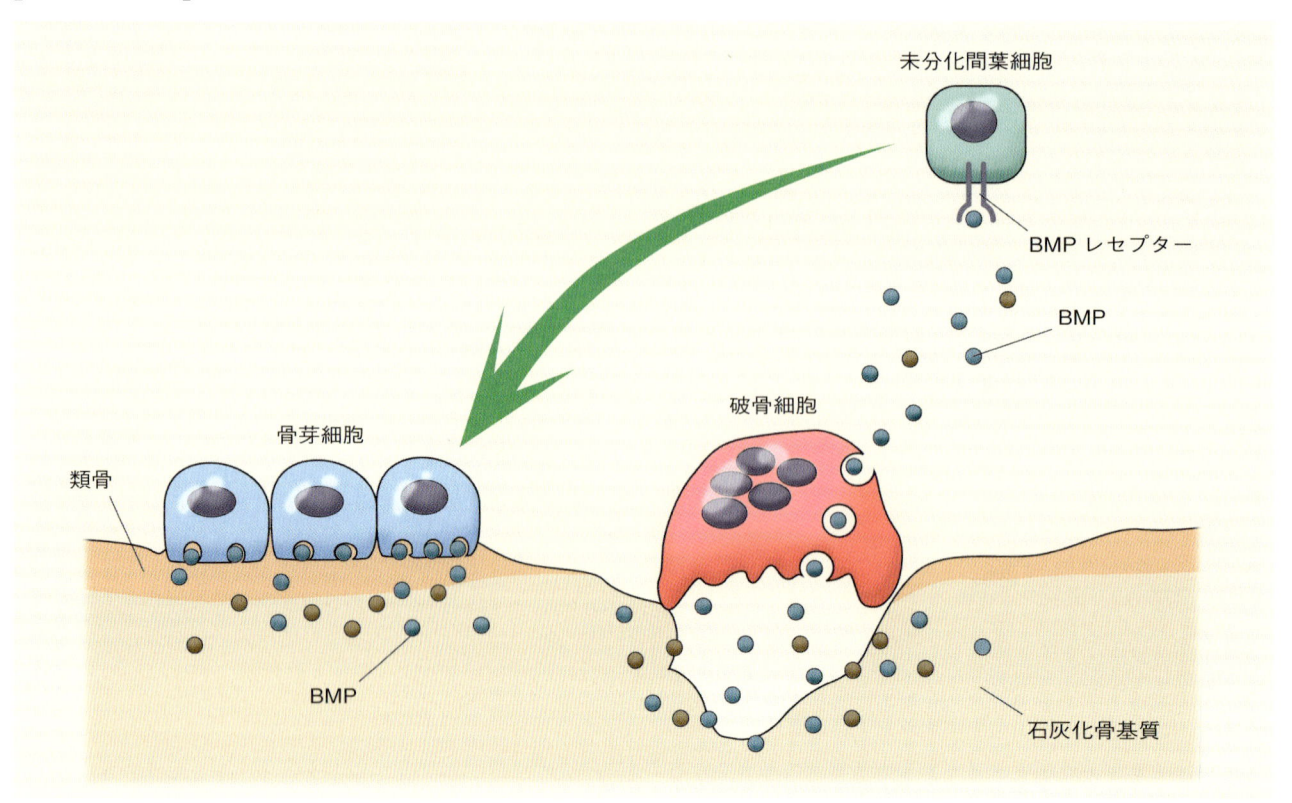

図 9-12 骨芽細胞が分泌した BMP は骨基質のなかに埋め込まれ，破骨細胞による骨吸収の際に他の基質と一緒に溶出してくる．それが未分化間葉細胞や骨芽細胞の前駆細胞に作用することにより，新たに骨芽細胞を誘導してくる．この一連の分泌型シグナリングを matricrine という．

　ここで"BMP により骨芽細胞が誘導される"とはどういうことなのか考えてみよう．ご存じのとおり，同じ人間の細胞であればどの細胞でも同じ DNA をもっている．たとえば骨芽細胞と筋細胞は見た目は全然違うが，もっている DNA は同じである．どうして見た目や，機能まで違うのかというと，働いている遺伝子が違うのである（これを生物学では"発現している遺伝子が違う"というように表現する）．DNA にはたくさんの遺伝子があり，そのうち骨芽細胞の遺伝子が働けば骨芽細胞になるし，筋細胞の遺伝子が働けば筋細胞になる．どの遺伝子が働くのかは，局所環境で交わされる複雑なシグナルのネットワークや全身性の制御による．

　BMP はそのシグナルの一つで，骨芽細胞の遺伝子群のスイッチを入れ，その遺伝子群が発現するようにするわけである[34-36]．骨芽細胞で発現する遺伝子群のすべてがわかっているわけではないが，それらの遺伝子の産物であるタンパクのリストをあげておく[37]（表 *9-1*）．今のところこのリストにあるようなタンパクをつくっている細胞，いいかえればそれらのタンパクをコードしている遺伝子群が発現している細胞を骨芽細胞，あるいは骨芽細胞様の細胞ということができる（最終的に骨をつくることを確認できなければならないが）．

　この BMP というシグナルはかなり強力で，未分化な細胞のみならず，ある程度分化の方向が決まった細胞（たとえば筋肉になろうか骨になろうか迷っている細胞）まで骨芽細胞に誘導することがわかっている[34]．つまり将来何になろうか決めていないフリーターのみならず，仕事にやる気がでてきて筋肉職人になろうか骨づくり職人になろうか迷っているものまでスカウトしてきて，骨づくり職人にしてしまうわけである（図 *9-13*）．BMP 以外に骨再生をうながす増殖因子はあるが，BMP のように異所性に骨を

表 9-1　骨芽細胞の表現形質.

- ○アルカリフォスファターゼ活性
- ○骨基質タンパクの産生
  - ①コラーゲン（Ⅰ型が主）
  - ②非コラーゲン性タンパク
    - a. オステオカルシン
    - b. マトリックス Gla タンパク
    - c. オステオポンチン
    - d. 骨シアロプロテイン
    - e. オステオネクチン
- ○増殖因子・サイトカインの産生
    IGF-Ⅰ,Ⅱ, FGF, TGF-β, BMP, CSF, LIF, IL-6, IL-Ⅱ など
- ○ホルモン・増殖因子の受容体の発現
    ビタミン D, PTH, エストロゲン, テストステロン, 成長ホルモン, インスリン, グルココルチコイド, TGF-β, FGF, IGF など

（山口　朗ら：骨・カルシウム代謝の調節系と骨粗鬆症. 1994.37より）

▶ 図 9-13　BMPは間葉系細胞の分化のふり分けに大きくかかわる．赤矢印はBMPにより促進されることを示す．

[間葉系細胞の分化におけるBMPの作用]

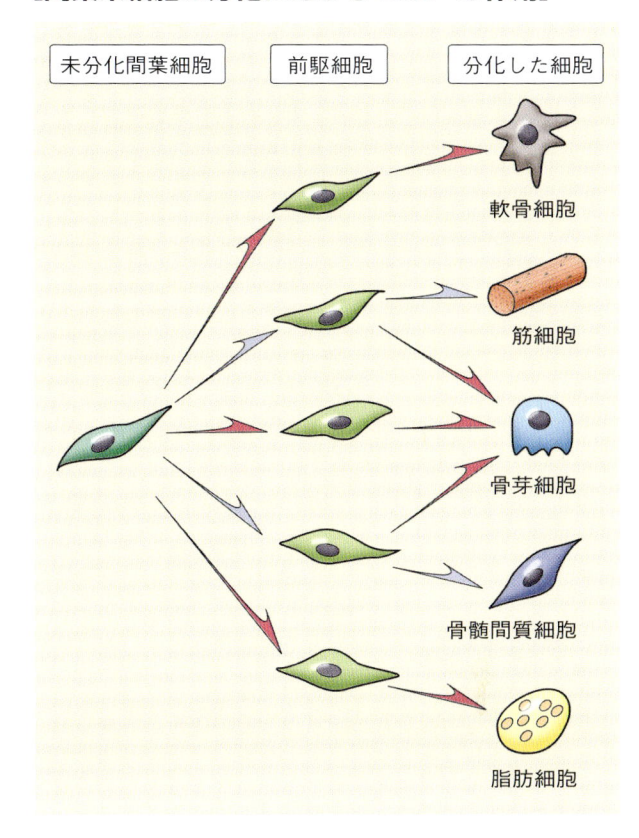

つくったり，ある程度方向づけの決まった細胞まで強引に骨芽細胞にしてしまうような強力な誘導能はない．

　BMPのこういった強力な骨誘導能を臨床に役立てようと，現在研究が進んでいる．骨だけでなく，セメント質や歯根膜まで再生させる[38-40]，いわゆるGTR法への応用は動物実験レベルであるが，骨だけを再生させるいわゆるGBR法への応用は臨床報告の段階に入っている．インプラントを埋入するため上顎洞底に骨をつくる，いわゆる sinus lift ではすでに臨床報告がされており[41,42]，良好な結果が得られている．

[分子生物学へのいざない2／BMPのレセプター（図 9-14）]

　BMPが細胞に結合するところを BMP レセプター（receptor，受容体）という．レセプターにBMPがひっつくからシグナルが細胞のなかに伝わるということは一見単純なことのように思えるが，そのメカニズムがわかったのは最近だ[43-45].

　普通，レセプターはタンパク質でできていて細胞のなかから外に突きだしている[2]（細胞内にあるレセプターもある／図 9-3）．細胞膜を貫通するところは疎水性になっていて細胞膜によくなじむようになっている．こんなレセプタータンパク質が1本突きだしていてそれにBMPがひっついても，どうやって細胞のなかまでシグナルが伝わるのだろうか？　まさか1本の糸が核内の遺伝子までつながっているわけではないだろうし，BMPがひっついたショックでレセプターの細胞内の部分の形が物理的に変形するというのも説得力に欠ける．

　実はBMPがレセプターにひっつくとき，二つのレセプターを橋渡しするように働くことがわかっている．タイプⅡのレセプターはその細胞内の一部分が酵素（セリンやスレオニンというアミノ酸をリン酸化する酵素）になっていて，それによりBMPにより橋

[BMPレセプター]

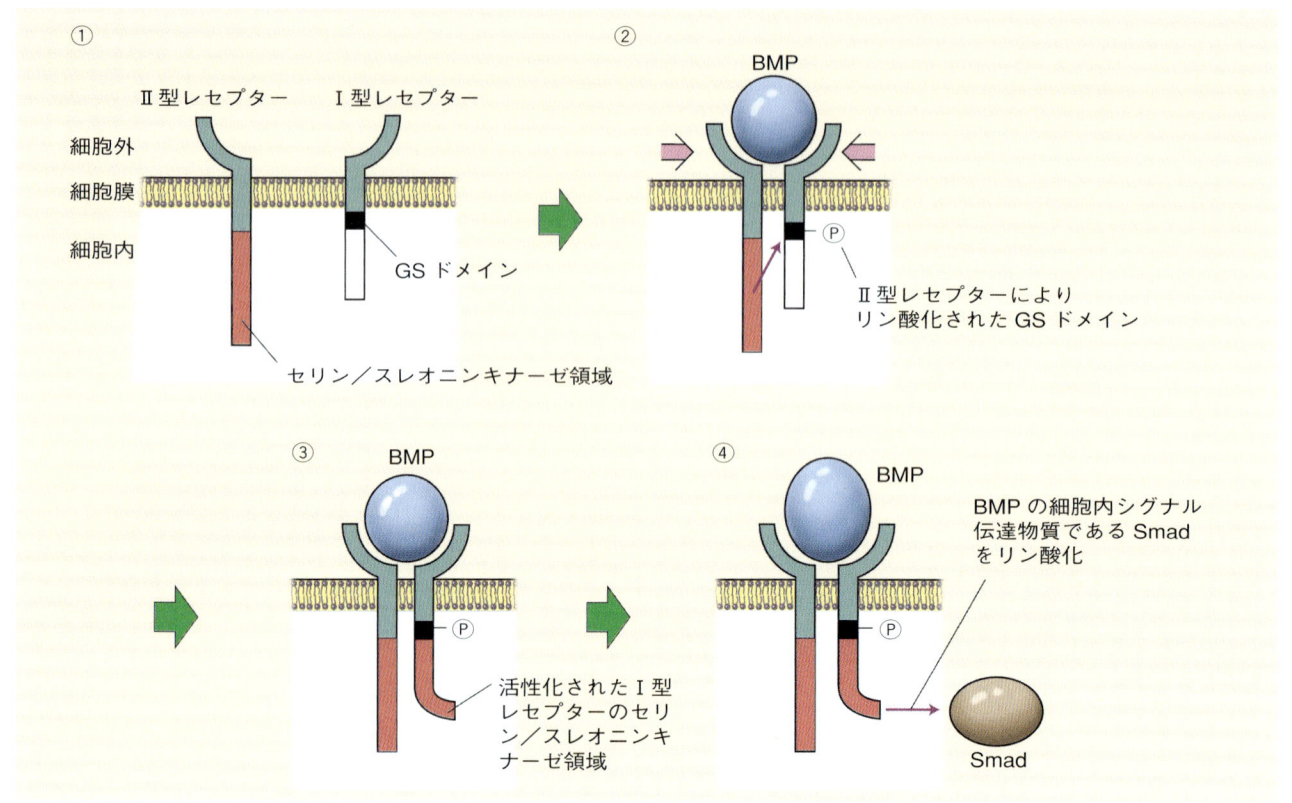

図 *9-14* BMPレセプターにはⅠ型とⅡ型の2種類があり，シグナル伝達には両方とも必要である．
①：Ⅱ型レセプターの細胞内領域にはセリンやスレオニンというアミノ酸をリン酸化するセリン／スレオニンキナーゼ領域がある．
②：BMPがレセプターに結合するとき，BMPはⅡ型レセプターとⅠ型レセプターを引き寄せて二量化する．それによりⅠ型レセプターのグルシンやセリンに富んだGSドメインがⅡ型レセプターによりリン酸化される．
③④：GSドメインがリン酸化されるとⅠ型レセプターのセリン／スレオニンキナーゼ領域が活性化され，BMPの細胞内にシグナル伝達物質であるSmadをリン酸化する．実際はⅠ型，Ⅱ型レセプターともに対をなしていて，BMP結合により四量体化する．二つのレセプターを引き寄せることにより，シグナルを伝えるメカニズムでは増殖因子やサイトカインなどで広くみられるものである．

渡しされ，近づいてきたタイプⅠのレセプターの細胞内の一部分（GS領域）をリン酸化する．それにより以後のシグナルが細胞内で引き起こされるわけである[46]．

つまりBMPが二つのレセプターを引き寄せ，細胞内での化学反応を起こしやすくするための仲人役をしているのだ．これをレセプターの二量体化（dimerization）といい，BMPだけでなく他の多くの増殖因子でもよくみられるスイッチの入れ方となっている[1,47]（ついでにいっておくとBMPの場合，実はレセプターのタイプⅠ，Ⅱともに二つずつ合計四つのレセプターがシグナリングにかかわっていることがわかっており四量体化が起こっている）（しんどい横道⑫）．

[分子生物学へのいざない3／BMPの細胞内シグナリング（図 *9-15*）]

せっかくなので細胞のなかに伝わったシグナルがそれ以降どうなるのかもみておこう．BMPの細胞内シグナリングで注目されている物質にSmad（スマッド）がある[49-53]．BMPが結合してタイプⅠレセプターのGS領域がリン酸化されると，タイプⅠレセプターが活性化され酵素活性（セリンやスレオニンをリン酸化する酵素活性）をもつようになる．この酵素によってリン酸化されるのがSmadという一群のタンパク質であり，BMPの場合Smad1/5/8がそのターゲットになる．

そしてタイプⅠレセプターによってSmad1/5/8

[BMPによる細胞内シグナリング]

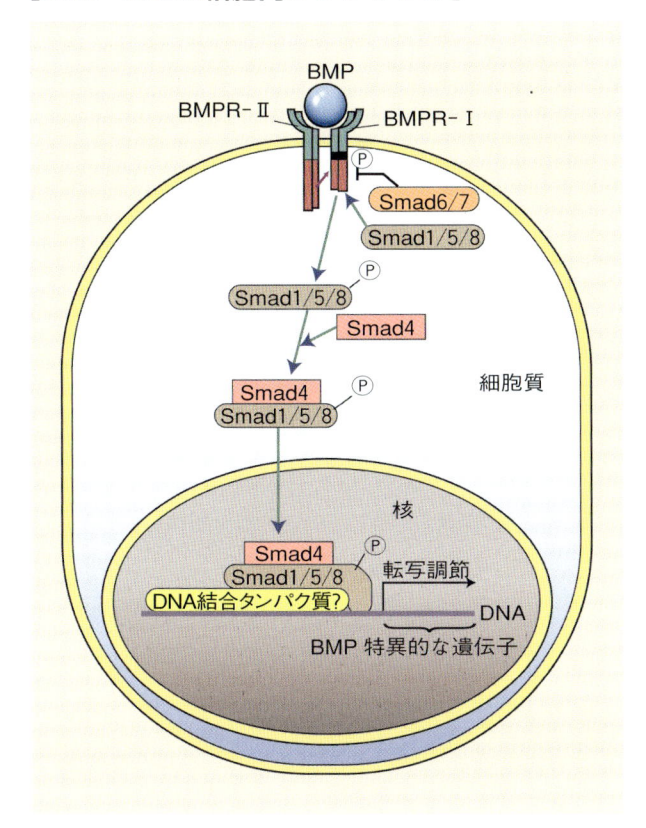

[TGF-β superfamily の分子系統樹]

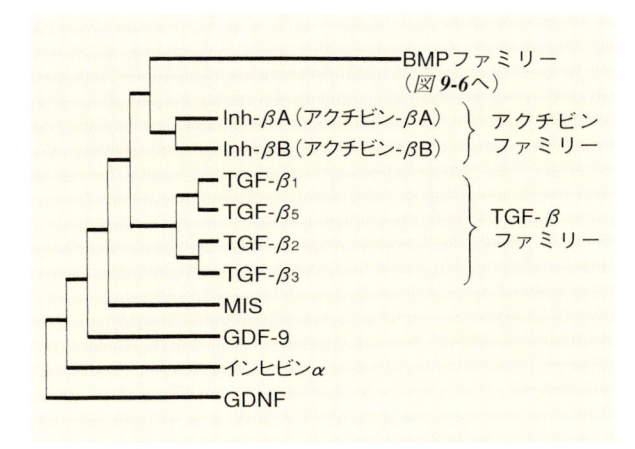

図 9-16 （Massagué J, et al : Trends Cell Biol, 4 : 172, 1994.[54]より一部改変）

◀図 9-15　BMPのⅠ型レセプターが活性化されるとSmad1/5/8をリン酸化する．リン酸化されたSmad1/5/8にSmad4が結合し，複合体をつくると核内に移行してBMPに特異的な遺伝子の転写を起こす．Smad6/7は競合などにより，このシグナルを抑制する．

表 9-2　BMP の局在．

BMP	局在									
	骨	皮膚	腎臓	肝臓	肺	脳	心臓	膵臓	子宮	胎盤
BMP-2	+		+			+		+		
BMP-3	+				+	+				
BMP-4	+		+		+	+		+		+
BMP-5	+									+
BMP-6	+	+				+			+	+
BMP-7	+	+	+	+	+		+	+		

（野田政樹：骨・カルシウム代謝の調節系と骨粗鬆症．1994.[66]より）

表 9-3　TGF-β スーパーファミリーのノックアウトマウスでみられた表現型．

	主な変異	骨格の異常
TGF-β1	免疫不全	無
TGF-β2	心臓，肺，内耳，尿生殖器の形成異常	頭蓋骨，脊椎骨，四肢の骨格異常
TGF-β3	肺の発育不全	口蓋裂
TGF-β3RⅡ	卵黄嚢の造血，循環不全で胎生致死	n.f.
BMP-2	胚外被膜，心臓の形成異常で胎生致死	n.f.
BMP-4	中胚葉形成不全で胎生致死	n.f.
BMP-5	short ear マウス	頭蓋骨，四肢の骨格異常
BMP-7	眼，腎臓の形成不全	頭蓋骨，助骨，四肢の骨格異常
BMP-8A	精子形成異常	無
BMP-8B	精子形成異常	無
BMP-14(GDF-5)	brachypodism	四肢の骨格異常
BMPR-ⅠA	中胚葉形成不全で胎生致死	n.f.

n.f.：胎生致死のため骨格を観察するまで発生せず．

（二藤　彰，野田政樹：実験医学，16：118, 1998.[67]より）

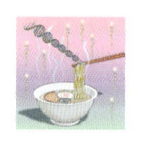

しんどい横道⑫　増殖因子とレセプター

　BMPのレセプターはその細胞内にセリン・スレオニンキナーゼ（アミノ酸のセリンやスレオニンをリン酸化する酵素）が存在し，これがシグナル伝達物質（Smadなど）をリン酸化することが核内までBMPのシグナルが伝わるきっかけである．BMPはそのセリン・スレオニンキナーゼ活性を上げるためにレセプターの二量体化を起こす橋渡しにすぎない．

　では他の増殖因子はどうであろう？　他の増殖因子の多くはその細胞内の部分（細胞内ドメイン）に**チロシンキナーゼ**をもっている．これはチロシンというアミノ酸をリン酸化する酵素である．増殖因子がそのレセプターにひっつくと二量体化を通じてこのチロシンキナーゼが活性化され，シグナル伝達物質（Grb2／Ashなど）をリン酸化することでシグナルが核内に伝わっていく．チロシンのリン酸化は細胞内にみられるリン酸化のわずか0.1％にすぎないが，驚くことにほとんどの増殖因子はこのチロシンのリン酸化をシグナル伝達に使っている．EGFやPDGF，FGF，IGFなど主たる増殖因子はすべてその細胞内ドメインにチロシンキナーゼをもっている．

　また，サイトカインや造血因子などはそのレセプターの細胞内ドメインには酵素活性がないが，サイトカインや造血因子がレセプターをたくさん集めて複合体を形成させることにより，細胞質内のチロシンキナーゼ（JAKキナーゼなど）を活性化してシグナルが伝わっていく．

　分野の違う研究者たちが増殖因子，サイトカイン，造血因子などを個別に研究してきた経緯もあり，これらは細胞生物学的にどう違うのかと考えてみると答えに窮することが多い．サイトカインでも細胞を増殖させることもあるし，増殖因子でも細胞増殖を抑制することがあるのだ．そもそもこの分類は細胞膜上のレセプターにひっつくリガンドによるものである．そこで**レセプターの構造から分類する方法**が脚光を浴びている[48]．その方が細胞内に伝わるシグナルに直結しているからだ．とくに細胞内ドメインのキナーゼ活性に基づく分類は単純明快である．

　チロシンキナーゼ型レセプター（図⑫-**1**）はその細胞内ドメインにチロシンキナーゼ領域を含み，こういったレセプターに結合するリガンドにはEGF，PDGF，FGF，IGFなどの多くの増殖因子が含まれる．

　サイトカインレセプター（図⑫-**2**）は細胞内ドメインにキナーゼ領域はないが，細胞質中のチロシンキナーゼをよび寄せて活性化する．このリガンドには多くのインターロイキンやインターフェロンなどが含まれる．

　セリン・スレオニンキナーゼ型レセプター（図⑫-**3**）はその細胞内ドメインにセリン・スレオニンキナーゼを含み，リガンドとしては動物細胞ではTGF-βsuperfamilyしか知られていない．こうしてみるとTGF-βはレセプターの構造からしても特殊な増殖因子であることがわかる．実際TGF-βは多くの細胞の増殖を抑制しながら細胞外基質を蓄積させることが主だった機能と考えられており，細胞増殖抑制因子と考えられている．本文中ではBMPを増殖因子の代表選手のように扱ったが，実際はちょっとしたアウトサイダーだったということがわかると思う．

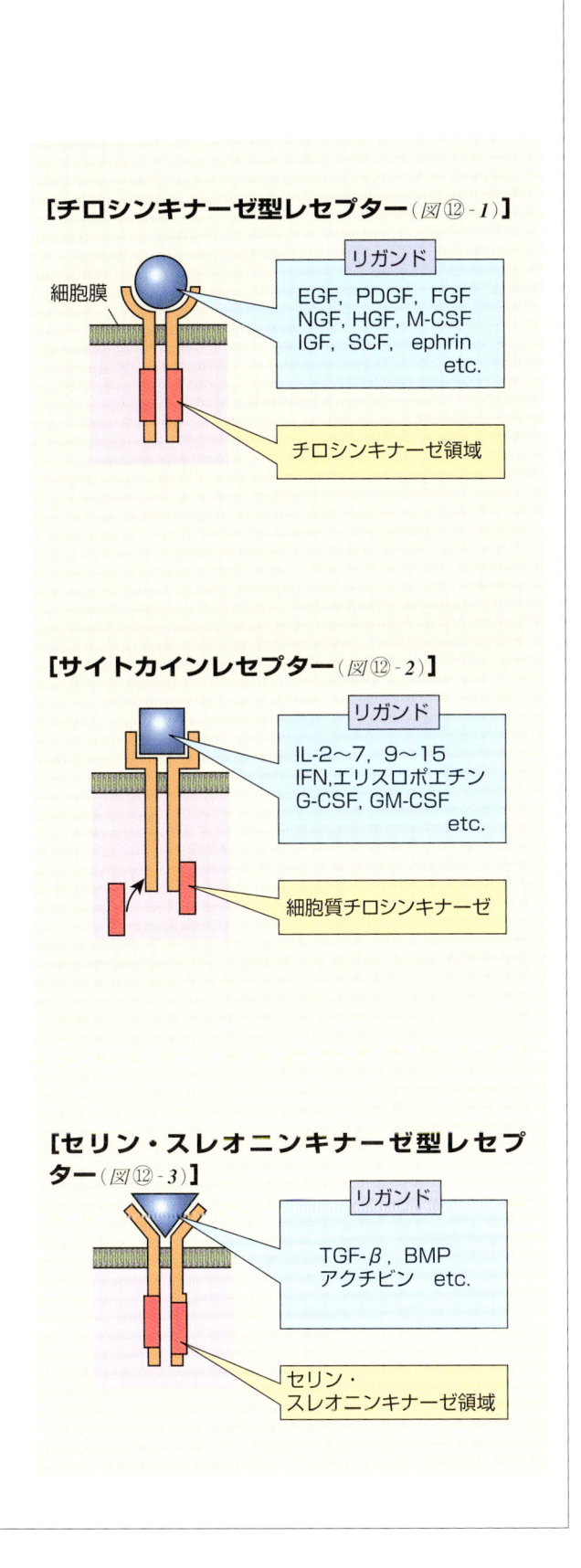

がリン酸化される[55,56]とSmad4がそれに結合するようになり，Smad1/5/8とSmad4の複合体は核内に移動してBMPに特異的な遺伝子が働きだす役目を果たすことになる[57]．このシグナリングのブレーキ役にもSmadがかかわっていて，Smad6/7はおそらくSmad1/5/8などと競合することによって抑制的に働いていると考えられている[58,59]（競合とは早い話が取り合いをするということで，Smad6/7は後のシグナルを伝えられないくせに，Smad1/5/8の仕事を横取りするので本来のBMPのシグナルが弱くなってしまうのである）．またBMPのシグナリングにはTAKというシグナル伝達分子もかかわっていることがわかっており，これからの展開が楽しみである．

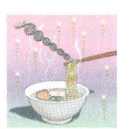

BMPのもつもう一つの顔

BMPの構造の詳細が明らかになると，あることがわかった．それはすでに解明が進んでいたTGF-β (Transforming Growth Factor-β)とアミノ酸の配列がよく似ていたのである．今では，BMPはTGF-βと親戚関係にあり，TGF-β superfamilyのメンバーの一員とされている[7,60-62]．

図9-6, 16に示しているのは，TGF-β superfamilyの分子系統樹というもの[9]で，家系図のようなものである．近い線で結ばれたものほど濃い血縁関係で，物質のアミノ酸配列が似ていることを示している．これをみてみると，BMP-2やBMP-4と近縁関係にある物質にDppというものがある[63]（図9-6）．これはショウジョウバエの背腹パターンの決定に重要な役割のある物質であるが，そんなものがどうしてBMPと親戚関係にあるのであろう？

面白いことに，このDppをラットに移植すると骨組織ができる．また逆に，Dpp遺伝子の変異したショウジョウバエにヒトBMP-4を移入すると，変異が回復することが示されている[64,65]．このことから何がいえるかというと，まずリガンド（レセプターにひっつくもの）とレセプターが種を越えてよく保存されているということ．そしてBMPの活性は

BMPそのものの特性というわけではなく，受け手側の細胞によって決まるということである．

ショウジョウバエとヒトが同じような物質をつくれるということは，動物の進化をさかのぼると，約600万年くらいその遺伝子は進化の過程で保存されてきたことになるらしい[65]．受け手によってBMPの働きが変わるということと考えあわせると，BMPは思っていた以上に幅広い役割があるということを予感させる．事実そうなのである．

まず，BMPが体のどういった組織で検出されるのかをみてもらいたい[66]（表9-2）．骨組織ではもちろんのこと，他の軟組織でもBMPは検出されている．BMPは骨芽細胞がつくると前述したが，実は骨芽細胞だけではないのである．それでは骨以外の組織でつくられているBMPはどういう機能を果たしているのであろうか？　残念ながら今のところ不明である．

つぎにこういう実験報告がある．BMPのノックアウトマウスである[67]（表9-3）．これは人工的にBMPの遺伝子が働かないようにした，つまりBMPをつくれないマウスである．マウスを殴って，ノックアウトしたわけではない．このBMPのノックアウトマウスを調べれば，BMPの生体における機能がわかるはずである．そこでBMP-2とBMP-4のノックアウトマウスをつくる実験がなされた[68,69]．その結果どうなったかというと，それらのノックアウトマウスはちゃんと生まれてこなかった．初期胚の分化に異常が現われたからである．つまりBMP-2,4は発生の初期にも重要な機能をもっていることがわかったのである．

またノックアウトマウスではないが，BMP-5の先天異常のマウスが発見された[70]．これはshort earといわれ，その名のとおり耳が短く，ほかにも肋骨や胸骨に異常がみられた．そしてGDF-5というBMPの親戚の物質があるのだが，その先天異常マウスもみつかり，それでは四肢が短く，指骨に異常（brachypodism）がみられた[71]．つまりBMP-5は体幹部の骨形成に，GDF-5は四肢の骨形成に関与することがわかったのである[72,73]．

これらのことをまとめると，BMPは創傷治癒だけでなく，生理的な骨形成や発生期の形態形成にも深くかかわっていることがわかる[9]．BMPは単なる骨をつくる物質ではないのである．

[分子生物学へのいざない4／BMPノックアウトマウス（図9-17）]

ノックアウトマウスという聞き慣れない言葉がでてきたので説明しておこう[74]．前述のとおり，ある特定の遺伝子をノックアウトしたマウスという意味で，BMPノックアウトマウスというとBMPをつくる遺伝子が壊れていて働かなくなっている．つまり，BMPをつくれない体になっているわけである．BMPがないと体はどうなるのかということを通して，BMPの働きを探ろうというloss of function（機能の喪失）側からのアプローチの一つである．

ES細胞（Embrionic Stem Cell）という超未分化な，何にでもなれる細胞に壊れた遺伝子を導入してつくるのだが，そうは簡単につくれない[75-78]．ES細胞には壊れていないBMP遺伝子があるわけであるから，それと壊れた遺伝子をうまく置き換えなければならない．

核のなかにあるDNAに壊れた遺伝子を組み込む場合，ランダムにあっちこっち組み込まれる非相同組み換えと，壊れていない遺伝子と置換する相同組み換えの二通りがある[74]（図9-18）．非相同組み換えだと壊れていないBMP遺伝子が残っているので，壊れたBMP遺伝子を相同組み換えで置換しないとノックアウトできない．そこでまずBMP遺伝子の一部をネオマイシン耐性遺伝子などで置き換えたものをつくる．これによりBMP遺伝子はつぶされることになり，なおかつネオマイシンを作用させても生き残る遺伝子を獲得したことになる．そして，その後ろに単純ヘルペスウイルスのチミジンキナーゼ遺伝子などをつないでおく．この遺伝子をもった細胞はガンサイクロビルという物質で死んでしまう．ネオマイシン耐性遺伝子はBMP遺伝子のなかに潜り込ませてあるが，チミジンキナーゼ遺伝子は壊れたBMP遺伝子の後ろにひっつけてあるのがみそで

第9章　元祖とんこつスープの中身—骨のバイオロジー　PART Ⅲ

[ノックアウトマウス？]

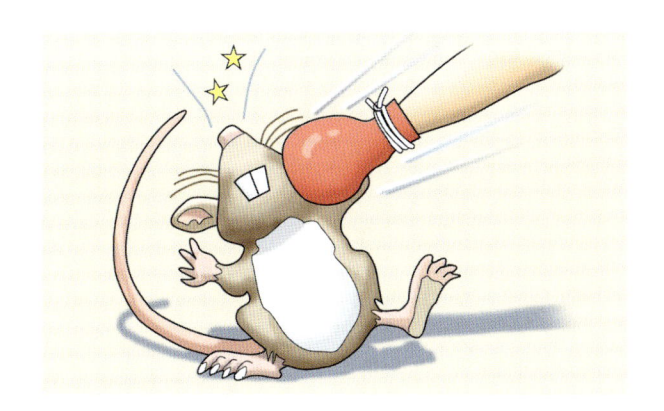

▶ 図 9-17

[非相同組み換えと相同組み換え]

① 非相同組み換え

② 相同組み換え

▶ 図 9-18　BMP 遺伝子の一部を変異させた偽 BMP 遺伝子が DNA にもぐり込む場合，ランダムにあちらこちらに入り込み，もとの BMP 遺伝子も残る非相同組み換え①と，BMP 遺伝子と偽 BMP 遺伝子が置換する相同組み換え②の二通りがある．BMP のノックアウトマウスをつくる場合，②の相同組み換えが起こらなければならない．

[BMP の破壊の方法]

▶ 図 9-19　BMP 遺伝子が一部をネオマイシン耐性遺伝子（ネオマイシン存在下でも生き残るための遺伝子）で置換しておき，末端に HSV チミジンキナーゼ遺伝子（ガンサイクロビル存在下では死んでしまう遺伝子）をつないだ，偽の BMP 遺伝子（ターゲッティングベクター）をつくり，ES 細胞に導入する．ES 細胞のほとんどは組み換えが起こらないが，一部は非相同組み換えで，一部は相同組み換えでターゲッティングベクターの組み換えが起こる．多数ある ES 細胞からガンサイクロビルを作用させて，非相同組み換えの起こった ES 細胞を殺し（negative selection），ネオマイシンを作用させて相同組み換えの起こった ES 細胞のみ生き残らせる（positive selection）ことにより，効率よく相同組み換えの起こった ES 細胞を選びだすことができる．

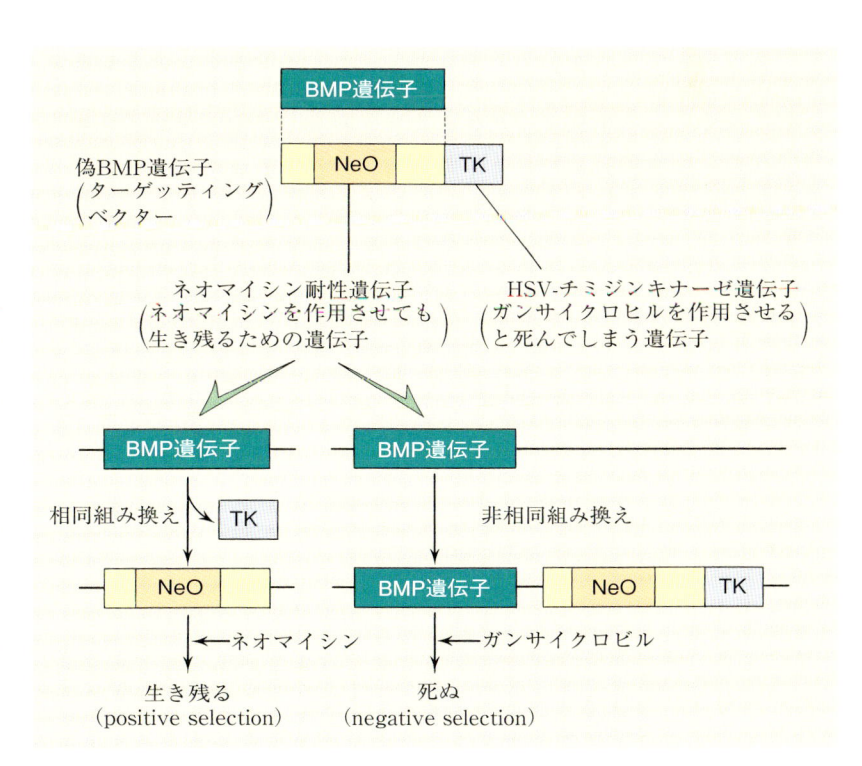

[ノックアウトマウスのつくり方]

発生中の胚に組み換えの起きた ES 細胞を注入

偽妊娠させた代理母の子宮に移植

出産

キメラマウス
（もとの胚由来の細胞と ES 細胞由来の細胞が混ざったマウス）

交配　（＋／－）　（＋／－）

キメラマウスの生殖細胞が ES 細胞由来になっていれば，半分の遺伝子が破壊されたヘテロな個体が得られる

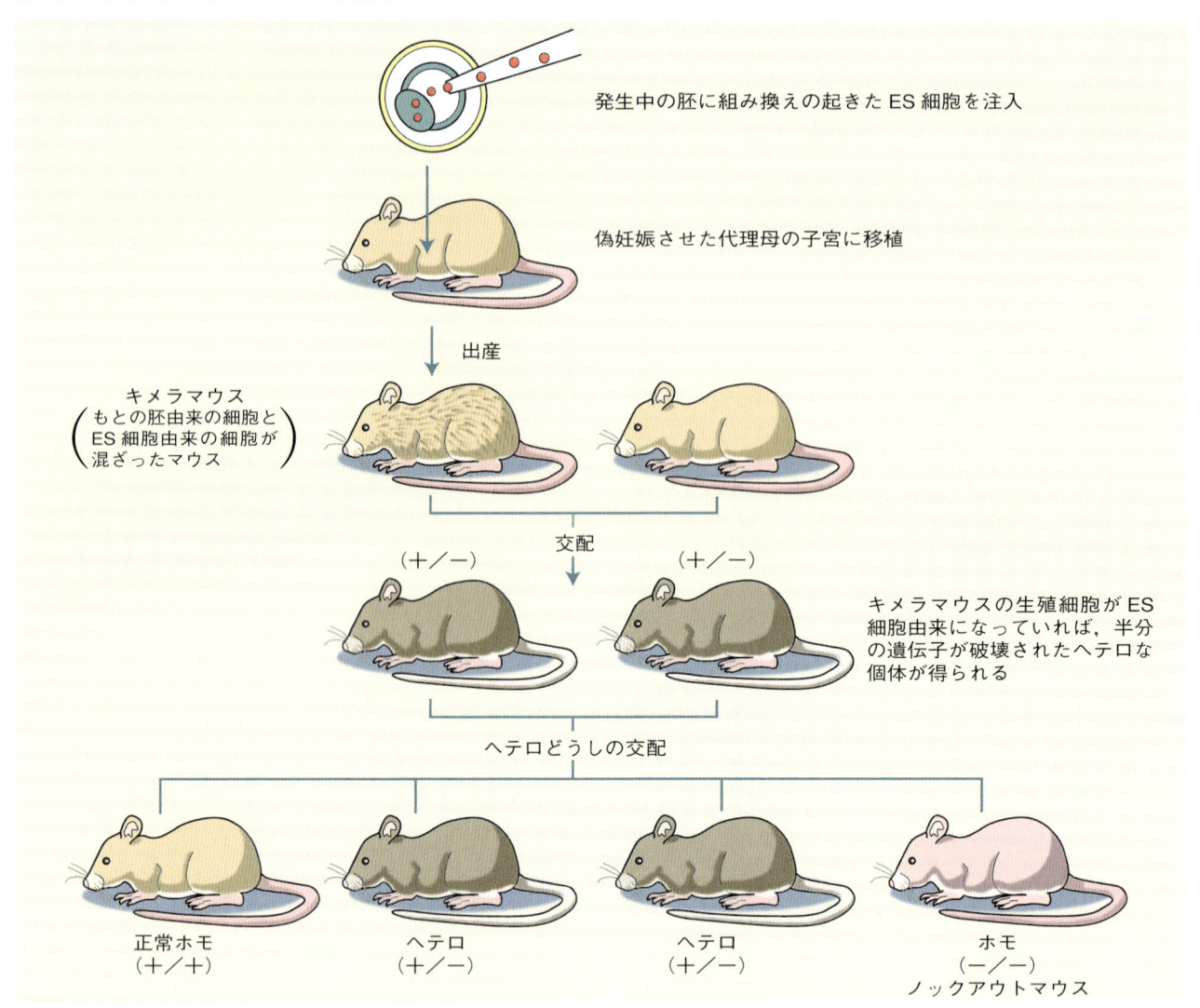

ヘテロどうしの交配

正常ホモ（＋／＋）　ヘテロ（＋／－）　ヘテロ（＋／－）　ホモ（－／－）ノックアウトマウス

図 9-20　図 9-19 の方法で作製したターゲッティング・ベクターの導入された ES 細胞を胚に注入し，代理母の子宮に移植して出産させると，ところどころ ES 細胞由来の細胞でできたキメラマウスができる．もし生殖細胞が ES 細胞由来であれば，正常マウスと交配することによって，半分目的遺伝子の破壊されたヘテロな個体が得られる．このヘテロどうしを支配すれば，1/4 の確率で完全に目的遺伝子の破壊されたホモの個体，つまりノックアウトマウスができる．

ある．なぜなら非相同組み換えで，この偽の遺伝子（ターゲッティング・ベクターという）がDNAに組み込まれれば，チミジンキナーゼ遺伝子も組み込まれてしまうのでガンサイクロビルを作用させれば，非相同組み換えで入ったES細胞を除去できる．

そして，もし相同組み換えでDNAに入り込むとすると，このチミジンキナーゼ遺伝子は余計なものと認識されて切断されるため，入り込むのはネオマイシン耐性遺伝子がなかに入り込んだ偽のBMP遺伝子ということになる．DNAのなかに外から遺伝子が入り込む確率は非常に低いため，たくさんのES細胞にトライしてそのなかからうまく入り込んだ細胞を選びだしてこなければならない．そこでその選別方法としてネオマイシンを用いる．なぜならうまく入り込んだ細胞はネオマイシン耐性遺伝子もいっしょに獲得しているので，ネオマイシンをふりかけても死なないからである．

以上により，ガンサイクロビルにより非相同組み

表 9-4 BMP の臨床応用.
- 精製 BMP
  活性が強く確実に新生骨を誘導
  精製が煩雑で不純物を含む
- リコンビナント BMP
  今のところ供給量に限度がある
  単独ではすみやかに代謝されるため,キャリアーが必要

[BMP キャリアー]

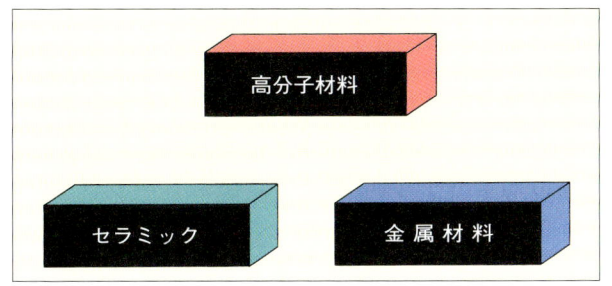

図 9-21 とくにリコンビナント BMP を使う場合は,移植部位に骨誘導能が十分発揮できる時間,保持されなければならない.そのため,各種のキャリアーが考えられている.

[BMP キャリアー．天然高分子]

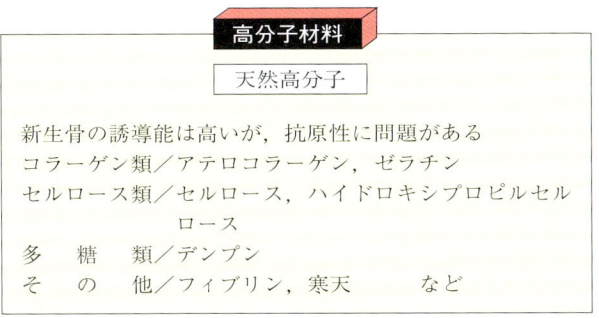

新生骨の誘導能は高いが,抗原性に問題がある
コラーゲン類／アテロコラーゲン,ゼラチン
セルロース類／セルロース,ハイドロキシプロピルセルロース
多　糖　類／デンプン
そ　の　他／フィブリン,寒天　　など

図 9-22

[BMP キャリアー．合成高分子]

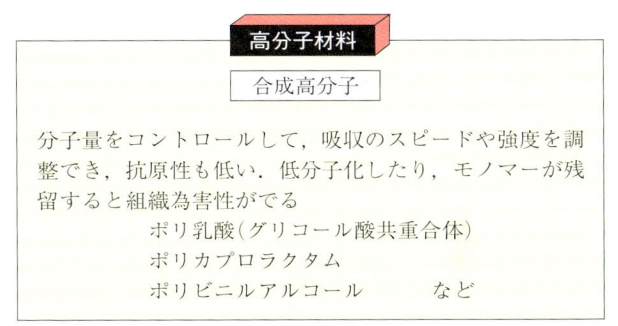

分子量をコントロールして,吸収のスピードや強度を調整でき,抗原性も低い.低分子化したり,モノマーが残留すると組織為害性がでる
　　　ポリ乳酸(グリコール酸共重合体)
　　　ポリカプロラクタム
　　　ポリビニルアルコール　　　　など

図 9-23

[BMP キャリアー．セラミック]

高強度で生体親和性に優れている.耐衝撃性,展延性に乏しい
　　　　　　→小規模骨再建向き
リン酸カルシウム(HAP, TP, OCP, DCPD)
チタニア
ジルコニア
アルミナ　　　など

図 9-24

[BMP キャリアー．金属材料]

細胞毒性が低く,新生骨誘導に影響を与えないもの
　　　　　　→Ti 系,Au-Pt 系が有用
金属表面に酸化物生成層を作成したり,セラミックを焼結するなどの処理後に BMP を吸着させる方法が有望
　　　　　　→大規模骨再建,インプラントなど

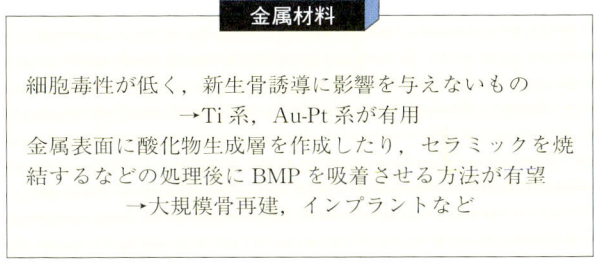

図 9-25

換えで入りこんだ ES 細胞を除去し(negative selection),相同組み換えでうまく入り込んだ ES 細胞をネオマイシンで探しだす(positive selection)という巧妙なテクニックにより,壊れた BMP 遺伝子をもった ES 細胞が得られるわけである[74](図 9-19).

この ES 細胞を受精後胚盤胞という段階まで発生したところでガラスピペットで注入し,これを偽妊娠させた代理母のマウスに移植して出産させる.生まれてくるすべての子どもに偽の BMP 遺伝子が入っているわけではないが,ES 細胞由来の生殖細胞をもつマウスを探しだし,それを正常マウスと交配すると半分だけ ES 細胞の染色体(これをヘテロという)をもつマウスができる.染色体は対になっているので両方とも ES 細胞由来にしようと思えば,ES 細胞の染色体をヘテロにもつマウスどうしを交配させると,メンデルの法則にしたがって1/4の確率ですべて ES 細胞由来の染色体(これをホモという)をもつマウスができあがる.こうしてやっとBMP のノックアウトマウスができあがる[78,79](図 9-20).

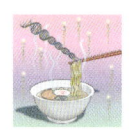

BMP の臨床応用

現在，入手可能な BMP は大きく分けて 2 種類に分かれる．一つは**精製した BMP**[14,80]で，活性も強く確実に骨を誘導するが，精製が煩雑で不純物を含むという欠点がある．もう一つは**リコンビナント BMP** といわれるもので，遺伝子工学の手法を用いて人工的に合成したものである[9]．これは今のところ供給量に限界があり，しかも単独ではすぐ代謝されるためキャリアーが必要である(表 9-4)．

現在ヒトのリコンビナント BMP(rhBMP)がつくられ，数多くの実験[30-32,81-89]や臨床試験[41]が行われている．rhBMP を使う場合は何にしみこませて使うか，つまりキャリアーが問題になってくる．その候補としては，高分子材料やセラミック，金属などが検討されている[90,91](図 9-21)．

高分子材料には天然物と合成物がある．天然高分子材料でもっとも注目されているのはコラーゲンで，臨床でもすでに用いられている[41,42,92]．骨誘導能は高いが抗原性という問題がある．その他の天然高分子材料としては，セルロース類や多糖類，フィブリン，寒天などがある(図 9-22)．合成高分子材料にはポリ乳酸のような吸収性高分子材料が用いられる[93]．これらのものは吸収性の GTR 膜や縫合糸などでも使われており，抗原性は低いことが示されている．分子量をコントロールすることで，吸収のスピードを調節できるが，モノマーが残留すると組織為害性のでる可能性がある[90](図 9-23)．

セラミックは生体親和性に優れているが，対衝撃性，展延性に乏しく，機械的性質に劣る．したがって整形領域などでの，小規模骨再建向き[94-97]といえる(図 9-24)．

金属材料のなかで，細胞毒性が低く，新生骨誘導に影響を与えないものとなると，Ti 系か Au-Pt 系になる[98,99]．金属表面に酸化物生成層をつくったり，セラミックを焼結するなどの処理後，BMP を吸着させる方法などが有望視されているようである．大規模骨再建やインプラントなどへの応用[100]が考えられる(図 9-25)．

第10章
骨移植材のお話

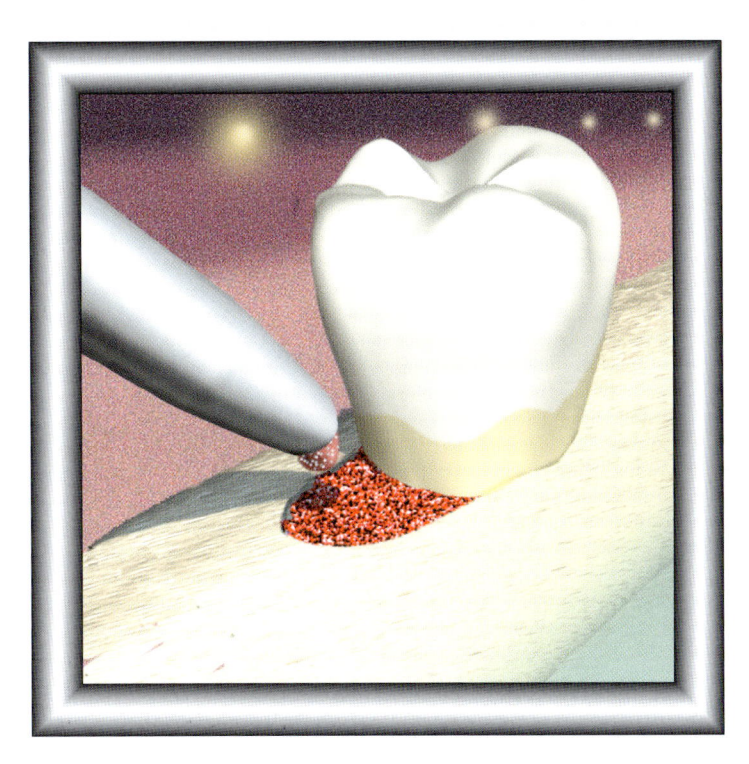

タイトルイメージイラスト
骨移植材を塡入しているところ．他家移植骨では500μm前後の粒子を緊密に充塡するのがよいとされている．

骨のバイオロジー

PART Ⅳ

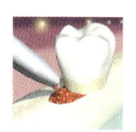

骨移植材をオーバービュー！

現在，日本でもさまざまな骨移植材が入手可能になってきた．各メーカーはよいところしか宣伝しないため，われわれ臨床医は何をどういうときに使ったらよいのか，判断に困ることが多い．

そこでこの章では骨移植材の基礎的背景を整理し，臨床医の先生方の判断材料として提供していこう．

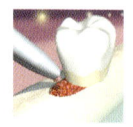

骨移植材にはどんなものがあるか？

骨に限らず組織や臓器を移植する場合，必ず移植材を提供する側であるdonor（供与者）と移植材を受け入れる側であるrecipient（受容者）という関係がある．その関係から骨移植材を分類するとつぎのようになる[1,2]．

1．自家移植骨（autograft）
2．他家移植骨（allograft）
3．異種移植骨（xenograft）
4．人工骨（alloplast）

自家移植骨は，患者さんのある部位から他の部位に骨を移植するもので，われわれの分野では同じ口腔内の別の部位から採ってくるものと，口腔外から採ってくるものにさらに分類できる．他家移植骨は他人から採ってきた骨を移植するものである．また異種移植骨は他の動物の骨を移植するものである．最後のアパタイトに代表される人工骨は人工的に合成したり，珊瑚などから加工してつくるもので，骨ではないものである．

抗原性や感染の問題を考えると，自家移植骨がもっとも望ましく，異種移植骨が最下位にランクされることになる．ただ生体からとってきた移植骨ではその抗原性は細胞成分に対するものがもっとも強いため[3]，異種移植骨でもその細胞成分を除去することにより，抗原性を低くした製品も欧米では市場にでており，良好な臨床結果も報告されている．

アパタイトのような吸収されにくいもの以外は，ほとんどの移植骨は最終的に吸収され，受容者の骨に置き換わる．したがって，できるだけ早く自分の骨に置き換わる移植材が望ましいわけで，この点でも自家移植骨に軍配が上がる．ただ実際の臨床では，患者さんの承諾が必要なうえに，必要量の自家骨を採取することには限界があり，やはり次善の策が必要になってくることが多いように思う．

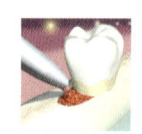

歯科における骨移植材の歴史的背景

骨移植材の現在を知るうえで，過去の歴史を振り

第10章 骨移植材のお話―骨のバイオロジー PART IV

表 10-1 自家骨移植の歴史.

1965	Nabers & O'Leary[4]	骨整形で削除した Cortical bone chips を骨欠損部に移植
1965	Ewen[5]	Bone swaging technique
1967	Schallhorn[6]	腸骨移植
1969	Robinson[7]	Osseous coagulum technique
1969	Halliday[8]	治癒過程にある骨組織の移植
1972	Diem[9]	Bone blend technique
1973	Hiatt & Schallhorn[10]	上顎結節部からの骨移植

▶ 図 10-1 骨整形に伴って削除した cortical bone chips を骨欠損部に移植した症例が，臨床写真を伴った自家骨移植の報告として最初であった(1965[4]).

[Bone swaging technique]

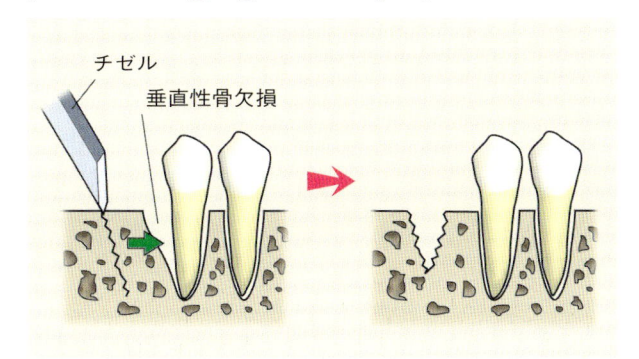

図 10-2 隣在歯のない部位にできた骨欠損に対して，チゼルなどで不完全骨折をさせて根面へ寄せる方法．根尖側で骨の連続性が保たれているので壊死を起こしにくい(Ewen, 1965[5]).

[Nabers & O'Leary による自家骨移植]

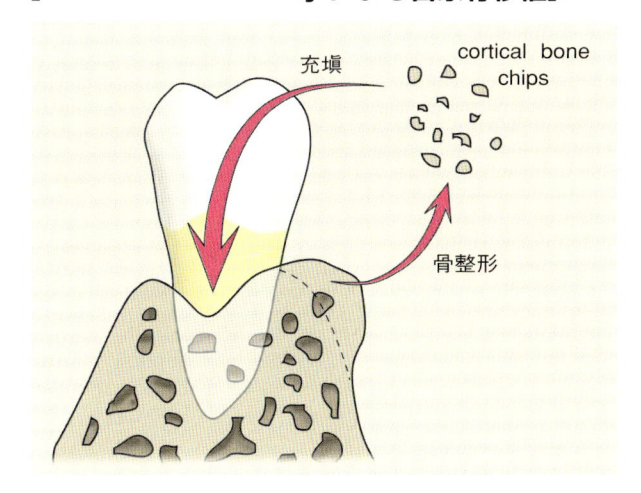

[腸骨移植]

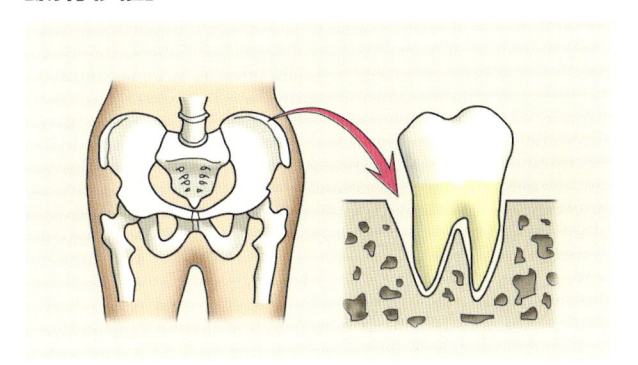

図 10-3 腸骨骨髄の強い骨誘導能を利用した口腔外からの自家骨移植．口腔外から採取するという患者への負担と，稀に起こる歯根吸収やアンキローシス(骨性癒着)のため，臨床成績は優れていたが他の方法へ移行していった(Schallhorn, 1967[6]).

返ってみることは理解の助けになる．古代から話を始めるといつ現在までたどり着けるかわからないので，時代を30年ほどさかのぼってみていくことにしよう(表 10-1).

著者の知りうるかぎりでは，ペリオの文献上で最初の自家骨移植の報告は，1965年の Nabers と O'Leary らによるものである[4]．彼らはチゼルなどで採取した皮質骨片(cortical bone chips)を垂直性骨欠損に移植したことを報告している(図 10-1)．また同じ1965年に Ewen は Bone swaging というテクニックを紹介している[5](図 10-2)．これは欠損歯部に面したところに垂直性骨欠損があるとき，骨欠損から少し離れた位置でくさびを打ち込むように部分的に骨折させ，動くようになった骨片を欠損部に寄

せてくるというものである．

1967年になると Schallhorn らが腸骨の骨髄に強い骨誘導能(後述)を見いだし，これを骨移植材として用いた[6](つまり口腔外からの自家骨移植/図 10-3)．その後，彼らは数多くの腸骨移植を行い全体的には良好な結果を得たが，口腔外から採取してくるという問題や稀に起こる歯根吸収，アンキローシスといった問題から，しだいに他の方法を選択するようになっていった[11-13]．

1969年には Robinson が Nabers と O'Leary の方法を発展させるかたちで，Osseous coagulum technique という方法を考案した[7,14](図 10-4)．これは採取してきた骨に血液を混ぜるようなもので，移植骨には骨整形でとれてくる bone shaving(骨の削除

[Osseous coagulum technique]

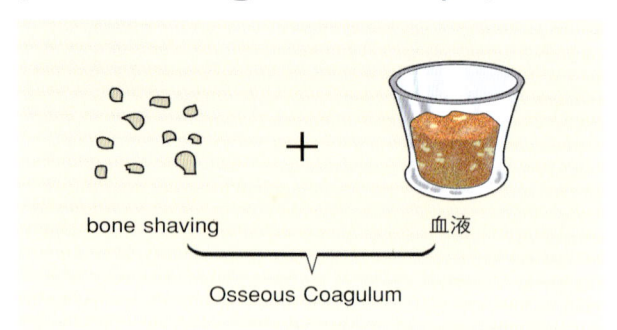

図 10-4 骨整形で得られた骨の削除片（bone shaving）に血液を混ぜて，骨誘導能や骨伝導能を向上させる試みがなされた．この方法は現在PRP（Platelet Rich Plasma）を血液の代わりに用いる術式に発展している（Robinson, 1969[7,14]）．

[骨肉芽の移植]

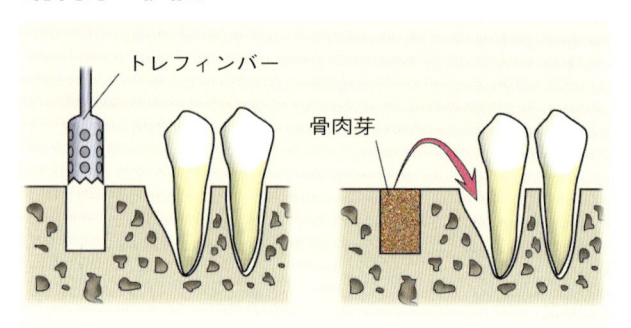

図 10-5 歯槽堤にトレフィンバーで穴を開け，1か月半ほど治癒を待って，幼若な骨を含む肉芽組織を移植する方法．この方法は後に治癒過程にある抜歯窩を利用する術式に発展していった（Halliday, 1969[8]）．

[Bone blend technique]

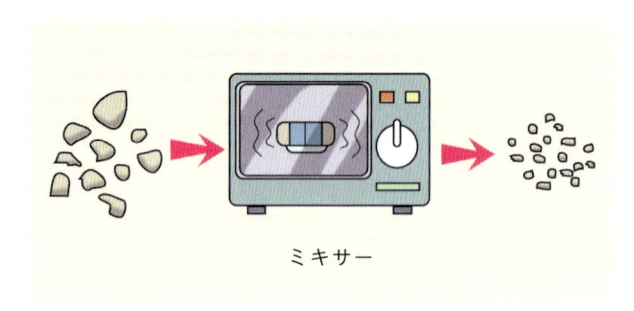

図 10-6 採取した骨の削除片を細かく均一にするためにミキサーを応用した（Diem, 1972[9]）．

[上顎結節部からの自家骨移植]

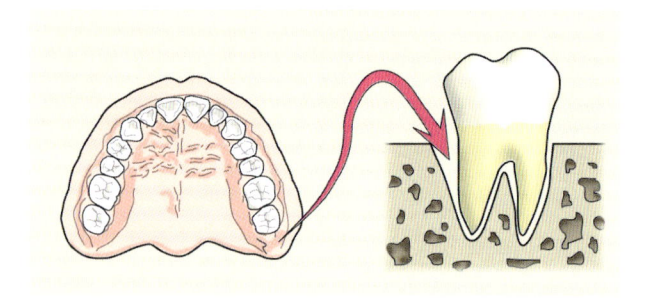

図 10-7 Shallhornらは腸骨に代わる骨誘導能の高い組織として上顎結節部を推奨した（Hiatt & Schallhorn, 1973[10]）．

片）を使った．また同じ1969年には移植骨を採取してくる場所として，Hallidayが治癒過程にある骨組織を用いる方法を紹介した[8]（図10-5）．彼は歯槽堤にbone trephineで穴を開け，6～7週間後その穴に埋まってきている組織を，他の骨欠損部に移植したわけである．この方法は後に，治癒過程にある抜歯窩の組織を移植するという方法に発展していった．

Diemは1972年にbone blend techniqueという術式を発表している[9]（図10-6）．これはRobinsonのOsseous coagulum techniqueを改良したもので，骨移植材を細かく均一にするために，10～30秒間アマルガムミキサーにかけて，これを移植した．

翌1973年にはHiattとSchallhornが上顎結節から骨を採取する方法を紹介している[10]（図10-7）．腸骨骨髄に代わる骨誘導能の高い口腔内の組織として，上顎結節の海綿骨を推奨したわけである．

1980年代に入るとGTR法（Guided Tissue Regeneration）が開発，応用されるようになり[15-22]，血餅の保持の難しいケースに骨移植材を使用するようになった[23,24]（図10-8）．とくに，80年代後半にでてきたGBR法（Guided Bone Regeneration）では，インプラント埋入に先だって骨の幅や高さを獲得するため，あるいは埋入したインプラントの周囲に骨をつくるため，骨移植材を積極的に使うようになった[25-31]（図10-9）．自家骨移植材の採取部位も，臼後結節のみならず，オトガイ部や外骨症部など多彩になり（表10-2），また採取してくる骨も小さい骨片から大きいブロックまで，オプションの広がりがうかがえる．採取法にもいくつか新しい方法が報告されている（表10-3）．

以上は自家骨移植についての歴史的変遷であるが，他家骨移植はどうであろう？　他人の骨をとってき

[GTR法と骨移植の併用療法]

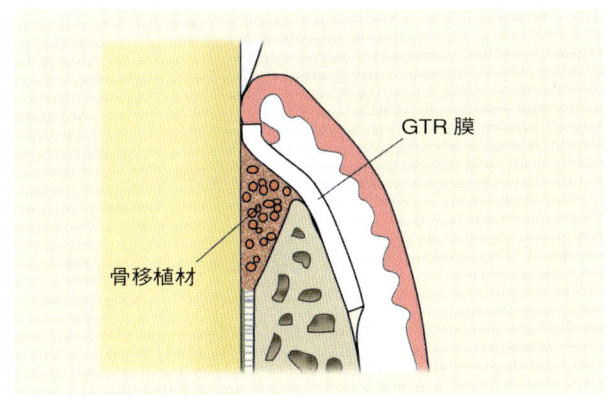

図 10-8 GTR膜だけで血餅を保持できない骨壁数の少ない欠損では,骨移植材を併用することにより予知性が向上すると考えられる.

表 10-2 自家移植骨の採取部位.

[口腔内]	○臼後結節
	○欠損歯槽堤
	○オトガイ部
	○外骨症部　　　　など
[口腔外]	○腸骨

表 10-4 現在用いられている他家移植骨.

○凍結乾燥他家移植骨(Freeze-Dried Bone Allograft, FDBA)
○脱灰凍結乾燥他家移植骨(Demineralized Freeze-Dried Bone Allograft, DFDBA)
○腸骨海綿骨骨髄(Iliac cancellous bone and marrow)

[GBR法における骨移植材]

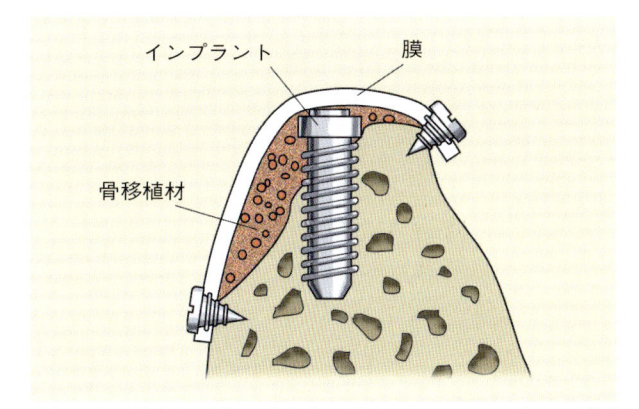

図 10-9 骨を水平的,垂直的に増大させるGBR法では膜単独による血餅の保持性は困難なため,ほとんど骨移植材を併用する.

表 10-3 自家移植骨の採取部位.

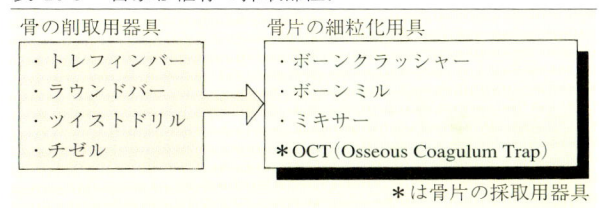

骨の削取用器具	骨片の細粒化用具
・トレフィンバー	・ボーンクラッシャー
・ラウンドバー	・ボーンミル
・ツイストドリル	・ミキサー
・チゼル	*OCT (Osseous Coagulum Trap)

*は骨片の採取用器具

表 10-5 現在用いられている人工骨.

○Hydroxyapatite (HA)
○β-Tricalcium phosphate (β-TCP)
○HTR polymer　　　など

て植えようという発想は,だれでもするであろうから,おそらく大昔から実施されていたと思われる.もちろん他人の骨をそのまま移植すると,一卵性双生児でないかぎりすぐ排除されてしまう[32,33].主要組織移植抗原が異なると,免疫反応により拒絶されてしまうからである.そこで他人の骨をそのまま使うのではなく,何らかの処理をし,免疫反応を起こさないように,感染を起こさないようにして使用する方法が開発されていった.

現在使われている処理法は1965年のUristの研究に端を発している[34].彼は脱灰凍結乾燥処理した他家移植骨に骨誘導能を見いだした.この脱灰凍結乾燥処理した他家移植骨は,なんと実験動物のおなかのなかに埋めると骨組織ができてしまうのである.骨欠損に骨ができるならともかく,もともと骨のな

いところに骨ができるということはかなりショッキングなことで,それ以後,何が骨を誘導したのかが研究され,現在のBMPの研究までたどり着いたわけである(BMPに関しては第9章を参照のこと).

現在よく用いられている他家移植骨は,FDBA(Freeze-Dried Bone Allograft, 凍結乾燥他家移植骨)[35-38]とDFDBA(Demineralized Freeze-Dried Bone Allograft, 脱灰凍結乾燥他家移植骨)[34,39-48]の2種類で,ほかにもIliac cancellous bone and marrowというのがあるが,これはほとんど使われていない[32,49](表10-4).

人工骨の多くは1980年代に研究開発され,Hydroxyapatite (HA)[50-52]やβ-Tricalcium phosphate (TCP)[53-55], HTR polymer[56-58]などがある(表10-5).また細胞成分を除去した異種移植骨が研究,開発され,欧米で市場にでている.

[骨再生に必要な因子と骨移植材とのかかわり]

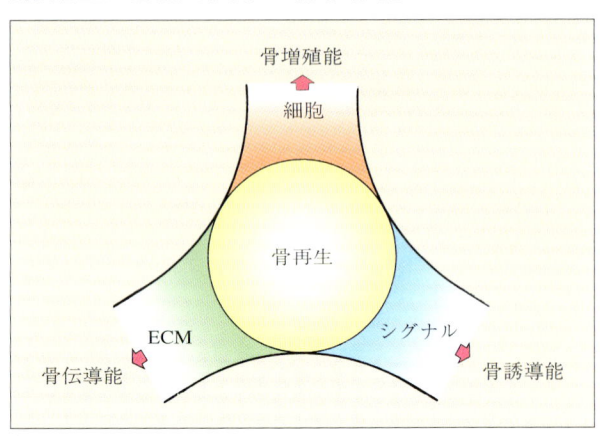

図 10-10

[骨誘導能(Osteoconduction)]

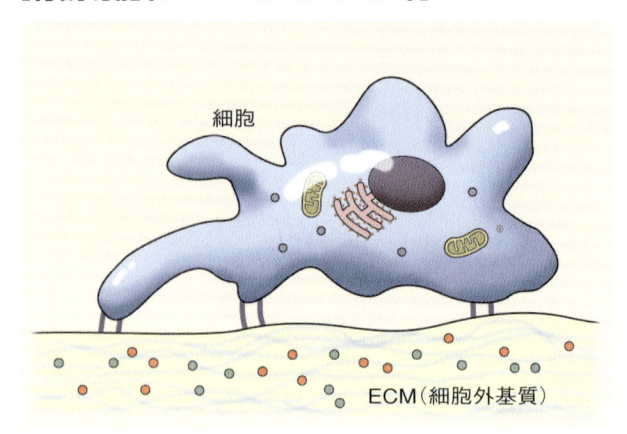

図 10-11　将来骨をつくる細胞(骨芽細胞の前駆細胞や未分化間葉細胞)が数を増やしながら集まってくるには，その足場が必要である．また骨をつくる骨芽細胞に分化するにも足場が必要である．この骨再生のための足場を提供する能力を骨伝導能という．

何のために骨移植材を使うのか？

　骨移植材を骨欠損部に移植するとどうなるのであろう？　もちろん用いる骨移植材の種類によっても異なるが，従来より骨移植材には三つの作用があるといわれている[59,60](図 10-10)．それを一つずつみていこう．

〔作用1／骨伝導能(Osteoconduction)〕

　これは骨の再生のための足場を提供する能力ということである．何のために足場が必要なのかというと，骨組織をつくっていく細胞たちが移動，増殖，分化するために必要なのである[32,59,60](図 10-11)．立派な足場がなければマンションが建てられないように，骨をつくるにもそれをつくる職人たちが働く足場が必要なのである．

　骨の再生というのは砂場でお城をつくるように，上に上に積み重ねていくものではなく，本格的な家をつくるようにまず足場を組み，そのなかでつまり決まった枠組みのなかでつくられていく．この枠組みという意味でも足場が必要なのである．

　通常この足場は血餅によってつくられる．しかし血餅を保持できないような骨欠損の場合，その血餅を助けるため骨移植材を入れるわけである．血餅の代用というような大それたことはできないが，血餅だけでは処理できないところを手助けはできる．もちろん骨移植材の骨片の間は血餅で満たされていなければ再生は起こらない．あくまで主役は血餅なのである．

　この骨伝導能は，すべての骨移植材がもっている．あるいはこの骨伝導能がなければ，骨移植材ではないといってもいいかもしれない．骨伝導能を担うものは，骨移植材中のミネラルやコラーゲンなどの細胞外成分と考えられる．

〔作用2／骨誘導能(Osteoinduction)〕

　もうすでに骨誘導能という言葉は何度か使ってきている．ここで改めて説明しよう．骨誘導能とは**骨をつくる細胞たちを集めてきて，骨をつくらせる能力**である[32,59,60](図 10-12)．プロの骨づくり職人(骨芽細胞)を連れてくるのではなく，フリーター(未分化間葉細胞)やバイトで骨づくり職人の経験のあるもの(前骨芽細胞や bone lining cell)を集めてきて，増員，教育し，仕事をさせるのである．

　この骨誘導能を担うものは増殖因子であり，そのなかでも BMP は強力な骨誘導能をもつ．したがっ

[骨誘導能(Osteoinduction)]

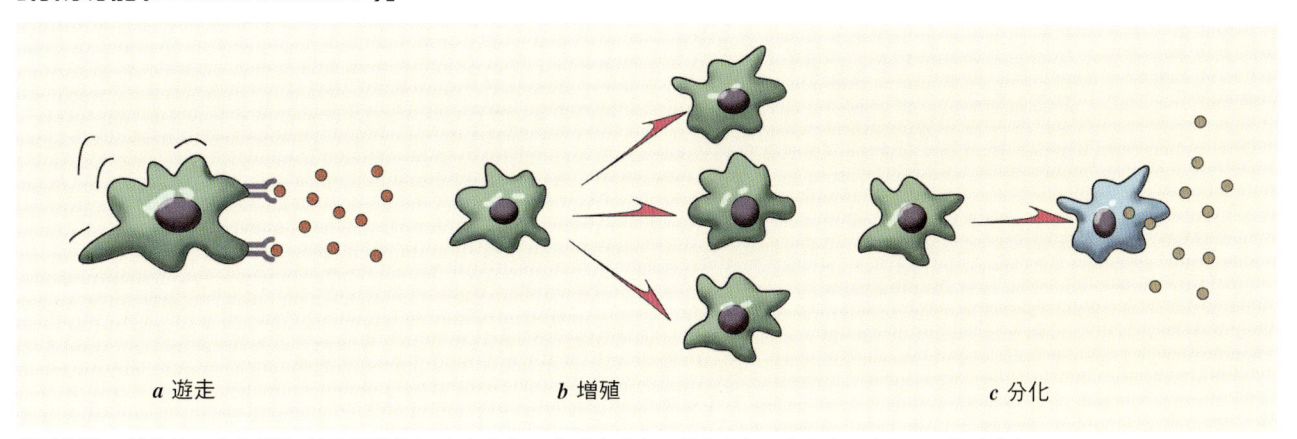

図 10-12 将来骨になる細胞が骨伝導能に支えられて集まり(*a*),増え(*b*),分化する(*c*)のは骨誘導能によるもので,それを担うシグナルが増殖因子である.

a 遊走　　　*b* 増殖　　　*c* 分化

[他家移植骨の凍結乾燥]

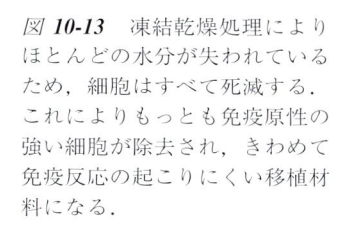

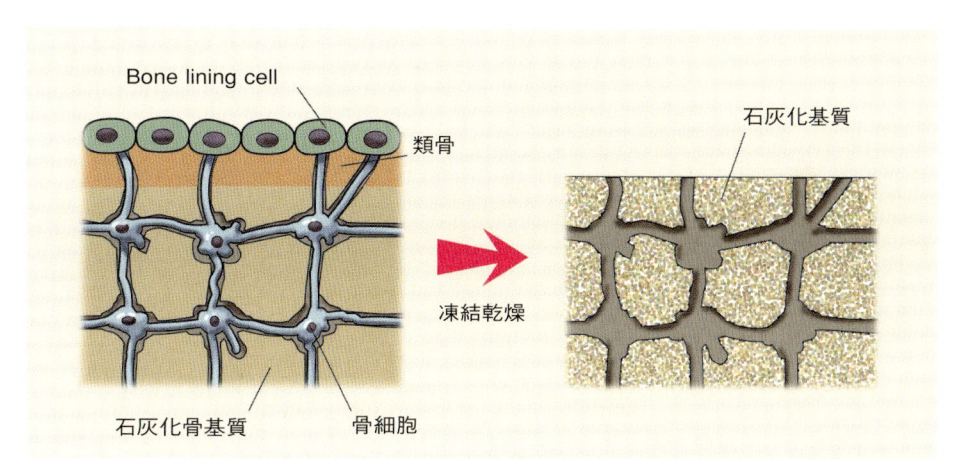

図 10-13 凍結乾燥処理によりほとんどの水分が失われているため,細胞はすべて死滅する.これによりもっとも免疫原性の強い細胞が除去され,きわめて免疫反応の起こりにくい移植材料になる.

Bone lining cell
類骨
石灰化骨基質
骨細胞
凍結乾燥
石灰化基質

てこのBMPを有効なかたちで,たくさん含んでいる骨移植材ほど,骨誘導能が強いということができる.第9章で述べたように,BMPは種を越えてよく保存されているので,他の動物からとってきた異種移植骨に含まれているBMPでも骨誘導能があると思われるが,BMPのようなタンパクがたくさん残った状態で移植すると免疫反応が起こるため,異種移植骨のなかには細胞成分やタンパクなどは除去し,ミネラルだけにして使われているものがある.したがってこれには骨誘導能はなく,骨伝導能しかない.

他人からとってきた他家移植骨の場合,骨誘導能はどうであろう? 現在欧米で販売されている他家移植骨は,凍結乾燥処理をされている.この処理により細胞成分は死滅し,免疫反応がほとんど起こら

ないようになっている[3,49,61,62](*図 10-13*).そしてこの移植骨中にはまだBMPをはじめさまざまな増殖因子がなかに含まれている[63].実際,この他家移植骨をヌードマウスという免疫反応を起こさないマウスの腹腔に植えると,骨ができることが示されている[64](*図 10-14*).おなかのなかという本来骨のないところで骨ができるということは,この他家移植骨に強い骨誘導能があることを示している.

他家移植骨に含まれるBMPの能力を引きだすために,**脱灰処理**することがある.通常0.6Nの塩酸で脱灰するのである[65]が,これによりミネラルが飛んで,なかに埋まっていたBMPなどのタンパクが露出することを期待しているわけである(*図 10-15*).これは破骨細胞が骨を吸収して溶出してくる増殖因子(骨の横道⑬)により,未分化な細胞がよび寄せら

[ヌードマウスの腹腔に埋植された DFDBA（脱灰凍結乾燥他家移植骨）]

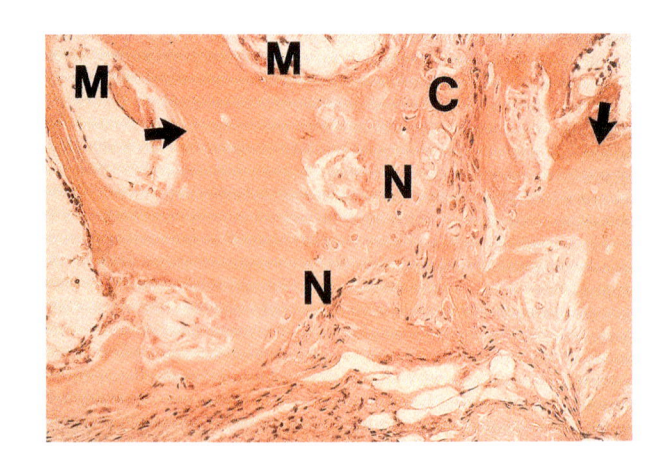

◀ *図 10-14* DFDBA 粒子（骨小腔が空になっているところ）の周りに新生骨（骨小腔に骨細胞を認める）が形成されている．これは DFDBA に骨再生を促す効果があること，そして腹腔内に骨をつくる能力のある細胞が存在するということを示している．矢印は残存する DFDBA，N は新生骨，C は軟骨様組織，M は骨髄を示す（Schwartz Z, et al : J Periodontol, 1996.[64]より）．

[他家移植骨の塩酸による脱灰]

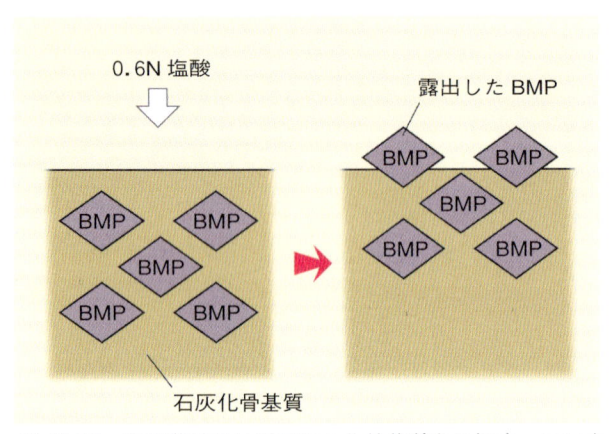

図 10-15 他家移植骨は脱灰により骨基質中に埋まっていた BMP などの増殖因子が露出し，より骨誘導能を発揮しやすくなると考えられている．

[他家移植骨の骨誘導能とdonorの年齢の関係]

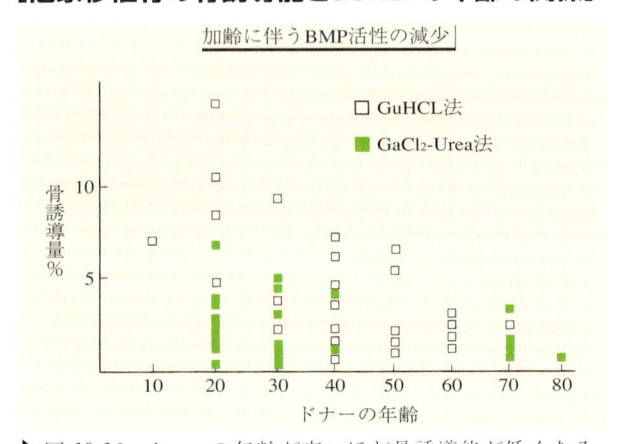

▶ *図 10-16* donor の年齢が高いほど骨誘導能が低くなる．閉経後の女性から得た移植材の骨誘導能はもっとも低いといわれている．

れ，増殖しそして骨芽細胞に分化する，いわゆる matricrine の過程を人工的につくりだそうとしていることになる（BMP は骨芽細胞がつくって，骨中に埋め込まれていることは第 9 章で述べた）．

ただしこの脱灰凍結乾燥した他家移植骨，骨誘導能を調べる実験をしてみると，データにバラツキがでることが多い[66]．その理由の一つに考えられているのが，donor の年齢である．もともとの骨に BMP が少ないと，どんな処理をしても骨誘導能は高まらないわけで，年齢が高くなると含まれる BMP の量が減少するため骨誘導能が減少する[67]というのである（図 *10-16*）．他家移植骨を販売する欧米の Bone Bank では最近，50歳以上の donor の骨は使わないというところもでてきている．もちろん脱灰などの処理過程で，BMP などの活性が低くなってしまうということも考えられる．したがって現時点では，他家移植骨の骨誘導能に関しては，条件がそろえば認められると解釈するのが妥当な線かもしれない．

自家移植骨では，一般に他家移植骨より骨誘導能が認められる．化学的に何も手を加えていない天然物の骨なので，BMP などの増殖因子も十分骨誘導活性を発揮できる．

また本来人工骨には骨伝導能しかなかったのであるが，これに BMP などの増殖因子をひっつけることにより，骨誘導能を付加する試みが進んでいる．

[作用 5／骨増殖能（Osteoproliferation）]

これは移植した骨移植材に含まれる細胞が生き残り，骨の再生に参加するというもの[60]である（図 *10-17*）．骨移植材中に細胞が残っているものは，通常

骨の横道⑬　骨基質中の増殖因子

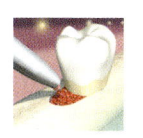

骨組織は細胞とそれを包んでいる骨基質に分けて考えることがある．骨基質は骨芽細胞がつくりだしたものであり，骨芽細胞はそれをつくるときに一緒に増殖因子も埋め込んでおく．破骨細胞が骨を吸収したときにこの増殖因子が溶出すると，骨芽細胞を新たに誘導できるからである(matricrine)．

ところで骨基質中にはいったいどんな増殖因子が含まれているのであろう？　表⑬に示したように何種類かの増殖因子が確認されている．一番多いのがIGF-Ⅱで約1,200μg/kg，そのつぎがTGF-βで約400μg/kgといわれている．BMPは非常に微量で数μg/kgのオーダーである．本文中ではBMPを強調して書いたが実際はきわめて量は少なく，どれだけ有効に働いているのかは予想すらできない．

表⑬　骨基質中の増殖因子の量．

IGF-Ⅱ	1,000〜1,200μg/kg
TGF-β	400〜200μg/kg
IGF-Ⅰ	50〜100μg/kg
FGF	10〜50μg/kg
BMP	数 μg/kg

IGF : Insulin-like Growth Factor, TGF-β : Transforming Growth Factor-β, FGF : Fibroblast Growth Factor, BMP : Bone Morphogenetic Protein.

IGFやFGFは未分化な多分化能のある前駆細胞の数を増やすのが主な作用で，TGF-βは数を増やしながらコラーゲンなどの細胞外基質をつくらせ類骨形成の準備をするものと考えられている．そしてBMPは数を増やすというよりはむしろ骨芽細胞への分化やその後の石灰化をメインの仕事にしているようである．

[骨増殖能(Osteoproliferation)]

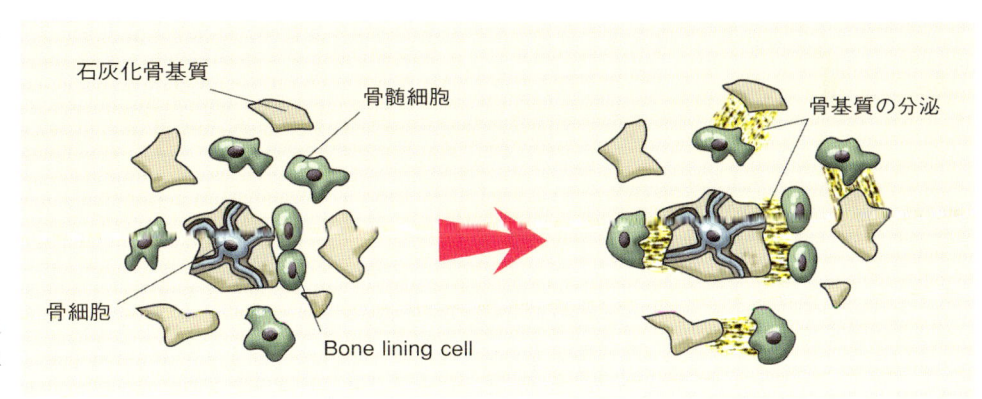

図 10-17　移植材中に含まれる細胞がrecipientで骨再生にたずさわることをいう．

自家移植骨しかありえないので，この骨増殖能は**自家移植骨固有の性質**と考えてよい．

自家移植骨中の骨をつくる細胞といってもいろいろなものが含まれている．フリーター(未分化間葉細胞)からバイトで骨づくりをしたことのある経験者(前骨芽細胞やbone lining cells)，プロの骨づくり職人(骨芽細胞)などである．通常こういった細胞は，骨膜や骨髄，骨内膜に多く存在する．骨膜は骨の外側を覆っている骨の外壁のようなものであるが，たいてい移植骨を採取するとき除去されるので，自家移植骨中(とくに細かい骨片を用いる場合)には含まれていないことが多い．骨内膜は骨髄腔の内壁を覆っ

ている壁紙のようなもので，これには休止状態にある骨芽細胞(bone lining cell)や活発に骨をつくっている骨芽細胞などが並んでいて，これらの細胞がうまく生き残れば骨増殖能を発揮できるものと思われる．骨髄には未分化なフリーターがたくさんおり，これらも骨増殖能を担う細胞群になる．

自家移植骨はどこから，どういう状態で採取してくるかによって，これらの細胞の含まれる量が変わってくる．たとえば皮質骨から採ってきた移植骨は，骨中に埋め込まれた骨細胞をたくさん含む．この骨細胞は骨芽細胞が埋まったものではあるが，移植骨を細かい骨片にするとき，熱や浸透圧で死滅するものが多いと思われる．生き残るとしても，骨に囲まれた状態なのでどれだけ骨増殖能に関与できるかは疑問である[68]．ただ，BMPなどの増殖因子は骨基質中に埋め込まれているので，骨基質の多い皮質骨は骨誘導能に関しては有利かもしれない[69]．

これに対し海綿骨からとってきた移植骨はさまざまな細胞を含み，皮質骨より骨増殖能を期待できる．骨誘導能に関しては，確かに骨基質の量は少ないが，骨髄中に含まれる軟組織にもBMPをはじめとする増殖因子が存在するという報告もあり，一概に骨基質の量だけでは判断できない．ただし臨床的には，海綿骨だけの移植骨は取り扱いが難しいという難点がある．

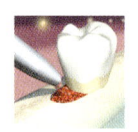

他人の骨って使って大丈夫なの？

今のところ日本では入手困難であるが，欧米では他家移植骨はTissue Bankを通じて簡単に手に入り，その歴史も古い．他人の骨を使う場合，その効果以上に気になるのが，その安全性である．つまり感染や免疫反応の心配である．

現在，出回っている他家移植骨の主たるものは，凍結乾燥他家移植骨(Freeze-Dried Bone Allograft, FDBA)と脱灰凍結乾燥他家移植骨(Demineralized Freeze-Dried Bone Allograft, DFDBA)の2種類で，どちらもその名のとおり凍結乾燥処理してある．こ

表 10-6 各種骨移植材の特徴．

	骨伝導能	骨誘導能	骨増殖能
自家移植骨	＋	＋	＋
他家移植骨	＋	±	－
異種移植骨	＋	－	－
人工骨	＋	－(±)	－

れにより95％以上の水分を除去して，細胞をすべて死滅させ，移植材の抗原性を減少することができる(図10-13)．実際FDBAやDFDBAを移植しても，抗体産生は誘発されないことが確認されている[3,49,61,62]．また凍結乾燥処理は，移植材の長期保存を可能にしている．したがって臨床的には他家骨移植による免疫反応は大丈夫そうである．

もう一つ心配なのは感染(肝炎やHIVなど)である．これはTissue Bankの行う感染予防対策に依存している．Tissue Bankではまずdonorの社会的スクリーニングを行い(早い話が"この人は何か病原体をもっていそうな経歴がないか"を調べるわけです)，その後血液検査，リンパ節検査などで陰性の献体だけを採用する．これによりかなり感染のリスクは低くなる[70]．

もし万が一，陽性の献体がこのスクリーニングで引っかからなかったとしても，その後行う100％エチルアルコールによる脱脂，0.6N塩酸による脱灰操作(これはDFDBAのみ)によりウイルスや細菌は完全に死滅するといわれている[71-76]．これにより感染の可能性は，ある計算によると28億分の1となるそうである[77]．

今までDFDBAやFDBAでの感染の報告はないようであるが，どんなに頑張っても分子が0にはならない．未知のウイルスやプリオンのような新種の感染もこれからでてくる可能性もあり，分子の1にこだわる人には使わない方がよいかもしれない．ちなみに1994年には医科全体で35万症例の他家骨移植が行われ，そのうち歯科では56,000症例が行われたが，感染の報告は1例もない．

[他家骨移植材の粒子の大きさ]

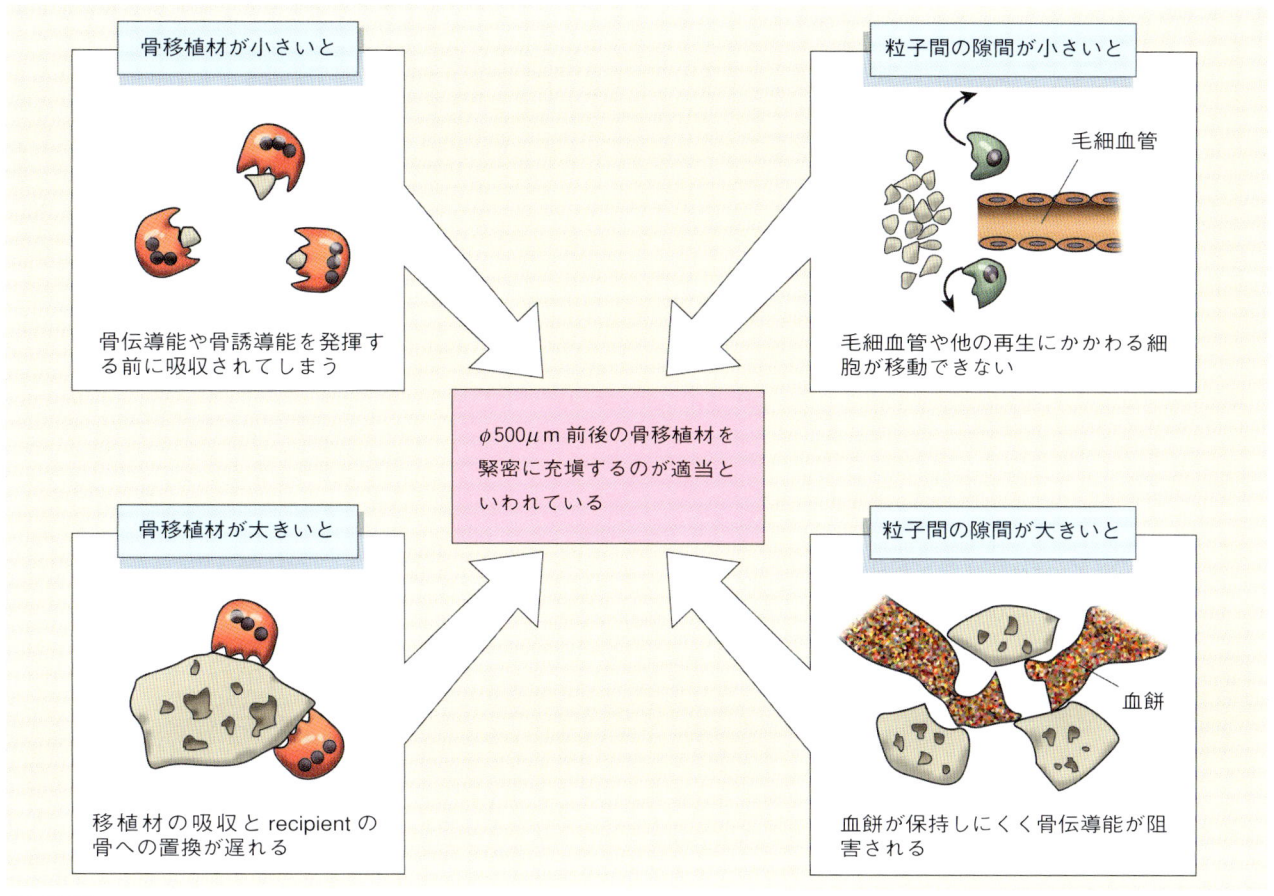

骨移植材が小さいと
骨伝導能や骨誘導能を発揮する前に吸収されてしまう

骨移植材が大きいと
移植材の吸収とrecipientの骨への置換が遅れる

粒子間の隙間が小さいと
毛細血管や他の再生にかかわる細胞が移動できない

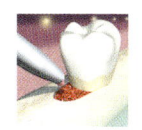

粒子間の隙間が大きいと
血餅が保持しにくく骨伝導能が阻害される

φ500μm前後の骨移植材を緊密に充填するのが適当といわれている

図 10-18

他家移植骨の効果は？

それでは他家移植骨の効果はどうであろう？ FDBAもDFDBAも細胞は死滅しているので骨増殖能はないが，骨伝導能はある．骨誘導能に関しては前述のように条件次第というところである（表10-6）．

Tissue Bankからのパンフレットをみると，FDBAとかDFDBAという分類だけでなく，採取してくる骨の種類や，粒子の大きさなどでも分類されている．他家移植骨作製の場合，まずdonorの長幹骨骨幹から移植骨を採取してくるが，通常はその皮質骨の方を用いる．BMPなどの増殖因子は骨基質に多く含まれるので，骨基質の豊富な皮質骨を選ぶわけである．

粒子の大きさも重要である．大きすぎると吸収に時間がかかりすぎるし，小さすぎると骨移植材としての役割を果たす前に吸収されてしまう[78,79]．実験では，125μm以下の大きさになると異物巨細胞により早期に吸収されてしまうという結果がでている[80]．粒子の大きさは粒子間の隙間の大きさにも影響を与える．隙間が小さすぎると新生血管が伸びにくいだけでなく，その他の再生に関与する細胞も集まりにくい．逆に隙間が大きすぎると，血餅の保持が難しくなってくる．100～150μm程度の隙間が適当なようである[81-83]．以上を考え合わせて，**粒子の大きさは500μm前後の大きさが推奨されている**[84]（図10-18）．この大きさだと骨伝導能や骨誘導能を発揮できて，なおかつ粒子間に適度な隙間が残るからである．

[非吸収性人工骨]

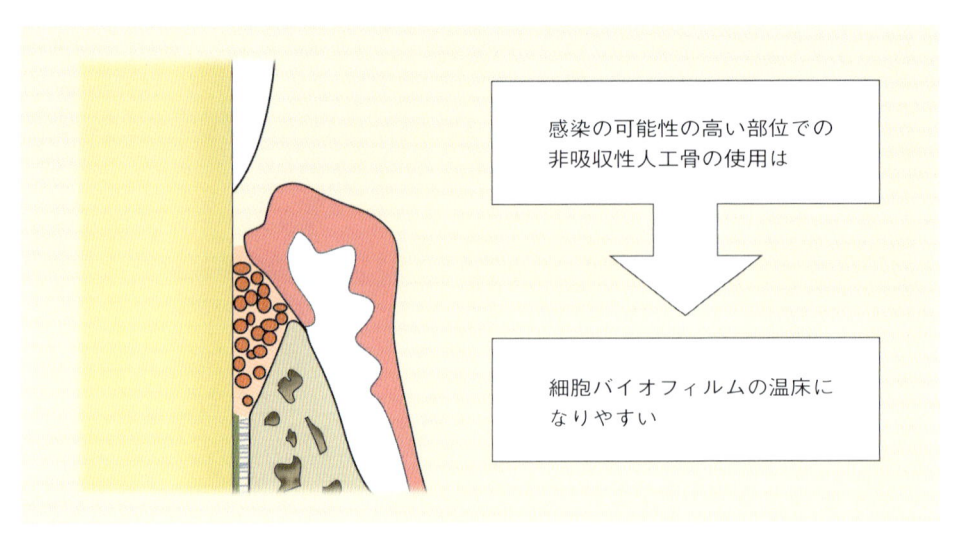

図 *10-19* 再生にかかわる細胞のたまり場となる移植材は，細菌のたまり場にもなりやすい．とくに自分の骨に置換しない非吸収性の人工骨はその可能性が高い．

　DFDBAがFDBAと異なる点は脱灰処理をしているかどうかということである．脱灰処理により骨基質に埋まっているBMPなどの増殖因子が露出するようになり，骨誘導能が発揮しやすくなるというのである．これは前述のようにdonorの年齢が大きく影響するようである[67]．年齢が高くなるにつれ，骨誘導能は低下していき，閉経後の女性から得た他家移植骨がもっとも骨誘導能が低いといわれている．

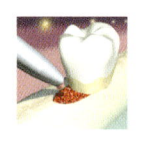

人工骨の行方は？

　人工骨には骨伝導能しかない[85,86]．しかもほとんどのものが非吸収性である．最終的に自分の骨に置き換わらないということは，"再生"の足場にもなるが"感染"の足場にもなることを意味している（図10-19）．いったん感染を起こせば，骨の再生どころか骨の吸収を促進してしまう．歯周病でできた垂直性骨欠損に非吸収性人工骨が用いられる頻度が減っているのは，そのあたりが原因で良好な臨床結果が得にくいからである．最近はガラス系の人工骨が商品化され話題をよんでいるが，それも今はまだデータの蓄積を待つ段階と考えた方がよいだろう[87-91]．

　人工骨の分類に入れてよいのかどうかわからないが，人工的につくりだしたヒトのBMP（rhBMPという）をコラーゲンにしみこませて移植する方法が，実用段階に入っている．動物実験で効果の確認後[92]，現在ヒトでの臨床報告がでてきている[93]．これにより人工骨にも骨誘導能が与えられるわけで，新しい時代の幕開けといっていいかもしれない．BMPのキャリアーに吸収性のものを使えば，自分の骨に置き換わるわけであるから非常に有効である．これにより，自家移植骨のように手術部位が増えたり，量が足りなかったりする心配もなくなるし，他家移植骨のように感染の心配もしなくていいわけで，これからが待ち遠しい．

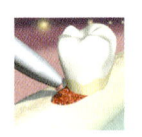

自家移植骨がベスト？

　骨移植材のもつさまざまな作用をみてきたが，3つの能力すべてをもち合わせているのは自家移植骨だけであり，やはり現在でも**自家移植骨がベスト**といえる[94]（表10-6）．しかし口腔内から採れる移植骨の量には限りがあり，また口腔外から採るとなると一般開業医では不可能に近い．それらを考えあわせると，次善の策が必要になってくる．

　次善の策には最初から自家骨移植を諦めて，他の移植骨を採用する場合もあれば，自家移植骨の足らない分を他の移植骨で補うという方法もあり，両方とも行われている．どの方法を用いるかは，患者さんとの話し合いのもとで，症例に応じて使い分けていくことになるであろう．

第11章
ペリオにおける骨吸収

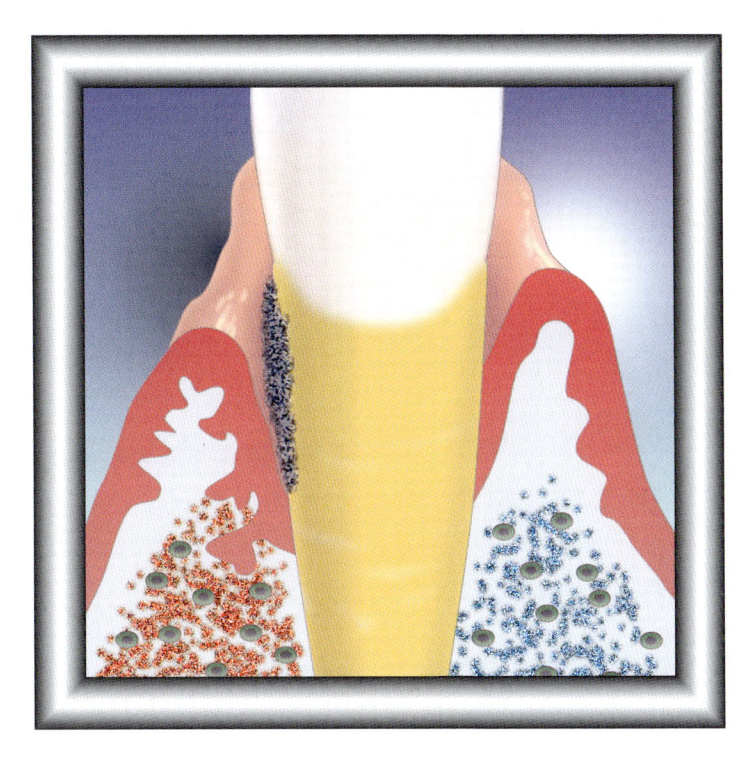

タイトルイメージイラスト
　単球やリンパ球の反応は自己再生の分岐点となる．サイトカインや炎症性メディエーターを放出すれば自己破壊（イラスト左側），増殖因子を放出すれば自己再生（イラスト右側）に傾くといわれている．

骨のバイオロジー

PART V

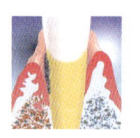

"サルでもわかる"ペリオの病因論

歯周病の病態の最大の特徴は、歯の支持組織の喪失であろう。とくに骨の喪失はX線でも確認できるため、臨床医は毎日お目にかかっている。

この章ではそのペリオにおける骨吸収をテーマにしながら、歯周病の病因論を考えていきたい。またそれと関連した化学療法まで話を拡げてみよう。

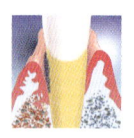

ペリオはどのように進むの？

ペリオにおいて骨吸収は最終段階での出来事である。どのように骨がなくなっていくのか最初の方からみていこう。つまりペリオの病因論、成因論ということになる。ここで難しい免疫の話をするつもりはない。たとえしてもオタッキーな先生にしか読んでもらえないことは十分承知である。

ペリオにおける免疫の話はなかなかつかみどころがなく、理解するのに必要な基礎知識もかなりいる。おまけに日々進歩しているため新しい情報がどんどん入ってくる。これでは一般開業医に敬遠されて当然である。そこでこの章ではペリオの発症、進行を描いたチャートを使いながら、固くなった頭でも理解できるよう、"サルでもわかる病因論"を目指してみたい。

まず、どういったチャートを採用するかが運命の分かれ道である。ここで著者のいちおしがNorth Carolina大学のSteven Offenbacher教授の書かれたものである（図 11-1）。これは米国歯周病学会が1996年にまとめたAnnals of Periodontologyにも採用されたもの[1]で、それ以降いくつかの雑誌にも紹介されている[2]。このチャートのいいところは、歯周病の発症のみならずその進行や歯周治療の効果、リスクファクターとのかかわりなど、さまざまな場面で利用できる点であろう。もちろんシンプルにまとまっているところも一般開業医向けである。それではまずこのチャートを大まかにみていくことにしよう。

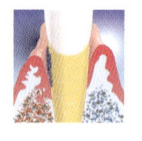

ペリオの病因論 Offenbacher 編

[Act 1／まずは歯周病菌の登場]

ペリオは細菌がいなければ発症しない[3-12]が、細菌がいれば発症するというものでもない[13-15]。細菌のいない歯肉溝というのは臨床では存在しないわけであるから、どんな細菌がどれだけいるかということが大事であり、そしてそれに立ち向かう宿主がどんな反応をするかによって病態が決まる[1]。ペリオの病因論における細菌のシェアはここのところ低下

第11章 ペリオにおける骨吸収―骨のバイオロジー PART V

[歯周病の病因論]

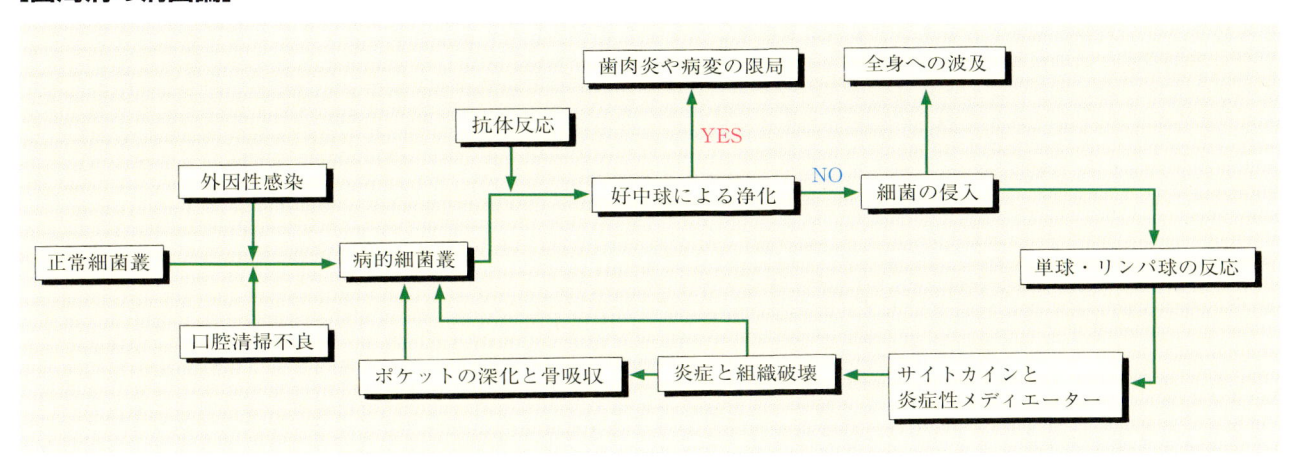

図 11-1 (Steven Offenbacher, Annals of Periodontology. AAP, 1996[1]. より.)

[細菌バイオフィルムからの兵隊の出撃]

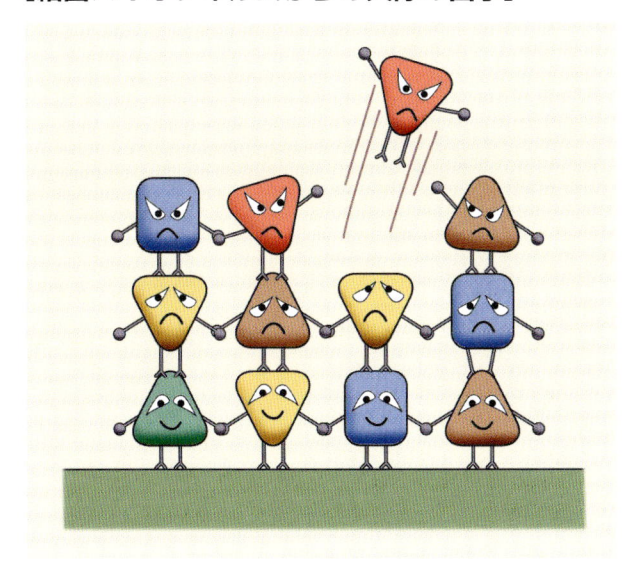

図 11-2 細菌バイオフィルムという敵のキャンプからは，兵隊が直接出撃することがある．その一部は非付着性プラークの一員になったり，組織侵入性細菌の一員になることが考えられる．

[細菌バイオフィルムからの大砲の発射]

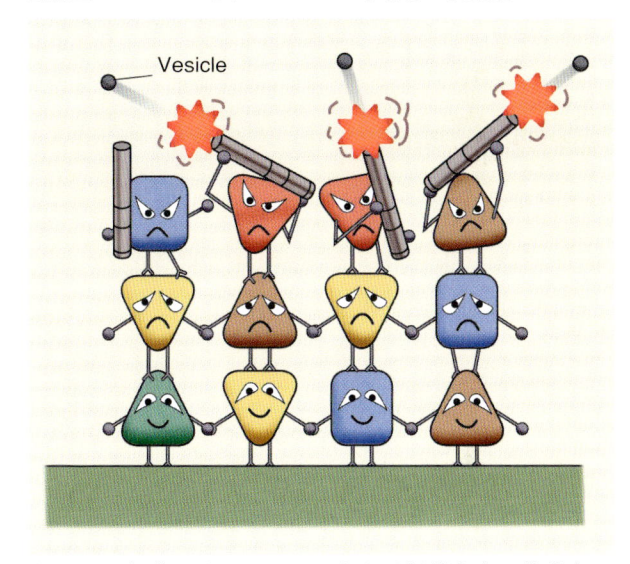

図 11-3 細菌バイオフィルムからは細菌由来の物質（Vesicle）が飛びだし，宿主に対して病原性を発揮する．この物質は上皮を通過し，歯周組織内部に達することが確かめられている．

してきていて，約20％という報告[16-19]もある．

歯周病菌の感染には，もともと歯肉溝にいる細菌が突然プッツンと切れて暴れだす**内因性感染**（endogenous infection）と，にわかに外から悪いヤツがやってくる**外因性感染**（exogenous infection）に分けられる[20,21]．仲間内からでてきたワルであろうと，外からやってきたワルであろうと，こいつらは**歯周病菌**（歯周病原性細菌）というワルのレッテルを貼られることになる．この歯周病菌が根面上に**細菌バイオフィルム**というキャンプを張ってしまうことが，歯周病の病態の一つの特徴である[22]（細菌バイオフィルムに関しては第13章参照）．

細菌バイオフィルムからは歯周病菌が飛びだしていくこともあれば（敵の兵隊の出撃，図 11-2），歯周病菌由来の物質が飛びだしていくこともある[23-31]（大砲の発射，図 11-3）．これが宿主との戦いの始まりである．

[Act 2／宿主の兵隊の出撃]

最初にやってくるのは**好中球**（多形核白血球）とい

[好中球への応援の要請]

図 11-4　細菌バイオフィルムから放出された物質は，上皮細胞やマクロファージなどに作用し，それらの細胞から間接的に血管内皮細胞に働きかけたり，あるいは直接血管内皮細胞に働きかけて好中球が血管から外へでてくるよう要請をだす．

[好中球応援の要請]

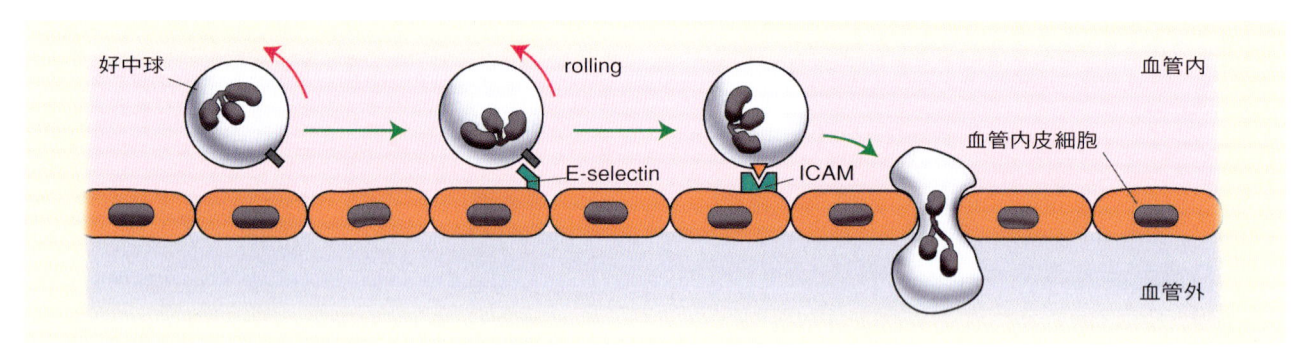

図 11-5　細菌由来の物質で直接，あるいは宿主の細胞を介して間接的に好中球要請のシグナルが血管内皮細胞に伝えられる．血管内を秒速2mというスピードで動いている好中球は，血管内皮細胞のだす E-selectin というブレーキにより，その速度をゆるめ血管壁に沿って rolling を始める．その後，ICAM (Inter Cellular Adhesion Molecule) により，しっかりと内皮細胞と結合し血管外へでていく (Richard P Darvaen : periodontology 2000, 1997[22]. より一部改変).

う特攻隊である[32-34]．ポケット内の細菌バイオフィルムというキャンプからでてきた敵の兵隊(細菌)や大砲の弾(細菌由来物質)が体のなかに入ってくると，血管の壁を構成している血管内皮細胞が，血流にのってパトロールしている好中球に応援の要請[35-37]をだす(図 11-4, 5)．その要請に応えて，好中球は血管の外にでていき，敵と戦うわけである．

その戦いぶりはまさに特攻隊である．リンパ球のように一対一で相手が決まっているわけではなく，なりふり構わず相手を攻撃する．ただ相手に抗体や補体がひっついていると[38-40]，敵のレッテルが貼られているのと同じで，好中球は迷うことなく一直線にその相手をやっつけにいく[41-44](これを**オプソニン効果**という．図 11-6)．

この好中球で相手をやっつけることができれば，炎症は歯肉に限局し，いわゆる歯肉炎の状態でとどまり，骨は吸収されない．患者やわれわれが適切なプラーク・コントロールを行い，好中球の応援をしてやれば，もとの健康な状態に戻る．歯肉炎は可逆的といわれるゆえんである．また小児で歯周炎が少ないのも，小児では免疫反応が確立されていないため，これに続く自己破壊のシナリオが進まないため

[オプソニン効果]

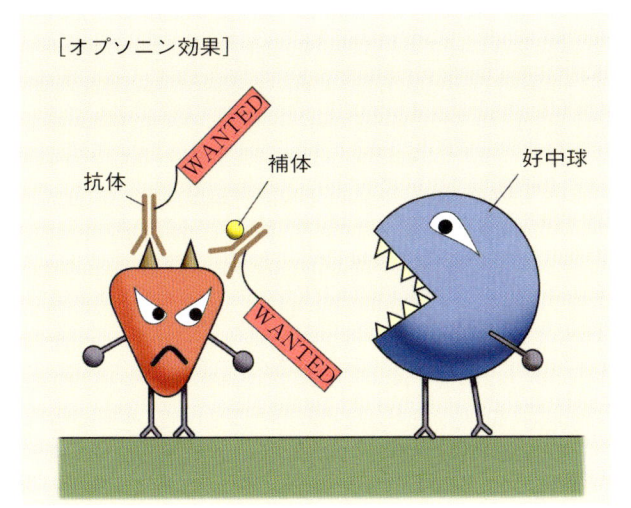

図 11-6 敵に抗体や補体といった敵のレッテルが貼られていると，好中球は効率よく敵をやっつけることができる．

[自己破壊へのシナリオ]

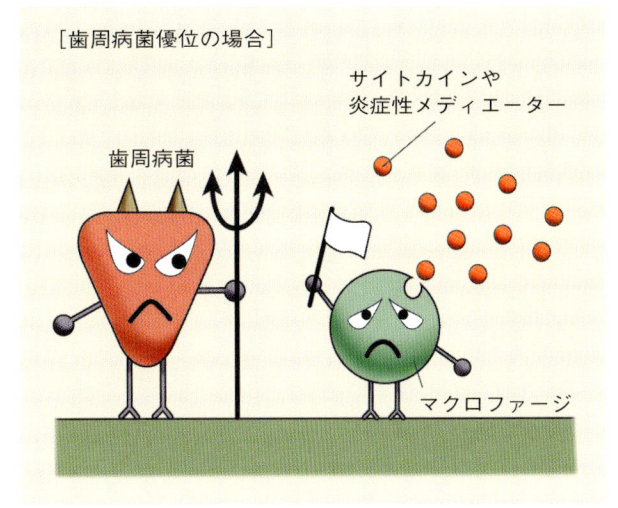

図 11-7 歯周病菌優位ではマクロファージはIL-1，TNF-αなどのサイトカインや，PGE$_2$のような炎症性メディエーターを放出し，歯肉結合組織や骨が破壊される．

ともいわれている[45]（もちろん歯肉溝内の細菌叢の違いも大きいと思うが……）．読者の先生方も，小児では歯肉炎はよくみても，歯周炎はめったにみられないという印象があるだろう．

[Act 3／特攻隊の敗れた後は]

問題は好中球の手に負えない場合である[41,46-48]．歯周病菌のあるものは組織内に侵入してくることがわかっているし[49-61]，細菌由来物質は血流にのって全身にまで影響を及ぼす可能性がある．実際歯周病患者では，**心筋梗塞**[62-71]や**低体重児出産**[72,73]の確率が高くなることが報告されており，米国歯周病学会では広く一般に歯周病と全身疾患とのかかわりを啓蒙している．

好中球のつぎは特殊部隊の登場である．**リンパ球**や**単球**がそれにあたる[74,75]．リンパ球はご存じのとおり免疫反応を担うもので，基本的に好中球と違って，戦う相手が決まっている．単球は血管からでてくるとマクロファージとよばれ，歯周病の病因論で最近とくに注目されている．マクロファージは異物を処理するだけでなく，それをリンパ球に伝えたり（抗原提示作用），さまざまな物質を放出することにより生体反応を制御する．歯周炎の発症でとくに重要なのがこの物質で，どんな物質を放出するかで生体反応が変わってくる．

敵の歯周病菌が優位の場合，マクロファージはIL-1[76-86]，TNF-α[52]，PGE$_2$[88-90]など，**サイトカイン**とか**炎症性メディエーター**とよばれるような物質を放出する．これらの物質の詳細は他書に譲るが，結果的に骨や結合組織が破壊される（自己破壊へのシナリオ，*図 11-7*）．

逆に宿主が優位になると，マクロファージは**増殖因子**を放出し，骨や結合組織が再生される（自己再生へのシナリオ，*図 11-8*）．つまりこの単球やリンパ球の反応が運命の分かれ道ということになる．

[Act 4／自己破壊への道]

歯周病において骨や結合組織を破壊するのはだれだろう？ 何を隠そう宿主自身である[91]．もちろん細菌由来の酵素や毒性物質の影響も受けるが，大部分は自分で破壊していると考えてよい．

何のために自分で破壊するのか？ 細菌バイオフィルムから逃げるためである．敵のキャンプ（細菌バイオフィルム）からの距離にはどうも安全な距離というのがあるようだ．どこまでならば安全と判断するかという距離のことである[92-96]．骨と細菌バイ

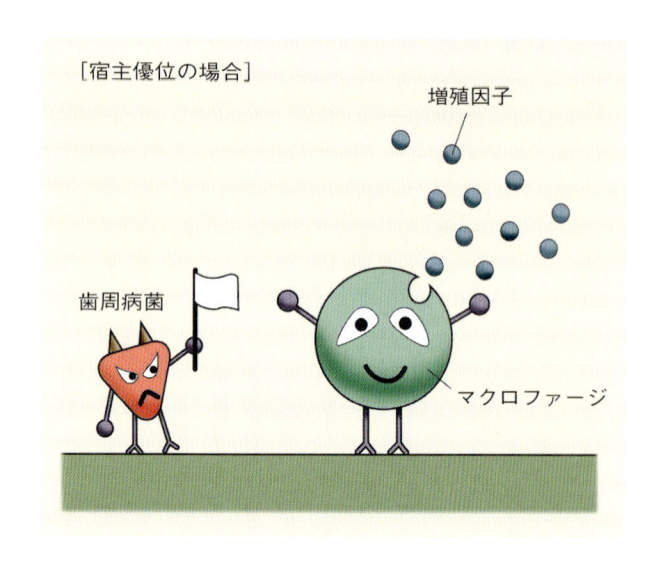

[宿主優位の場合]

増殖因子
歯周病菌
マクロファージ

図 **11-8** 宿主優位ではマクロファージが各種増殖因子を放出し，組織が再生，修復されていく．

オフィルムとの距離はおよそ2.5mmに保たれているという報告もある[94,95]．この距離よりも敵が迫ってくるようなら，宿主は自分で破壊して敵との距離を保つわけである．

通常，敵との境界線には上皮という壁があり，これは一番早く修復される．したがってスケーリングやルート・プレーニングで敵のキャンプを全滅しても，自分で破壊した骨や結合組織が修復される前に，まずこの上皮が境界線をつくってしまうため，完全にもとに戻る，いわゆる再生は限定されてしまう．深い真性のポケットに対して，スケーリングやルート・プレーニングだけで完全な再生が不可能な理由である．しかも歯肉溝という特殊な環境では，細菌バイオフィルムゼロという状況も現実的でない．

もし細菌バイオフィルムが除去されないまま自己破壊が進むと，上皮という壁はより根尖側につくられることになる．その結果ポケットはより深くなり，歯周病菌の居住空間は拡大される．おまけに炎症を起こした歯肉溝の滲出液中には，歯周病菌の食糧が増量している．これにより再び歯周病進行の悪循環を繰り返すことになる．

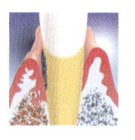

ペリオにおける自己破壊のシナリオ

まだまだ確立されたものはないが，わかりやすい

[自己再生へのシナリオ]

モデルを使って解説してみよう（図**11-9**）．このモデルでの主役は**マクロファージ**である．マクロファージは細菌由来物質というシグナルで，前述のIL-1やTNF-α，PGE_2というような物質をつくりだす[76-89]．この最初のシグナルでよく研究されているのは**LPS**（リポポリサッカライドの略）というグラム陰性菌のもつ内毒素[1,97-99]である．LPSは歯肉溝内の細菌バイオフィルムから放出され[24,100]，組織内ではLBP（LPS結合タンパク）と結合し，その複合体がマクロファージのレセプター（受容体　CD14）にひっつく[99,101-103]．LBPと結合しないLPSも存在するが，病因論における重要度は低いといわれている[97,104,105]．

LPSなどによる刺激でマクロファージからIL-1やTNF-α，PGE_2といった物質が放出される[76-90]．これらの物質は**骨芽細胞系**（あるいは**間質細胞系**）の細胞に作用し，その細胞が破骨細胞の前駆細胞に情報を伝える．その結果，**破骨細胞が出現し骨を食べ始める**わけである（第7章参照）．

またマクロファージ由来のIL-1やTNF-αが**線維芽細胞**に作用し，その結果，線維芽細胞がPGE_2を放出して破骨細胞が活性化するルートも知られている．そのとき線維芽細胞はMMP[106-112]（matrix metalloproteinase）という結合組織を破壊する酵素も放出するため，歯肉結合組織の破壊が進む[113]．マクロファージもこの酵素を放出することがわかってい

[ペリオにおける自己破壊のシナリオ]

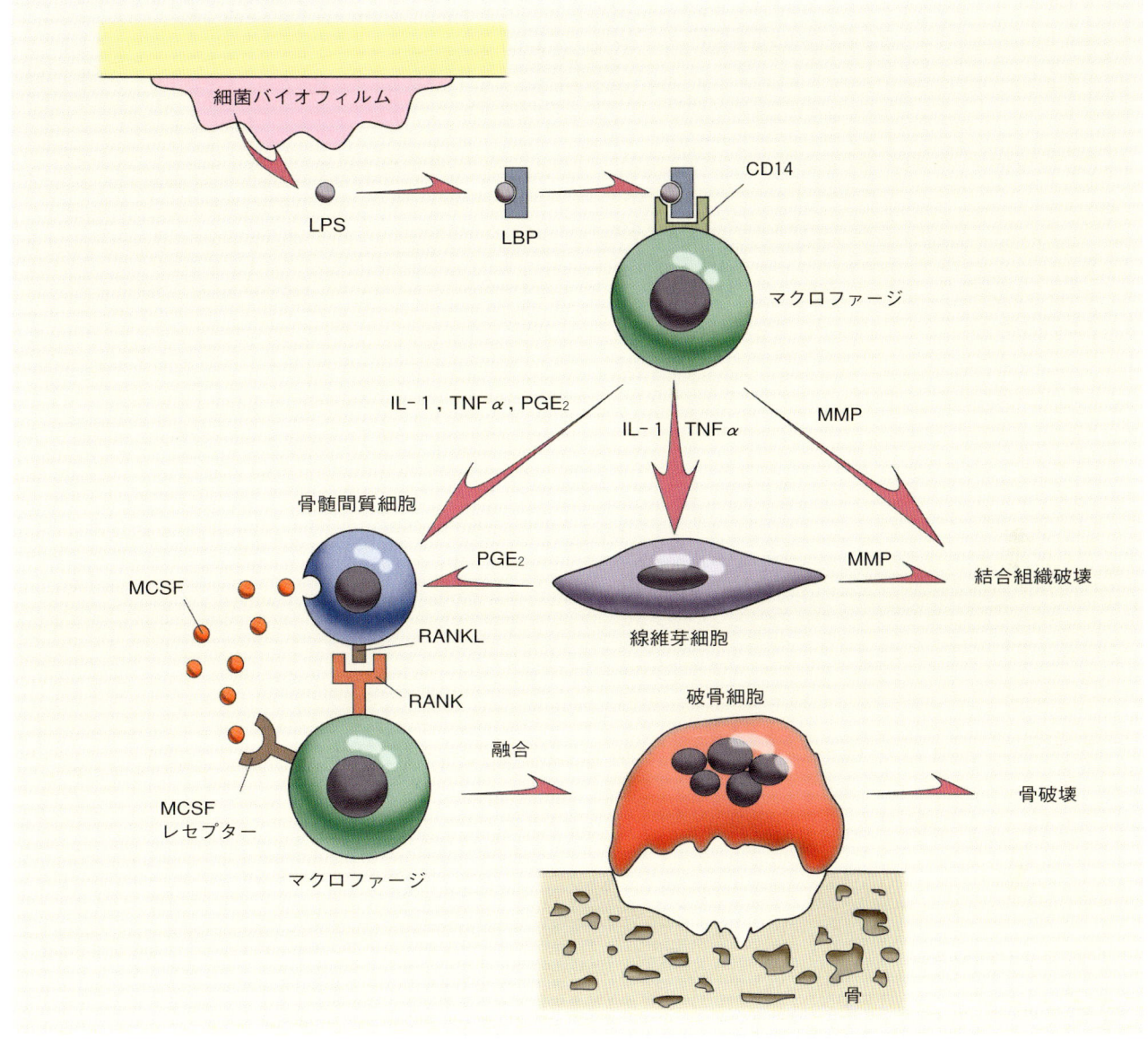

図 11-9

る[110,112]（オタクな横道⑭）．

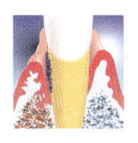

あなたはペリオ体質？

血液検査でペリオになりやすいかどうかがわかるという夢のような話が現実味を帯びてきている．米国では患者の血液を送れば検査結果を通知してくれるシステムがすでに存在する．

原理はこうだ．患者のなかには前述の単球（マクロファージ）の反応性が非常に亢進している人がいる．つまり同じ濃度のLPSで単球を刺激しても，通常の何倍ものIL-1やTNF-α, PGE_2といった物質を放出する場合があり，こういった患者ではペリオの進行が速かったり，治療への反応が悪かったりすることが知られている[89,122-130]（図 11-10）．実用化されているのはこのうちIL-1というサイトカインで，過剰反応する人ではその遺伝子にも問題があることが指摘されている[131-135]．そこで患者の末梢血からIL-1の過剰産生能を調べ，この結果にペリオ

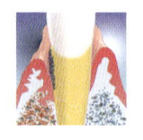

オタクな横道⑭　LPSシグナリングの新展開

[菌体成分とTLR]

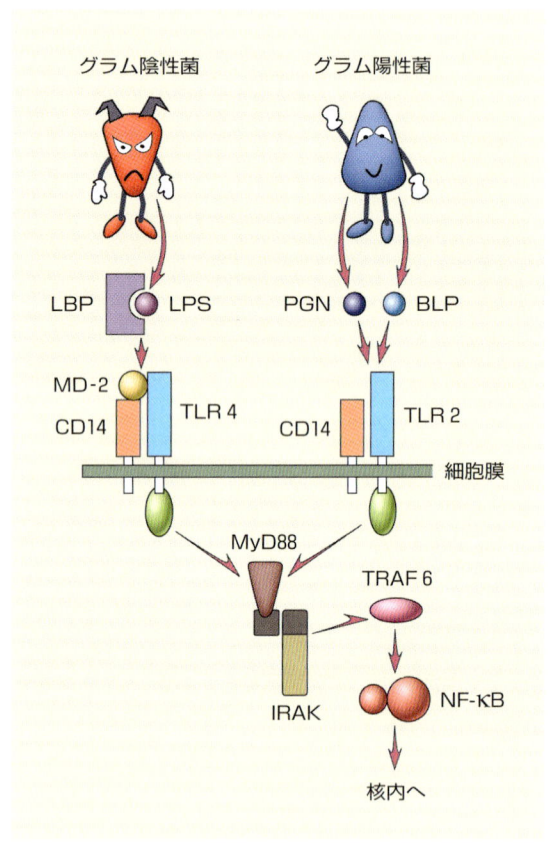

図⑭
LBP：LPS結合タンパク，PGN：ペプチドグリカン，BLP：細菌由来リポプロテイン．

　歯周病菌などのようなグラム陰性菌の一番外の膜(外膜)には宿主にとって厄介な物質がたくさん埋まっている．そのなかでもLPS(lipopolysaccharide，リポポリサッカライド)は為害性がもっとも強く，また研究ももっとも進んでいる．生物活性としては炎症や骨吸収から発熱，ショックまで実に多彩である．ペリオにおいても本文中の図11-9のように，LPSがマクロファージに働いてサイトカインや炎症性メディエーターが放出され，骨吸収や結合組織破壊が起こることがわかっている．しかしながらLPSがどのようにマクロファージなどの細胞に働きかけ，シグナルが伝わるのかはわからないことが多かった．

　一番研究者の悩みの種だったことはLPSのレセプターと考えられていたCD14に細胞内ドメインがないということであった．確かに細胞の表面にはCD14がありLPSと結合するのだが，CD14は細胞表面にひっついているだけでLPSが結合したことを細胞の中に伝える部分がないのである．これはCD14以外にLPSの情報を伝える物質がほかにあることを意味しており，その検索の成果がやっと実を結んだ．

　LPSに反応しないマウス(C3H/HeJ，C57BL/10 ScCr)の遺伝子を調べたところ，TLR 4 (Toll-like receptor 4)という物質の遺伝子に変異が見つかった[114,115]．つまりこのTLR 4がLPSのレセプターになっていて，LPSに反応しないマウスではこのレセプターが異常であるため，LPSに対して反応できなかったわけである．これはTLR 4のノックアウトマウスでも確認された．

　Toll-like receptorのTollとは何かというと，ショウジョウバエにおいて真菌を認識し感染防御を誘導する分子である[116]．このTollに似た分子TLRをマウスやヒトももっていることが

のリスクファクターの一つである「喫煙するか，しないか」という項目をプラスすることにより，その患者の"ペリオになりやすさ(疾患感受性，disease susceptibility)"をとらえることができるという．

　ペリオの遺伝子診断はまだまだ入り口にさしかかったところである．ペリオの先天的リスクファク

わかり，そのうちの一つのTLR4がLPSの情報を細胞内に伝えるレセプターであることがわかったのである．いまではCD14とTLR4にMD-2という分子が加わり[117]，これらが共同してLPSを認識してTLR4の細胞内ドメインが活性化することによりMyD88という分子を介してセリン／スレオニンキナーゼIRAKを活性化し，転写因子であるNF-κBが細胞の核の中に入っていって遺伝子のスイッチをいれるというルートがわかっている（文章による説明は諦めて図⑭を見てもらった方がよいかも…）．

わざわざわけのわからないLPSのシグナリングの話までもち出したのは，TLR4が見つかったということを言いたかっただけではない．というのは他のTLRであるTLR2はペプチドグリカンや細菌由来リポプロテインといった主にグラム陽性菌の成分を認識し，TLR9は細菌由来DNAを，TLR5はサルモネラ菌を認識するということまでわかってきたのである[118]．つまり，われわれの体はグラム陰性菌の場合はTLR4，グラム陽性菌の場合はTLR2というレセプターを介してその感染を認識し，感染防御反応を起こすわけで，リンパ球や抗体といった特異的な免疫機構（獲得免疫）の力を借りなくてもTLRを使った自然免疫で細菌感染に対する生体防御を立派にこなしているわけで，改めて生体の偉大さを痛感させられるトピックといえる[119-121]．

[ペリオ体質診断法]

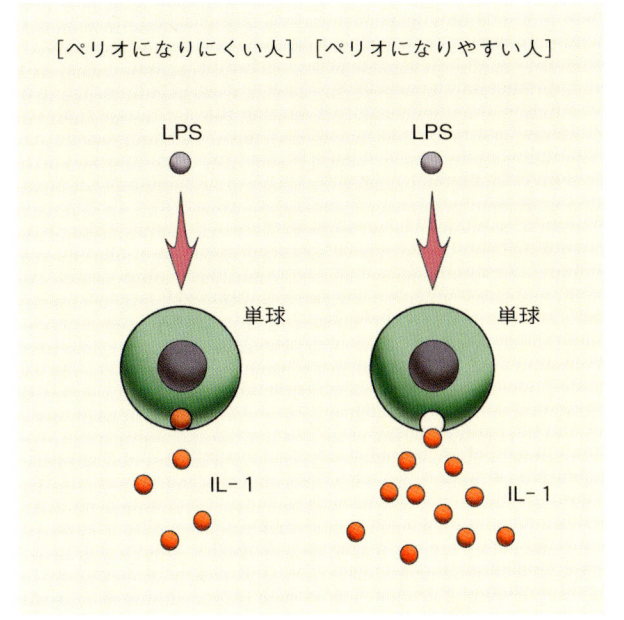

図11-10 採血して得た単球にLPSを作用させると，ペリオ体質の場合は通常の数倍のIL-1というサイトカインが分泌されるという報告がある．これはIL-1遺伝子の多型性など，遺伝子レベルでの相違が関与しており，ペリオの疾患感受性の一つの指標になる可能性がある．

なくない．

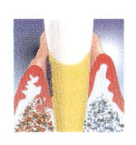

もう一人の主役リンパ球

もう一度図11-1を見直してほしい．好中球という特攻隊のあとにでてくる特殊部隊は単球（マクロファージ）やリンパ球であった．なのに図11-9ではリンパ球の姿が見あたらない．ペリオにおける骨吸収にリンパ球はどうかかわっているのだろう？

歯周病菌由来のさまざまな抗原情報は初感染でないかぎり，免疫系という警備会社が把握している．つまり初感染のときに担当リンパ球が決まり，つぎの感染に控えているわけである．再びその抗原が侵入してくると，抗原提示細胞という情報屋がTリンパ球という担当リンパ球にその情報を知らせる．それが引き金になり，担当リンパ球（Tリンパ球やBリンパ球）が増殖し抗原をやっつけるわけである．Tリンパ球というのは胸腺（Thymus）で，特殊部隊と

ターを把握する画期的な分野であり，これからの進展が楽しみである．ただ診断結果をどのように治療に生かしていくのかなど，越えるべきハードルは少

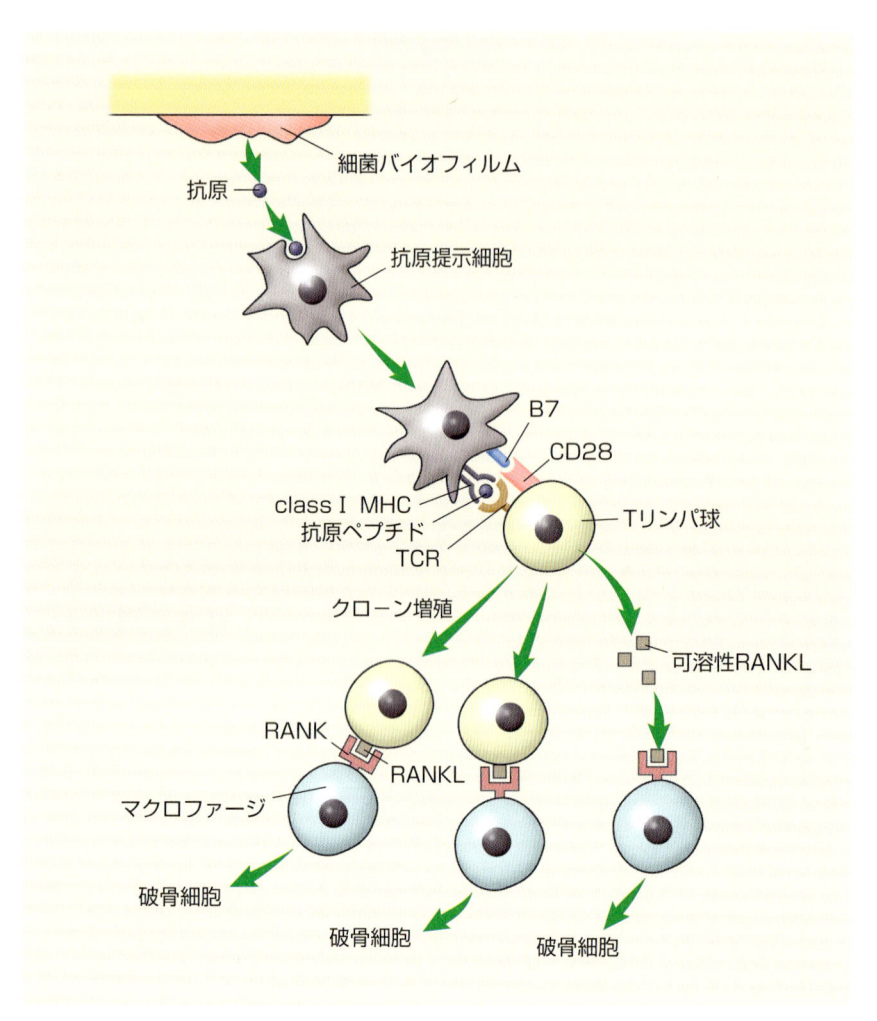

[活性化リンパ球による破骨細胞形成]

図 11-11　抗原提示細胞（樹枝状細胞，マクロファージ，Bリンパ球）により抗原の情報と活性化するシグナルがTリンパ球に伝わる．このTリンパ球は抗原に対して特異的なリンパ球のみが選ばれる．これにより活性化したTリンパ球は，まったく同じ子息（クローン）を増やすとともに細胞膜上にRANKLを発現して破骨細胞をつくりだす．また活性化リンパ球が分泌された可溶性のRANKLも，その一端を担う可能性がある．

しての訓練を受けるため胸腺の頭文字をとって"T"リンパ球とよばれている．Bリンパ球は抗体をつくるリンパ球だ．ペリオにおける骨吸収では最近このTリンパ球が注目されている[136,137]．

図 11-9 では破骨細胞をつくりだす指令は**骨髄間質細胞**（あるいは**骨芽細胞**）ということで描いてある．もちろんこれは間違いではなく，骨のリモデリングなどの生理的な状態では確認されていることである．しかし歯周炎のように炎症や免疫反応により骨が吸収している場合，この破骨細胞をつくりだす指令をTリンパ球もだしていることがわかってきている．

つまりTリンパ球の細胞膜上に**RANKL**という破骨細胞形成のための指令が現われ，それによりマクロファージが融合して破骨細胞がつくられていくようである．リウマチ性関節炎をモデルにした実験では，細胞膜上だけでなく分泌性のRANKLもつくられているという報告もある（図 11-11）．これらの機構により，リモデリングよりも活発な骨吸収が可能になっているのかもしれない．ペリオの病因論を考えるときには，免疫の話はやはり避けては通れないようだ．

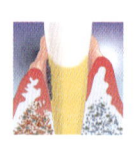

スケーリング，ルート・プレーニングの効果は？

スケーリング，ルート・プレーニングをするとこの病因論のチャート（図 11-1）ではどういう変化が現われるのであろう？

まず，細菌バイオフィルムが根こそぎ除去されるわけであるから，当然歯周病菌がほとんどいなくな

[スケーリング，ルート・プレーニングの効果]

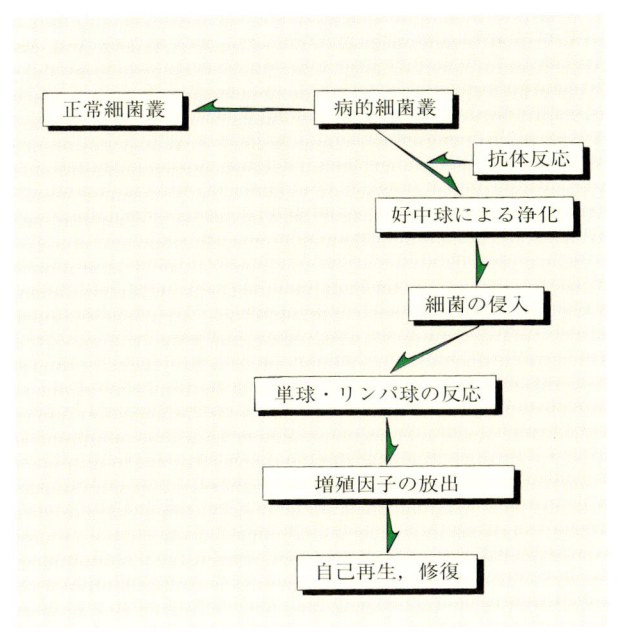

図 11-12

[歯周治療における抗菌療法]

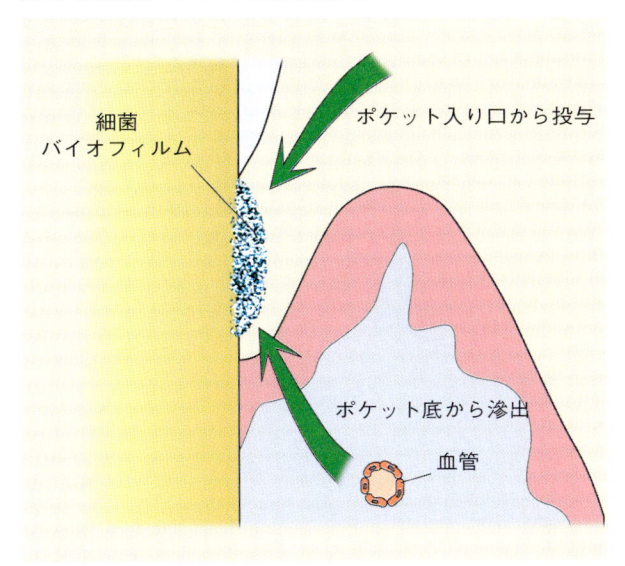

図 11-13 歯肉縁下に形成された細菌バイオフィルムに抗菌剤を投与するか，全身投与して歯肉溝滲出液とともにポケット底から滲出させるしか方法はない．

る．敵のキャンプを直接奇襲攻撃するので効果てきめんである．少なくなった敵は，好中球という特攻隊や単球，リンパ球という特殊部隊で処理しやすくなる．

またスケーリング，ルート・プレーニング中に組織にまき散らされた歯周病菌は生ワクチンの働きをする[138-141]．お尋ね者のモンタージュ写真が出回るようなもので，免疫細胞が仕事をしやすくなるだけでなく，敵に抗体がひっつくようになって好中球も攻撃しやすくなる．味方が優勢になってくると，単球やリンパ球，線維芽細胞，骨芽細胞などは増殖因子をつくるようになり，破壊された組織が再生されていく（図 11-12）．

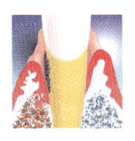

ペリオを薬で治す？

ペリオの病因論が理解できたところで，それを薬で治すことを考えてみよう．病気の原因や成り立ちがわかれば，それに対する薬を考えるのは医者の常である．ペリオの場合はどうであろう．

前述のようにペリオの原因はポケット内の細菌であり，組織の破壊はそれに続く宿主の反応である．したがって薬を使う場合は原因の細菌を抑える薬と，宿主の反応を抑える薬とに分けて考えれば理解しやすい．

[その１／薬で細菌を抑える！]

細菌を抑える薬となると抗菌剤である．歯周病菌はポケットのなかといっても，体の外に住みついているわけであるから，どの抗菌剤を使うかという問題はもちろんのこと，抗菌剤をどう使うかという問題もあわせて考えなければならない．

ポケットのなかの細菌バイオフィルムをターゲットにする場合，抗菌剤はポケットの入り口から投与するか，ポケット底から滲みださせるしか方法はない（図 11-13）．ポケットの入り口投与法としては，洗口[142,143]（mouth rinse），ポケット内洗浄[144,145]（pocket irrigation），徐放性薬剤[146,147]のポケット内投与（local drug delivery system）があり，ポケット底滲出法としては抗菌剤の全身投与[148]がある．それではそれぞれの方法をみていこう．

洗口剤[142,143]（mouth rinse）は市販でもかなりの種類が出回っており，知名度ナンバーワンの抗菌剤で

表 11-1　Antiplaque agent.
- 第1世代
  - 第4級アンモニウム化合物
    （塩化セチルピリミジウムなど）
  - フェノール化合物
  - サンギナリン
  - フッ素化合物
  - 過酸化水素
  - その他（抗菌剤，表面活性剤など）
- 第2世代
  - クロルヘキシジン

[洗口剤(mouth rinse)]

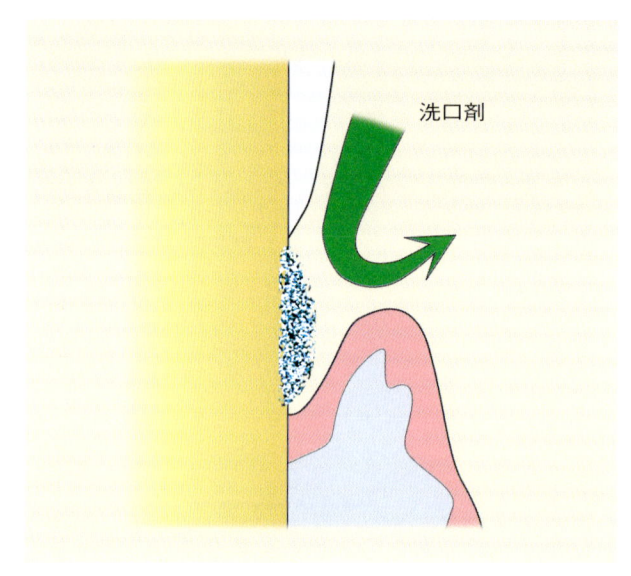

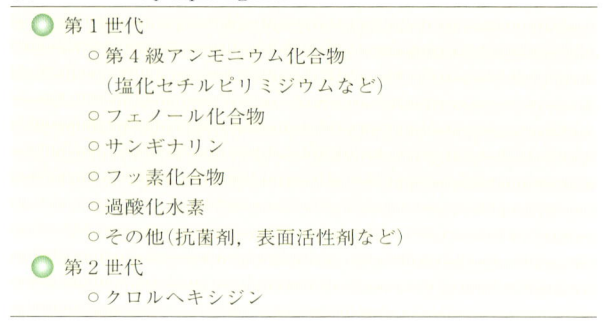

図 11-14　洗口剤の効果はほとんど歯肉縁上に限局され，歯肉縁上プラークの抑制や歯肉炎の改善が目標となる．

[第1世代洗口剤の特徴]

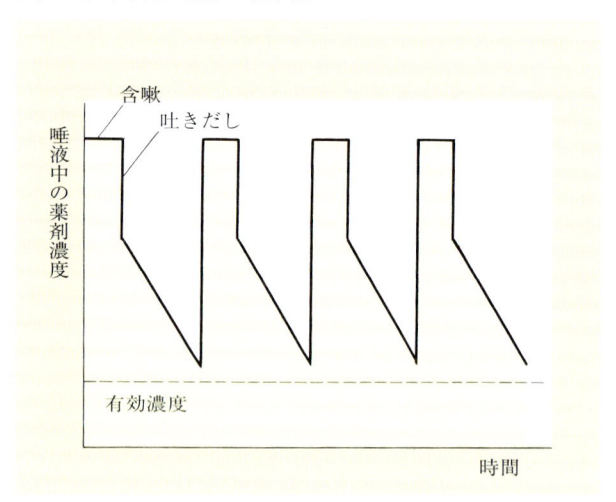

図 11-15　第1世代洗口剤は吐きだした後，唾液中の濃度が急激に落ちるため，有効濃度に維持するには洗口回数を増やさなければならない．

[第2世代洗口剤の特徴]

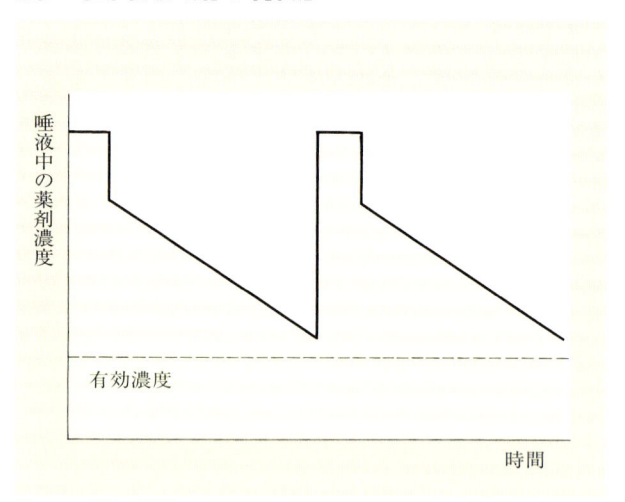

図 11-16　第2世代洗口剤では口腔内組織への親和性から薬剤が徐々に放出されるため，吐きだした後の濃度の落ち込みが少なく，洗口回数を少なくすることができる．

ある．ただポケット内の細菌バイオフィルムへの効果はかなり低い．つまり洗口剤は歯肉縁上の細菌バイオフィルムの抑制や，歯肉炎の改善の効果は認められるが，歯肉縁下までは効果は及びにくい[149-163]（図11-14）．抗菌剤が有効濃度でポケット内まで届かないのだから，抗菌剤が効く効かない以前の問題だ[164]．しかし歯肉の炎症が強かったり，歯周外科後などで機械的なブラッシングが十分できないときに，補助的に歯肉縁上の細菌バイオフィルムを抑制するような場合は非常に有効である．とくに最近GTR法などの再生療法が行われるようになってきて，術後の管理に洗口剤はなくてはならないものになっている．

それでは洗口剤に含まれる抗菌剤について概説してみよう[142,165]（表11-1）．細菌バイオフィルムに対する外用薬剤は一般に三つに分類できる[165,166]．一つは第1世代(first generation agent)とよばれるもので，市販の多くの洗口剤に含まれる抗菌剤はこの部類に入る．その特徴は抗菌作用は認められるものの，洗口後すぐにその濃度が落ちてしまうことである[167]．

【ポケット内洗浄(pocket irrigation)】

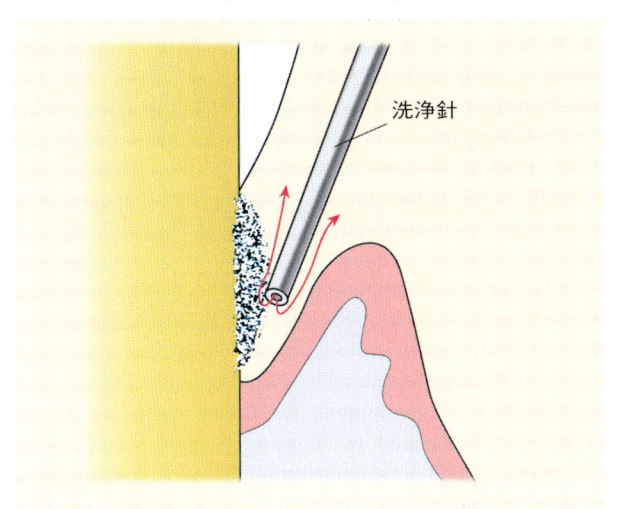

図 11-17 洗浄針を用いて抗菌剤を歯肉縁下に到達させる方法.

【Local Drug Delivery System(LDDS)】

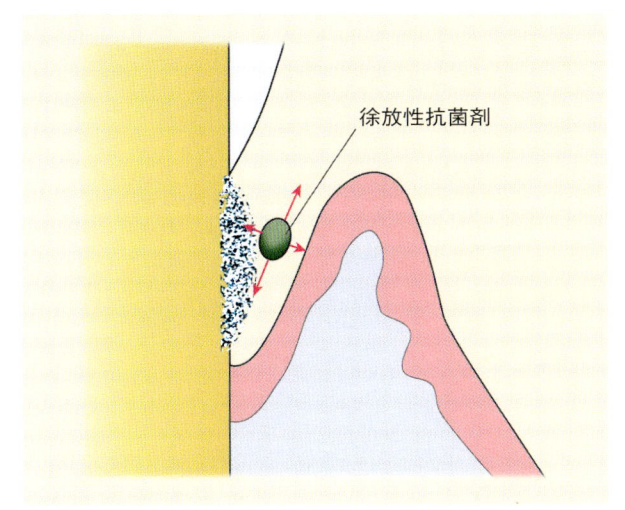

図 11-18 抗菌剤が徐々に放出されるよう処理した材料をポケット内に挿入しておく方法.

したがって口腔内で有効濃度を保とうと思えば，洗口の回数を増やさなければならない(図 11-15)．それに対して**第2世代**(second generation agent)では，洗口後口腔内の硬軟組織に吸着して徐々に放出されるため有効濃度が長く保たれる[168-173]．それにより洗口する回数を減らすことができ，使い勝手がよくなる(図 11-16)．ちなみに**第3世代**(third generation agent)は特定の細菌をやっつけるものと定義されているが，現時点では存在しない．

第2世代の代表格は**クロルヘキシジン**(chlorhexidine gluconate)である[174]．日本では今のところその使用に制限があるが，欧米では市販もされており非常にポピュラーな抗菌剤である．クロルヘキシジンはプラスの電荷を帯びており，マイナスの電化を帯びている細菌表面に結合して殺菌作用を発揮する[165,166,174]．また歯面上のペリクルや軟組織にも結合して徐々に放出されるため，抗菌作用が長時間維持される[174-180]．通常0.12％のクロルヘキシジンであれば1日2回の洗口で抗菌効果がある．

ただ電荷を帯びていて結合しやすいということは，他の化学物質もよく引きつけるということを意味しており，実際クロルヘキシジンの長期使用により歯面や充填物，補綴物などに黒い着色を認めることがある[181-183](この着色はprofessional tooth cleaningで除去できるが……)．またクロルヘキシジンはタンパク質によりその活性が下がってしまうことがわかっている[184,185]．歯肉溝滲出液中のタンパク濃度は唾液中の約25倍という報告もあり，その意味ではクロルヘキシジンは歯肉縁上の洗口剤としては有効だが，歯肉縁下に使用する場合はポピドンヨードのような抗菌剤の方が望ましいかもしれない[186]．

洗口が歯肉縁上にしか効かないのであれば，抗菌剤による**ポケット内の洗浄**(pocket irrigation)はどうであろう[144,145](図 11-17)．これであれば確実に歯肉縁下の細菌バイオフィルムに抗菌剤が届くはずだ．どれだけ到達しているかという実験は，染色液を用いて数多くされているが，無理矢理平均してみるとだいたいポケットの深さの6～7割の深さまで届いているようだ[187-194]．もちろんポケットが深くなればなるほど届きにくくなるというのは，みなさんの想像どおりである．

Local drug delivery systemといって，抗菌剤をしみ込ませた糸状あるいはフィルム状のものや，ゲル状にしたものをポケット内に直接挿入しておくという方法もある[146,147](図 11-18)．抗菌剤が徐放性に放出されるため長時間，高濃度で作用できるし，全身投与によるアレルギーなどの副作用が軽減できる．文献的には歯周病の各種パラメータが改善されてい

[成熟した細菌バイオフィルムへの抗菌剤の効果]

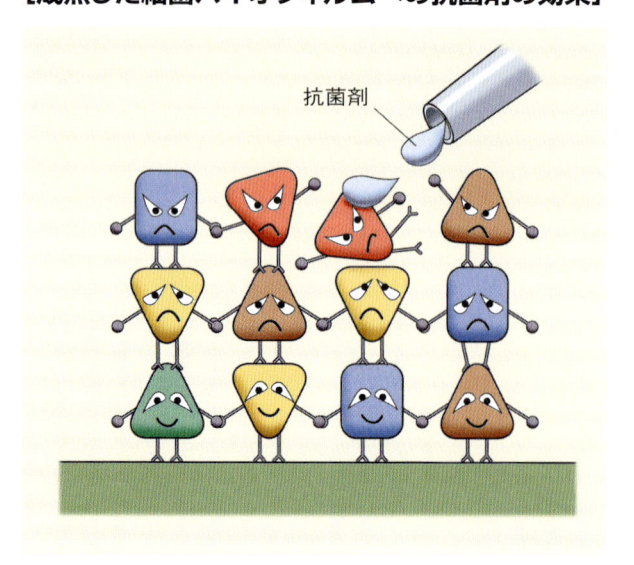

[細菌バイオフィルム除去後の抗菌剤の効果]

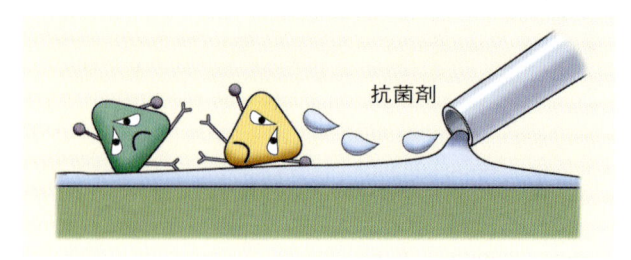

図 *11-20* いったん細菌バイオフィルムを除去した後に抗菌剤を作用させると，細菌バイオフィルムの再形成を抑制することができる．

◀図 *11-19* 細菌バイオフィルムはいったん成熟してしまうと，抗菌剤を作用させても効果が限定されてしまう．

[抗菌剤の全身投与(Systemic administration)]

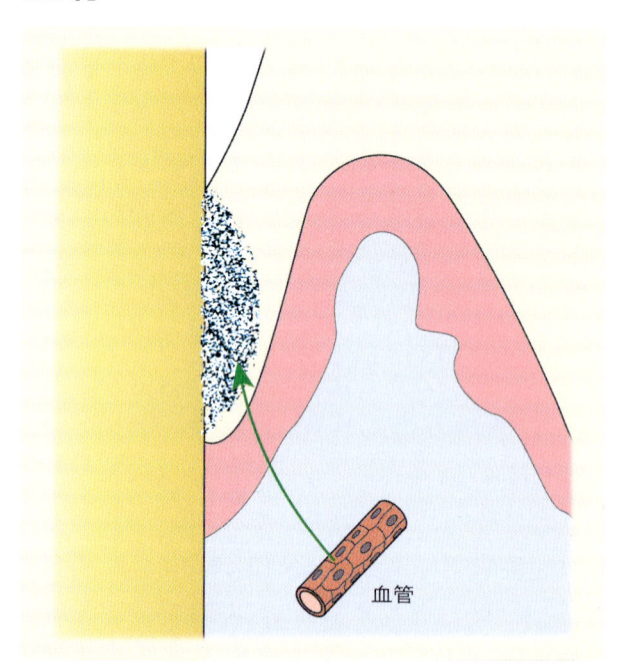

図 *11-21* 全身投与された抗菌剤は歯肉の血管から滲みだしていく．細菌のバイオフィルムまでの到達率や効果は用いる抗菌剤により異なる．

はいったん成熟してしまうと，その上から抗菌剤をふりかけてもなかなか効かない[195-198]（図 *11-19*）．これが治療という面から細菌バイオフィルムをみたときの最大の特徴である．残念ながら細菌バイオフィルムを根絶するような抗菌剤は現時点ではない．しかし今ある抗菌剤でもいったん除去した細菌バイオフィルムの再形成を抑制する力はある．つまりスケーリング，ルート・プレーニング(SRP)で機械的に細菌バイオフィルムを除去した後に抗菌剤をポケット内に投与すると，細菌バイオフィルムの再形成が抑えられるのである[199]（図 *11-20*）．

pocket irrigation と local drug delivery system を局所的抗菌療法と表現するとすれば，臨床的有効性は，

SRP ＋ 局所的抗菌療法 ≧ SRP 単独 ≫ 局所的抗菌療法単独

といったところだろう[200-211]．

ポケットのなかというわれわれの手の届くところの細菌は**直接機械的に除去するのが一番**で，局所的な抗菌療法はその併用療法と考えた方が今のところはよさそうだ．

最後に**抗菌剤の全身投与**という手がある．全身投与した抗菌剤は血流にのって歯肉の血管叢までやってきた後，歯肉溝滲出液に乗り換えてポケット内の

るようであるが，歯周病菌を激減する効果はあっても，ポケットを浅くするといった歯周環境の改善への効果は少ないというのが著者の印象である．

pocket irrigation にしても local drug delivery system にしてもいえることは，単独で行う場合は効果が低いということである．細菌バイオフィルム

[アラキドン酸カスケード]

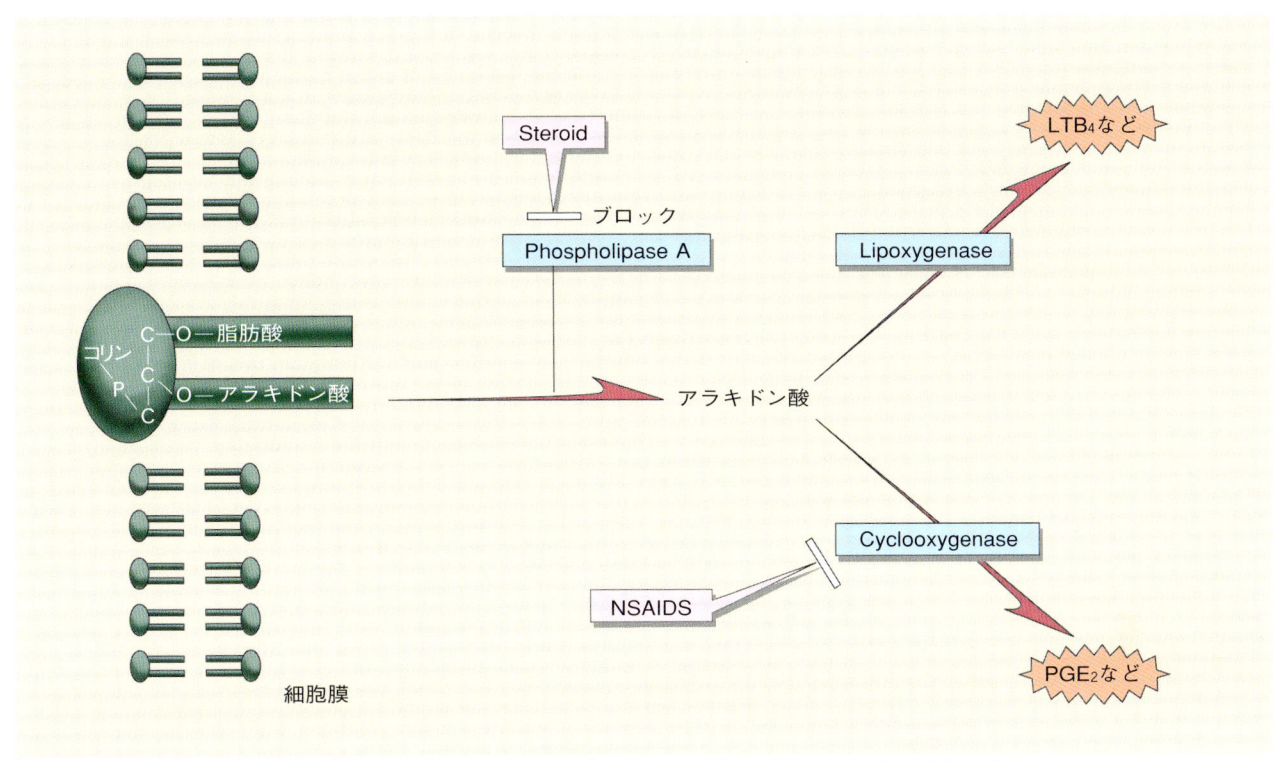

図 11-22　NSAIDはCyclooxygenaseを阻害することによりプロスタグランディンの生合成を抑制する．

細菌バイオフィルムまで到達する（図11-21）．この到達率は抗菌剤によって異なり，ペニシリン系やセフェム系の抗菌剤は血中濃度よりポケット内濃度の方が低くなってしまうが，テトラサイクリン系の抗菌剤は逆にポケット内濃度の方が血中濃度より5～10倍も高くなる[212]．

また若年性歯周炎の原因菌として有名な Actinobacillus actinomycetemcomitance などにはテトラサイクリンが効くということで，昔から歯周治療にテトラサイクリンはよく用いられている[213-215]．また，βラクタマーゼ阻害剤を配合したオーグメンチンなどとテトラサイクリンとの併用療法や，最近では，抗真菌薬で嫌気性菌に特異的に効くメトロニダゾールを用いた抗菌療法が，数多く報告されている[216,217]．ただ抗菌剤の全身投与は各種臓器への毒性やアレルギー，耐性菌の出現，日和見感染などの問題がでてくる可能性がある．慢性疾患である歯周炎に対しては長期にわたる使用が前提となることが多く，どうしてもルーティンな治療法にはならな

いと思われる．

[その2／薬で宿主の反応を抑える！]

歯周病菌に対する宿主の反応が歯周病の本態という見方をすれば，宿主の過剰な反応を抑えるという発想も治療として成り立つかもしれない．まさかステロイドや免疫抑制剤で強力に宿主の反応を抑えるわけではないが，ペリオの文献でその有効性が示されているものを概説しておく．

非ステロイド系抗炎症薬(Non Steroidal Anti Inflammatory Drug, NSAID)はその研究の歴史が古い．インドメタシンなど，われわれが"痛み止め"として日常臨床で使っているものである．細胞膜の成分であるアラキドン酸からプロスタグランディン(prostaglandin)などの物質がつくられる経路（アラキドン酸カスケード）の途中で，シクロオキシゲナーゼ(cyclooxygenase)という酵素を阻害することでこの経路を抑制する[218-220]（図11-22）．

プロスタグランディンは炎症に伴い歯肉溝滲出液

[ビスフォスフォネートの作用]

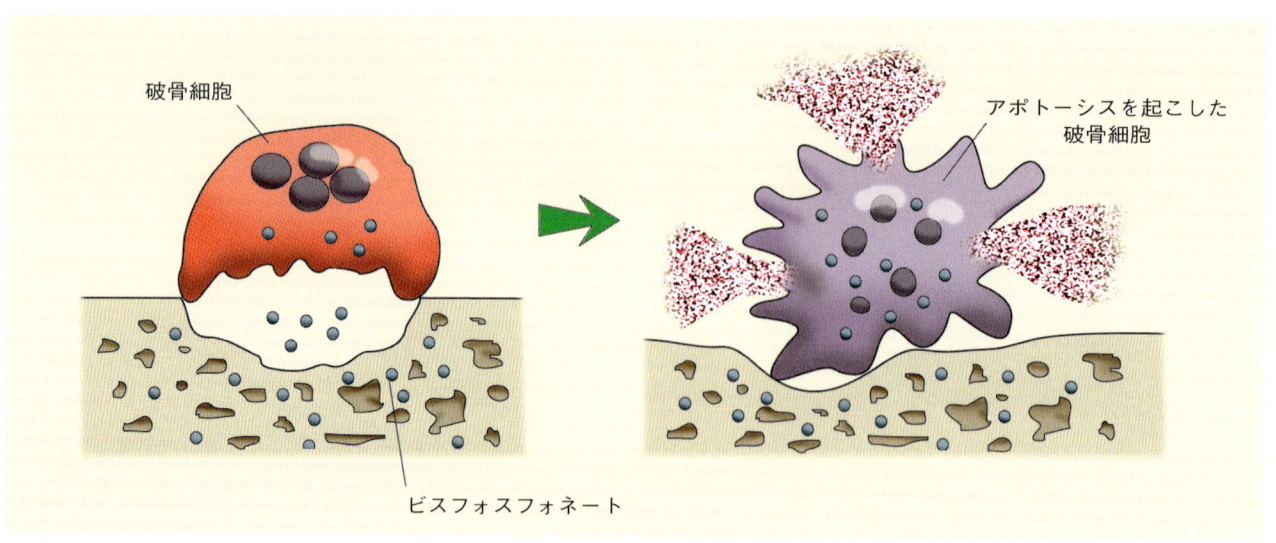

図 11-23 ビスフォスフォネートは破骨細胞にアポトーシスを誘導することにより，骨吸収を抑制すると考えられている．

中にも認められる炎症性メディエーターの一つで，ペリオの世界ではプロスタグランディン E_2（PGE_2）が注目されてきている[218,219,221,222]．血管拡張，血管透過性亢進，疼痛などいわゆる炎症の兆候を引き起こすが，強力な骨吸収作用があることも知られており，これを抑制することでペリオにおける骨吸収を抑えようという試みがなされている[223-233]（図 11-9）．それに用いるのが前述の非ステロイド系抗炎症剤である．これにより PGE_2 の産生が抑制され，骨吸収が抑制されたという報告がある．何気なく処方していた"痛み止め"もいい意味での副作用があったわけだ．

骨吸収の抑制剤としてビスフォスフォネート（bisphonate）も注目されている．骨粗鬆症の治療薬として使われているが，ペリオやインプラントの治療への応用が報告されている[234-239]．ビスフォスフォネートは**破骨細胞のアポトーシス**（apoptosis）を起こすことにより，破骨細胞が骨を吸収できないようにするというのが最有力な作用機序である[240,241]（図 11-23）．

また前述の**テトラサイクリン**（tetracycline）に宿主への作用も報告されている．歯周組織には広くコラーゲンが存在する[242]が，テトラサイクリンにはこの**コラーゲンを分解する酵素**（コラゲナーゼ，collagenase）**を阻害する作用**[243-249]がある．つまり結合組織破壊をくい止める作用があるわけである．

コラーゲンにも種類があるように，コラゲナーゼにも種類がある．線維芽細胞がつくりだすコラゲナーゼは MMP-1（matrix metalloproteinase-1）とよばれ，組織破壊というよりも組織のリモデリングに重要である．コラーゲンも古いものは分解され，新しいものに置き換わらなければならないわけで，そのときに働くのが MMP-1 といわれている．好中球がつくりだすコラゲナーゼは MMP-8 とよばれ，これは組織破壊に働くといわれている[250,251]．テトラサイクリンは都合のいいことに，好中球のつくる MMP-8 を抑制するが，線維芽細胞のつくる MMP-1 は抑制しないという報告[243,252]があり，願ったりかなったりである．

このテトラサイクリンのコラゲナーゼ抑制作用はテトラサイクリンの種類によってかなりバラツキがある．ドキシサイクリン（doxycylcine）がもっとも強力で，そのつぎがミノサイクリン（minocycline），塩酸テトラサイクリン（tetracycline HCl）と続く[243,253,254]．ちなみにこのコラゲナーゼ抑制作用はテトラサイクリンの分子内の抗菌作用を示す部位とは違うところに存在[243]し，その部位だけを取りだして薬にする試みも進んでいる[255,256]．

第12章
ペリオのリスクファクター

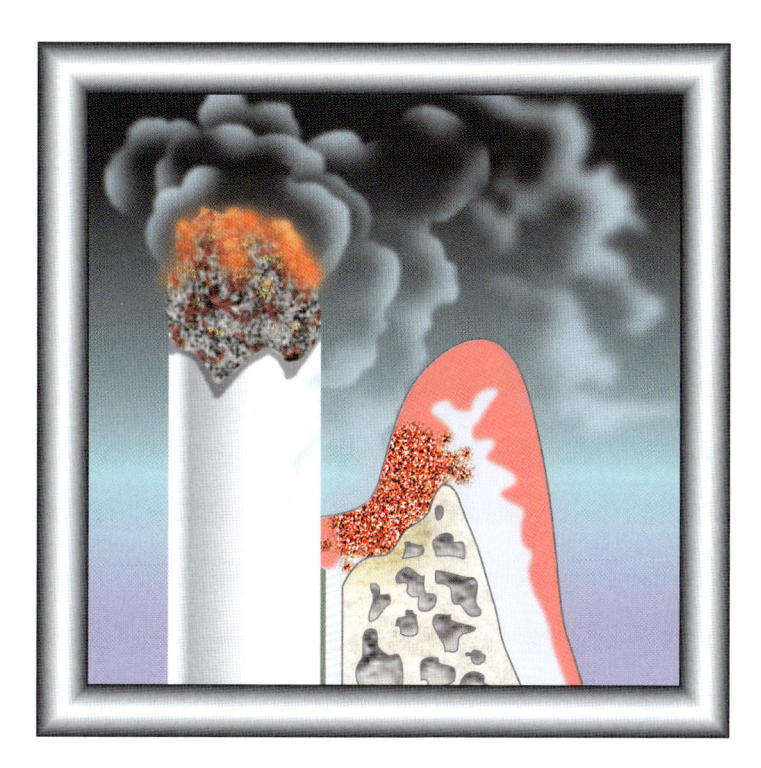

タイトルイメージイラスト
　タバコを歯にみたてて，その煙で歯周組織の破壊が起こっているイメージ図．

番外編

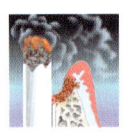

リスクファクターを知らないことはリスキー！

前章ではOffenbacher教授のチャートを用いてペリオの病因論をまとめた．せっかくなのでこのチャートを使って，いま話題のペリオのリスクファクターもみてしまおう．

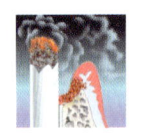

リスクファクターって？

このリスクファクター(risk factor)という言葉[1-3]もいろいろな使い方がされていて，コンセンサスは得られていないようだ．使う人によって微妙に違うのである．ここではチャートを生かす方向で考えていこう．ここではリスクファクターとは，**チャートの流れを加速するもの**と定義することにする(図12-1)．これはいわゆる**狭義のリスクファクター**ともいわれ，チャートの登場人物(たとえば好中球や病原菌など)は**マーカー**(marker)という[1]．そして**広義のリスクファクター**になると，このマーカーも含めて考えるわけである．たとえば広義のリスクファクターで考える場合，歯周病菌がいればリスクが高いとか，ポケットが深いとリスクが高いといったとらえ方ができる．その方が理解しやすいかもしれないが，とめどもなく範囲が広がってしまうため，ここではあえて狭義のリスクファクターでいこう．

現在リスクファクターとしてお墨付きを得ているのは，**喫煙**と**糖尿病**である．ほかに候補としてあげられているものに，ストレス[5-9]や骨粗鬆症[10-13]，HIV感染[14-16]，年齢[1]などがある(図12-2)．

この章では喫煙と糖尿病に的を絞ってまとめてみたい．

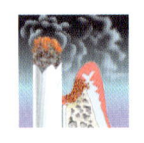

歯周治療におけるリスクファクター

歯周病の原因が細菌，とくに約10種類ほどの歯周病菌(歯周病原性細菌)がその主犯であることはおそらく間違いないだろう[17,18](表12-1)．したがって歯周病の原因療法となれば歯周病菌を排除抑制し，健全な歯肉溝細菌叢を確立するということになる．悪玉菌(歯周病原性細菌)を取り除いて，善玉菌を増やすといったところだ(表12-2，図12-3)．しかしながら，歯周病菌に対する宿主の反応が歯周病の本態であるから，宿主の反応にも考慮しなければならない．

宿主の反応性亢進，つまり歯周病になりやすいかどうかということには，先天的なものと後天的なものがある．先天的なものとは，もともと生まれながらにして歯周病になりやすい体質であるということ

第12章　ペリオのリスクファクター――番外編

[病因論におけるリスクファクターのかかわり]

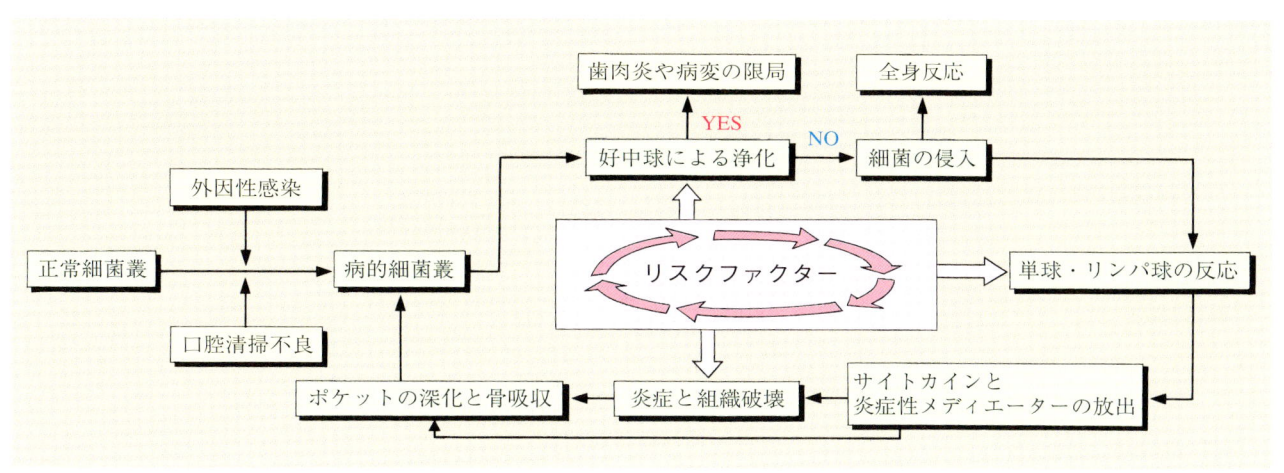

図 12-1　病因論のサイクルを加速するものを狭義のリスクファクター，個々の登場人物はマーカーという．また両者を含めて広義のリスクファクターという（Steven Offenbacher : Annals of Periodontology. 1996[4]. より一部改変）．

[リスクファクター]

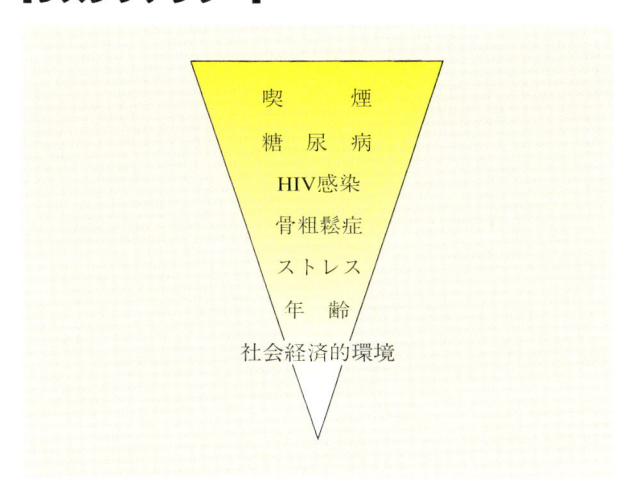

図 12-2　狭義のリスクファクターである．大雑把にいって上に書いてあるものほど，科学的に立証されていると考えてよい．

[歯周病の発症，進行における細菌の役割]

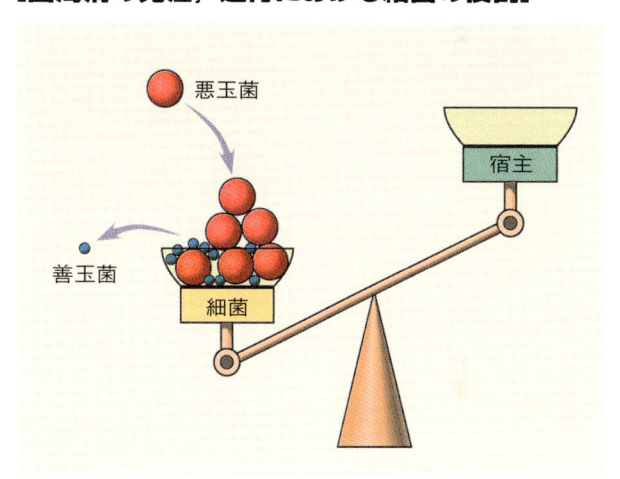

図 12-3　善玉菌が減り，悪玉菌が増えると歯周病が発症，進行する．

表 12-1　歯周病原性細菌（悪玉菌）[17].

Porphyromonas gingivalis
Actinobacillus actinomycetemcomitans
Bacteroides forsythus
Prevotella intermedia
Fusobacterium nucleatum
Eikenella corrodens
Peptostreptococcus
Campylobacter rectus
Selenomonas sp.
Eubacterium sp.
Spirochetes

　悪玉菌と考えられる菌群．短期間で骨の吸収や付着の喪失を起こしたポケットで増えていたため，悪玉のレッテルを貼られることになった．

表 12-2　善玉菌[17].

Actinomyces sp.
Capnocytophaga ochracea
Streptococcus mitis
Streptococcus sanguis
Veilonella parvula

　善玉菌と考えられる菌群．健康な歯肉溝や治療により改善した歯肉溝で増えているため善玉とよばれているが，病態によっては悪玉の部類に入るものもある．

[歯周病の発症，進行におけるリスクファクターの役割]

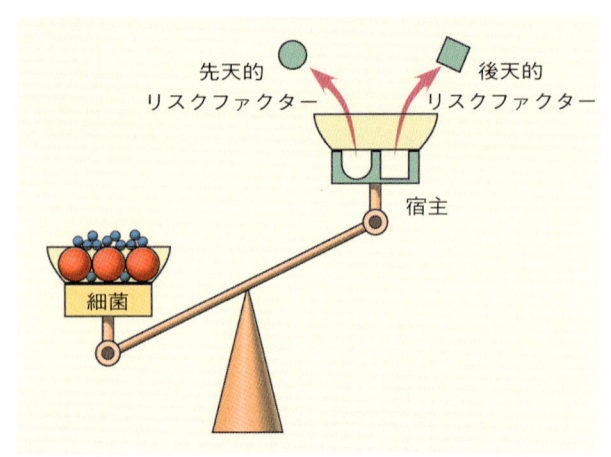

図 12-4 先天的，後天的リスクファクターが存在すると，宿主の抵抗力を減じる結果になる．

表 12-3 歯周治療の原則．

- 炎症のコントロール
  - プラークの除去，抑制
  - プラーク・コントロールしやすい，抵抗力のある局所環境の整備
- 咬合のコントロール
- リスクファクターの排除

[歯周病の発症，進行における局所環境の役割]

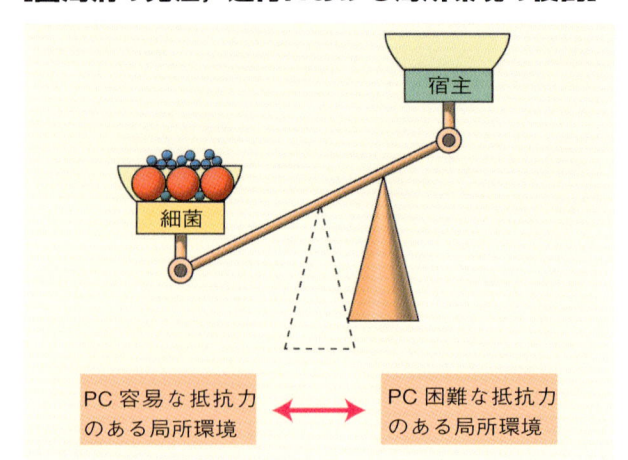

図 12-5 プラーク・コントロール（PC）が困難で，炎症に対して抵抗力のない局所環境ほど歯周病菌優位の状態になりやすい．

だし，後天的なものとはさまざまな環境のなかで歯周病菌に対する宿主の反応性が亢進してしまったということである．どちらも歯周病の疾患感受性が高まり，歯周病に罹るリスクが高いということで，そのリスクを高める個々の要因はリスクファクターとしてとらえられている．つまり，リスクファクターにも先天的リスクファクターと後天的リスクファクターがあるということである（図12-4）．

先天的リスクファクターに関しては，前章でマクロファージ（単球）の反応性亢進などをとりあげた．この分野の研究は，分子生物学の発展とともにこれから開けていくだろう．ただ医学の世界では得てして，診断学のスピードに治療学がついていけないことが多い．この分野もそうなりそうな気配がするのは私だけだろうか（リスキーな横道⑮）．

この章でとりあげるリスクファクターは**後天的リスクファクター**である．喫煙や糖尿病，ストレス，各種薬剤などに長期間からだがさらされていると，歯周病菌に対する反応性が変化し歯周病になりやすくなることがわかっている．さまざまな後天的リスクファクターがあげられているが，今のところ科学的に立証されているのは喫煙と糖尿病と考えていいだろう．

炎症のコントロールと咬合のコントロールは，歯周治療の両輪である．炎症の原因は歯周病菌なのだから，炎症をコントロールするにはいかに歯周病菌をポケットから排除，抑制し，健全な歯肉溝内細菌叢を確立するかが重要なのは理解できる．そして確立された健全な歯肉溝内細菌叢を維持するには，プラーク・コントロールしやすい口腔内環境ができあがっていることが必要条件である（図12-5）．

ただこの炎症のコントロールのとらえ方は"歯周病菌対策"が主たるものである．宿主の歯周病菌に対する反応性を考慮に入れると，歯肉-歯槽粘膜の問題や歯の位置異常，根近接の問題などを解決して局所的な抵抗性を獲得すると同時に，後天的リスクファクターを排除し，全身的な抵抗性も獲得するのが望ましい（先天的リスクファクターの排除は今のところは不可能である）．

したがって今風の歯周治療の考え方は，**後天的リスクファクターを排除しながら，炎症と咬合を長期**

第12章 ペリオのリスクファクター—番外編

［歯周炎罹患率と喫煙量の関係］

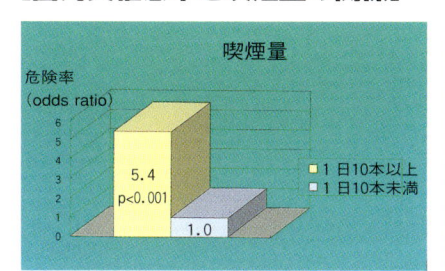

図 12-6 喫煙量が1日10本以上になると歯周炎になる危険率が5.4にはね上がる(Haber and Kent: J Periodontol, 63: 100-106, 1992[52].).

［歯周炎罹患率と喫煙歴の関係］

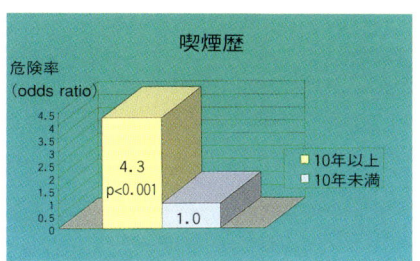

図 12-7 喫煙歴が10年以上になると歯周炎になる危険率が4.3にはね上がる.

［歯周炎罹患率と禁煙の関係］

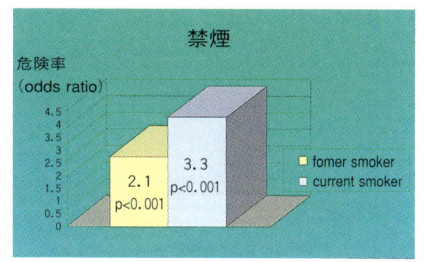

図 12-8 ずっと喫煙を続けている人(current smoker)の歯周炎になる危険率が3.3であるのに対し，以前は喫煙していたが，いまは喫煙していない人(former smoker)の危険率は2.1まで下がる.

［喫煙とインプラントの失敗率との関係］

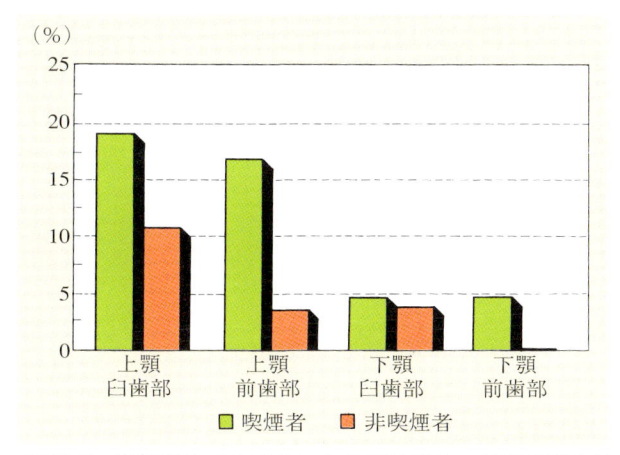

図 12-9 喫煙者のインプラントの失敗率は，非喫煙者と比べて高く，とくに上顎においてその傾向が著明である(Bain and Moy: Int J Oral Maxillofac Implants, 8 (6): 609-615, 1993[79].).

［喫煙の歯周炎罹患，治療効果への影響］

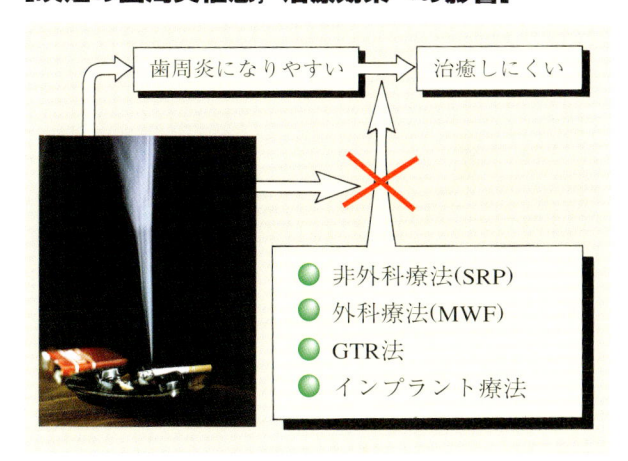

図 12-10 喫煙は歯周炎になりやすいだけでなく，各種歯周治療の効果を減じる．つまりペリオになりやすく，治りにくい状態をつくりあげることになる.

にわたってコントロールしていくことといえるかもしれない(表 12-3)．もちろんこれは切除療法を採用するか，再生療法を採用するかという問題よりずーっと以前の問題である．

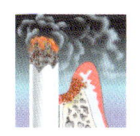

喫煙とペリオのあやしい関係

喫煙者は非喫煙者に比べ，歯周病になりやすいことが疫学的にわかっている[34-55]．どれだけなりやすいかということは，喫煙量[34,48,56-58]や喫煙歴[34,52,57-60]などでも違うようだ(図 12-6, 7)．禁煙をすることでリスクが下がることもわかっている[52,56,61-64](図 12-8)．今からでも間に合うってやつだ．また難治性歯周炎の患者では喫煙者の比率が非常に高いことも報告されている[65]．

喫煙は歯周治療やインプラント治療に対する反応も悪くする．歯周治療では非外科療法[61,62,66-70]やModified Widman Flapを用いた外科療法[71,72]，GTR[73-77]などの効果が喫煙者で低いことが報告されているし，インプラント治療ではその失敗率が喫煙者で高いことも示されている[78-81](図 12-9)．

タバコを吸うだけで歯周病になりやすくなり，おまけに治療してもその治療結果がよくないということは，ペリオの観点からすればタバコは"踏んだり蹴ったり"なのである(図 12-10)．

173

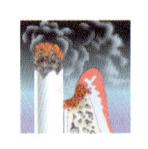

リスキーな横道⑮　先天的リスクファクター

　先天的リスクファクターを分子生物学的にみてみよう．歯周病の発症や進行に関係のあるタンパク質Xが存在するとする．タンパク質はアミノ酸が数珠のようにつながった物質だが，どういうアミノ酸がどういう順番でつながるかはDNAの遺伝子上の塩基配列で決まる．したがって遺伝子上の塩基配列が少し違うだけで，できてくるタンパク質の性質がガラッと変わってしまうことがある．

　たとえば好中球などの食細胞（Phagocyte）の細胞膜表面には，Fcレセプターという受容体がある．何の受容体かというと抗体（Immunoglobulin）のFc部分というところだ．細菌やその産生物に抗体がひっついているとそれを目印に食細胞が攻撃するのだが，そのとき食細胞はひっついた抗体のしっぽ（Fc部分）に自分のFcレセプターを結合させることにより攻撃が始まる（オプソニン効果，図11-6；第11章参照）．歯周病では主役となる抗体はIgGというクラスであるが，とくにIgG_2というサブクラスは若年性の歯周病や成人性歯周病で注目を集めている[19-22]．そしてこのIgG_2のFc部分にひっつくFcレセプターはFcγRⅡとよばれ，このタンパク質のアミノ酸配列が話題になっている[23-29]．131番目のアミノ酸がアルギニンかヒスチジンかで運命が変わるというのである．染色体は対になっているので遺伝子も二つ存在するが，両方ともヒスチジンであればFcγRⅡは強くIgG_2のFc部分にひっつくが，片方だけヒスチジンであったり，両方ともアルギニンであったりするとその結合は弱くなる．つまり効率よく食細胞が攻撃できないわけである．

　このように，たかがアミノ酸一つのことでもそのタンパク質の立体構造が微妙に変化し，タンパク質の活性そのものが影響を受けることがある．このアミノ酸の変化はもちろん遺伝子上の塩基配列の変化によるものであるから，FcγRⅡのような例は先天的リスクファクターの一つになる．タンパク質Xそのものの構造変化によるリスクファクターである．

　またタンパク質Xがたくさんできすぎてリスクファクターになることもある．遺伝子上の情報はそのままタンパク質になるのではない．mRNA（メッセンジャーRNA）という遺伝情報のコピーを取ってきて，核の外でそのコピーをもとにタンパク質をつくっていく．つまり核のなかのDNAという大きな遺伝情報の図書館からコピーを取り，そのコピーをもとに図書館の外（細胞質）でタンパク質をつくるわけである．このコピーを取ることを**転写**（transcription），コピーをもとにタンパク質をつくることを**翻訳**（translation）という（図9-7, 8；第9章参照）．したがってこのタンパク質をつくる過程がどんどん促進されればタンパク質Xがたくさんできす

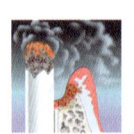

喫煙関連性歯周炎？

　喫煙関連性歯周炎（smoking-associated periodontitis）という言葉がある[82]（表12-4）．喫煙者の歯周炎はちょっと一般の成人性歯周炎と違うと思っておられる方も多いと思う．事実そうなのである．

　喫煙者の歯肉をみてみると，**角化や線維化が亢進**していることに気がつく．**色素沈着**を認めることも多い．これは熱による物理的刺激や，化学物質による化学的刺激によるものと考えられており，これに

表⑮　ペリオの感受性を増大させる遺伝的要因.

・食細胞の食機能異常
・IgG_2産生能低下（第6染色体）
・$hFc\gamma RIIa$多形性（第1染色体）
・$TNF\alpha$多形性（第6染色体）
・単球，マクロファージの機能の変化
・$IL-1\beta$多形性（第2染色体）
・PGE_2合成酵素（cyclooxygenase 1），（第9染色体）

（Page. et al：Periodontology2000. vol.14，1997[33]より）

▶図⑮　プロモーター領域に転写因子がひっつくとTATAボックスとよばれる部位に結合した基本転写因子を活性化する．このなかにはRNAポリメラーゼIIという酵素が含まれており，これが遺伝子xの塩基配列を読みとってmRNAというコピーをつくっていく．

【転写のメカニズム】

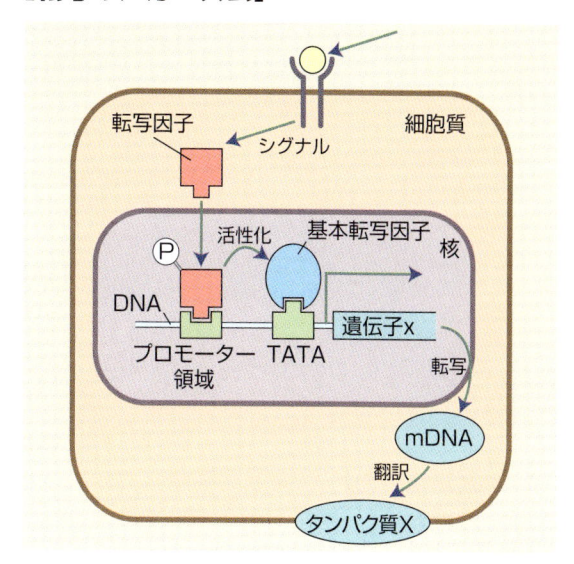

ぎるという状況が生まれる．

　とくに転写はタンパク質産生の出発点であり，これがなければ何も始まらないわけであるから重要である．転写が始まるためには**転写因子**が必要であることがわかっている．これは転写開始のスイッチのようなもので，タンパク質Xをつくれというシグナルが細胞内に伝わると特異的な転写因子が核の中にあらわれて，そのタンパク質Xをコードした遺伝子xのプロモーター領域というところにひっつく．これがきっかけになって遺伝子xのコピー，つまり転写が始まるわけである（図⑮）．したがって転写因子の活性や，プロモーター領域の塩基配列により転写の起こりやすさ，つまり転写活性が変わる．実際プロモーター領域の塩基配列の違いで**TNF-α（tumor necrosis factor-α）**というサイトカインは産生量がかなり上がることが知られている[30,31]．またTNF-αと並んで組織破壊に働くサイトカインとして有名な**IL-1（interleukin-1）**[32]も，その遺伝子レベルでの多様性によりその産生が4倍くらい跳ね上がることがわかっている．遺伝子レベルでのサイトカインの多量生産も先天的リスクファクターになる．

　このようにDNA上の塩基配列が少し違うだけで"ペリオになりやすさ"が変わってくることはほかにも研究が進んでいる（表⑮）．ペリオはたくさんの要因で発症，進行するため，おそらく単一の原因遺伝子といえるようなものはみつからないかもしれないが，個々の要因の積み重ねによりペリオ体質かどうか，つまりペリオの疾患感受性を診断できるようになるだろう．

より中で起こっている炎症が隠されてしまう．おまけにニコチンによる血管収縮により**炎症の兆候が現われにくい**[83-85]ため，外見からは歯周炎の進行に気づかないことが多い[37,86]．プロービングをしてみると，同年齢の非喫煙者に比べポケットが深く，とくに上顎前歯や上顎臼歯口蓋側などでその傾向が強い[52,56]．また前歯部における歯肉退縮の発生率も高いようである[87]（図 **12-11**）．

　歯周治療やインプラント治療に対する反応が悪いことは，すでに述べた．これにより欧米では歯周治療やインプラント治療をする場合，その前提条件として禁煙を約束させる専門医もいるようだ．少なく

[喫煙関連性歯周炎（smoking-associated periodontitis）]

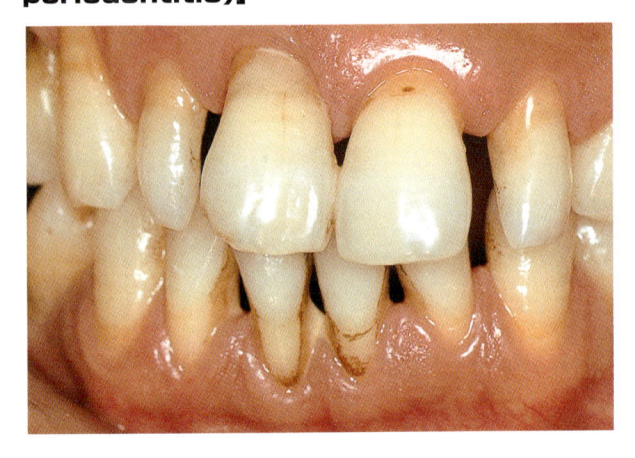

表 12-4　喫煙関連性歯周炎の臨床的特徴．

- 角化や線維化が亢進
- 進行度の割に発赤，腫脹が少ない
- プラークや歯石の沈着量と重篤度との関連弱い
- 発症，進行が比較的に早い．そのため同年齢の非喫煙者に比べ比較的重症
- ポケットはとくに前歯部や上顎臼歯部口蓋側に多い
- 前歯部の歯肉退縮が多い

◀図 12-11　喫煙者の歯肉は角化や線維化が進行していて，またメラニンの沈着も伴うため，骨吸収や深いポケットがあっても炎症がマスクされてしまうことが多い．これにはニコチンによる血管収縮も関与している．

[歯周病の病因論における喫煙の影響]

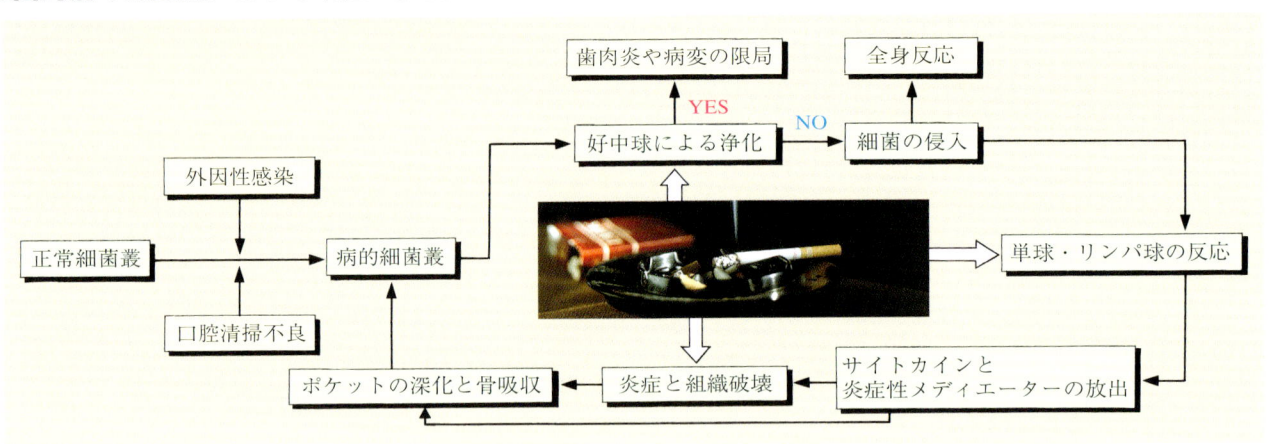

図 12-12　(Steven Offenbacher : Annals of Periodontology. 1996. より一部改変[4].)

とも喫煙者では思わしい結果が得られないことを治療前に知らせることは常識となっている．

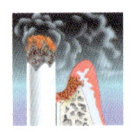

どうしてタバコはだめなの？

前章の冒頭のチャートをもう一度みながら，タバコの影響を整理してみよう（図 12-12）．まずは細菌への影響である．タバコを吸うと歯周病菌が増えるかという問題である．これに関しては否定的な文献が多い[53,88,89]．最近の報告で B. forthysus などの一部の歯周病菌が増えているというものがある[90-94]が，答えは煙のなかである（図 12-13）．

つぎに好中球への影響である．タバコのなかのニコチンは好中球の走化性や貪食能を傷害[65,95-98]し，殺菌能を刺激する[99-102]ことが示されている．走化性とは敵に向かって走っていく性質で，貪食能とはその敵を食べる能力である．また殺菌能とは敵を酵素や活性酸素でやっつける能力である．走化性や貪食能が傷害されるということは，好中球本来の仕事をしないということであり（図 12-14），殺菌能が刺激されるということは，周りの自分の組織まで傷つける，つまりよけいな仕事をするということである（図 12-15）．

単球（マクロファージ）に関しては，喫煙により IL-1 や TNFα，PGE_2 を放出するようになり[72,102,103]，増殖因子の産生を抑制することが知られている．つまり組織破壊に傾くわけである．

第12章 ペリオのリスクファクター—番外編

[歯周病菌は愛煙家？]

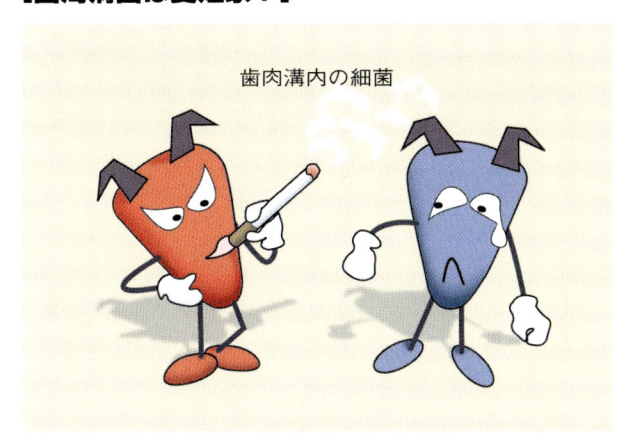

図 **12-13** 喫煙に伴って B. forsythus が増えるという報告があるが，多くの文献では喫煙は歯肉溝内の細菌叢に影響しないと結論づけている．おそらく喫煙は細菌よりも宿主に強く影響するということが示唆される．

[喫煙に伴う好中球の走化性，貪食能の傷害]

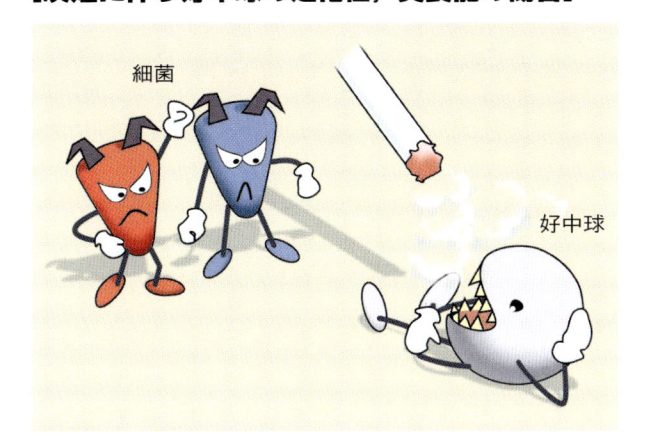

図 **12-14** 喫煙により好中球は"なまけ者"になり，異物や細菌を処理しなくなる．

[喫煙に伴う好中球の殺菌能の刺激]

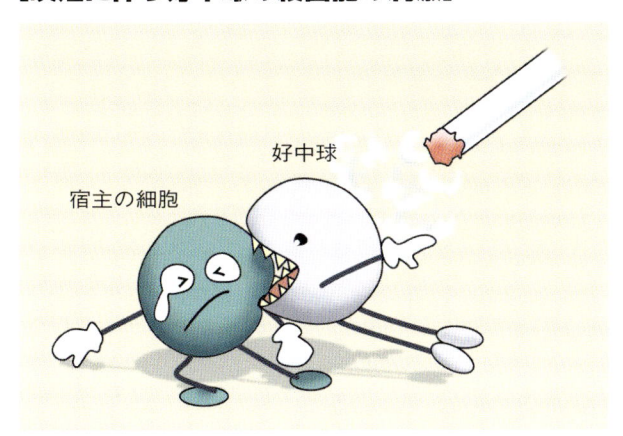

図 **12-15** 喫煙により好中球は"おこりんぼ"になり，なりふりかまわず周りを傷つける．

[喫煙の単球への影響]

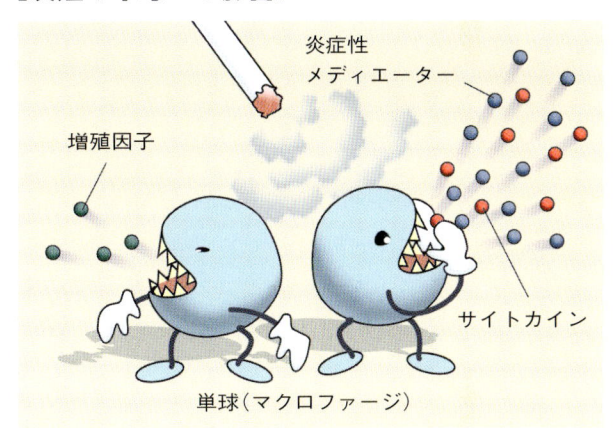

図 **12-16** 喫煙により単球（マクロファージ）は，組織破壊に働くサイトカインや炎症性メディエーターを多く放出し，組織再生に働く増殖因子の産生は抑制される．

またリンパ球に関しては，歯周病菌に対する抗体産生が抑制されるという報告[104-108]や，CD4陽性T細胞とCD8陽性T細胞のバランスが変化するという報告[109,110]がある（詳細は嫌われるので書きません／図 12-16）．

以上をまとめると細菌に関しては不明であるが，タバコは好中球，単球，リンパ球などの宿主の細胞に作用し，チャートをぐるぐる回すということがわかる．そしてニコチンによる血管収縮やタバコの熱による物理的作用なども絡んで，事態はより宿主にとって不利な状態になっている．

タバコのなかには何千もの有害物質が含まれているにもかかわらず，ニコチンの研究がほとんどである．タバコのリスクファクターとしての研究はまだまだこれからと考えた方がよさそうである．

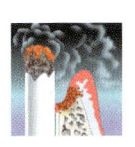

もう一つのリスクファクター 糖尿病！

糖尿病もリスクファクターに確定している[111-120]．糖尿病の患者で抜歯後の治癒不全などを経験されたことがあると思う．創傷治癒に影響するわけだから，歯周病にも関係がありそうだとはだれでも考えるだろう．糖尿病は歯周病のリスクを数倍高めることが

[歯周病の病因論における糖尿病の影響]

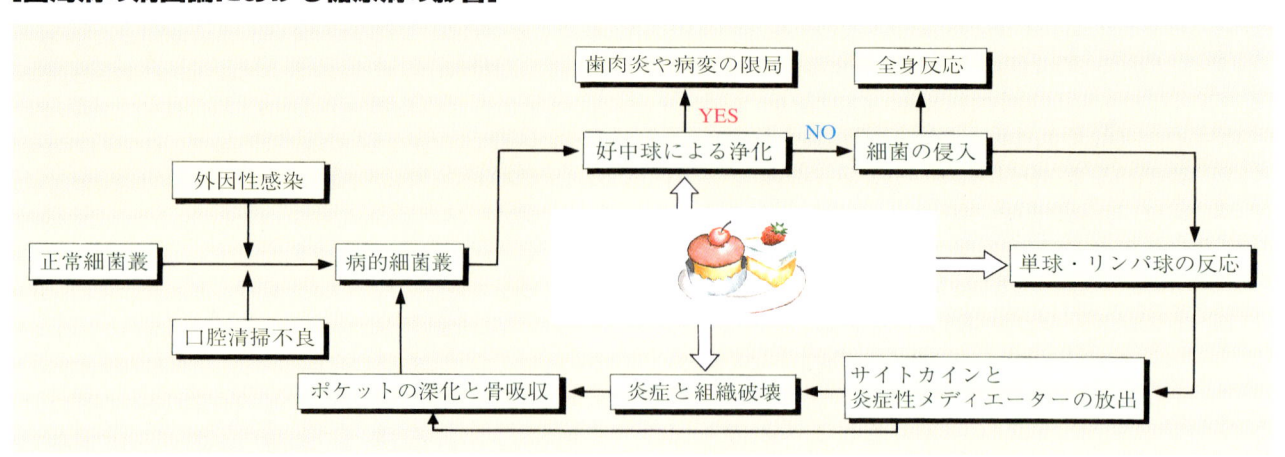

図 12-17 （Steven Offenbacher：Annals of Periodontology．1996[4]．より一部改変．）

[糖尿病と歯周病菌の関係]

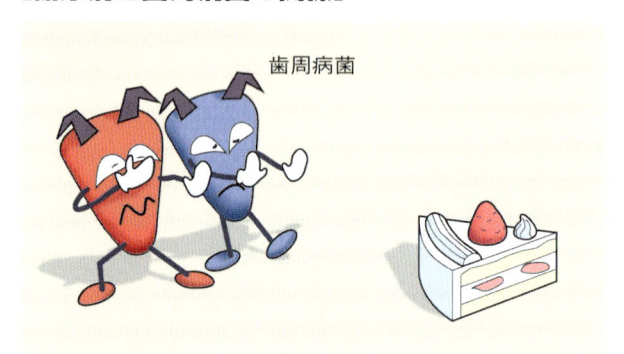

図 12-18 喫煙と同じく，糖尿病の細菌への影響は少ないと考えられている．

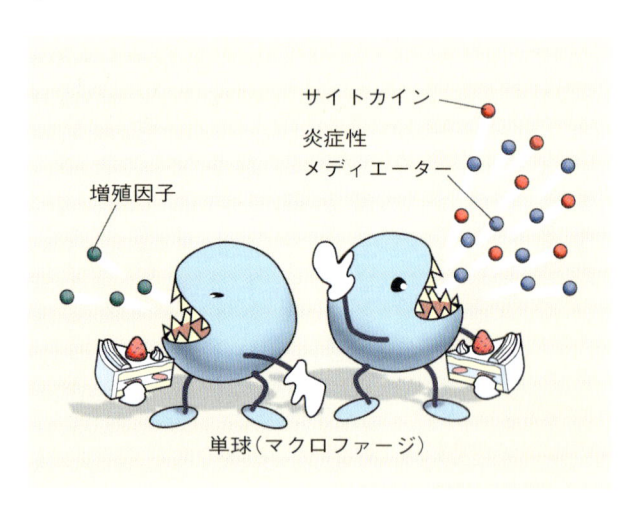

[糖尿病による好中球の機能異常]

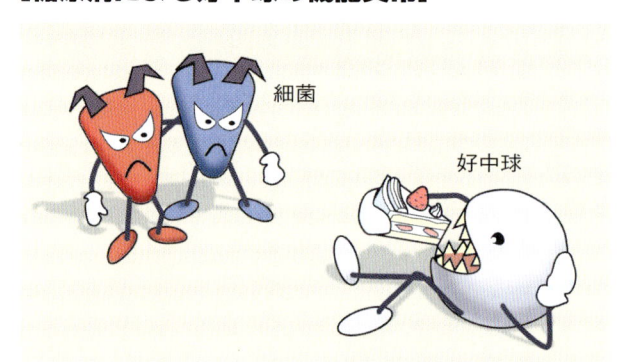

図 12-19 糖尿病患者の約半数に好中球の走化性や貪食能の低下が認められる．

[糖尿病の単球への影響]

◀図 12-20 喫煙と同じく糖尿病により，単球（マクロファージ）はサイトカインや炎症性メディエーターを放出して組織破壊に傾く．

わかっている[111-113]．どうしてそうなるのか，またチャートをみながらまとめてみよう（図 12-17）．

喫煙と同じく，細菌への影響は否定的な報告[121-123]が多いように思う．歯周病菌はダイエットしているのか，それとも甘いものが嫌いなのか，糖尿病で増えてくるヤツはいないようだ（図 12-18）．

好中球は影響を受けるといわれている[124-133]．糖尿病患者の半分くらいで好中球の機能異常が認めら

【糖尿病による血管基底膜への影響】

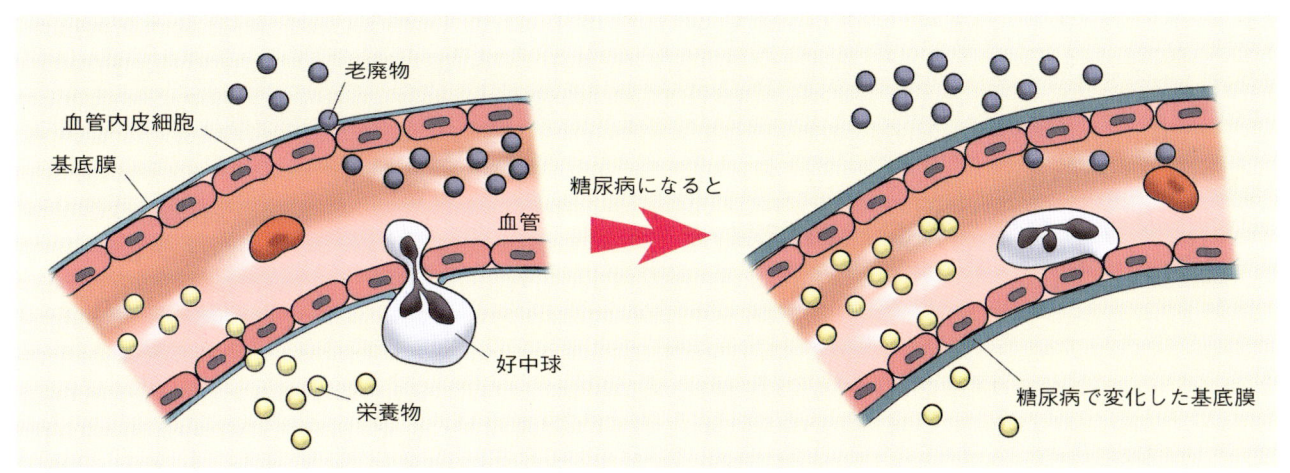

図 12-21　糖尿病により基底膜が変化をきたし，物質や細胞の出入りが障害される．

【糖尿病によるコラーゲンへの影響】

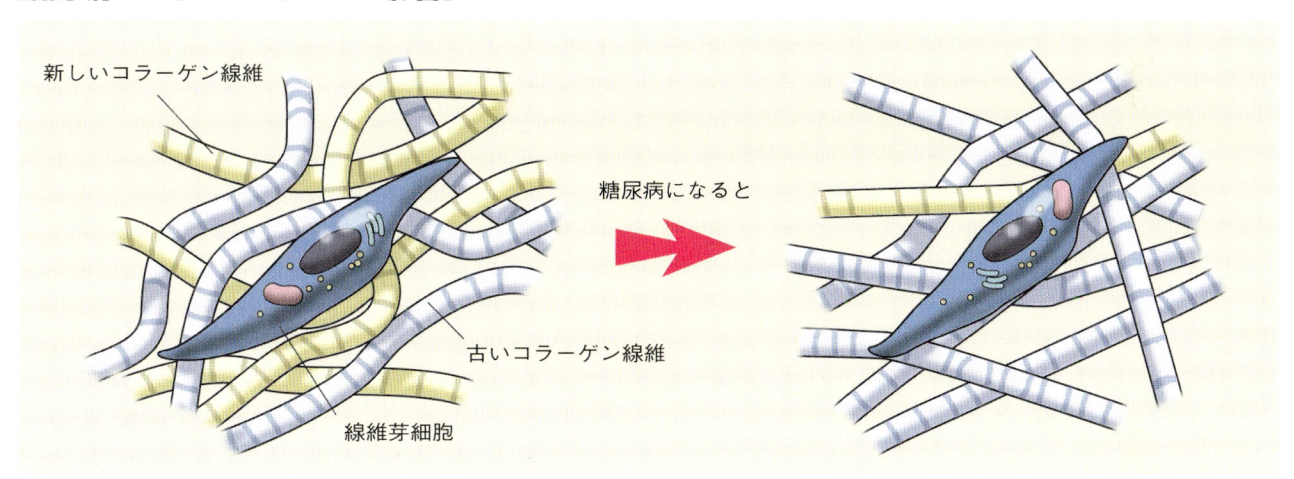

図 12-22　糖尿病になるとコラーゲンの新陳代謝が低下し，古いコラーゲン線維が幅をきかすようになる．おまけにその古いコラーゲンはしなやかさがなくなっていてたちが悪い．

れている（図 12-19）．また単球も喫煙と同じようにIL-1やTNFα，PGE₂を放出し，増殖因子の放出が抑えられる134,135（図 12-20）．つまり糖尿病もチャートをぐるぐる回すわけである．

それに加えて糖尿病で特徴的なのは，血管やコラーゲン代謝への影響で，どちらも新陳代謝が落ちていくことがわかっている．血管は基底膜の変化をきたし，物理的にも脆くなるだけでなく，物質や細胞が出入りしにくくなる136-141（図 12-21）．コラーゲン代謝では古いコラーゲンが居座り，新しいコラーゲンが育たない142-146．しかもその古いコラーゲンが架橋され本来のしなやかさがなくなっているので，

たちが悪い136,142,147,148（図 12-22）．こういうことって人間社会でもよくある．糖尿病では血中に糖がたくさんあることによる障害と，その糖を利用できないことによる障害があるが，この血管やコラーゲン代謝への影響は前者，つまり高濃度の糖により，advanced glycation end-products（AGEs）が血管の基底膜やコラーゲンに沈着するためと考えられている149（脂質の代謝異常が原因という学者もいるが……）．

喫煙と違い糖尿病にはストレスや肥満，運動不足など生活習慣に起因する背景があり，それらの一部は歯周病の背景とも重なる．また歯周病のような感染症は糖尿病の悪化因子でもある．したがって糖尿

病がコントロールされれば，歯周病の発症や進行を抑制できるだけでなく，歯周病の治療により血糖値が下がることもありうるし，事実そのような報告がある[150]．

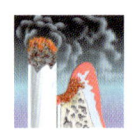

リスクファクター排除法

　先天的リスクファクターは今のところ不可能であるが，後天的リスクファクターの場合は"患者がその気にさえなれば"，かなり排除できる．ただ歯科医師はあくまでモチベーション役でしかないところが弱みである．

　患者に喫煙と歯周病の関係を説明し，禁煙を奨めはしても，肺ガンで死ぬかもしれないという恐怖に打ち克って吸っている患者にはなかなか説得力がないのも事実である．したがって歯科医師は全身の一部である口腔を扱っている医師として，歯周病にならないために禁煙を奨めるのではなく，**健康な体をつくるために禁煙すると歯周病にもなりにくくなる**という立場でアプローチすべきであろう．

　喫煙は禁煙によりシャットアウトできるが，糖尿病の場合は完全な治癒ということは難しい．そこで治癒というよりコントロールできているかどうかということが問題になる．コントロールできているかどうかという判断は通常，血液検査による診断が必要である．そこでよく使われている指標は**血糖値**と**HbA１c**というものである．血糖値は採血時の血中に糖がどれだけ含まれているかということで，プラーク・コントロールにたとえると，患者来院時のプラーク沈着量のようなものである．この値だけですべてを判断するのが危険なのは賢明な読者ならお気づきのことと思う．われわれの世界でもプラークの沈着量は少ないのに，歯肉の炎症が強い患者がいるように，血液検査の少し前から節制する患者がいるからである．そこで血糖値だけでなくHbA１cという検査も同時に行うことが増えている．これはヘモグロビンに結合した糖を測るもので，数週間前の血糖値のコントロール状態が反映されてくる．プラーク・コントロールにたとえると，歯肉の炎症の兆候といったところだ．

　これらの値がいくらであればコントロールされているかは，意見の分かれるところである．ましてやどのレベルでコントロールされていれば歯周病のリスクが抑えられるかということは，米国歯周病学会も日本歯周病学会も明確な基準をだしていない．しかし歯周外科を含めた歯周治療を行うことができ，なおかつ望ましい治癒が得られるためには，空腹時の血糖値が140mg/dl 以下，HbA１cが７％以下といったところが必要であろう．

　糖尿病のコントロールのために食事や運動といった生活習慣を変え，自分を律するようになって健康観が変わってくると，口のなかの健康にも気を使うようになることがある．そうなればしめたもので，われわれの本領発揮である．

第13章
バイオフィルムの達人になる

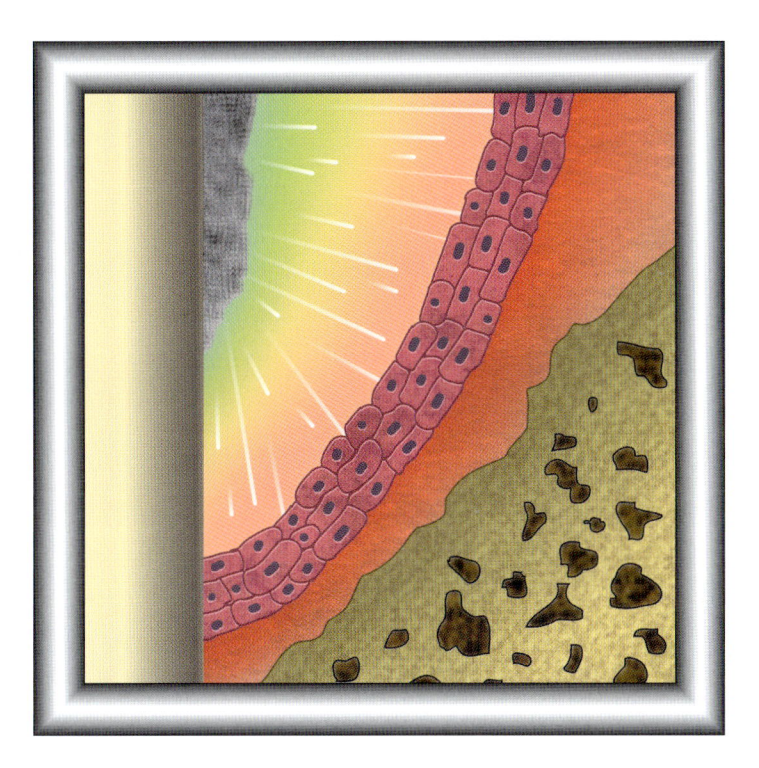

タイトルイメージイラスト
　歯肉縁下細菌の分布のイメージ図．
　緑が付着プラーク，黄緑が非付着プラーク，オレンジが上皮関連性プラーク，赤が組織侵入性細菌．

番外続編

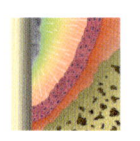

はじめに

　第11章では歯周病の病因論のうち宿主の反応を中心に解説した．ここでは宿主の反応する相手，つまり細菌バイオフィルムに焦点をあててみたい．

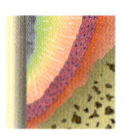

細菌バイオフィルムって？

　細菌バイオフィルム(bacterial biofilm)[1-5]は細菌の生活様式の一つである．細菌もその生活様式はさまざまで，ひとり暮らしもいれば，何人かで集団生活しているものもいる．プカプカと液体(たとえば歯肉溝滲出液など)のなかで浮かんでいるものもいれば，根面のようなところにひっついているものもいる．そんななかで根面のような固相と歯肉溝滲出液のような液相との界面で，細菌が集団生活を営む生活様式を細菌バイオフィルムという[3]．
　この細菌バイオフィルムの最大の特徴は，細菌と固相(根面や歯石)あるいは細菌どうしがグリコカリックスという菌体外多糖類でくっつき合っているということである[6-8]．これにより細菌たちは頑丈なキャンプを張ることができ，さまざまな敵(この場合は宿主の感染防御機構や治療行為)に立ち向かえるわけである．しかもこの多糖類は案外スカスカで，その隙間から生活に必要な物資を調達したり，いらなくなった老廃物を捨てたりしている[2,3,9-11](図 **13-1**)．
　しかしよくよく考えてみるとこの細菌バイオフィルム，われわれが毎日のようにみているプラークそのものではないか．何をいまさら別の名前をつけて勿体つけているんだろう？　実は，プラークを細菌バイオフィルムという観点でみていくと，いろいろな側面がみえてくるのである．

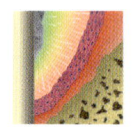

細菌バイオフィルムとしてのプラーク

　この細菌バイオフィルムという概念は，案外最近になって注目されるようになってきたものである[2]．細菌学も進歩し，敵の兵隊(細菌)の研究はどんどん進んでいるが，敵の全体像や戦略については抜け落ちていたのかもしれない．
　とくに細菌バイオフィルムが注目され始めたのは，ある種の細菌感染症の治療効果が思わしくなかったことに始まった[5,12]．たとえば心臓に人工弁をつけた後そこに細菌感染が起こると，感受性のある抗生物質を血管のなかに流してやればすべて解決しそうなものである．しかし実際はなかなか効かない．なぜなら何とか栄養豊富な血管内に入り，人工弁とい

[細菌バイオフィルム（bacterial biofilm）]

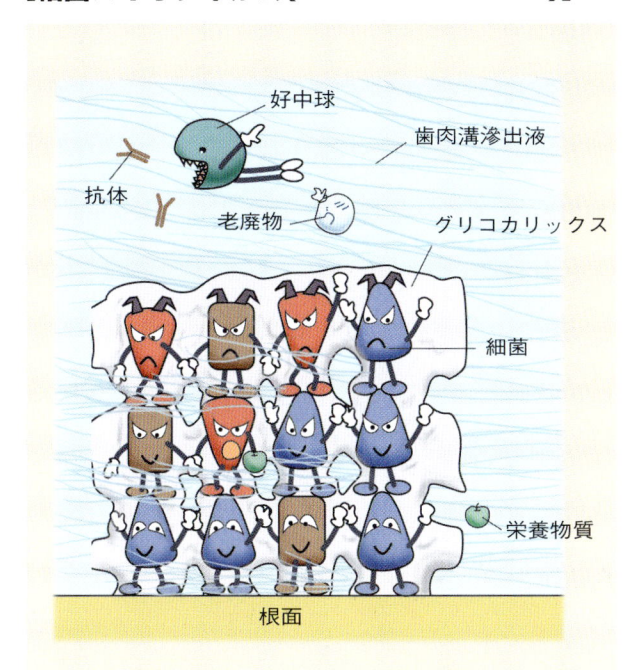

図 13-1 異種の細菌が自らつくりだしたグリコカリックスというテントを張って生活しているのが，細菌バイオフィルムである．これにより宿主の感染防御機構や治療行為という難を逃れながら，物質を調達したり老廃物を捨てたりしている．

表 13-1 バイオフィルム感染症．
- 細菌性心内膜炎
- 尿路感染症
- 慢性呼吸器感染症
- 慢性骨髄炎
- 細菌性前立腺炎

[歯肉溝滲出液による細菌の排除]

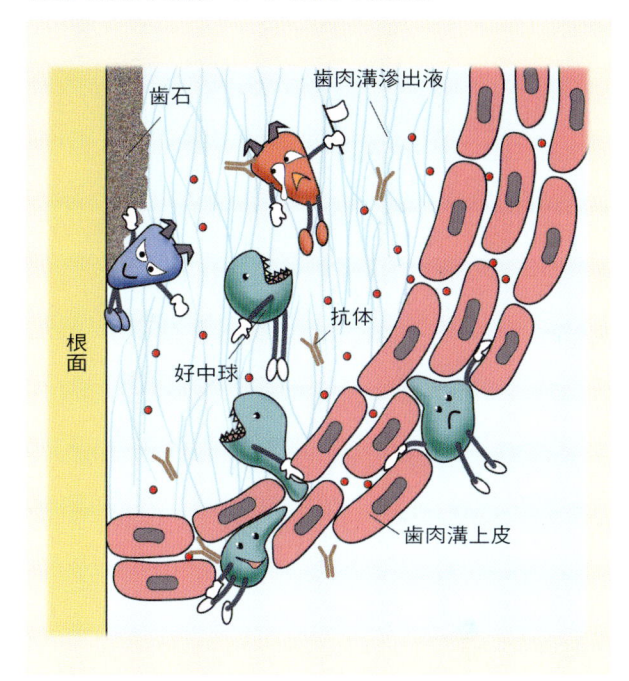

図 13-2 歯肉溝滲出液中には好中球や抗体など，感染防御に関与するものが含まれており，バイオフィルムを形成せずにひとり暮らしするには危険である．

表 13-2 口腔内で細菌バイオフィルムが認められる部位．
- 歯面や歯石
- 修復物や補綴物
- 軟組織
- インプラント
- 露出した GTR 膜

う格好の住みかをみつけた細菌たちは，そこにバイオフィルムというキャンプを張って抗生物質という難から逃れているからである．

現在，細菌バイオフィルムによる感染症，つまり**バイオフィルム感染症**と考えられている感染症は数多く[5,12]（表 13-1），われわれの扱う歯周病も立派なバイオフィルム感染症ということがわかっている（表 13-2）．プラークは細菌バイオフィルム，歯周病はバイオフィルム感染症なのである[4,13-18]．

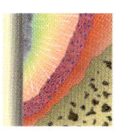

さて敵の戦略は？

さて，それでは敵はどういう戦略で攻めてくるのであろう？　攻めるといっても，細菌は何もわれわれを苦しめるためにバイオフィルムを形成するわけではない．自分たちが生き残るためであって，それがたまたまわれわれにとって不都合な結果になるにすぎない．ここは一つ敵を知るため，細菌の気持ちになって生き残るための戦略を考えてみよう．

運よく歯肉溝に入り込めたあなたはどうするだろう？　まず，**住みかの確保**である．歯肉溝のなかは歯肉溝滲出液が外に向かって流れており[19-22]，そのなかには自分の食糧もある[4,23]が，みつかったらやられてしまう白血球や各種免疫物質などもウヨウヨしている[24-29]．この滲出液中で泳ぎながら生活するのはよした方がよさそうである（図 13-2）．それでは，どこかにひっつこうということになる．まわり

[歯肉溝上皮のターンオーバーによる細菌の排除]

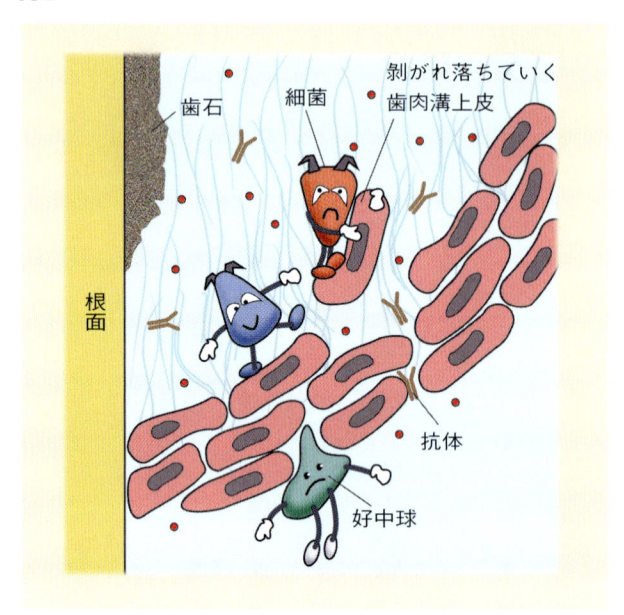

図 *13-3*　歯肉溝上皮は歯肉の口腔側上皮よりも入れ替わりが早く，古い細胞は表面からどんどん剥がれ落ちていく．細菌は動く歩道やエスカレーターの上で生活するようなもので，腰を落ち着けて生活したい人（細菌）には不向きかもしれない．

[細菌侵入性細菌]

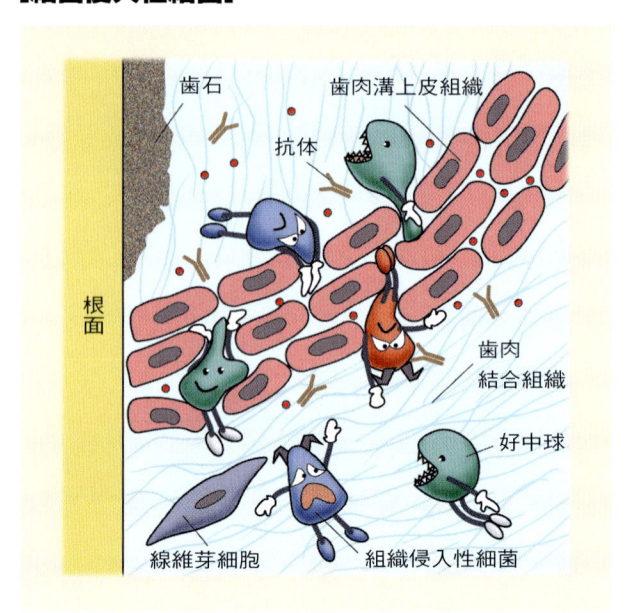

図 *13-4*　歯周病菌のなかには上皮のスキ間を通って結合組織まで侵入する大胆なヤツもいる．

を見渡すとひっつけるところは限られている．大きく分けて根面と歯肉溝上皮である（他の細菌にひっつく手もあるが，話が複雑になるのでここでは無視することにする）．

ご存じのように上皮というのは常に下から新しい細胞が上がってきて剥がれていく[30]（図 *13-3*）．もっとも下の基底細胞が剥がれ落ちるまでにかかる日数は，口腔上皮では10日くらいなのに[31]，運の悪いことに歯肉溝上皮では根尖の方になると約5日と半分くらいである[32-34]．これではいくら上皮にひっついてもすぐ一緒に剥がれ落ちてしまう．これを知らない馬鹿な細菌か，あるいはチャレンジ精神に満ちた**細菌は上皮関連性プラーク**とよばれ，"動く歩道"のようなところで生活している．このなかのしぶといヤツは上皮という壁を乗り越え，結合組織中まで侵入していく[35-39]（**組織侵入性細菌**，図 *13-4*）．

残された場所は根面しかない．幸い根面にはでこぼこが多く，歯石という格好の住みかもある．あたりを見渡すと同じ境遇の別の細菌もたくさんいる．"ここは一丁みんなで共同生活することにしよう"と

いうことになった．人間と同じで，共同生活をするとなるといろいろたいへんである．仲のいいものもいれば悪いものもいる[40]．仲のいいものにはときどき差し入れをすることもあるが，嫌いなヤツには嫌がらせもする．それでもみんな細菌仲間．敵（宿主）にやられないように，資材（菌体外多糖類）をだし合ってバイオフィルムという家を作った（図 *13-5*）．自分でいうのもなんだが，この家はなかなかうまくできている．せっかくなのでこの家を案内しよう．

この家は材料は自前なので安上がり[6-8,41]．非常に風通しのいい作り[9-11]にしたので，ときどき流れてくる食糧を頂戴している[4]．ゴミも捨て放題でなかなか快適だ．たまに白血球に見つかってやられたりするアンラッキーなヤツもいるけど，家のなかにいると大概は大丈夫だ[42,43]．やめときゃいいのに，ときどき外出するヤツもいるらしい．

最近，面白い情報が入ってきた．それはわれわれがゴミとしてだしているものが人間にはどうも厄介なものらしく，この近辺だけでなく結合組織のなかでも，マクロファージとかリンパ球とかいう特殊部

第13章　バイオフィルムの達人になる―番外続編

[根面や歯石の上に形成された細菌バイオフィルム]

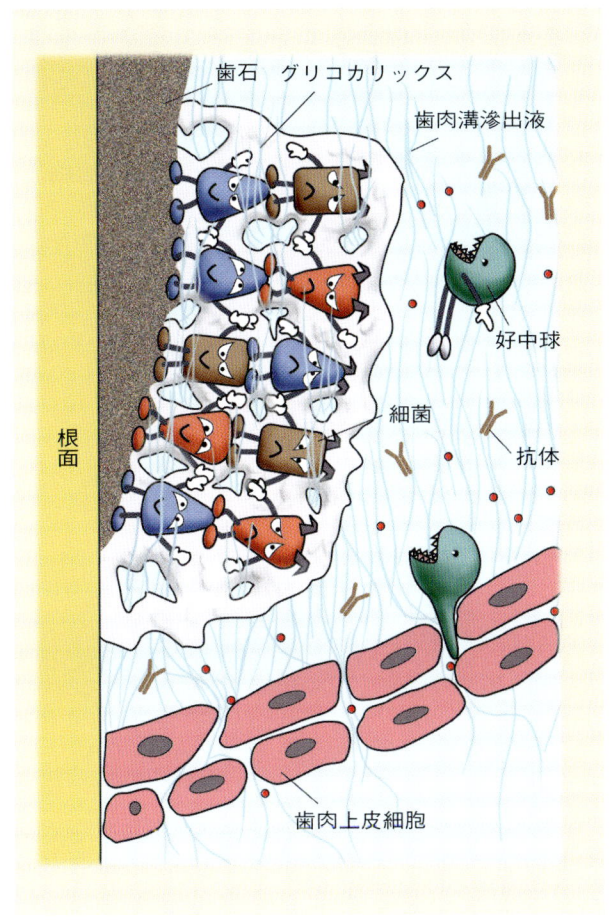

図 13-5　根面や歯石は細菌の格好の付着場所になる．そこにグリコカリックスという物質で自らを守りながら，たくさんの細菌が集まり共同生活をはじめるようになる．これが細菌バイオフィルムの形成である．

[細菌バイオフィルムから放出されるVesicle]

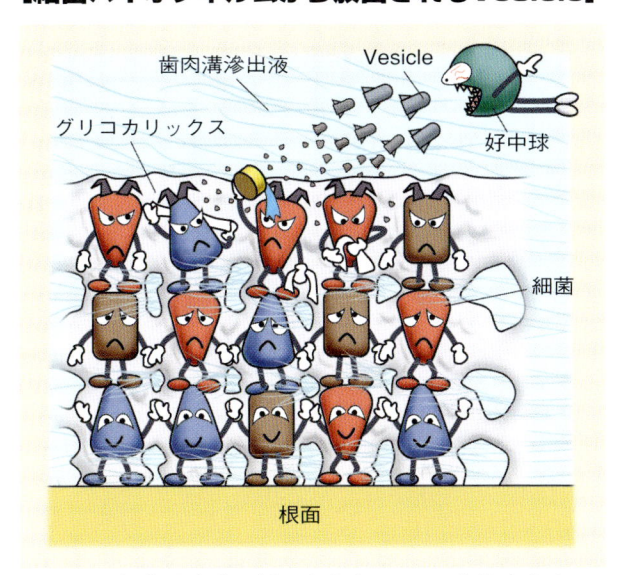

図 13-6　細菌は自分の垢のようなVesicleを放出する．このなかには宿主にとって為害性のある物質が詰まっている．

[おとりとしてのVesicle]

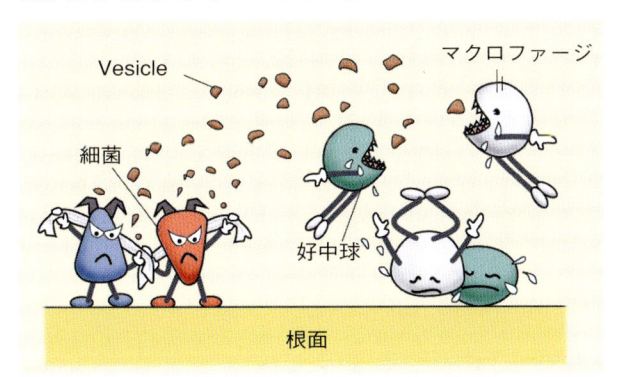

図 13-7　Vesicleに対して宿主の防御機構が攻撃しても細菌には危害が加わらない．

隊が必死になってそのゴミの処理のために働いているらしい．単なるゴミにだよ．おかげでわれわれにまで手が回らなくなるみたいで，こちらは安心して生活できる．ちゃんとVesicle[44-52]というゴミ袋に入れてだしてるんだけどどうなってるんだろうね？
　以上，もし自分が歯周病菌だったらバージョンでした．

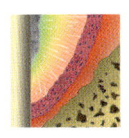

敵の戦略 アカデミック編

このまま突っ走ってしまいそうなので，少し軌道修正することにしよう．今度はわれわれの側からバイオフィルムをみてみる．バイオフィルムは細菌そのものがでていくキャンプになっているだけでなく，そこからはVesicleという細菌由来物質の詰まった大砲の砲弾が飛んでいく．これは細菌にとっては"垢"のようなもので，別に無理して発射しているわけではない[53,54]（*図 13-6*）．
　このVesicle中には，前章で述べたLPSや他のタンパクなど生体中に入り込むと大騒ぎになる物質がいろいろ詰まっている[52,55-57]．しかもこのVesicleを生体が攻撃しても細菌にとっては痛くも痒くもなく，いわゆる"おとり"としての役目も果たしている

185

[各種抗菌剤の最小発育阻止濃度]

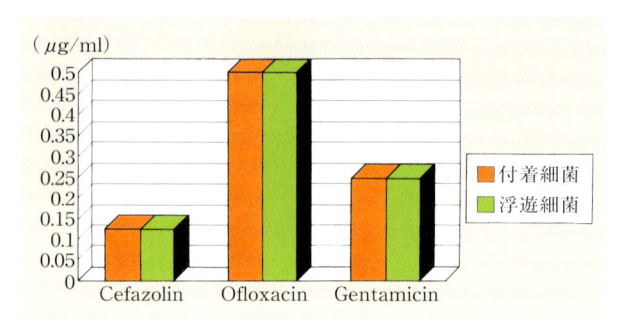

図 13-8　それ以上発育しないようにするのであれば，細菌バイオフィルムを形成している場合(付着細菌)でもそうでない場合(浮遊細菌)でも，同じ濃度(抗菌剤)でこと足りる(恵比須繁之，野杁由一郎：現代臨床におけるプラーク・コントロールの考え方．ザ・クインテッセンス，16(11)：173-184，1997)．

[各種抗菌剤の最小殺菌濃度]

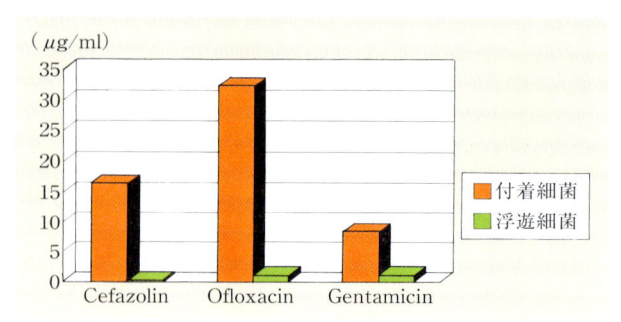

図 13-9　細菌を全滅させるためには細菌バイオフィルムを形成している場合(付着細菌)，抗菌剤の濃度を相当上げないと効果がでない(恵比須繁之，野杁由一郎：現代臨床におけるプラーク・コントロールの考え方．ザ・クインテッセンス，16(11)：173-184，1997)．

わけである[4](図 13-7)．実際，歯肉結合組織中でVesicleの存在も確認されており[58]，これに翻弄されている宿主のあわてふためきが歯周病の本態なのかもしれない．

　このバイオフィルム，治療となると厄介である．バイオフィルムの上から抗生物質を振りかけても十分な効果は得にくいのである[40,59-61](図 13-8，9)．表面にいる細菌には効いても，家に閉じこもっている細菌には十分な濃度で行き渡らないのであろう．実際，歯肉溝内を薬液で洗浄しても，スケーリング，ルート・プレーニング(SRPと略す)を伴わなければ，効果が薄いことは昔から知られている(図 11-19，20)．それではこの細菌バイオフィルムに立ち向かうにはどうすればよいのか，今度はわれわれの戦略を考えてみよう．

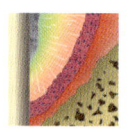

わが軍の戦略は？

　このしぶとい細菌バイオフィルムをやっつける方法はあるのだろうか？　今のところその手段は限られていて，つぎの二つに集約される[4,40]．

> ①細菌バイオフィルムそのものの機械的除去
> ②環境の改善

これを歯周治療で考えると，

> ①プラークの機械的除去
> ②歯周環境の改善

ということになる．

　①に関してはSRPが中心になる．もちろん歯肉縁下プラークの再形成防止のために，患者による歯肉縁上のプラーク・コントロール，つまりブラッシングも大切である[62-66]．また細菌バイオフィルムは時間がたつともとに戻ろうとするので[67-78]，もとに戻りにくい環境をつくることも重要になってくる．つまり②の環境改善である．これにはSRPで根面から歯石を除去することも含まれるし，外科的にポケットを除去することも含まれる．あるいは不良補綴物を除去して清掃性のよいプロビジョナル・レストレーションに代えることも，立派な環境改善である．

　これには自分が歯周病菌になって，住みにくい環境とはどんなものかを考えればいい．歯石が絶好の住みかになるのはいうまでもないし，酸素が苦手なんだからポケットは深い方を選ぶだろう．もちろんポケットが浅いと歯ブラシや歯医者の器具がどんどん入ってくるので危なっかしくてしょうがない．

　薬液による歯肉縁下の洗浄はいったん除去したバイオフィルムの再形成を遅らせる効果はあるが，成

【*Porphyromonas gingivalis* の形態】

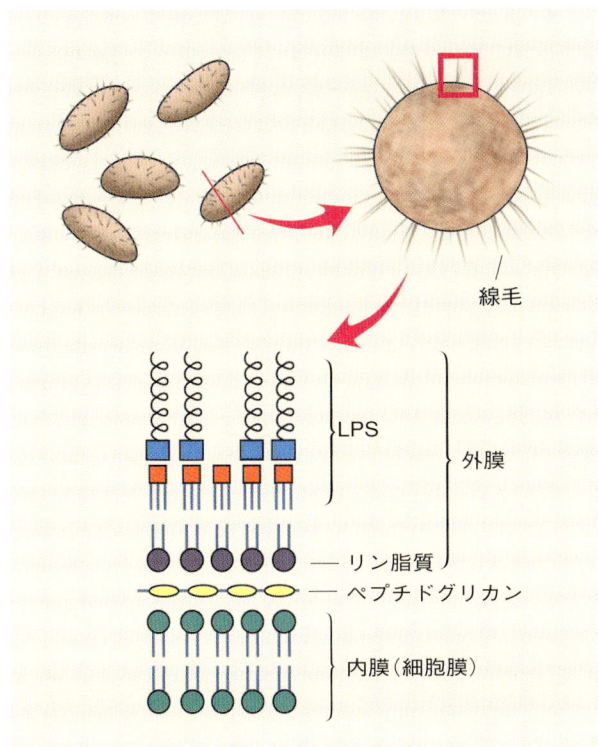

表 13-3　歯周病原性細菌.

- *Porphyromonas gingivalis*
- *Actiobacillus actinomycetemcomitans*
- *Bacteroides forsythus*
- *Prevotella intermedia*
- *Eikenella corrodens*
- *Fusobacterium nucleatum*
- *Campylobactor rectus*
- *Peptostreptococcus*
- *Selenomonas sp.*
- *Eubacterium sp.*
- *Spirochetes*

赤字は学会認定極悪三人組.

◀ 図 13-10　*P. gingivalis* には表面に線毛とよばれる付着装置がある．また細胞壁をみると LPS を外膜にもつ三層構造 (外膜-ペプチドグリカン-内膜)をしており，グラム陰性菌であることがわかる．

熟したバイオフィルムを死滅させるような効果はない[40,59-61,79-81]．つまり SRP 後に洗浄やペリオクリンの注入をすることは効果がある[82]が，SRP もせずにそのまま洗浄をしたり，ペリオクリンを注入しても効果は薄いわけである．

こうして見てみると，"なんだいつもやってる歯周治療じゃないか"と思われることだろう．そうなのである．プラークをいくら格好よく細菌バイオフィルムといってみても，今のところは何も変わっていない．しかし敵の戦略をつかめたということは非常に大事であり，それに対するわれわれの戦略もこれから進展していくことと思う．

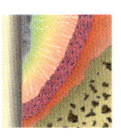

歯周病菌ってどんな菌？

せっかく，敵(歯周病菌)の戦略を勉強したので，敵の兵隊のことも知っておこう．

歯肉溝のなかには常に細菌はいるが，それらすべてが歯周病菌(歯周病原性細菌)というわけではない．現時点では約10種類の菌が歯周病菌に認定されているが[83-86]（表13-3），とくに *Porphyromonas gingivalis* (*P g*)，*Actinobacillus actinomycetemcomitans*(*A a*)，*Bacteroides forsythus*(*B f*)の三つの菌はアメリカ歯周病学会認定極悪三人組ということで全国指名手配中である[86]．それでは，そのなかの *P g* 菌を例にとって歯周病菌とはどんな菌なのか，そのプロフィールを紹介しよう[87,88]．

P g 菌は桿菌とよばれるコッペパンのような形の菌である[87]（図 13-10）．この桿菌という形は歯周病菌で非常に多いものだ．酸素はどちらかというと嫌いな，いわゆる嫌気性菌でこれも歯周病菌共通の性質だ．またグラム染色では染まらないグラム陰性菌であり，これまた歯周病菌の特徴と一致する．このあたりは1970年代の細菌学的研究[89-96]でわかった『歯周病菌はグラム陰性嫌気性桿菌』という言葉をそのまま引用できる．

P g 菌が運よくポケットのなかに入り込めたと

【*P. gingivalis* による白血球要請シグナルの妨害】

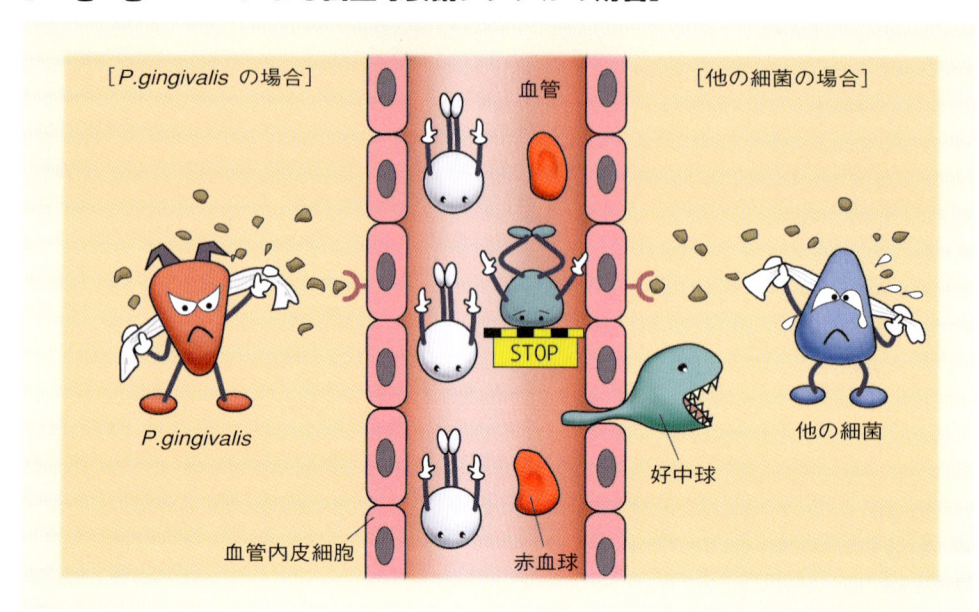

図 13-11　P. gingivalis は血管内皮細胞による白血球要請シグナルをだしにくくする．それにより白血球による難から少し逃れることができる．

[歯周病菌の特徴]

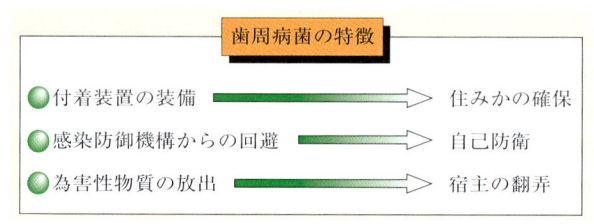

歯周病菌の特徴	
● 付着装置の装備	⇒ 住みかの確保
● 感染防御機構からの回避	⇒ 自己防衛
● 為害性物質の放出	⇒ 宿主の翻弄

図 13-12

[歯肉縁下細菌とその住みか]

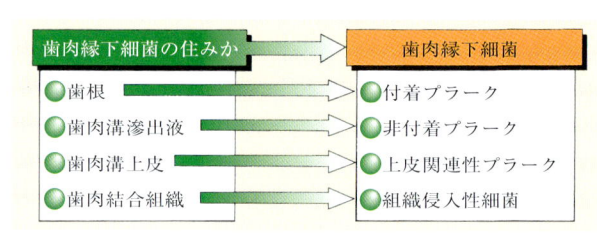

歯肉縁下細菌の住みか	歯肉縁下細菌
● 歯根	● 付着プラーク
● 歯肉溝滲出液	● 非付着プラーク
● 歯肉溝上皮	● 上皮関連性プラーク
● 歯肉結合組織	● 組織侵入性細菌

図 13-13

しても，ずっと歯肉溝滲出液のなかで立ち泳ぎをしていたのではそのうち白血球などにやられてしまうので，何かにつかまらなければならない．人間なら手(足や口もある？)を使うところであるが，細菌の場合は手がないので他の手段を使わなければならない．Ｐｇ菌には**線毛**という毛があり，これが根面や他の細菌，上皮細胞などにひっつくための付着装置になる[87,88,97-99]（図 13-10）．この線毛はイガイガのようにたくさん細菌表面からでており，これに対するワクチンの開発も進んでいるようだ[100]．

無事線毛で何かにつかまっても，すぐに白血球や免疫物質などにやられてしまえば意味がない．そこで，Ｐｇ菌は**莢膜**(capsule)という鎧を用意し[101-104]，おまけに補体を分解する武器を装備した[105,106]．そして血管内皮細胞が血中の白血球にだす応援要請のシグナルが働かないように，ハッカーまがいのことまでやってのけることがわかってきている[107]（図 13-11）．

Ｐｇ菌のだす**各種酵素**や**有機酸**，**LPS** などはすべて宿主にとってはとんでもない異物で[108-113]，これによって組織が破壊されることもあれば，それをやっつけようと宿主が大騒ぎしているときに宿主が自分自身を破壊してしまうこともある．おそらく後者の方がパーセンテージは大きいと思われる．

以上，Ｐｇ菌を例にとって歯周病菌をみてきたが，これを他の歯周病菌と比較してみると歯周病菌の共通する性質が浮かび上がってくる．一つが何らかの**付着装置をもっていて，住みかを確保している**という点．もう一つが宿主にすぐにやられないように**感染防御機構をすり抜けるワザをもっている点**．

[細菌バイオフィルム内の住民調査]

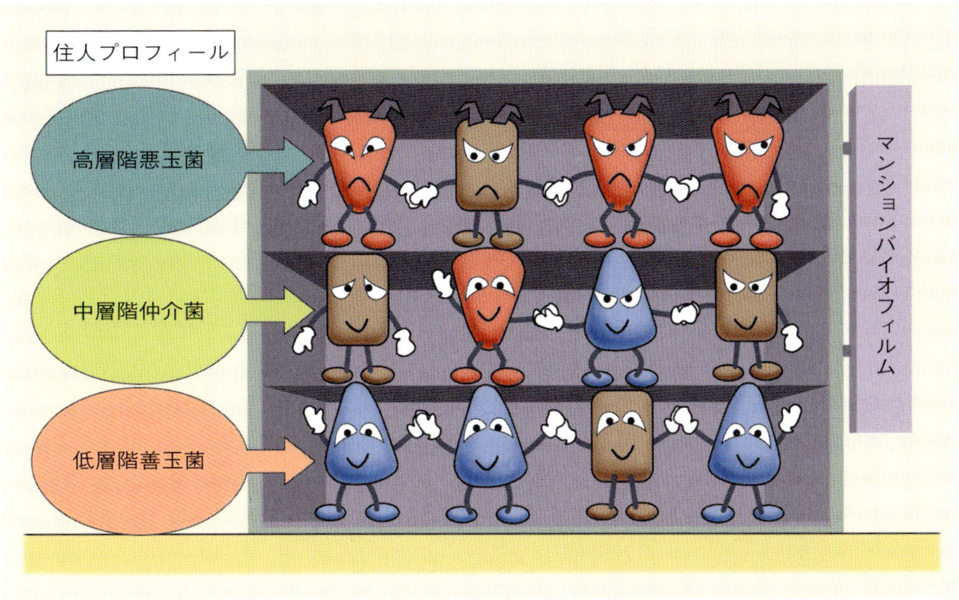

図 13-14

そして宿主が大騒ぎするような物質をまき散らすという点である（図 13-12）．

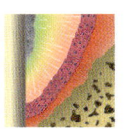

歯周病菌はどこに住んでいるの？

昔から歯肉縁下の細菌の住みかは四つに分類されている（図 13-13）．根面に付着している**付着プラーク**，歯肉溝に浮かんでいる（？）あるいは付着プラークにゆるく付着している**非付着プラーク（浮遊性プラーク）**，歯肉溝上皮に付着している**上皮関連性プラーク**，そして歯肉の中まで入り込んでくる**組織侵入性細菌**である．

歯周病菌はどこにでもいるようだが，根面に付着している付着プラークをみてみると，傾向としては根面から離れたところに多いようだ．根面に付着している細菌，つまり低層階には *Actinomyces* や *Streptococcus* のような病原性の低いいわゆる善玉菌といわれるものが多く，中層階には *Fusobacterium* のような菌が住んでいて，高層階に悪玉の歯周病菌が居座っているという感じである[114]．高層階なので自由に歯肉溝滲出液中に飛びだしていったり，Vesicle などの物質を放りだしたりしているのだろう（図 13-14）．

このあたりのことは最近やっと報告されるようになってきたところで，もしかすると数年後にはまったく違うコンセンサスが確立されているかもしれない．もしマンション"バイオフィルム"の低層階が善玉菌，高層階が悪玉菌という傾向が正しいのであれば，昔からいわれている「付着プラークは病原性が低く，非付着プラークは病原性が高い」という報告[115]は，付着プラークの低層階と高層階の住人の違いを反映していただけかもしれない．なぜなら言葉どおりの非付着プラークが本当に存在するのかどうか，著者の頭ではどうしても想像できないからである．これからの研究が楽しみの分野でもある．

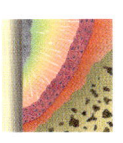

歯周病菌はいつどこから来るの？

歯周病菌は量こそ少ないものの健康な歯肉溝にも認められるものが多い．こういった菌が突然プッツンと切れて暴れだすことがある．これを**内因性感染**（endogenous infection）という[86,116-118]（図 13-15）．感染はプッツンと切れる前からしていたわけだから，"内因性細菌による歯周病の発病"という方が正しい

【内因性感染(endogenous infection)】

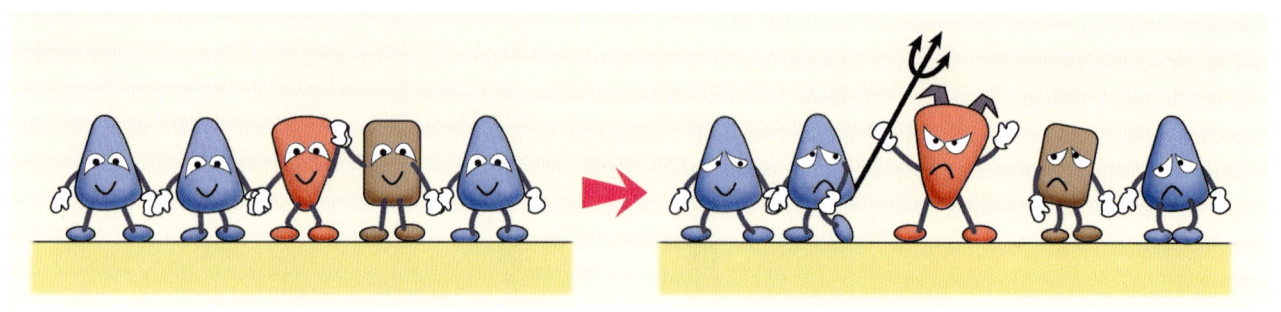

図 13-15　おとなしく平穏を保っていた細菌の一部が突然暴れだし，病原性を発揮すること．

【外因性感染(exogenous infection)】

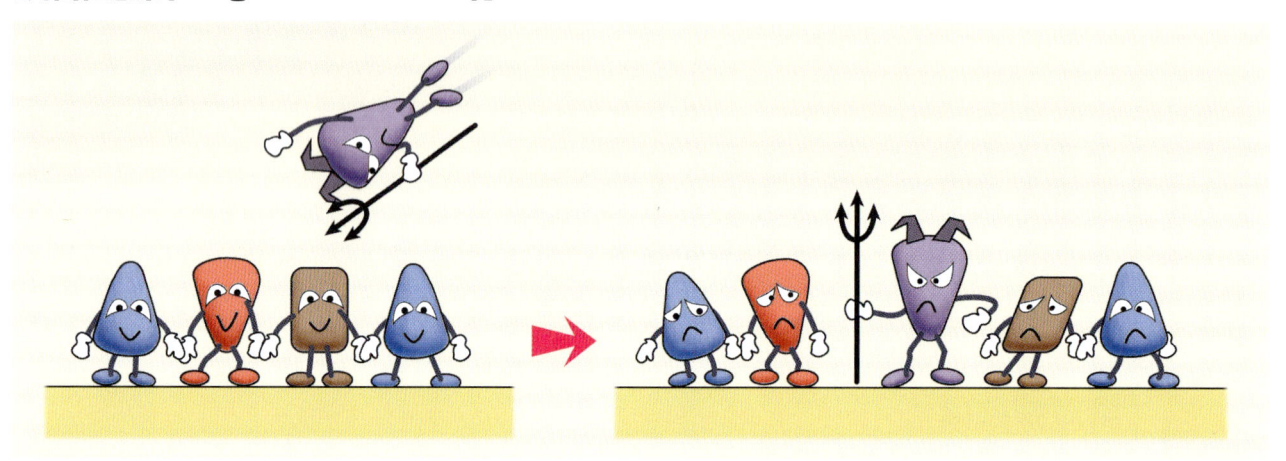

図 13-16　平穏を保っていた細菌叢に外来の病原菌が侵入，定着して病原性を発揮すること．

【歯周病原性細菌のプロフィール】

exogenous		endogenous
A.a	C.rectus	E.corrodens
B.forsythus	E.nodatum	Enteric rods
P.gingivalis	F.nucleatum	Pseudomonas
	P.intermedia	Selenomonas
	（nigrescens）	Staphylococci
	P.micros	Yeast
	S.intermedius	
	T.denticora	

図 13-17　内因性細菌と外因性細菌に明確に分けることはできないが，極悪三人組は外因性，その他の菌は内因性の様相が強い．

のかもしれないが，一般的にそうよばれている．それに対して，おとなしい菌ばかりで仲よくやっていたのに突然外から性格の悪い菌が入り込んでくることがある．これを**外因性感染**(exogenous infection)という[86,116-118]（図 13-16）．内因性感染は校内暴力，外因性感染は他校の番長の殴り込みといったところであろうか．

歯周病菌とよばれる菌のうちどれが内因性感染を起こし，どれが外因性感染を起こすかという明確な区別はないが，前述の極悪三人組は極悪といわれるだけあって外因性感染の様相が強いといわれている[84,86]（極悪とよんでいるのは私だけですが．図 13-17）．

この内因性，外因性という分類は治療法にも影響する．なぜなら内因性細菌はもともとそこにいた菌なのだから，立派に更正さえすればいいわけだ．何もそいつを追いだす必要もない．外因性細菌は侵入者なのだから，もとの平穏な細菌叢に戻そうと思えば何としてでもそいつを追いださなくてはならない．

内因性細菌の更正法としては，いまのところは**非特異的な細菌抑制**しかない（図 13-18）．おとなしい菌も暴れている菌も含めてスケーリング，ルート・

[内因性感染の治療]

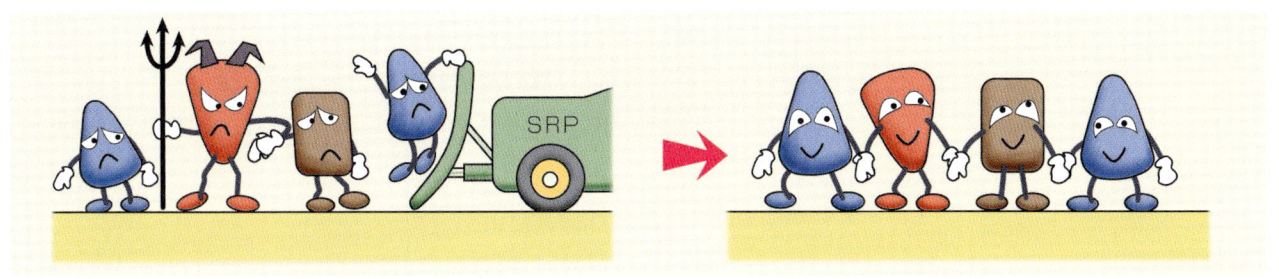

図 13-18 内因性細菌だけを更生させればいいのだが，それは不可能なので，暴れている菌もおとなしくしている菌も含めて除去して，もとの平穏な細菌叢を取り戻すことがゴールになる．

[外因性感染の治療]

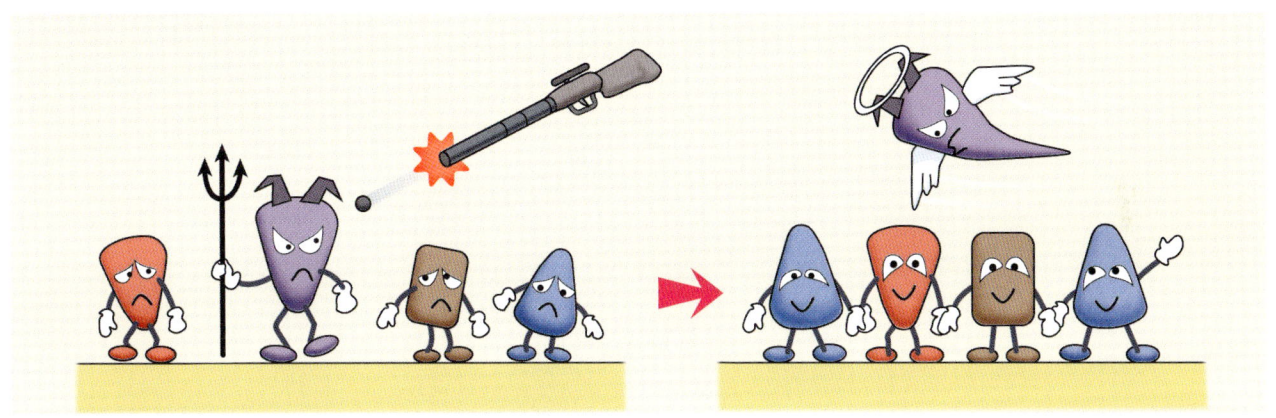

図 13-19 外因性細菌だけを排除し，もとの平穏な細菌叢に戻すことがゴールとなる．現実的には外因性細菌に対して感受性のある抗菌剤を使いながら，内因性感染と同じように非特異的に細菌を除去していく．

[細菌社会は閉鎖的]

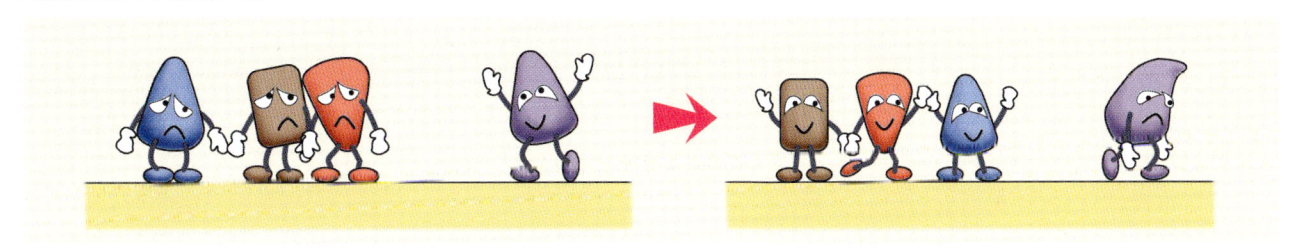

図 13-20 細菌の社会はいったん安定した community ができあがってしまうと，新参者はなかなか入り込めない．

プレーニングなどで除去し，自主的に平穏な細菌叢を再建させるというものだ．外因性細菌がはびこっていないかぎりこの方法はうまくいく．外因性細菌，とくに Aa 菌などはこの方法ではうまくいかない．歯周外科をしてもまた戻ってくるという非常に性格の悪い菌である[119-122]．

外因性細菌の追いだし法としては，**特異的な細菌抑制**が望ましい（図 13-19）．他のおとなしい菌を傷つけることなく，その菌だけをやっつけようという考え方である．ただ，今のところ純粋な特異的抑制法は存在せず，その菌に有効な抗菌剤を用いるという程度である．

内因性感染であろうと外因性感染であろうと，生まれて発病するまでの間に感染しているはずである．どうやってうまく入り込んだのであろう．一般的に**細菌**はいったん community をつくってしまうと，

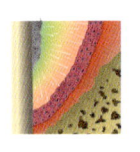

アロハな横道⑯　歯周病菌はうつるの？

　患者さんの口からでてきそうな素朴な疑問である．うつるからこそこれだけ歯周病が蔓延するのだろうが，それを科学的に証明するとなると案外難しい．実際そういうデータがでだしたのはごく最近である[124-126]．

　細菌の感染はうつるところを見とどけることはできない．つまり現行犯ではなく，状況証拠を揃えなければならない．状況証拠というのは"あの人とあの人があんなところであんなことをしたからきっとうつっている"というようなことではなく（これは学問ではなくゴシップ），ふたりの間でまったく同じ細菌がみつかったら感染があったと推測するということである．まったく同じ細菌というのは，名前が同じであればいいというわけではなく，遺伝子レベルで同じという意味である．今まではこれを証明することは非常に難しく，遺伝子工学や分子生物学の発展のおかげでやっと少しずつ可能になってきた．

　たとえば，われわれ人間で考えてみてもらいたい．マウイ島のリゾートホテルのプールサイドでブルーハワイを飲みながら本を読んでいるのが山本浩正だということを証明するとしよう．山本浩正という人間のデータをもとに，その人間が山本浩正だということを証明したいわけである．このとき，日本人男性，41歳，身長176cm，体重66kg，めがね装着というだけであれば，山ほど山本浩正はいるはずだ．もっと絞らなければならない．ハワイ好き，ワイン好き，スポーツ好き，ギター好き…．これでもまだまだ足りない．結局DNA鑑定に持ち込むことになる．これは細菌でも同じである．桿菌，嫌気性，グラム陰性といったような大まかな分類から始まり，細かい生化学的性質を並べ立てても，ふたりのもっている細菌がまったく同じかどうかはわからない．条件を絞っているだけだからだ．そこでDNAレベルでの比較が決定打になる．この場合DNAの全塩基配列を比べるわけにはいかないので，特定の遺伝子をたくさん増やして比較したり（PCR，図⑯-1），あるいは特定の塩基配列の部分でDNAを切断する酵素をふりかけて，できるDNAの断片が同じ分子量かどうかを調べる方法（REA，図⑯-2）がある．こういった技術を背景に歯周病菌の感染ルートが調べられている．

　感染ルートといっても調べられているのはごく限られた範囲だけである．仮にA，B，Cという3人が同じ細菌をもっているとしても，どういうルートでうつったのかはわからない．AからB，Cにうつったのか，AからB，BからCにうつったのか，あるいはまったく別のDが感染源ということもある．現状ではDNAの微細な変異まで追跡できないので細かい感染ルートまではわからない．そこで歯周病菌の感染ルートに関しては家族内感染がその報告のほとんどになっている．とくに夫婦間感染（Spouse transmission）と親子間感染（Parent-offspring transmission）のデータはいくつかある（表⑯-1, 2）．夫婦間や親子間で同じ細菌をもっている割合は数パーセントから数十パーセントとばらつきは大きいものの，やはり感染はあるようである．そしてその細菌が唾液中でみつかる頻度は7割にのぼることから（表⑯-3），唾液を介した感染が主なルートではないかと考えられている．

[PCR(Polymerase Chain Reaction)]

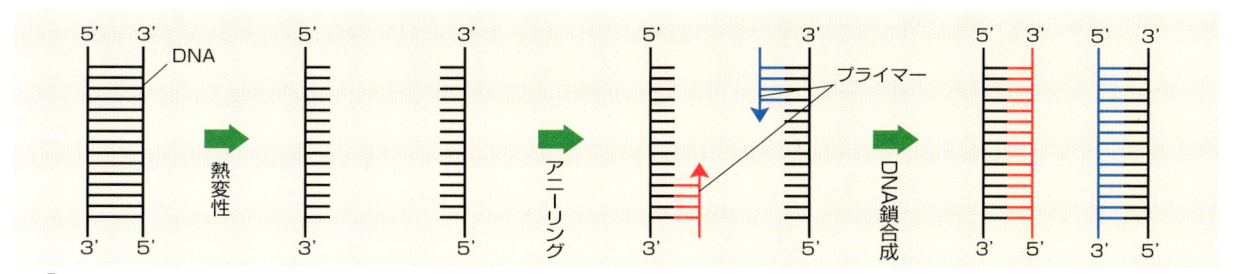

図⑯-1　特定の遺伝子をもっているかどうかを調べるためには，その遺伝子を含むDNA断片を増やさなければならない．そこでDNAを解離させ1本鎖にした後，それぞれに相補的に結合するプライマーを会合させる（アニーリング）．そしてプライマーの断端からDNAポリメラーゼでDNAを2本鎖にする．1本鎖DNAを鋳型にして2本鎖にするわけである．これを1サイクルとすると，20サイクルで1つのDNA分子が約100万個に増える．

表⑯-1　夫婦間感染（Spouse transmission）[126].

研究	疾患	細菌	実験方法	同じ菌に感染している配偶者の割合
van Steenbergen, et al[127]	AP	Pg	REA	6/18（33%）
Petit, et al[128]	AP	Aa	REA	1/13（8%）
Preus, et al[129]	AP	Aa	PCR	1/9（11%）
Alaluusua, et al[130]	AP	Aa	Serotype	2/4（50%）
Saarela, et al[131]	AP	Aa	Serotype	2/4（50%）
		Pg	Ribotype	2/4（50%）

AP；adult periodontitis. Pg；Porphyromonas gingivalis
Aa；Actinobacillus actinomycetemcomitans

表⑯-2　親子間感染（Parent-offspring transmission）[126].

研究	疾患	細菌	実験方法	同じ菌で感染している子どもの割合
Petit, et al[128]	AP	Aa	REA	4/26（15%）
Alaluusua, et al[136]	AP	Aa	Serotype	3/18（17%）
De Rienzo & Slots[132]	LJP	Aa	RFLP	6/10（60%）
Zambon, et al[133]	LJP, AP	Aa	Serotype	2/9（22%）
Preus, et al[129]	AP	Aa	PCR	8/33（24%）
Kononen, et al[134]	Healthy	Pi	Ribotype	6/11（55%）

LJP；localized juvenile periodontitis, Pi；Prevotella intermedia

表⑯-3　歯肉縁下と同じ菌が舌や唾液で検出される頻度[126].

研究	疾患	細菌	被験者数	舌	唾液
Asikainen, et al[135]	*	Aa	293	56%	70%
Petit, et al[128]	AP	Aa	21	52%	71%
van Steenbergen, et al[136]	AP	Pg	16	45%	85%
Alaluusua, et al[130]	#	Aa	28	77%	68%

*61 healthy, 55LJP, 176AP, 1 prepubertal periodontitis
\#18 healthy, 10AP

[REA (Restriction Endonuclease Assay)]

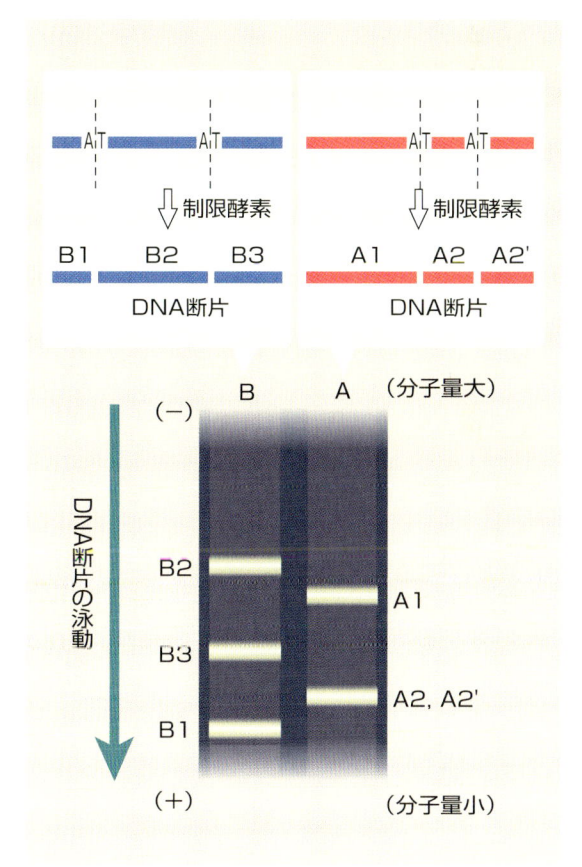

図⑯-2　仮にA（アデニン）とT（チミン）の間で切断する酵素（制限酵素；restriction endonuclease）を作用させるとすると，DNAはいくつかの断片に分かれる．これを電気泳動にかけると分子量に応じていくつかのバンドが現われる．二つのDNAがまったく同じであればバンドは同じパターンになるが，AとBのように異なる部分があるとバンドのパターンが変わってくる．

図 *13-21* 確かにプロービング時にある部位から他の部位への細菌の感染が起こる（この場合，infection ではなく transmission）．ただし，ほとんどの場合は定着できずにもとの細菌叢に戻る．

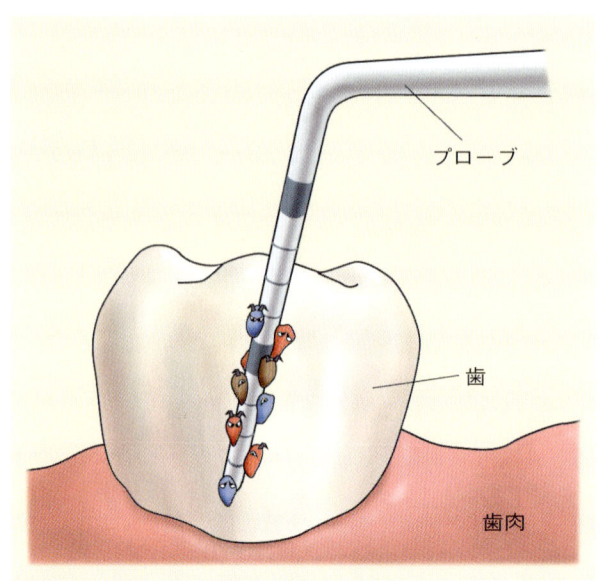

新参者はなかなか入り込めない閉鎖的な社会になっている（図 **13-20**）．簡単に入り込めてそこに居座ることができれば，ビフィズス菌などを入れて腸内細菌を変えましょうとうたっている会社の製品は売れなくなってしまう．

何年か前にプロービングで感染が起こるという論文が発表されて話題になった[123]（図 **13-21**）．プロービングで隣の歯にプローブを移動するときにいちいちプローブを拭いたり，ましてや新しいプローブに変える清潔好きの先生はいないと思う．それが何と隣在歯へのプローブの移動時に新たな感染が起こる可能性があるというのである．もちろん一時的に新たな細菌が入り込むことはあるのだが，時間が経つとそれは排除されていく．細菌社会が閉鎖的であるおかげでわれわれの治療はかなり助けられているのである（アロハな横道⑯）．

それでは新参者が居座るにはどうすればいいのであろう．一つは何度もしつこく顔をだして粘り勝ちする方法．そしてもう一つは歯肉溝の細菌が大騒ぎをしているときに，そのどさくさにまぎれて入り込む方法が考えられる．この場合，大騒ぎというのは歯の生え替わりのときや，われわれの行う治療で細菌叢が変わるときなどが考えられる．*P g* 菌などは粘り勝ち組の様相が強いし，*A a* 菌などは歯の生え替わりのときのどさくさ侵入組の様相が強い（ただ，このあたりは定説のないところなので，一つの考え方としてとらえておいてもらった方が著者の肩の荷が下ります）．

［プロービングで感染？］

第14章

スケーリング，ルート・プレーニングの科学

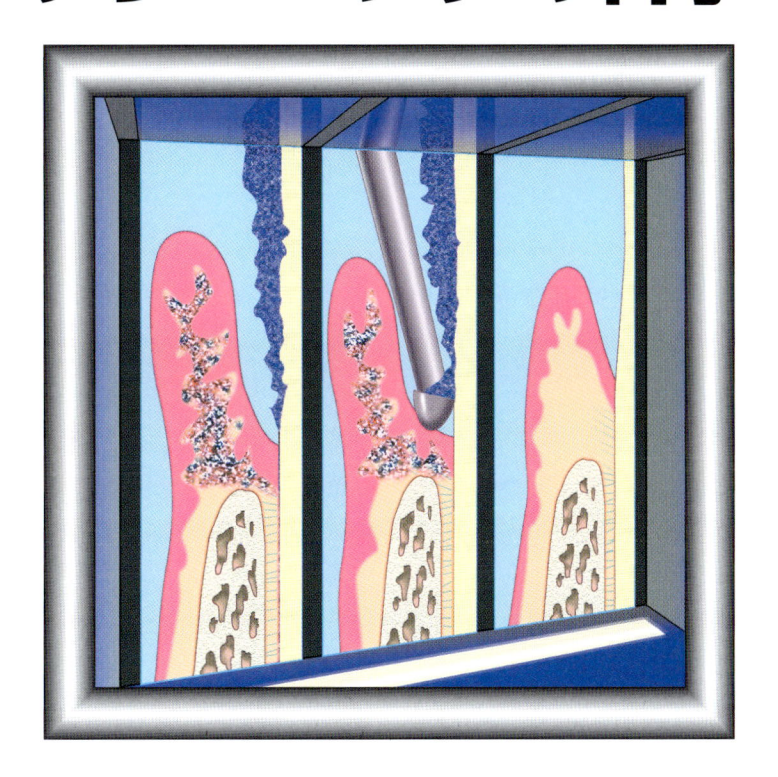

タイトルイメージイラスト
　左から右に向ってSRPの術前，術中，術後の組織のイメージ図．

SRPのバイオロジー

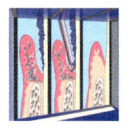

SRP戦略のノウハウを知ろう

　前章では細菌バイオフィルムや歯周病原性細菌の話をとおして，われわれの敵のプロフィールや敵の戦略をまとめた．この章ではその流れに乗ってわれわれの戦略も知っておこう．歯周治療にもたくさんのオプションがあるが，細菌バイオフィルムをやっつける基本はやはりスケーリング(Scaling)，ルート・プレーニング(Root Planing)である[1.3]．この話をせずして"ペリオのためのバイオロジー"とは名のれない．名前負けしないよう，ここで勉強しておこう．

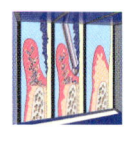

何のためにスケーリング，ルート・プレーニングするの？

　ゴールのないレースほど辛く，空しいものはない．スケーリング，ルート・プレーニング(以下両方をまとめてSRPと略す)のゴールはなんだろう．仮に歯根がなくなるまでゴリゴリ削るのを絶対的なゴール(？)とすれば，臨床的にわれわれがOKをだす相対的なゴールとはなんだろう．これに関してはたくさんの先人たちがさまざまな表現でそのゴールを定義してきている[4-9](表 *14-1*)．現在の科学に照らし合わせて，なおかつ臨床医が納得するよう私なりに定義するとすれば，それは"**生物学的に許容できる根面を得ること**"の一言につきると思う[7,10,11](図 *14-1*)．根面に歯石ゼロ，細菌ゼロ，傷ゼロという状況は理想ではあるが不可能である．そこは一歩譲って宿主がおとなしくつき合っていけるような根面をつくりだそうという方が実際的であるし，われわれもホッとする．

　それでは"生物学的に許容できる根面"になったかどうかは，どうやって判断すればいいだろう．リトマス試験紙のようなものがあればいいがそうはいかない．結局，従来より行われている方法を使うだけである．従来の方法を聞いたことのない人のために，ここで簡単にまとめておこう．

　この方法は二本立てになっている．まず一つは術前(SRP前ということ)，術中，術後をとおして常に**ガラス様根面**(glass-like root surface)になっているかどうかを確認すること．そしてもう一つは適当な治癒期間を待って組織がその根面を認めてくれたかどうか確認すること，つまり**再評価**である(図 *14-1*)．

　ガラス様根面は昔から"**硬くて(Hard)，平滑で(Smooth)，清潔な(Clean)根面**"と表現されているものだが，なかなか理解しにくいかもしれない(図 *14-2*)．実際の臨床では触覚で根面の状態を把握し(図 *14-3*)，視覚でポケットからでてくるものを確認し(図 *14-4*)，聴覚で根面を削るときの音の変化を感じ

第14章 スケーリング，ルート・プレーニングの科学―SRPのバイオロジー

【SRPの臨床的ゴールとその臨床的判断基準】

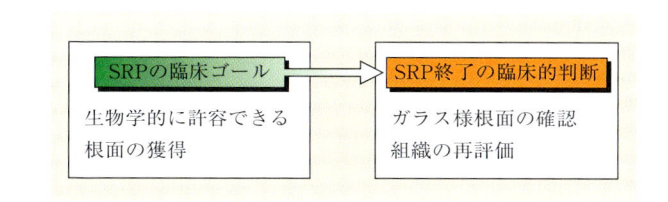

▶ 図 14-1

表 14-1 SRPの目的に関する歴史的変遷．

年	著者	内容	年	著者	内容
1876	Riggs	沈着物によって異物となった歯牙から，その沈着物を除去すること	1961	Chace	根面をプラーク・コントロールしやすい状態にすること
1886	Black[8]	歯牙から沈着物を除去することプラーク・コントロールやモチベーションが重要であることも強調	1975	Aleo[4]	内毒素で汚染された根面から内毒素を除去すること
1911	Hartzell	粗糙な感染したセメント質を除去すること	1977	Garrett[7]	病的変化のない根面にするため，根面からプラーク，歯石，セメント質を除去すること
1956	Riffle[9]	異物になったセメント質を除去すること	1979	Nishimine & O'Leary[5]	セメント質に結合した内毒素を除去すること
1956	Schaffer	歯石を除去すること	1986	O'Leary[10]	粗糙で歯石の入り込んだ，あるいは細菌や細菌由来の毒素で汚染されたセメント質や象牙質を除去すること
1956	Riffle	軟化したセメント質を除去すること			

【ガラス様根面の確認】

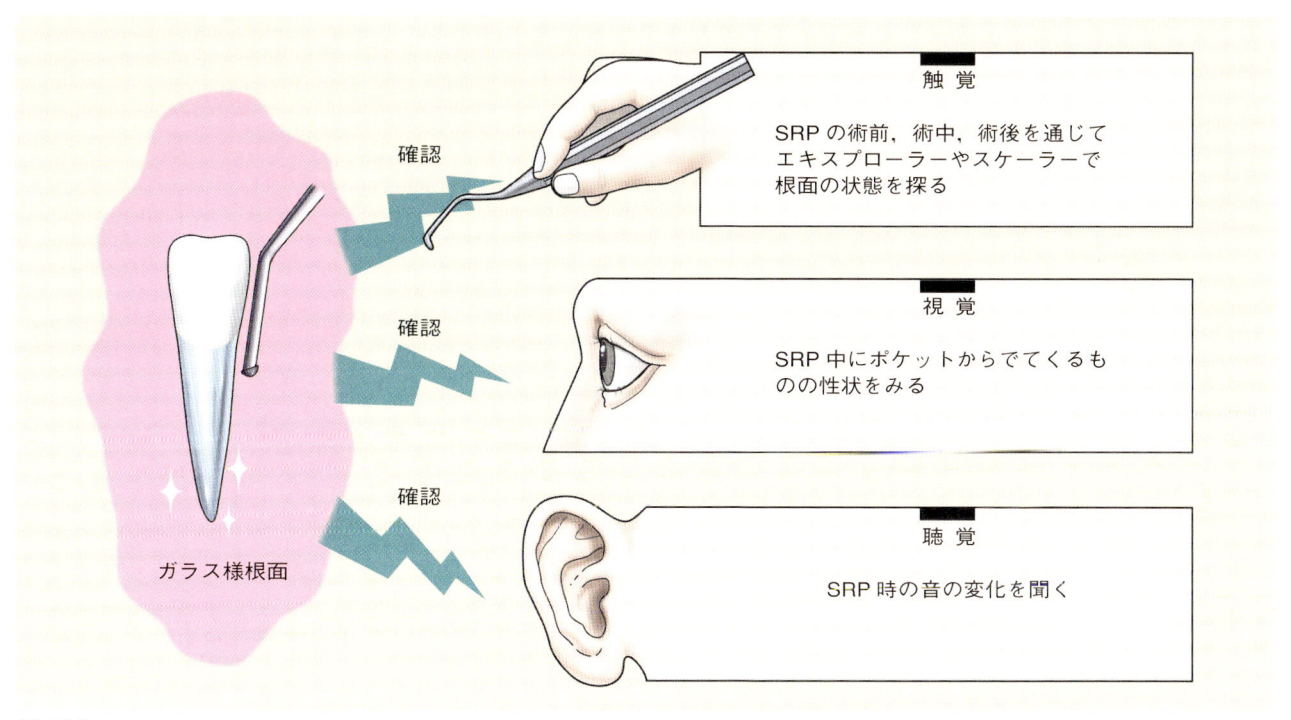

図 14-2

とること（図 14-5）が必要であるといわれている．バイオロジーにはほど遠いような内容かもしれないが，実際これができないとペリオおたくにはなれない．

　ガラス様根面になったと感じても，組織がそれを受け入れてくれなければ意味がない．そこで再評価が必要になってくる．漠然とプローブをつっこんでも効率よく評価できないので頭のなかを整理しておこう．この場合，根面の再評価と軟組織の再評価に分けて考えればわかりやすい．**根面の再評価**とはガラス様根面の再確認のことで前述のとおりである．

[触覚によるガラス様根面の確認]

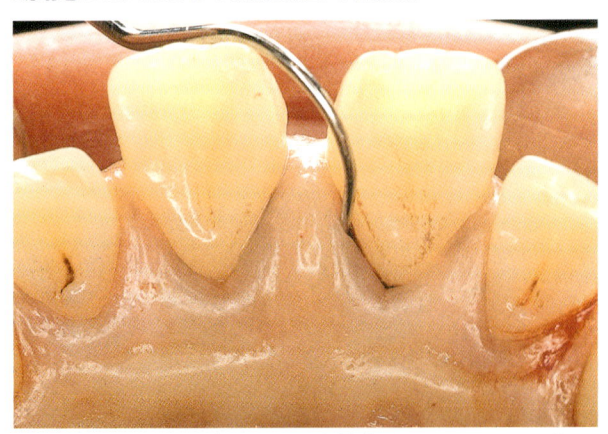

図 **14-3** SRPの術前，術中，術後を通じて，エキスプローラーやスケーラーで根面の状態を把握する．ざらつきやひっかかりがなく，健全な根面と同様の硬さが確認できればゴールだ．

[視覚によるガラス様根面の確認]

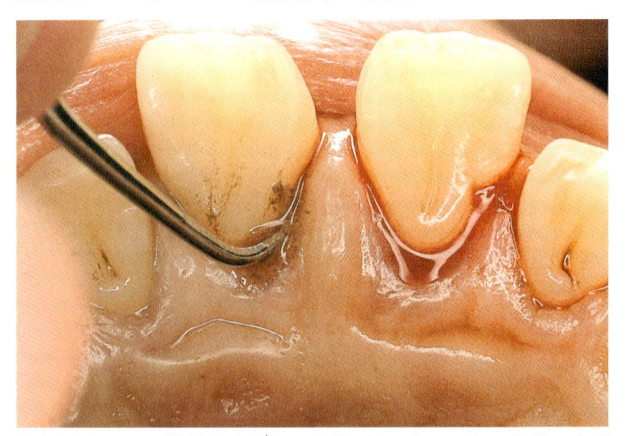

図 **14-4** SRP開始時（↓）には歯石やプラーク，肉芽，血液などが混じり，色のどす黒いどろっとした性状のものがポケットからでてくるが，SRPが進むと（↓）さらっとした色も鮮やかな性状に変わっていく．これをSRP中に確認しておく．

[SRP後の組織の再評価]

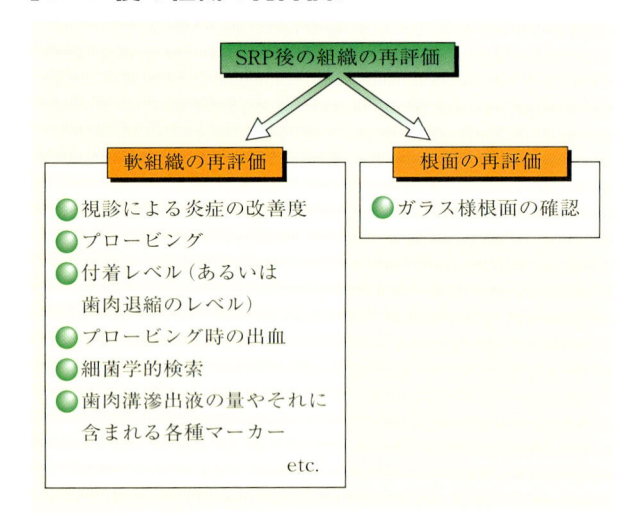

```
        SRP後の組織の再評価
          ↙        ↘
    軟組織の再評価   根面の再評価
● 視診による炎症の改善度   ● ガラス様根面の確認
● プロービング
● 付着レベル（あるいは
  歯肉退縮のレベル）
● プロービング時の出血
● 細菌学的検索
● 歯肉溝滲出液の量やそれに
  含まれる各種マーカー
                    etc.
```

[聴覚によるガラス様根面の確認]

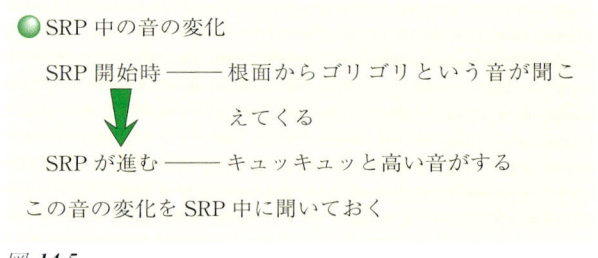

● SRP中の音の変化

　SRP開始時 ── 根面からゴリゴリという音が聞こえてくる

　　↓

　SRPが進む ── キュッキュッと高い音がする

　この音の変化をSRP中に聞いておく

図 **14-5**

◀ 図 **14-6** ガラス様根面になったと確認したら，適当な治癒期間を待ってから，その組織が根面を気に入ってくれるかどうか調べる．

そして**軟組織の再評価**こそが，組織が受け入れてくれているかどうかの確認ということになる．

　まず視診で歯肉の炎症の改善度をみる．これには歯肉縁上のプラーク・コントロールのレベルが大きく影響するので注意が必要だ．その後プロービング値，付着レベル（あるいは歯肉退縮のレベル）を調べその改善度や残存する問題の程度を把握する．プロービングで出血するかどうかも忘れず調べる．みえない炎症の確認になるからだ．あとは医院の体制に応じて細菌学的な検索や，歯肉溝滲出液における各種マーカー，歯肉溝滲出液の量などを調べるのも

いいかもしれない（図 **14-6**）．

　再評価する場合，何を再評価するかということも大切だが，いつ再評価するかということも大切である．SRPといえども組織は傷ついているわけであるから，この傷が治るのにも時間が必要である．もちろん炎症の消退にも時間がかかる．それらにかかる時間を待たずに再評価を行っても意味がないわけである．ポケットの深さにもよるが，通常SRP後，上皮が治るには約2週間かかるといわれている[12-15]．ましてや結合組織まで傷ついていればその倍はかかる[15]．したがってSRP後の再評価は少なくとも2

[SRP後の再評価の時期]

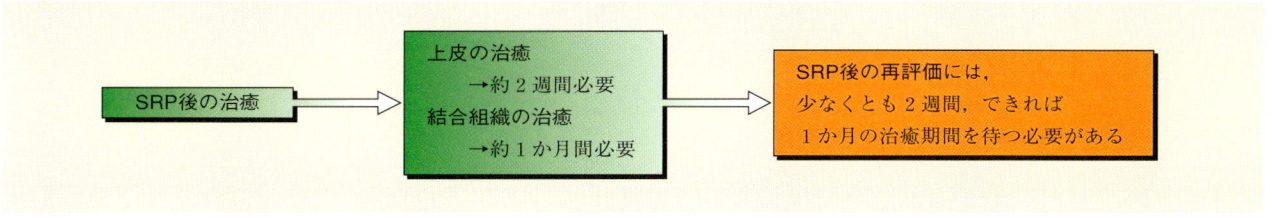

図 14-7

[スケーリング]　**[ルート・プレーニング]**

14-8 | 14-9

図 14-8　スケーリングでは、スケーラーの刃先1/3を用い、根面への側方圧を強くして、歯石をはじき飛ばすようにストロークする。

図 14-9　ルート・プレーニングでは刃全体を広く根面にあてて、側方圧を徐々に弱くしていきながら、長く削るようなストロークにしていく。

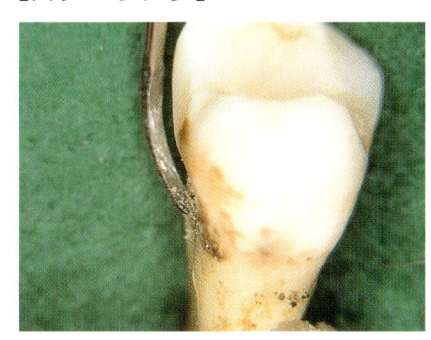

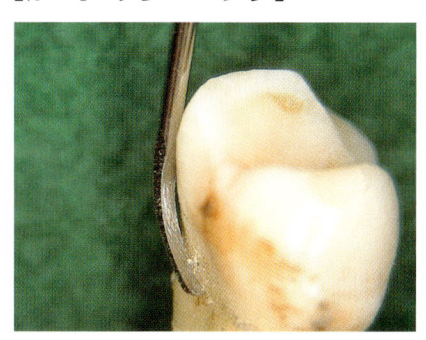

週間、できれば1か月待って行うのがペリオおたくの常識になっている[12,16-18]（図 14-7）。

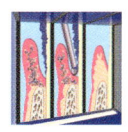

どのようにスケーリング、ルート・プレーニングするの？

　スケーリングもルート・プレーニングも、生物学的に許容できる根面という共通のゴールを目指した治療術式である。その術式の前半部分をスケーリング、後半部分をルート・プレーニングとよんでいるに過ぎない。最近では二つをまとめてルート・デブライドメント（Root Debridement）と表現することも増えてきているようだ。処置が進むにつれて根面の状況は刻一刻と変化していくわけであるから、当然それに応じてやり方も変わってくる。それがスケーリングとルート・プレーニングのやり方の違いとして現われてくる。はじめに術式ありきではないのである。

　スケーリングを始めるときには根面はまだ手つかずの状態で、たくさんの歯石やプラークが沈着している。そこでスケーラーの刃先を使って、側方圧（スケーラーを根面に押しつける圧力）を強くしながら、その沈着物をはじき飛ばすように大胆に除去していく。これがスケーリングの基本操作である（図 14-8）。

　スケーリングが進んでいくと根面の大きな歯石などが少なくなってくる。しかし根面にはまだざらつきが残っている。これは残っている歯石やスケーリング操作でついた傷、場合によっては変性したセメント質の感触も寄与しているかもしれない。そこでこのざらつきを除去し、根面から付着プラークをなくすためルート・プレーニングの操作が必要になってくる。スケーリングと違い、スケーラーの刃全体を使い、過剰な歯質削除を避けるため側方圧は徐々に小さくしていき、長く削るようなストロークに変えていく（図 14-9）。そのストロークは垂直、斜め、水平の各方向をオーバーラップさせるように行い、やり残しのないように注意することが大切である（図 14-10）。歯石をとることだけが目的ではなく、生物学的に許容できる根面をつくりだすのが目的であるからだ。

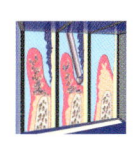

スケーリング、ルート・プレーニングで何が変わるのか？

　SRPの目的を羅列するよりもSRPにより何がどう変わるのかを知っておく方が、この処置の全体像

[各種ストロークの応用]

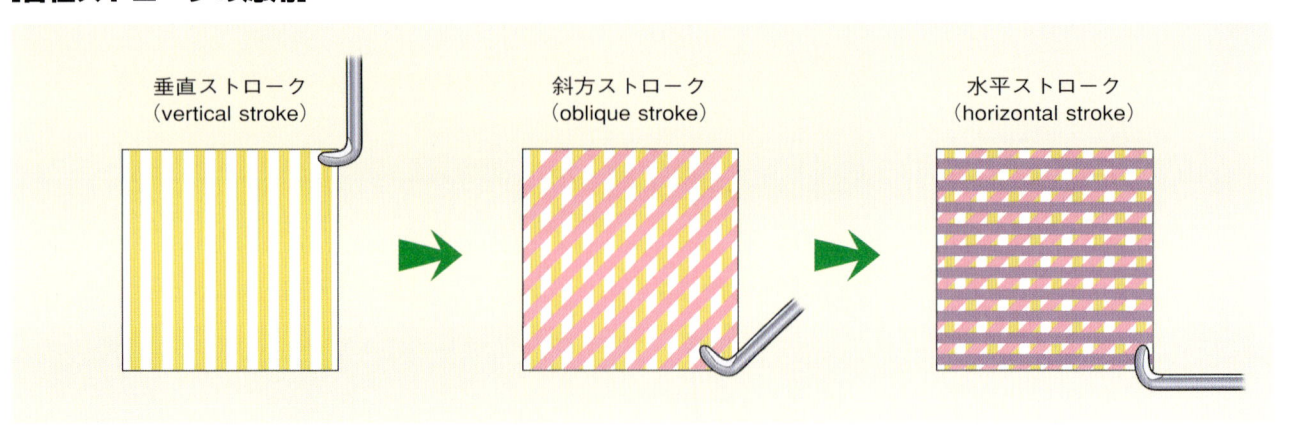

図 14-10　各種ストロークを使うことにより，"やり残し"を少なくすることができる．

表 14-2　SRP における内毒素に関する歴史的変遷．

年	著者	内容	年	著者	内容
1971	Hatfield[21] & Baumhammers	歯周病罹患歯根とともに組織培養すると細胞は不可逆的な形態の変化を起こす	1979	Nishimine & O'Leary[5]	超音波処理後の根面の内毒素量は 16.8ng/ml だが，ルート・プレーニング後の根面の内毒素量は2.09 ng/ml だった
1974	Aleo, et al[19]	歯周病罹患歯根面には培養線維芽細胞の増殖を妨げる内毒素様物質が結合している	1980	Adelson, et al[6]	ルート・プレーニングする，しないで Aleo らのいうような差はなかった
1975	Aleo, et al[4]	ルート・プレーニングにより内毒素が除去でき，培養線維芽細胞の付着も起こるようになる	1982	Daly[23]	細菌由来のLPS（内毒素）はセメント質の表層10μm 以内に存在する
1978	Jones & O'Leary[22]	ルート・プレーニングにより未萌出歯と同じレベルまで根面の内毒素を除去できる	1982	Nakib, et al[20]	内毒素はセメント質に浸透せず，表層にゆるく付着しているだけである

を把握しやすい．そこでいくつかの項目に分けてこれをみていこう．

[その1／根面に対する効果]

根面には細菌由来の為害性物質が付着している．それらは細菌バイオフィルムから放出される Vesicle などに含まれており，LPS（リポポリサッカライド）が一番有名である．この LPS は内毒素（Endotoxin）ともよばれ，グラム陰性菌の細胞壁に含まれている（第13章参照）．1970年代の Aleo らの一連の実験により，**歯周病に罹患した根面には為害性の強い内毒素が付着しており，それを除去するには SRP が必要である**ということが示された[4,19]．そしてその後1980年代になって Nakib らが**内毒素は根面にゆるく付着しているだけで，それをとるために過剰な根面の削除は必要ない**という文献を発表し，この話題に関してはけりがついた[20]（表 14-2）．

SRP により根面上に付着した歯石や細菌，および細菌由来の物質が除去される．それと同時にセメント質や象牙質も除去される．よく昔から変性セメント質とか病的セメント質とよばれているものは顕微鏡下では存在するかもしれないが，臨床的には判別不可能である．根面を過剰に削らない方がいいことぐらいだれでもわかっているが，どこでやめればいいのか明確な指標がないところが，SRP のファジーなところである．

前述のように術者がガラス様根面と判断するまで SRP を行うのが基本であるが，元来（1960年代のこと）ガラス様になっていると細菌バイオフィルムが再付着しにくいし，たとえ再付着しても除去しやすいと考えられていた[24,25]．この考えは間違いとはいえないが，正しいともいえない．なぜならわれわれ

第14章 スケーリング,ルート・プレーニングの科学—SRPのバイオロジー

[根面の平滑性の意義]

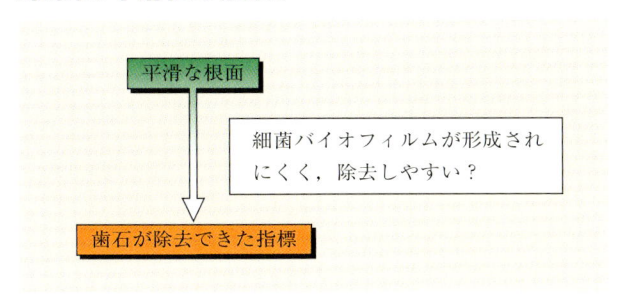

平滑な根面 → 細菌バイオフィルムが形成されにくく,除去しやすい?
→ 歯石が除去できた指標

図 14-11

[歯肉縁下歯石(10倍拡大)]

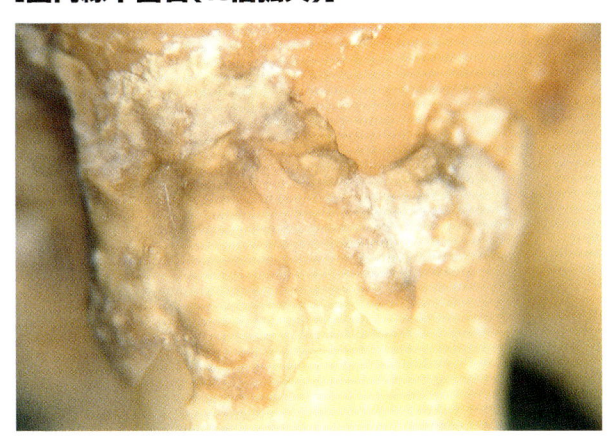

▶図 14-12

[歯石の化学的性質と病原性]

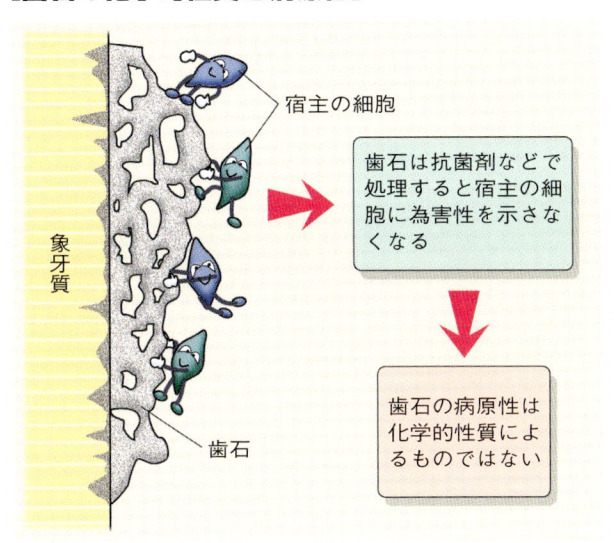

宿主の細胞
歯石は抗菌剤などで処理すると宿主の細胞に為害性を示さなくなる
→ 歯石の病原性は化学的性質によるものではない
象牙質／歯石

図 14-13

[歯石の物理的性質と病原性]

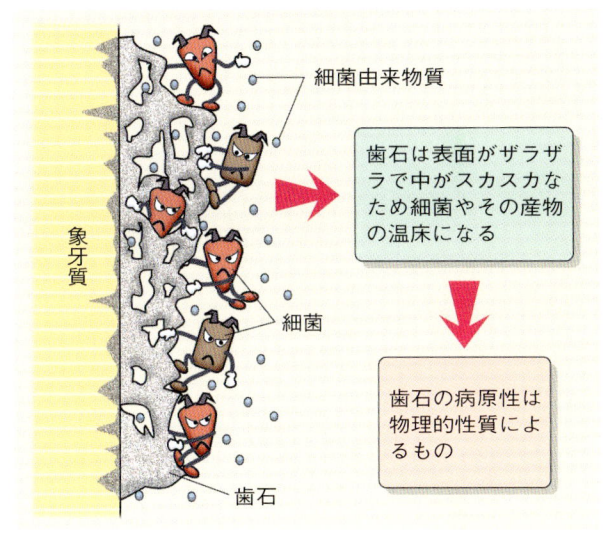

細菌由来物質
歯石は表面がザラザラで中がスカスカなため細菌やその産物の温床になる
→ 歯石の病原性は物理的性質によるもの
象牙質／細菌／歯石

図 14-14

がつくりだせる根面は,いくらガラス様になっていると感じても数ミクロンの大きさの細菌からすればガタガタだ[26-30].細菌がみても"こりゃツルツルでひっつけやしない"と思わせるような根面をつくれる人はいない.しかし正しい術式でガラス様になったと感じられる根面では歯石がほとんどとれていることが多い.つまり歯石がとれた指標にはなっているということはいえそうだ[7,29](図 14-11).

ここで少し脇道にそれて,歯石(calculus)の話もしておこう(図 14-12).歯石は歯周病の張本人のような扱いをされることもあるようだが,歯石そのものはそんなに悪いヤツではない[31,32].抗菌剤などで処理すると,線維芽細胞などの宿主の細胞と仲よく

できることもわかっている[33](図 14-13).なのにSRPになると目の敵になっている.これは歯石の化学的性質ではなく,物理的性質に関係がある.歯石の表面はガタガタで細菌バイオフィルムの絶好の足場になっているし,なかはスカスカなので細菌やその産物の温床になっている[7,34,35].つまりポケット内の歯石は細菌やその産物のたまり場になっていて,SRPの際の大きなターゲットになるわけである[36](図 14-14).

歯肉縁上歯石(唾石)に比べ,歯肉縁下歯石は非常に硬いという印象があると思う.これは歯石そのものの硬さの違い[37]も大きいがそれだけではなく,歯石の付着様式の違いも大きく関与している[38,39].歯

【歯肉縁下歯石の根面への付着様式】(Zander, 1953[38].)

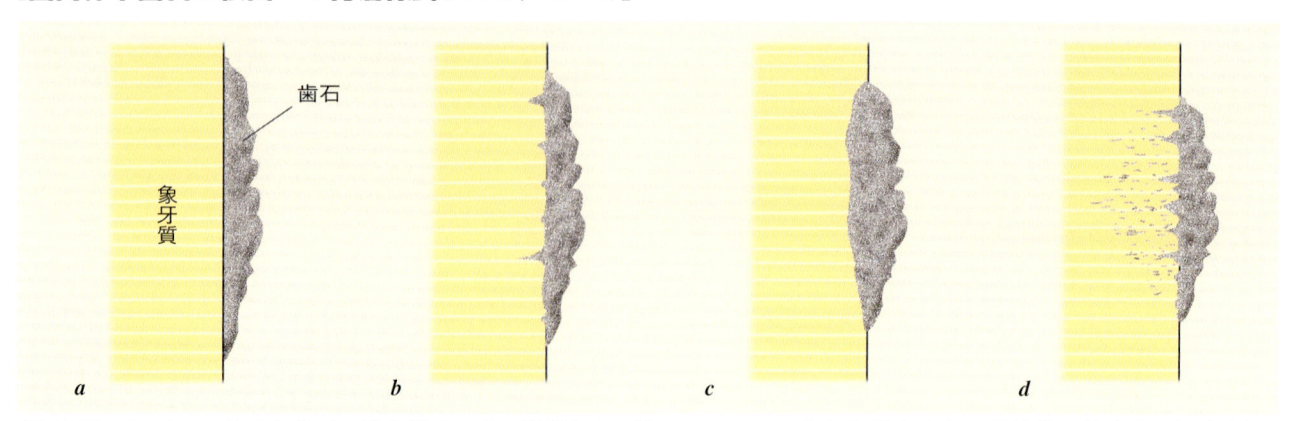

図 **14-15** Zanderによると歯石の付着様式には4種類ある．糖タンパクのような物質を介して間接的に付着する場合(**a**)，シャーピー線維の入り込んでいたと思われる小さな穴に直接入り込んでいる場合(**b**)，吸収窩に入り込んでいる場合(**c**)，そして象牙細管に細菌の侵入を認める場合(**d**)の4種類で，**a**は歯肉縁上歯石で特徴的にみられるのに対し，**b**，**c**，**d**は歯肉縁下歯石で特徴的にみられる付着様式である．

【根面に入り込んだ歯石の除去】

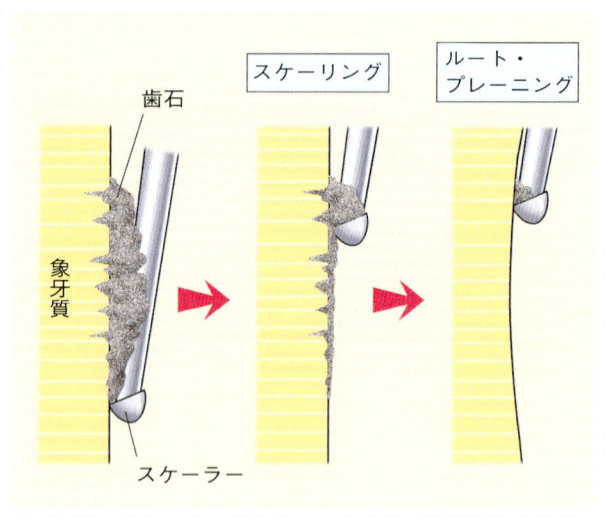

図 **14-16** スケーリングストロークのみでは根面に入り込んだ歯石は残ることが多い．そこでルート・プレーニングストロークにより，セメント質や象牙質とともにこれを除去する必要がある．

【SRPの細菌に対する効果】

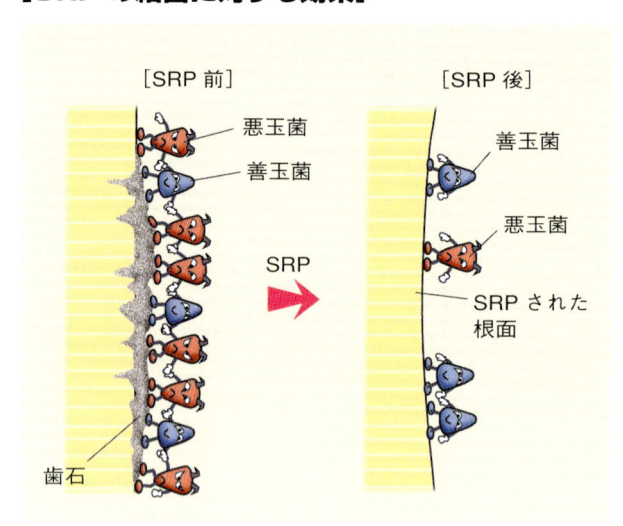

図 **14-17** SRPにより細菌の量は激減する（量的変化）．そして悪玉菌の比率が下がり健康歯肉溝における細菌叢に変わる（質的変化）．

肉縁下歯石の多くは根面のでこぼこや，へこみに入り込んで機械的嵌合をしている(図 **14-15**)．そのためスケーリングだけで除去しようとすると，硬いだけでなくでこぼこの中に入り込んだ歯石が残ってしまう(図 **14-16**)．根面に入り込んだ歯石も除去しようと思えば，ある程度根面の歯質を犠牲にしてルート・プレーニングにより除去しなければならないわけだ[7,23,38-40]．

ペリオの世界の流れとしてはSRPによる過剰な歯質の削除は禁忌で，健康なセメント質なら残すようにすべきであるとなっている[41,42]．実際これは臨床医にはかなり酷な注文である．どれだけ削れば過剰なのかもわからないし，ましてや健康なセメント質なんて臨床的にはだれにもわからない．フラップを開けて直視するのであれば話は多少変わるかもしれないが，フラップを開けずにSRPをする場合，ガラス様根面をゴールにするという従来の評価法はまだまだ現役選手である．

[SRPによる細菌叢の変化と後戻り]

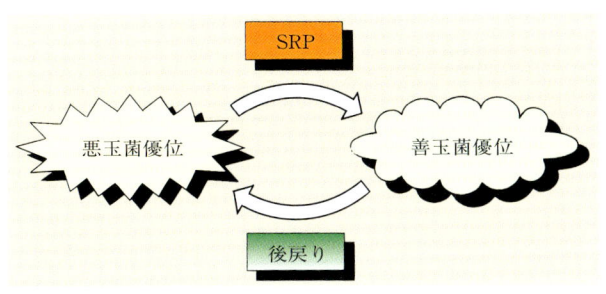

図 14-18

[ポケット内細菌叢の後戻り防止法]

細菌叢の後戻り防止法
- 患者による歯肉縁上のプラーク・コントロール
- 術者による歯肉縁下のプラーク・コントロール
- 術者によるプラーク・コントロールしやすい口腔内環境整備

図 14-19

[SRPの宿主に対する効果]

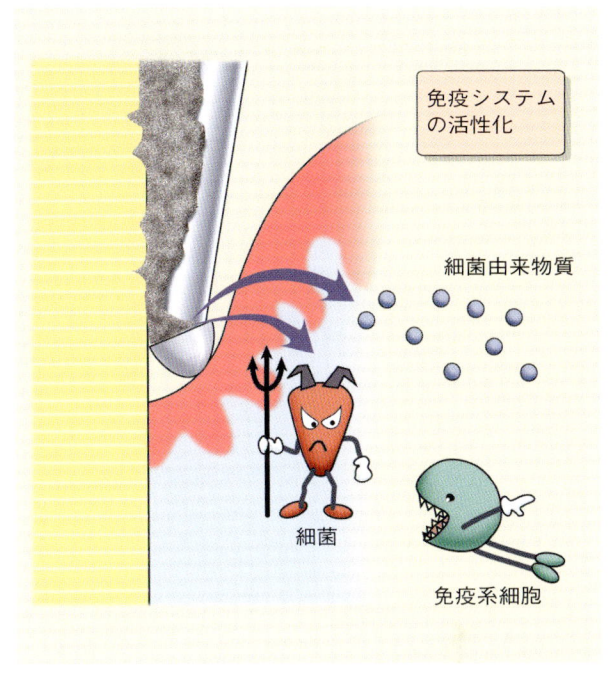

図 14-20

[その2／細菌に対する効果]

SRPを行うと根面はもちろんのことポケット内の細菌は激減する．ポケット内の細菌には善玉菌もいれば悪玉菌もいるが，SRPを行うと都合のいいことに善玉菌が増え，悪玉菌が減ることもわかっている[13,43-55]．つまり**ポケット内の細菌は質的にも量的にも改善する**というわけだ（図 14-17）．

これだけを聞いているとよいことずくめだが，現実はそう甘くはない．後戻りがあるのだ[13,52,56-66]（図 14-18）．どれくらいでもとに戻るかは細菌によっても違うし，ポケットの深さなどの局所環境によっても違う．患者の歯肉縁上のプラーク・コントロールレベルの影響も大きい．したがって一概にはいえないが，だいたい数週間から数か月するともとに戻ってしまうようだ[13,52]（後戻りの横道⑰）．

この後戻りを防ぐには**歯肉縁上のプラーク・コントロールの徹底**と，定期的な歯肉縁下のSRPが必要である．そして少しでも後戻りしにくい局所の環境づくりが大切だ．ポケットは浅い方がいいし，根分岐部病変もない方がいい．歯肉-歯槽粘膜の問題も改善しておくべきである．つまりプラーク・コントロールしやすい口腔内環境づくりがなされている方が細菌学的にも有利なわけである（図 14-19）．

[その3／宿主に対する効果]

SRPは非外科療法の代表格とされてはいるが，宿主にとってはかなり外科的な仕打ちになっている．SRP後かなりの頻度で菌血症が起こる[72-74]し組織も相当傷ついている．それにもかかわらず組織がけなげに治っていくのは，SRPという操作そのもので原因（つまり細菌）が減っているだけではなさそうだ．

SRPで組織中に細菌やその産物がまき散らされる．一見失敗にみえるこの現象も，結果的には宿主の勝利に役立っている．なぜならまき散らされた細菌やその産物は宿主にとっては**生ワクチン**になるわけで，これにより抗体の産生などの免疫反応が活性化される[75,76]．抗体が産生されるとオプソニン効果により効率的に細菌は排除されるし，細菌という犯人がSRPそのもので減っているところへもって，全身に犯人のモンタージュ写真が出回ることになるわけであるから，犯人逮捕もスピードアップする（第11章；図 14-20 参照）．

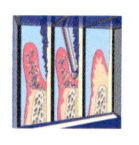

後戻りの横道⑰　細菌の後戻り

　SRP 後，取り残した細菌の分裂や外からの新たな細菌の侵入により少しずつ細菌は増えていく．これが SRP 後の細菌の後戻りである．これにはいろんな要因が絡んでいる．もちろん SRP が不十分で**細菌の取り残し**が多ければ，スタートラインが違うのだからすぐに細菌はもとに戻ってしまう．また**歯肉縁上のプラーク・コントロール**も大切である[58]（図⑰）．これが悪いと外からの新たな細菌の侵入にもつながるし，縁上プラークで歯肉が炎症を起こすと嫌気性菌のはびこりやすい環境になってしまう．歯肉が腫れると歯肉溝が深くなり（仮性ポケット）嫌気的な条件がそろうだけでなく，pH も変化したり炎症に伴う出血や歯肉溝滲出液の増加により嫌気性菌のエサが増えるためである．

　もともとの**歯周環境**も大切な要因だ．深いポケットや根分岐部病変が残存していれば，たとえ細菌バイオフィルムを除去できたとしても後戻りは早い．環境に適応するかたちで細菌が住み着いてきたのだから，環境が変わらなければまた細菌が住み着きだすのは当然である．

　いずれにしてもポケット内の細菌は後戻りしていく傾向がある．ポケット内のすべての細菌を同時に観察することは不可能であるが，ターゲットを絞って後戻りをみていくと 2，3 か月ほどでもとのレベルまで戻る報告が多い[56,63]（表⑰）．細菌学的にみても 3 か月に 1 回のメインテナンスは案外理にかなっているようである（ただし最短で 7 日でもとに戻ったという報告[57]や，最長で 175 日してももとまで戻らなかったという報告[45]もある）．

　SRP という一見単純な処置も，いろんなところに波紋を起こしていることが理解できたことと思う．つぎに SRP 後は組織がどのような治癒をするのかをみてみよう．

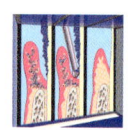

スケーリング，ルート・プレーニング後の治癒形態

　1 本の歯のポケット全周をみただけでも SRP 後の治癒形態はきわめて多様である．それをあえて単純化して理解してみよう．単純化するにはある程度の条件設定が必要である．そこでここでは SRP が理想的にできており，なおかつ患者自身による歯肉縁上のプラーク・コントロールが問題なく行われていると仮定して考えていこう（この仮定が達成されていない場合はポケットの残存，再発になる）．

　以上の条件を設定するとあとは **SRP 前の組織の状態**がもっとも影響力がある．歯周治療における治癒は，術前の組織の状態と採用する術式によって，さまざまな形態をとるということは第 3 章でも述べた．SRP という術式を固定した場合，SRP 前の組織の状態が SRP 後の治癒形態に一番大きな影響を及ぼす．

　まず**骨縁上ポケット**の場合だ．これはポケット底が骨より歯冠側にある場合で，歯肉炎や水平性骨吸収の症例を思い浮かべてもらえばいい．この場合，浮腫性の炎症であれば**シャローサルカス**（Shallow sulcus）が達成できることがある．シャローサルカスとは歯肉溝の深さが浅く（3 mm 以内が目安），上皮性付着の長さが最低限（約 1 mm）の健康な歯肉溝

第14章 スケーリング，ルート・プレーニングの科学―SRPのバイオロジー

[SRP後のスピロヘータ，運動性桿菌の推移[58]]

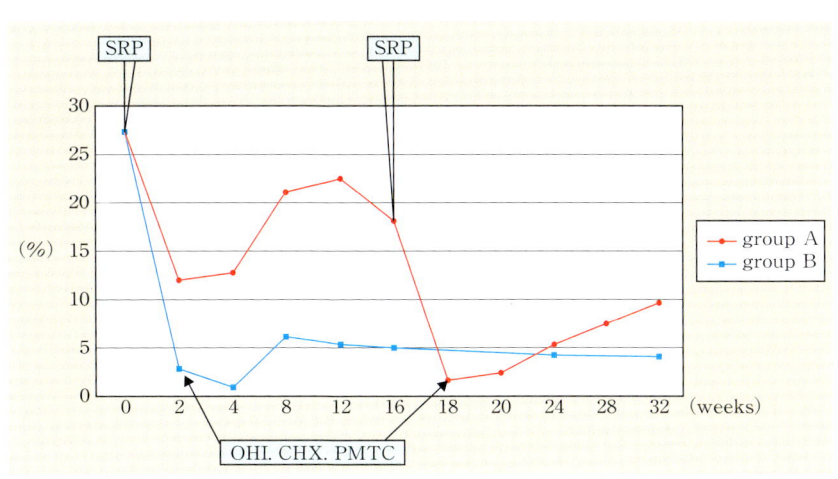

図⑰ group BではSRP後，OHI，CHX（クロルヘキシジンによる洗口），PMTC（術者による機械的歯面清掃）という徹底的な歯肉縁上のプラーク・コントロールを行ったが，group AではSRPのみ行った．その結果group Aでは早期に細菌の後戻りを認めたため再びSRP後，OHI，CHX，PMTCを行ったところポケット内の細菌のレベルは低く抑えられた．それに対しgroup Bでは長期にわたりポケット内の細菌は低く抑えられた（Magnusson, et al, 1984）．

表⑰　SRP後の細菌の後戻り．

研究	細菌種	初期値（％）	SRP後の値（％）	初期値に戻るまでの期間（日）
Mousques, et al[57]	Motile cells	14.80	3.80	7
Sbordone, et al[63]	P. g	8.70	1.60	60
Slots, et al[56]	Motile rods	12.00	0	70
Listgarten, et al[45]	Spirochetes	34.80	10.70	175以上

のことである．また歯肉が線維性に増殖しているとSRPに対する反応が悪い場合が多く，シャローサルカスではなくディープサルカス（Deep sulcus）で治癒することが多い．ディープサルカスとは歯肉溝の深さが深く（3 mmを超えるのが目安），上皮性付着の長さが長く（1 mmを超える）なっている臨床的には炎症を認めない健康な歯肉溝のことである（図14-21）．

骨縁下ポケットの場合はどうであろう．この場合，シャローサルカスによる治癒は望めない．なぜならSRP後上皮が結合組織性付着の最歯冠側まで遊走するため，骨や付着の再生が起こりにくいからだ[77,78]．もちろん結合組織性付着の最歯冠側に安定した血餅が形成され，上皮の埋入を阻止できれば，ある程度の結合組織性付着の再生が起こる可能性があるが，その再生量は非常に少ないと考えた方がいい（図14-22）．したがって骨縁下ポケットではうまくいってディープサルカスでの治癒になるが（図14-23），SRPの限界を超えるケースが多いため実際ではポケットが残存することが多いと考えられる．

ときどきSRPだけで垂直性骨欠損が治癒したという症例をみかけることがある．これに対する解釈には注意が必要である[79-83]．確かに根尖側の一部で結合組織性付着の再生が起こることはあるのだが，X線的に垂直性骨欠損のところに骨ができたからといって付着器官（歯槽骨，歯根膜，セメント質の総称）が再生しているとは限らない．多くの場合は歯に近いところの骨の密度が増して，X線の透過性が低下した結果をみているだけだ（図14-24）．根面に面したところでは上皮が入り込み，長い上皮性付着で治

【骨縁上ポケットにおける SRP 後の治癒形態】

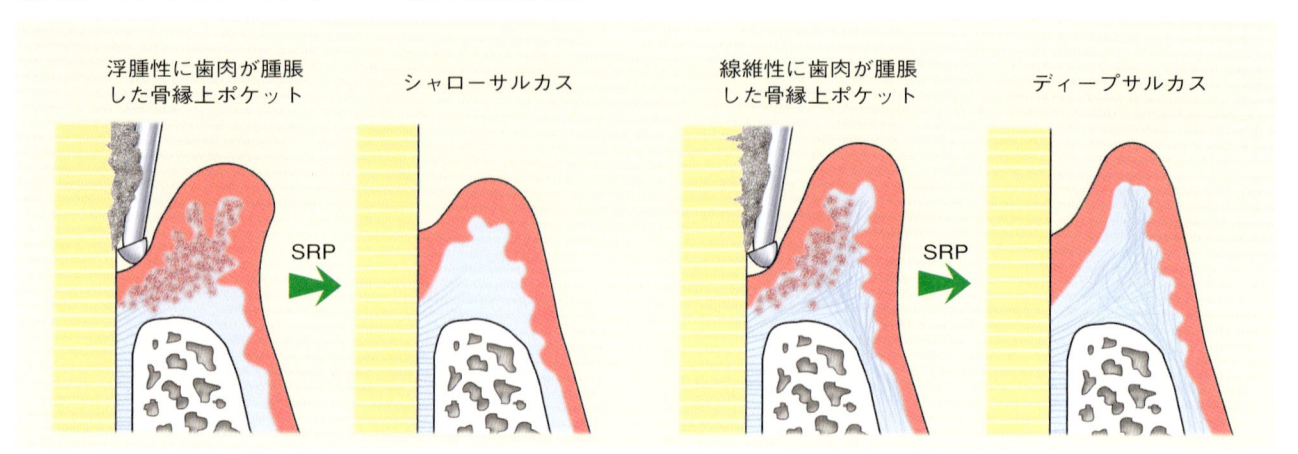

図 14-21

【SRP による部分的再生の可能性】

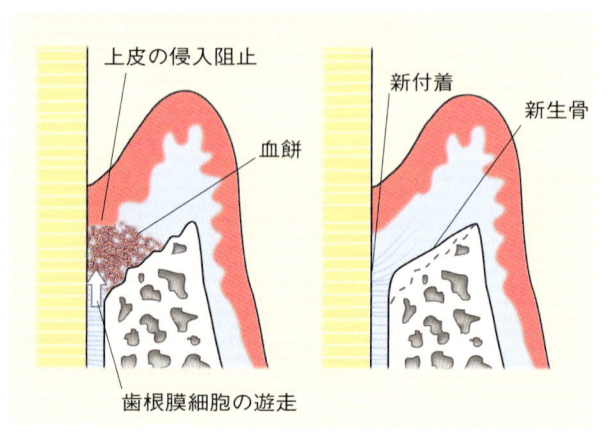

図 14-22　SRP後に安定した血餅が根尖側に保持されれば，上皮の侵入を阻止し，歯根膜由来の細胞が遊走してくる場所を維持できる可能性がある．それにより根尖側にわずかな結合組織性付着や骨の再生が期待できるかもしれない．実際の臨床ではこういったことの起こる頻度や再生量は少ないと考えられる．

【骨縁下ポケットにおける SRP 後の治癒形態】

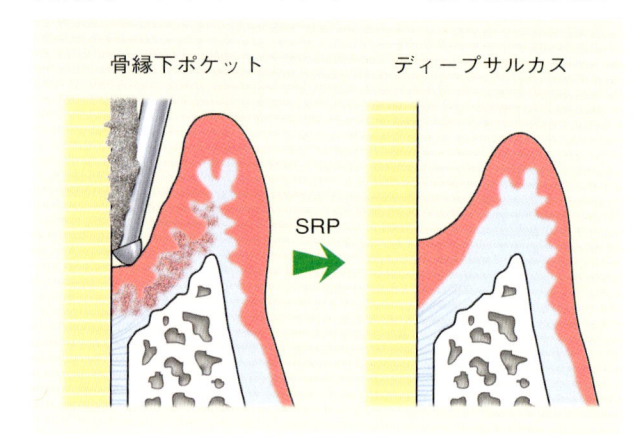

図 14-23

癒していることが多い[78]．こういった治癒が悪いといっているのではない．もともとそういうふうに治ってしまう組織の状態だっただけである．骨密度が戻ってくるということは，炎症がコントロールされている証拠であり望ましいことだ．この状態でメインテナンスしていくのも立派な治療である．ただオペをしなくてもSRPで垂直性骨欠損が治るという証拠にはならない．

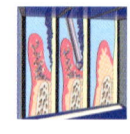

スケーリング，ルート・プレーニングの限界

　治療には限界がつきものである．SRPも例外ではない．SRPのゴールは生物学的に許容される根面をつくることであるから，そういった根面にできない場合が限界ということになる．SRPの多くはフラップを開けずに手指の感覚で行うため，器具の到達性が一番大きな問題になる．スケーラーがちゃ

[SRPによる垂直性骨欠損改善のトリック]

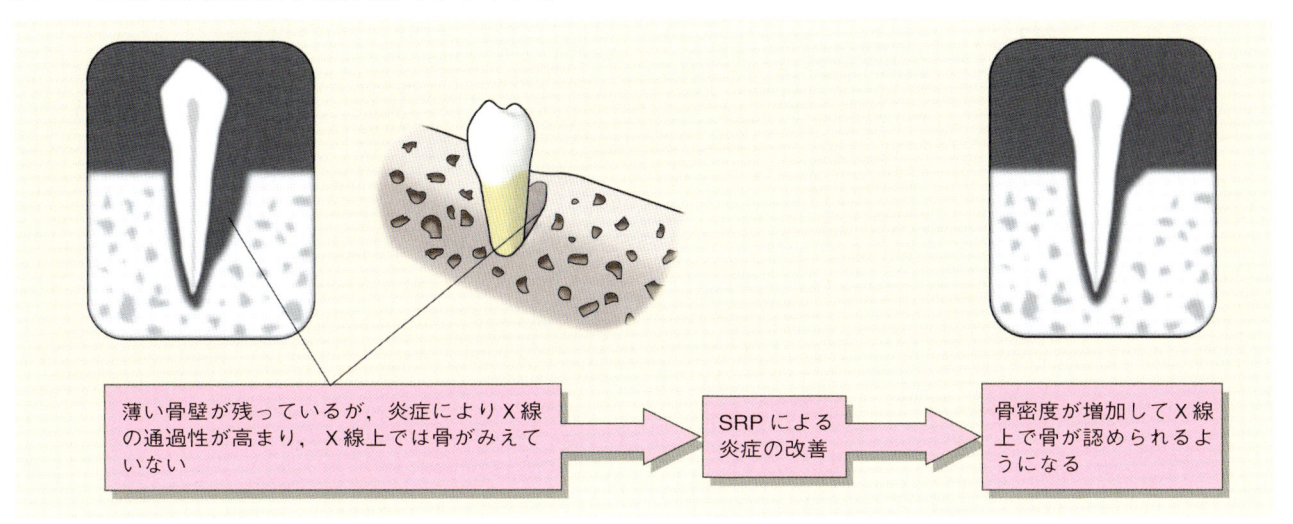

薄い骨壁が残っているが、炎症によりX線の通過性が高まり、X線上では骨がみえていない → SRPによる炎症の改善 → 骨密度が増加してX線上で骨が認められるようになる

図 14-24

表 14-3 フラップを開けた場合と開けない場合のSRP後の歯石の残存率.

	SRPのみ	SRP＋flap ope
Caffese, et al[90]（1986）	48%	24%
Buchanan, et al[91]（1987）	24%	14%
Fleischer, et al[92]（1989）	69%	18%

[ポケットの深さと歯石の取り残し]

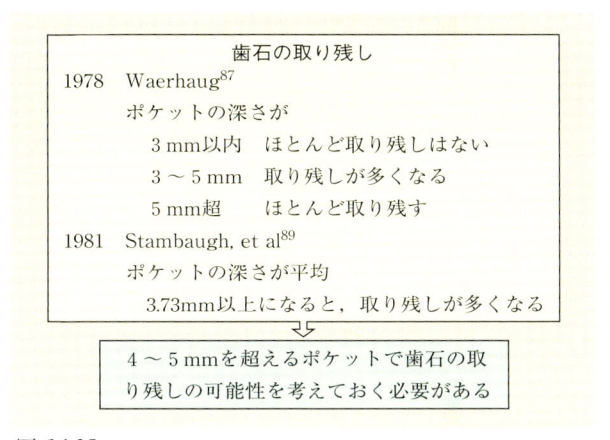

```
            歯石の取り残し
1978  Waerhaug[87]
       ポケットの深さが
         3mm以内    ほとんど取り残しはない
         3〜5mm     取り残しが多くなる
         5mm超      ほとんど取り残す
1981  Stambaugh, et al[89]
       ポケットの深さが平均
         3.73mm以上になると、取り残しが多くなる
```
→ 4〜5mmを超えるポケットで歯石の取り残しの可能性を考えておく必要がある

図 14-25

んと届いて目的を達しているかどうかということはさまざまな要因で左右される．文献でよくみかけるのは術前のポケットの深さと術者の技術，そして用いる器具である．

ポケットが深くなればなるほどスケーラーが届きにくくなることは，だれでも想像がつく[84-86]．報告によりバラツキもあるが，だいたい4〜5mmを超えれば，歯石の取り残しが多くなるようだ[87-89]．臼歯部も前歯部も，頬舌側も近遠心側もすべてを平均したものなので非常に大まかではあるが，どの部位でもポケットが深くなれば，歯石の取り残しが増えるという傾向は変わらない（図14-25）．

深いポケットで歯石の取り残しが多くなるのであれば，フラップを開ければいいということになる．フラップを開け直視下でSRPを行えば，歯石やプラークの取り残しは激減する．ただ100％除去できるわけでもないということも知っておくべきである[90-92]．フラップを開けてSRP後に抜歯し，拡大鏡で調べると20％前後の歯石が残っていたという報告がいくつか見受けられる（表14-3，図14-26）．あとで抜歯するくらいであるから，その歯の状態も相当悪く，SRPしにくい条件がそろっているということを差し引いても0％にはならない．ただフラップを開けてSRPをすると，より生物学的に許容できる根面になりやすいのは事実である．

術者の技術的レベルも大きな問題だ[92-94]．フラップを開けても開けなくても熟練した人の方がそうでない人より根面はきれいになっている．とくに前歯部のような単根歯でその差は顕著である[92]（図14-27）．臼歯部のような複根歯では熟練者といえども限界があるようだが[84,92]，地道な努力が大切であるということを痛感させる（図14-28）．

【SRP後の歯石の残存率(Caffesse, et al, 1986[90].)】

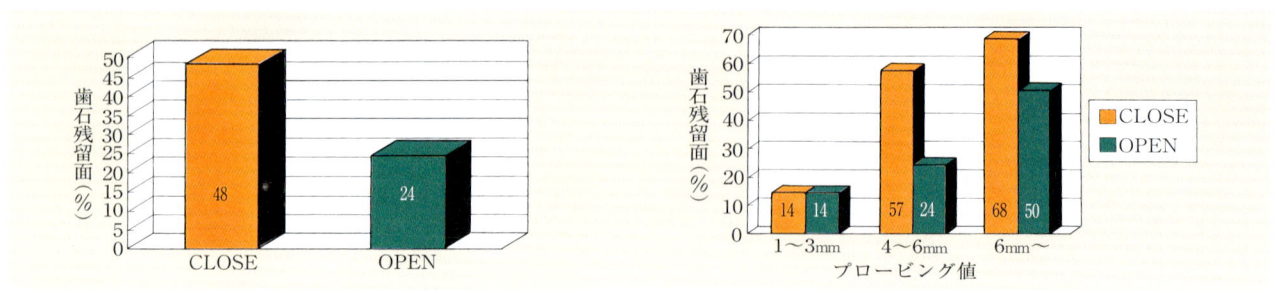

図 *14-26* 全歯面を平均するとフラップを開かないでSRPを行うと48％歯石が残っているが，フラップを開けるとそれが24％になっている(左)．また術前のプロービング値が大きいほど歯石の残存率は大きくなる(右)．

【単根歯におけるSRP後の歯石の除去率(Fleischer, et al, 1989[92].)】

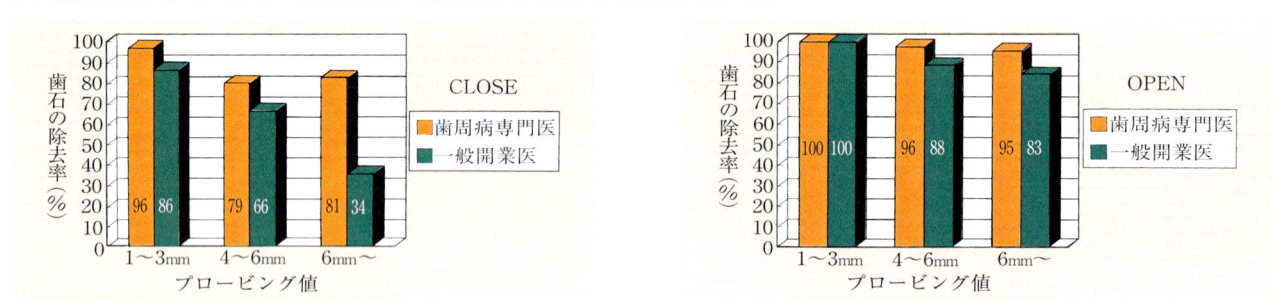

図 *14-27* 単根歯ではSRPの技術の高い歯周病専門医がSRPを行うと，フラップを開く(open)，開かない(close)にかかわらず，高い確率で歯石が除去できている．6mm以上のポケットに対して一般開業医がフラップを開けて除去できた歯石の割合と，歯周病専門医がフラップを開けないで除去できた歯石の割合がほぼ同じであるということは注目に値する．

【複根歯におけるSRP後の歯石の除去率(Fleischer, et al, 1989[92].)】

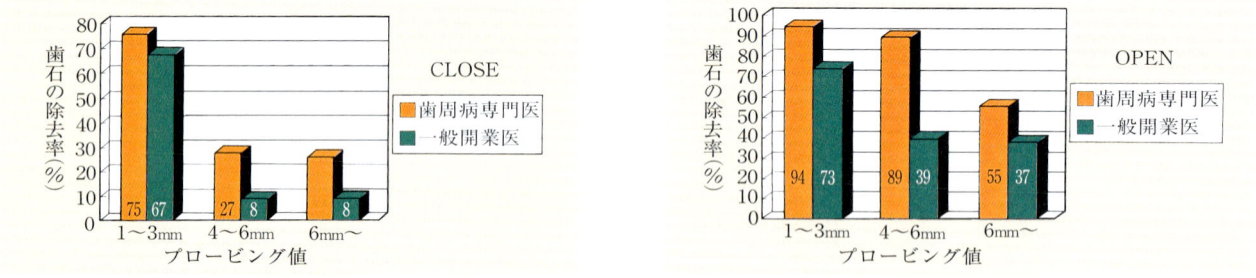

図 *14-28* 複根歯になるとSRPの技術にかかわらず歯石の除去率は低下するが，経験豊富な歯周病専門医が常にリードしている．

　器具の違いによる差もある．チップを工夫した超音波スケーラーやエアースケーラーは，目的とした根面に正しく到達していれば非常に効率よくSRPができる[95-99]．注水(薬液を使ったものもあるが)により発熱を防ぐだけでなく，洗浄効果(rinsing effect)も期待できる[100,101]．ペリオおたくの必需品になってきているといっていいだろう．キュレットなどでは届きにくく，ストロークしにくい根分岐部などでは，超音波スケーラーやエアースケーラーの方が根面をきれいにできていたという文献もある[102-104]．

　ただ実際の臨床では(少なくとも著者は)部位が変わるたびにチップを交換することは，せっかくの効率を落としてしまうことになるため，マッコール型のようなどこにでもだいたい使えるチップだけを使っていることが多い．したがって，チップの届いているところはきれいになっているだろうが，届いていないところもでてくるわけである．おまけに超音波スケーラーやエアースケーラーは手指の感覚が鈍りやすく，根面の状態がつかみにくいため，やはりキュレットなどの手用スケーラー(hand scaler)で仕

表 14-4 SRP に影響する因子.

- ポケットの深さ
- 術者の技術
- 用いる器具
- 歯の傾斜や位置異常
- 根の近接
- 不良補綴物
- 解剖学的な根形態（くぼみや溝など）
- 歯肉の張力
- 患者の開口度や舌圧　　etc.

▶ 図 14-29　再生を獲得するには阻害因子の低減と促進因子の増大の二つの面を常に考えなければならない．

上げていくのが SRP の常道であろう[7,84,105]．自分の SRP のレベルを向上するには器具に走らず，まず基本技術の修得に努めるのが近道である．ちなみに超音波スケーラーと手用スケーラーを比較した場合，歯石やプラークの除去率[28,106-108]やプロービング値の改善[109-113]，プロービング時の出血[114-116]などに関しては有意差がないというのが大半の意見である．

その他 SRP に影響を与える因子を表 14-4 に列挙した[10]．参考にされたい．

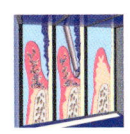

根面処理のバイオロジー

歯周外科の際，SRP 後に**根面処理**（Root Conditioning）をすることがある．とくに GTR 法に代表される再生療法や，根面被覆のような組織再建療法で使うことが多い．なぜならこういった治療法ではいったん汚染した根面の上に，新しく結合組織性付着をつくりだしたいからである．根面処理には賛否両論があり，まだコンセンサスの得られていない部分も多い[76,117-132]が，そのコンセプトをまとめておこう．

根面処理は付着の再生の阻害因子を低減する目的と，促進因子を増大させる目的に分けて考えると理解しやすい．一般に再生を獲得しようと思えば，阻害因子の低減と促進因子の増大の両方を考えなければならないが，根面処理はその両方に寄与できる可能性がある（図 14-29）．

[組織再生の原則]

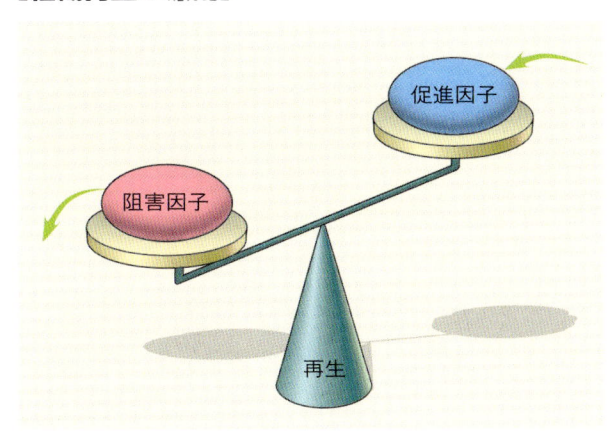

[その1／再生阻害因子の低減]

SRP を行うと根面に"削りカス"が残る．もう少しアカデミックにいえば"smear layer"とよばれる層が形成される．これにはセメント質，象牙質，歯石，プラーク，血液などが混ざっており，当然のことながら再生のときにじゃまになる．根面処理に使う薬液としては通常，酸のような脱灰作用のあるものを用いるので根面処理により smear layer が除去できる[133-136]．

また根面処理剤には多かれ少なかれ**抗菌作用**があるので，根面に残っている細菌を死滅させる効果も期待できる[135,137-142]．これは根分岐部のような SRP の困難な部位で威力を発揮するかもしれない．

smear layer も残存細菌も再生の阻害因子であり，これを薬液で化学的に取り除くことは再生の促進に寄与するものと考えられる（図 14-30）．

[その2／再生促進因子の増大]

根面を脱灰すると，ミネラルが飛ぶため有機質が露出してくる．そのうち再生に大事だと考えられるのがコラーゲン線維と各種増殖因子である．

コラーゲン線維が露出する[143-145]と，そこにフィブリン（fibrin）が形成されやすくなる．フィブリンは止血作用で有名だが再生にも非常に大切な物質である．まずフィブリンが根面にしっかりと付着すると，血餅をそこに保持できるため**再生のための足場が確保できる**（space making）．そして上皮が根面に

表 14-5　各種根面処理剤.

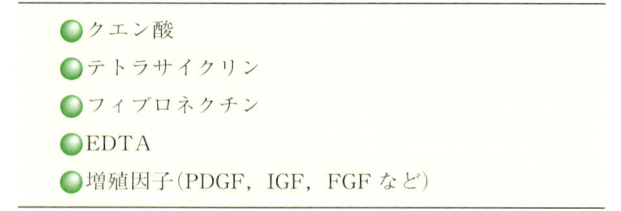

- クエン酸
- テトラサイクリン
- フィブロネクチン
- EDTA
- 増殖因子(PDGF，IGF，FGF など)

[根面処理の効果]

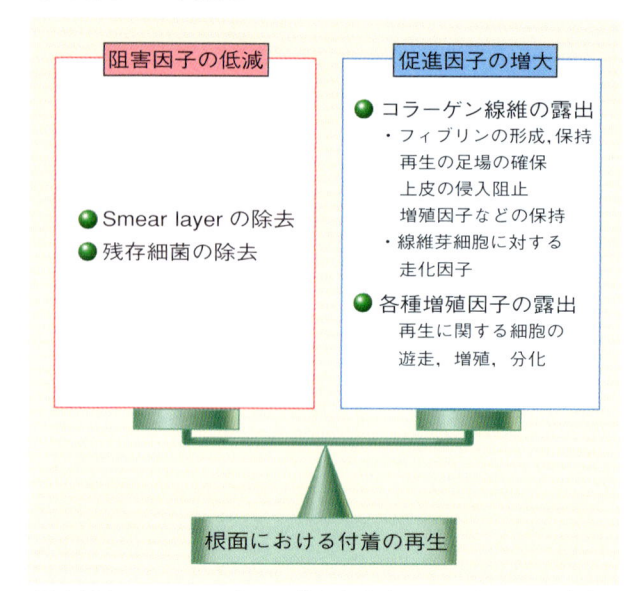

図 14-30　コンセンサスの得られたものではないが，文献上で提案されている根面処理の効果をまとめた．

沿って入り込むのを阻止できる[146-148]．またフィブリンにフィブロネクチン(fibronectin)，増殖因子などが付着，結合，保持されることにより**再生にかかわる細胞が移動，増殖，分化しやすくなる可能性**もある[114-116,149-152]．根面に含まれるタイプⅠコラーゲンは線維芽細胞の走化性因子の一つとしても知られている．

歯質中には BMP をはじめさまざまな増殖因子が含まれており，これらが脱灰により露出して，その活性を発揮する可能性も十分考えられる[153,154]（図14-30）．

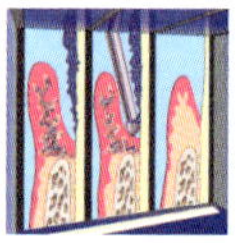

どんな根面処理剤があるの？

根面処理はかなり昔からいろいろ試されていたが，根面処理にみんなの目が向けられるきっかけになったのは1970年代の Register らのクエン酸に関する報告であろう[155-158]．

クエン酸(citric acid)はその結晶を過飽和にして使い，pH は約1と非常に強い酸である．これを3〜5分間作用させる[157,159-161]．脱灰とともに抗菌効果も期待できるが，強い酸性のために他の組織への為害性を危惧する歯周病専門医もいる．

クエン酸の後，頻用されるようになったのは**テトラサイクリン**(tetracycline)である．ご存じのとおり抗菌剤であるが pH が2〜3と酸性であるために脱灰効果もある[162,163]．テトラサイクリンは硬組織と親和性がある[164]ために，根面塗布後約48時間経っても抗菌作用があるといわれており[135]，その持続効果も期待できる．またコラーゲンを分解するコラゲナーゼの抑制効果[165-171]も知られているため再生にプラスに働くことが考えられる．

最近，注目されている根面処理剤に EDTA(ethylenediaminetetraacetic acid)[172-175]がある．これはキレート剤でミネラルを化学的に奪う性質がある．中性近くに調整できるため，組織への為害性も少ないといわれている．今のところ日本では認可されていないが，欧米では製品が出回っている．ただキレート剤は塗布後どれだけ洗浄で除去できるのかわからないし，もし根面に残っていると付着にはかえってマイナスに働く可能性がある．なぜなら細胞が細胞外基質に付着するときには，大抵カルシウムなどのミネラルが必要でそれが奪われる可能性があるからである（これはまったくの私見です）．実験でシャーレにひっついた細胞を剝がすときに使う薬剤が，トリプシンのようなタンパク分解酵素と EDTA であることも付け加えておいた方がいいかもしれない．

その他，根面処理剤としてフィブロネクチンや増殖因子を用いた報告もある[115,116,149-152,176]．再生量が増えたという報告もあるが非常に高価なものであるし，われわれの手に届くことはないように思う（これも私見です．表 14-5）．

第15章

ほら穴撃退法

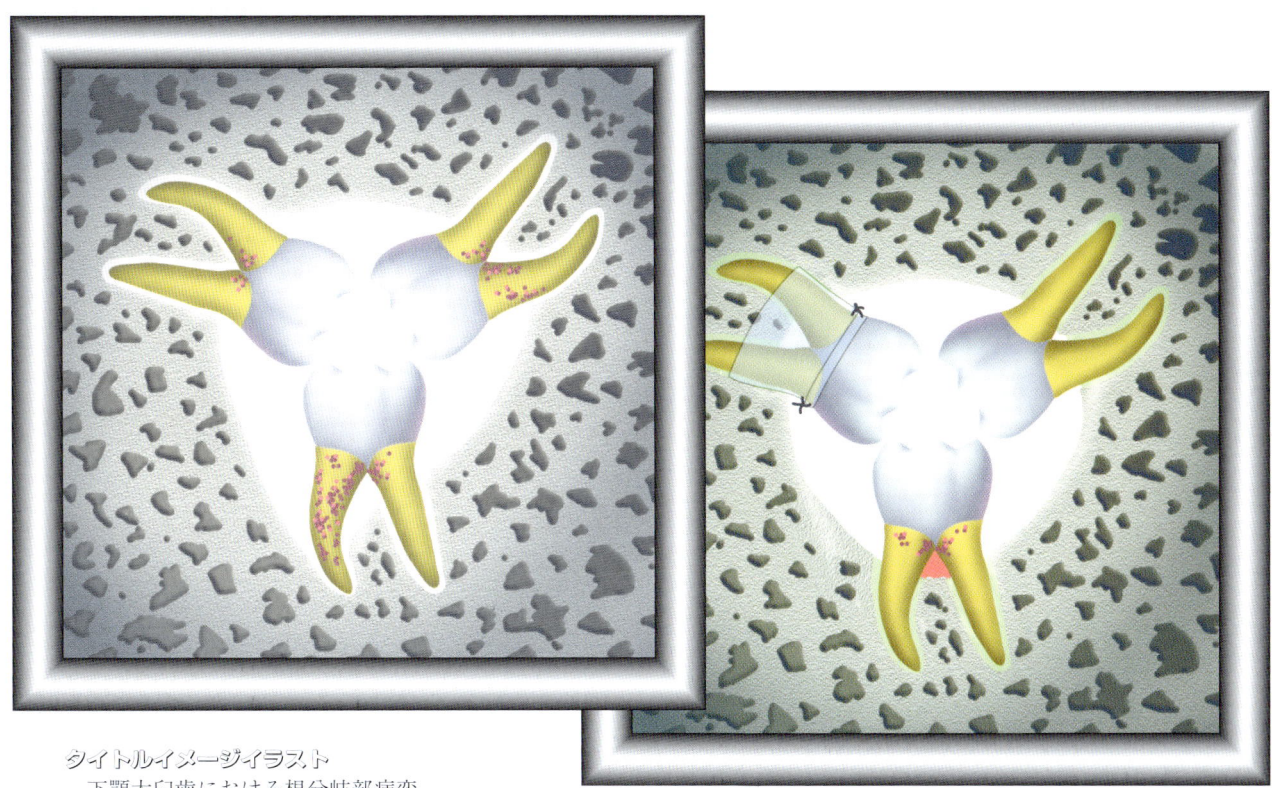

タイトルイメージイラスト
　下顎大臼歯における根分岐部病変.
左上より時計回りにⅠ度, Ⅱ度, Ⅲ度の進行度を表している.

タイトルイメージイラスト
　ト中央より時計方向にⅡ度の分岐部病変が再生療法により治癒していくイメージ図.

根分岐部病変のバイオロジー

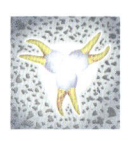

歯周病菌の横穴式住居探訪

神様が咬みやすいようにと授けてくださった複根歯もいったん歯周病になると、歯周病菌がほら穴生活をする絶好の住みかになってしまう．いわゆる根分岐部病変である．

この章ではこのほら穴の特徴や，その撃退法についてまとめてみよう．

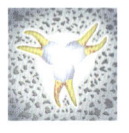

根分岐部病変……この厄介なほら穴

根分岐部病変(furcation involvement)というのは非常に厄介な問題である[1-11]．とくに歯根の短い日本人(歯は体を表す？)の場合，根の分割をしても予後が不良なこともあり，また再生療法にも限界があるということで，術式の選択にも悩むことが多いと思う．一足飛びに抜歯してインプラントを選択するのも一つの手ではあるが，ここはひとつ骨のことを念頭に置いて根分岐部病変について再考してみよう．

感染根管[12-17]やカリエス，穿孔，咬合性外傷[18,19]などが原因の根分岐部病変[20]はここでは除外して話をすすめたい．

ペリオによる根分岐部病変は，たまたま歯周炎が根分岐部で起こったというだけで何も特別なことはない．解剖学的な条件が事態を複雑にしているだけである[18,21-29]．したがって歯根の解剖学的形態を抜きにして根分岐部病変は語れない[30]．

そこで大臼歯の歯根の形態からみていくことにする．

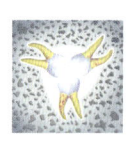

下顎大臼歯の根形態

まずは下顎，とくに下顎第一大臼歯からみていこう．頰舌側から歯を眺めてみると分岐部にエナメル質が"Tバック状(Tフロント状？)"に入り込んでいることがある．これはエナメル突起(enamel projection)とよばれるもの[31]で，分岐部での歯根の発生中ヘルトヴィッヒ上皮鞘の断裂が遅れると形成される．

エナメル質上にはシャーピー線維の入り込んだセメント質はできないので，エナメル突起上では結合組織性付着は存在せず，上皮性付着だけになっている．したがって深部にまで細菌の侵入を許してしまいやすい．また再生療法においてもこのエナメル突起を残しておくと，その上にはセメント質が形成されないため，付着器官(セメント質，歯根膜，歯槽骨のこと)が再生されない．やはりTバックは目の毒だけでなく，ペリオの毒でもあるのだ[32-36](図 **15-1**)．

このエナメル突起は下顎臼歯で約30%の頻度で存

【歯周病誘発因子としてのエナメル突起(enamel projection)】

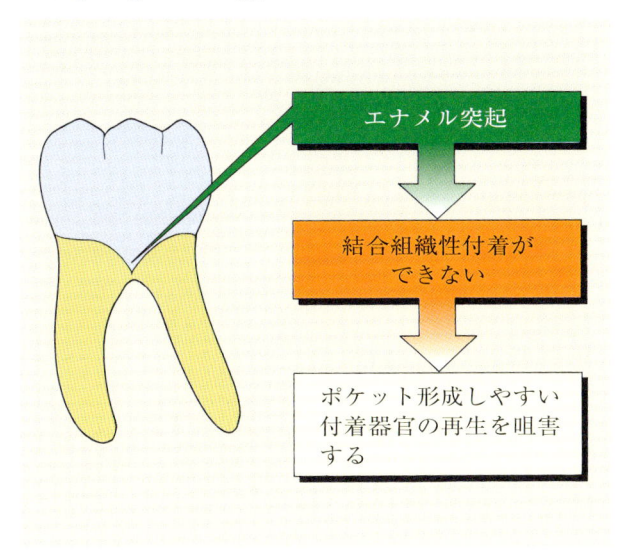

図 15-1

【バイファーケーションリッジ(bifurcation ridge)】

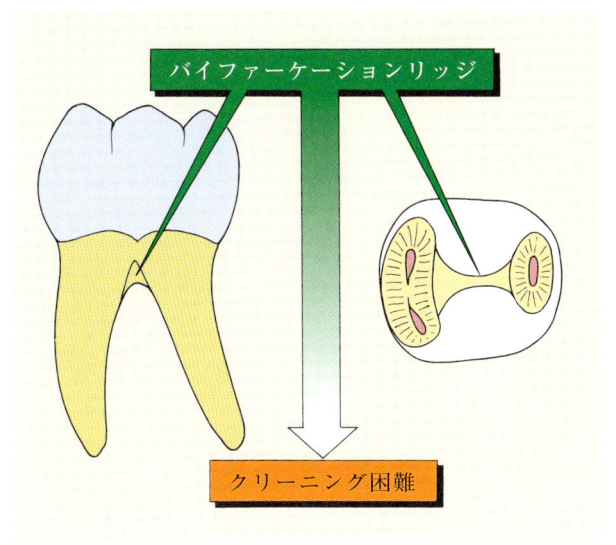

図 15-2　バイファーケーションリッジはいったん根分岐部病変に冒されると，クリーニングしにくい環境をつくり上げてしまう．

在し[31]，分岐部病変では必ずチェックすべき項目になっている．X線写真では確認できないので，診査のときにエキスプローラーを近遠心的に動かしてエナメル質様の感触があるかどうか確認したり，フラップを開けたときに見落としのないようチェックする習慣をつけておかなくてはならない．

　根分岐部の入り口の広さも臨床的には重要だ．狭ければ器具が入らないわけだから，術者にとっては死活問題である．欧米人で58％[21]，Hong Kong Chineseで49％[37]の第一大臼歯の入り口が0.75mmより狭いという報告があるが，これは新しいキュレットの幅が1mm前後ということからすれば無視できない報告である．

　今度は下顎第一大臼歯を根尖の方から眺めてみよう．近心根と遠心根を結ぶように隆線を認めることがある．頬舌側からみた場合，近遠心根の間に水掻きのようにみえるものだ．これはバイファーケーションリッジ(bifurcation ridge)[29]とよばれるもので，約70％[29,38]の頻度で認められるとされている(図15-2)．これは根分岐部病変により骨欠損ができた場合，その欠損を頬舌的に分ける"仕切り"がぶら下がっているようなものだ．ただでさえクリーニングしにく

い"ほら穴"に，上から"仕切り"がぶら下がっているのは臨床医にとってはかなり厳しい[39]．

　エナメル突起のように除去してしまいたいところであるが，不用意に除去してしまうと髄床底に穿孔し，今度は根管由来の根分岐部病変をつくってしまうおそれがある．ただバイファーケーションリッジが確認できるほど根分岐部病変が進んでいれば，再生療法(GTR法など)よりも切除療法(歯根分割や分割抜歯など)の適用の可能性が高くなっており，バイファーケーションリッジだけを除去する治療法は現実味がないと思われる．

　根分岐部を構成している近遠心根に目を移してみよう(図15-3)．分岐部に面した根面，つまり近心根の遠心面と遠心根の近心面は陥凹しているのがわかる[22](図15-4)．プラーク・コントロールにおいて凹みというのは大きな問題で，根分岐部ではわざわざ分岐部に凹みが集まっている．これは上顎大臼歯でも同じである．こうしてみると，ただでさえ狭くてクリーニングしにくい根分岐部にさまざまな悪条件がそろっているということが理解できると思う(図15-5)．

[下顎第一大臼歯の根分岐部開口部]

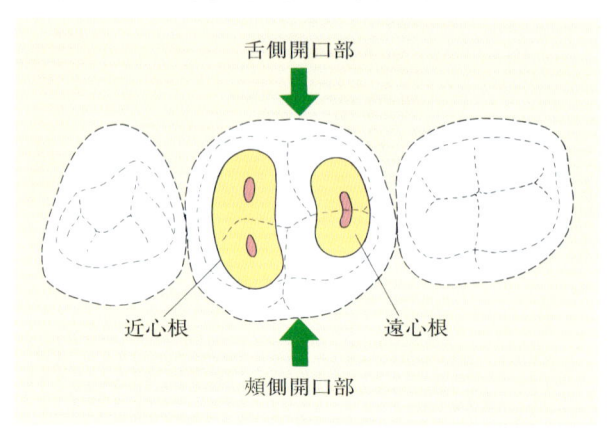

図 15-3 頬側，舌側ともに中央部に根分岐部開口部が存在する．また遠心根が2根に分岐していることもあるので要注意である．

[下顎第一大臼歯歯根の横断面]

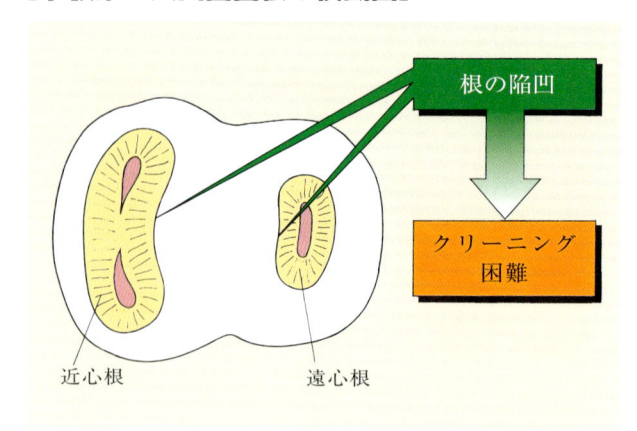

図 15-4 分岐部に面した歯根面（近心根の遠心面や遠心根の近心面）は陥凹しており，いったん根分岐部病変に冒されるとクリーニングが難しい．とくに近心根遠心面の陥凹はほぼ100％存在し，なおかつ深い（平均0.7mm）[22]．

[根分岐部の解剖学的特異性]

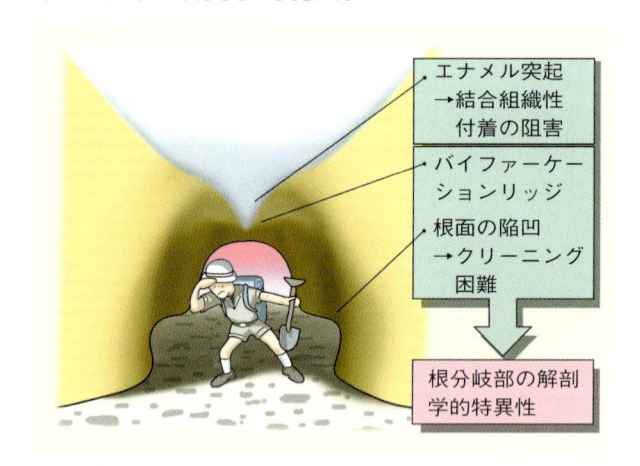

図 15-5

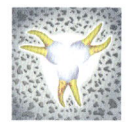

[上顎第一大臼歯の根分岐部開口部]

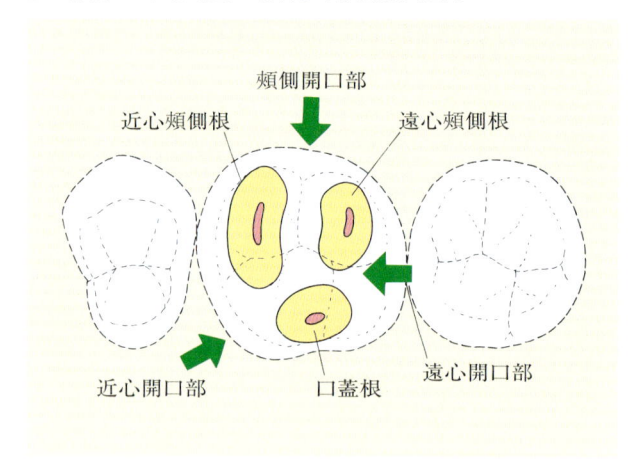

図 15-6 各歯根の解剖学的形態から近心開口部は口蓋側寄りに，頬側と遠心の開口部は中央部に存在する．

上顎大臼歯の根形態

それでは上顎大臼歯ではどうだろう．ここでも上顎第一大臼歯を中心にみてみよう．上顎第一大臼歯の一番の特徴は何といってもその"3本足"である．歯根が3本あるということはその分岐部も3か所あることになり，この3根分岐が最大の治療のネックになっている（図 15-6）．頬側と遠心の開口部はほぼ中央にあるが，近心の開口部は近心頬側根が頬舌的に長いため口蓋側1/3にある．つまり近心の分岐部は口蓋側からでないとアプローチできない．遠心の分岐部はコンタクトポイントの直下にあるため，頬側，口蓋側どちらからもアプローチしにくい[40,41]．この隣接面の分岐部は見逃しやすいところなので，診査のときには常にX線写真[42,43]といっしょにして判断しなければならない．

下顎第一大臼歯と同じように，分岐部に面した根面は凹んでいることが多い[22]．とくに近心頬側根の遠心面はほぼ100％凹んでいる．遠心面に凹みがあることはプラーク・コントロールをするうえで，術者にとっても患者にとっても厳しい条件である（図 15-7）．

下顎大臼歯より頻度は低いが，上顎大臼歯でもエ

[上顎第一大臼歯歯根の横断面]

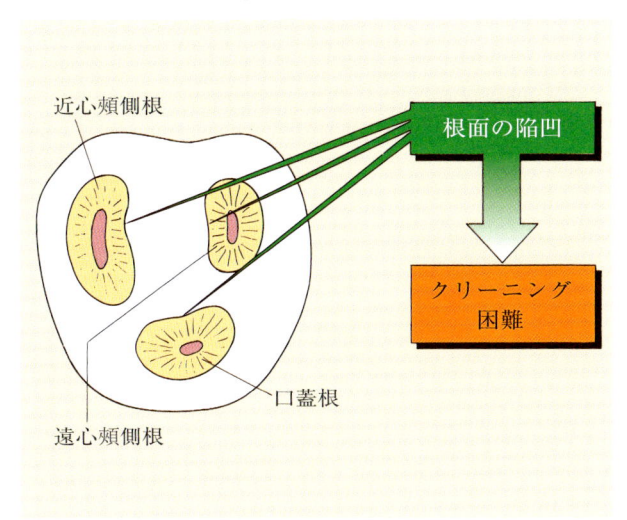

図 15-7　根分岐部に面した歯根面には陥凹部があることが多い．とくに近心頬側根遠心面の陥凹部は，ほかよりも深く（平均0.3mm），頻度も高い（約94％）[22]．

[根分岐部病変の水平的分類]

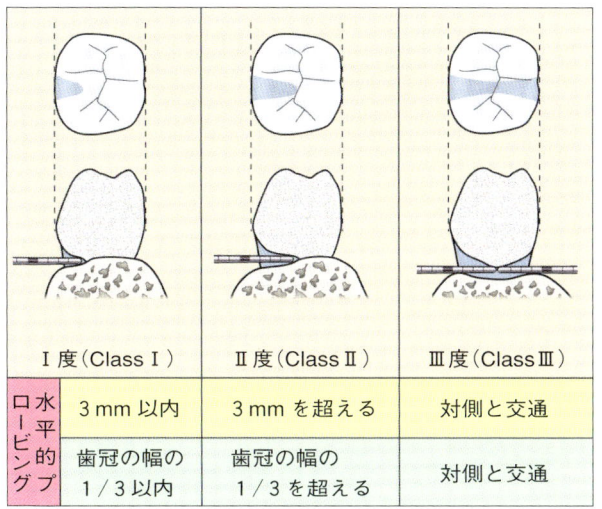

図 15-8　（Hamp, et al, 1975. Lindhe, 1983[44].）

水平的プロービング	I 度（Class I）	II 度（Class II）	III 度（Class III）
	3 mm 以内	3 mm を超える	対側と交通
	歯冠の幅の 1/3 以内	歯冠の幅の 1/3 を超える	対側と交通

[根分岐部病変の垂直的分類]

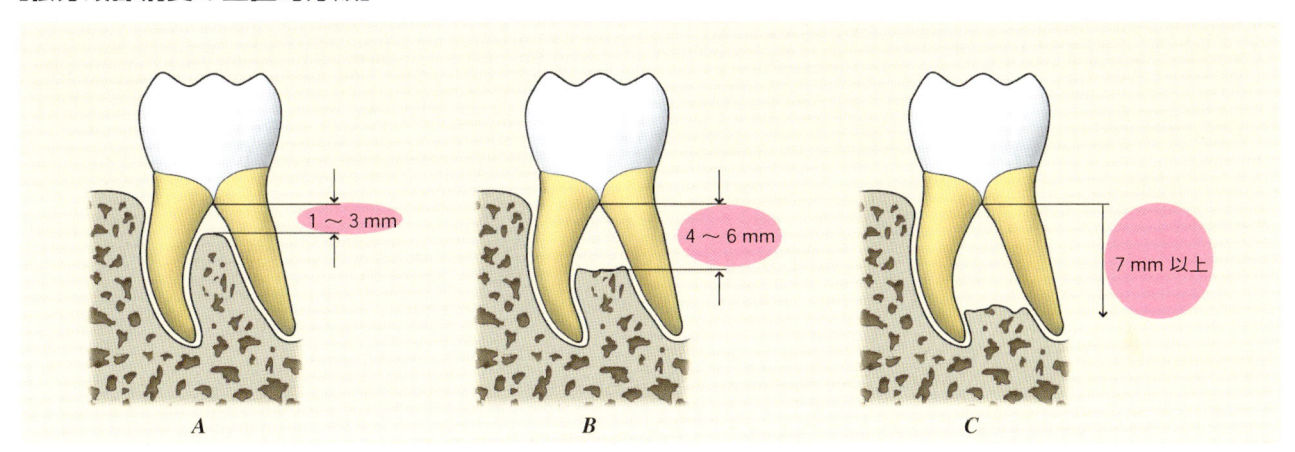

図 15-9　（Tarnow & Fletcher, 1984[45].）

A: 1～3 mm　B: 4～6 mm　C: 7 mm 以上

ナメル突起の発現頻度は約20％弱[31]あり，さらに問題を複雑にしている．

以上のような根分岐部の解剖学的特徴を念頭に置いて，根分岐部病変の治療法を考えてみよう．便宜上，非外科療法，切除療法，再生療法に分けて解説する．

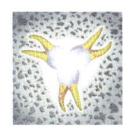

非外科療法による根分岐部病変への対応

非外科療法を採用するということは，外科療法をしなくても非外科療法で十分だと考えられる場合か，何らかの原因で外科療法ができない場合ということになる．後者の場合は妥協的メインテナンス（compromised maintenance）の一環として行うということだが，ここでは考えないことにする．

非外科療法，つまりフラップを開けないで根分岐部病変に対応するには，フラップを開けなくても根分岐部の根面をSRP（スケーリング，ルート・プレーニング）できるということが条件になる[44,45]（図15-8, 9）．したがって器具の到達性のよい初期病変，つまりI度の根分岐部病変が適応症ということになる．

[odontoplasty]

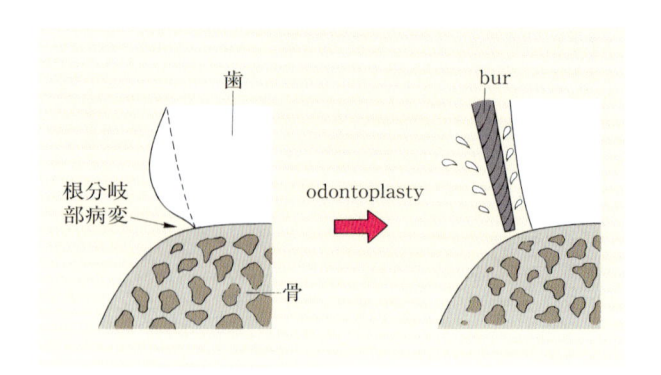

◀図 15-10　初期の根分岐部病変であれば，ほら穴の天井や壁になっている歯質を削ることにより，ほら穴を大きく広げたり，なくすことができる．

[root separation]

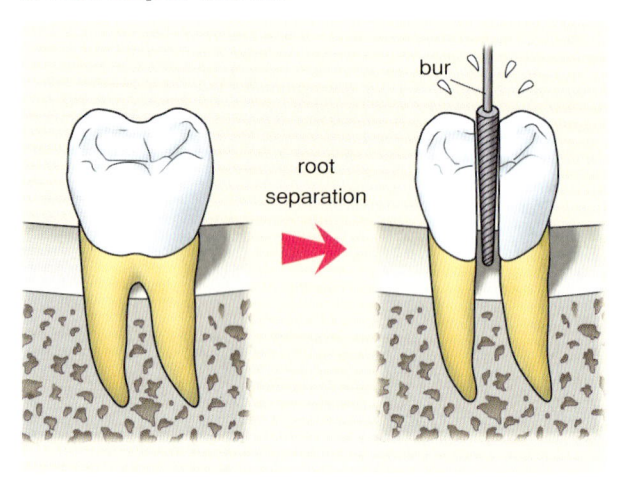

図 15-11　根分岐部のところで歯牙を分割することにより，ほら穴の天井がなくなる．

[root separation]

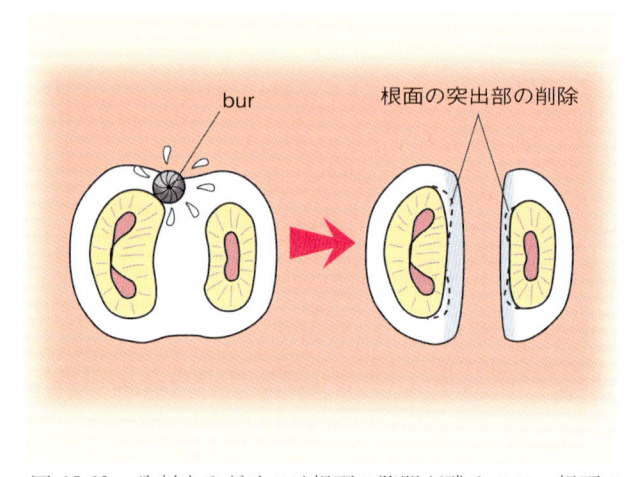

図 15-12　分割するだけでは根面の陥凹が残るので，根面の突出部を一層削除してその陥凹を軽減する．それによりプラーク・コントロールが容易になる．

Ⅱ度，Ⅲ度になるとフラップを開けないと，どんな器具を使っても歯石やプラークの取り残しが多くなることはいくつかの文献で示されており[21-23,25,46,47]，それらの進行した根分岐部病変に対して非外科的に対応する場合は，取り残しの可能性を常に念頭に置いておかなければならない．

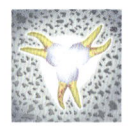

切除療法による根分岐部病変への対応

切除的に処置する場合は，根分岐部病変の進行度やその他の条件によりいろいろなオプション[20,48]がある．大きく分けると**歯根を保存する方法**と**歯根を抜去する方法**があるが，歯根を保存する方法にも**歯根を分割して保存**する場合と**分割しないで保存**する場合，歯根を抜去する方法にも**複根の一部を抜去**する場合とすべて**抜去**（つまり**抜歯**）[49]する場合に分かれる．

日本人の場合，歯根が短いことが多く，これこそ切除療法の適応症という症例は案外少ないように思うが，骨外科の基本的なコンセプトにもかかわるところなので少し詳しく述べておく．

[その1／歯根を保存する方法]

根分岐部病変がまだ初期の場合は，分岐部にできた"ほら穴"を取り崩すことが可能である．ほら穴は横の壁と天井を取ってしまえば穴ではなくなるわけだから，その部分の歯根を少し削ってやればいい．ただいくらでも削れるわけではないので，実際は穴の中を掃除しやすいように歯根の形を変えてやる

[root separation 後の矯正]

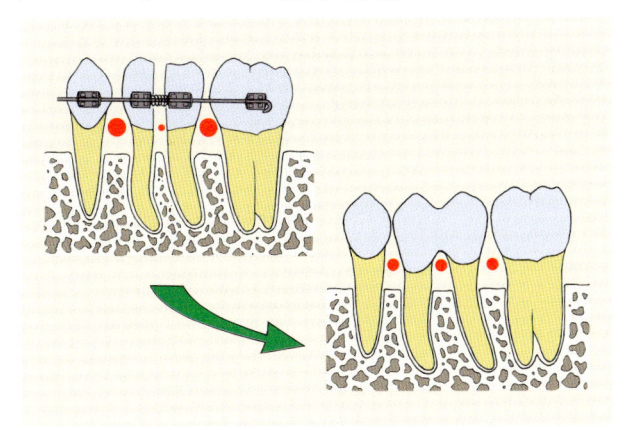

図 15-13　root separation 後，歯根が近接していれば，プラーク・コントロールが困難になるため，矯正により歯間空隙（赤丸）が均等になるようにする．

[根分岐部病変における水平的ポケットと垂直的ポケット]

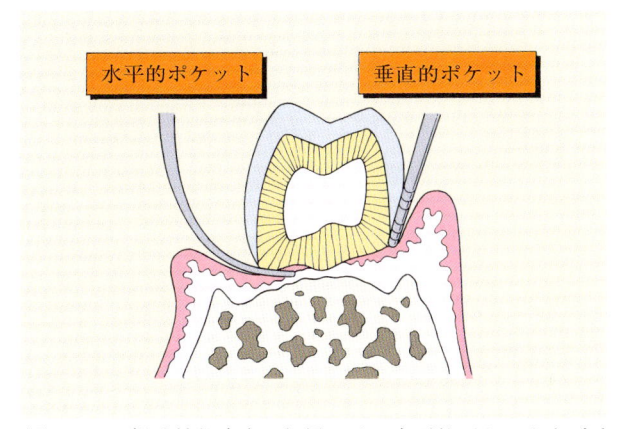

図 15-14　根分岐部病変の処置では，水平的ポケットと垂直的ポケットの両方をマネジメントしなければならない．

(odontoplasty) という程度にしておいた方がいい（図 15-10）．この方法は水平的な骨欠損が 3 mm を超えるようなつまり II 度の根分岐部病変になると，いくら天井や横の壁を取り崩しても大きな凹みが残ってしまうため結局プラーク・コントロールに問題が残るし，またそれだけたくさん歯根を削れば生活歯の場合，知覚過敏や歯髄炎の原因になったり，失活歯の場合でも穿孔などの問題がでてくる．あくまで初期病変に対する治療法である．

そこで歯を一気に分割するという方法（歯根分割法，root separation）がある[20,48]（図 15-11）．天井をなくしてしまえばほら穴ではなくなるからだ．それにより歯間ブラシなどで清掃できるようになる．前述のように横の壁には凹みがあるので，出っ張り部分を少し削って凹みを少なくしておけば後のプラーク・コントロールが容易になる[50]（図 15-12）．また歯根が近接していて壁と壁の距離が少ない場合，術後に矯正で拡げて他の歯間空隙と同じくらいのスペースにすると，使用する歯間ブラシの種類が統一できるため患者サイドに立った治療法といえるだろう（図 15-13）．また歯根間距離が大きくなると，そこに抵抗力のある角化歯肉が形成され，清掃性だけでなく抵抗力も向上する．通常この root separation は下顎大臼歯に対して行う．上顎大臼歯の場合は分割だけしても残る歯根の形態が複雑なため，かえってプラーク・コントロールしにくくなるためである．

odontoplasty ではほら穴の周りを削って中にいる細菌に手が届きやすくするわけだし，root separation ではほら穴の天井を取り払うわけだから，どちらも根分岐部という細菌の住みか（ほら穴）は野ざらしになって一安心である．しかしこれらの処置（odontoplasty や root separation）だけではほら穴（横穴）は処理できても，ポケットという縦穴が残ってしまうことがある．つまりもう少しアカデミックにいえば，根分岐部病変における**水平的なポケット**は処理できても，**垂直的なポケット**が残るようであれば，これらの処置の適応症とはいえないわけである（図 15-14）．

残存する垂直的なポケットの原因は骨欠損の形態だ．一般に骨に凹みがある部分では歯肉が厚くなってその分歯肉溝が深くなる．つまりポケットの再発を起こしやすい．したがって，たとえ root separation を行っても分岐部の骨が近遠心の骨レベルより低いと，root separation した部位にポケットが再発しやすい．それを防止しようと思えば骨レベルをそろえる処置をしなければならない[20,51]（図 15-15）．

骨レベルをそろえる方法には，"骨レベルの高い部位を削る（**骨整形**[52-55]）" か，"骨レベルの低いとこ

[root separation 後のポケット形成]

[骨レベルをそろえる方法]

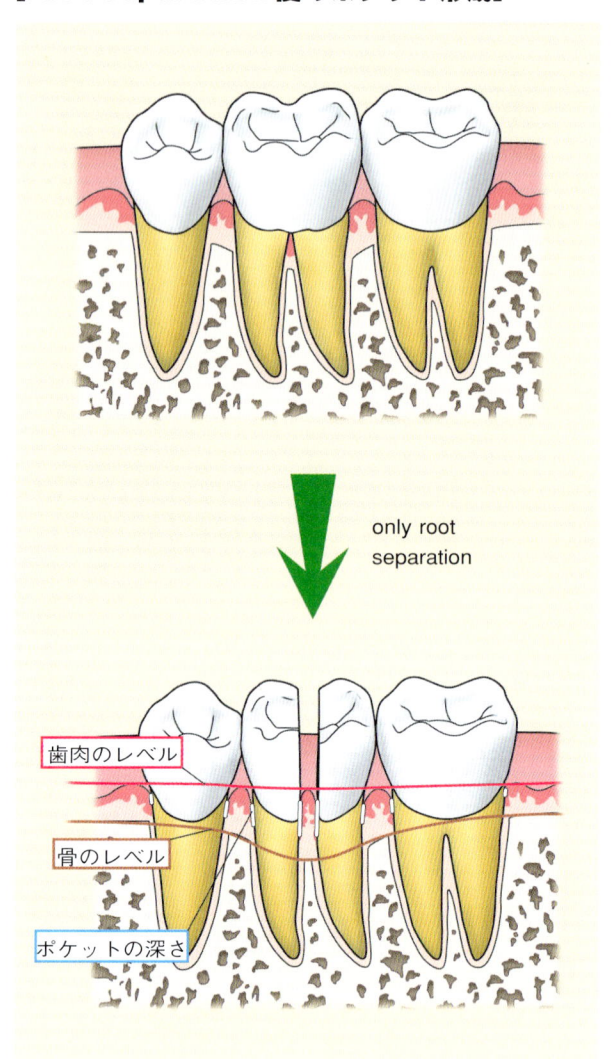

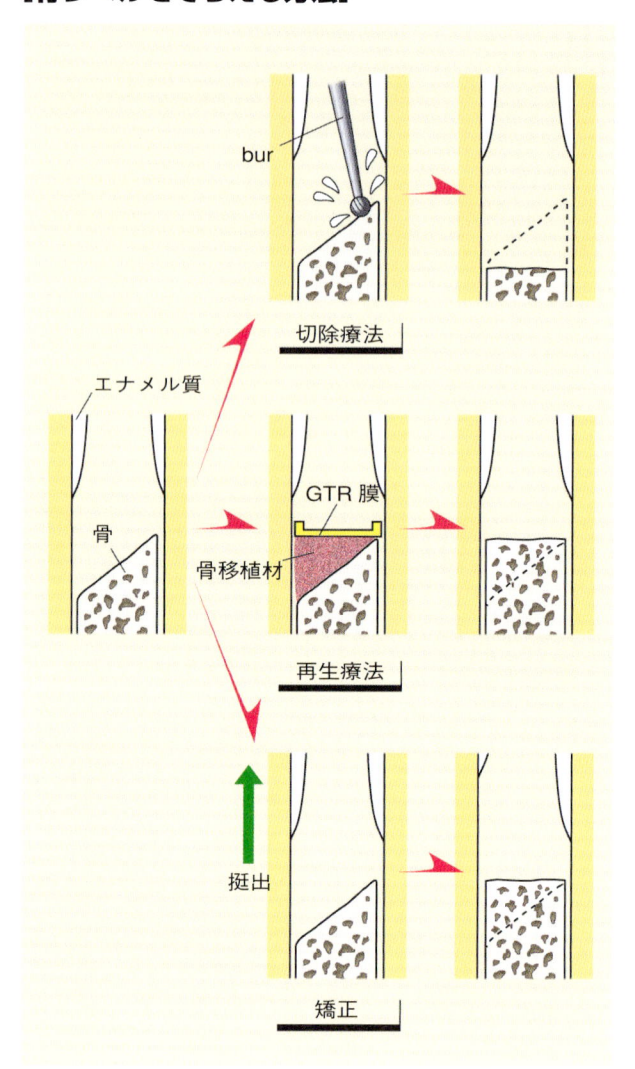

図 15-15　根分岐部の骨のレベルが隣接する骨レベルと極端に差がある場合．root separation しても術後歯肉のレベルはフラットになるため分割面のポケットが深くなる．これを防ぐには骨レベルをフラットにする処置が必要である．

図 15-16

ろに骨をつくる(**再生療法**[56,57])"か，あるいは"歯を骨といっしょに引っ張り上げてくる(**矯正的挺出**[58-62])"かの三通りがある(**図 15-16**)．切除療法で骨レベルをそろえるときは骨整形をすることが多い．たとえば下顎第一大臼歯の根分岐部の骨レベルが，近遠心の骨レベル(近心根の近心の骨レベルや遠心根の遠心の骨レベル)より低くなっていれば，近遠心の骨を削って根分岐部の骨レベルにそろえるわけである．

こういった処置にはおのずと限界がある．歯の支持に役立っていない骨を削るのであればいざ知らず，歯の支持に役立っている骨(いわゆる支持骨)を削れば，他の歯にも影響があるからだ(ちなみに前者を os-teoplasty[63-67]，後者を ostectomy[52,54,68,69]という)．分岐部病変はなくなったが隣の歯がグラグラになってしまったということでは何をやっているかわからない．"下手な骨整形ならしない方がましだ"といっていたのは歯周外科の大家 Dr. Ochsenbein である．それだけリスク(risk)と利益(benefit)の交差したデリケートな処置といえよう(**長ーい横道⑱**)．

[戦略的抜歯(strategic extraction)]

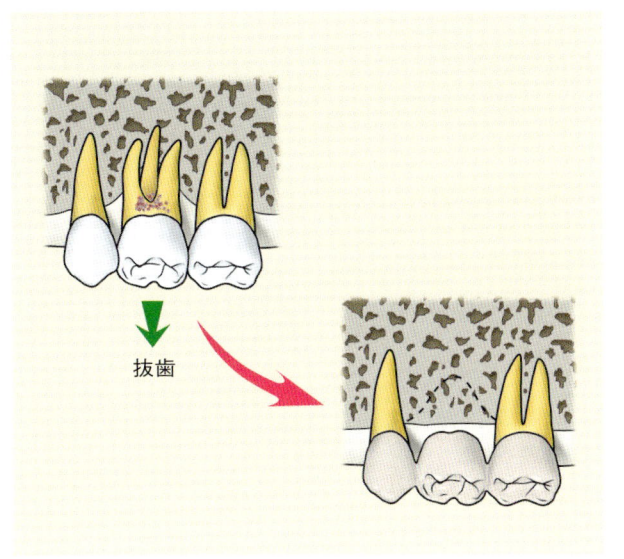

図 15-17　戦略的抜歯により隣在歯の骨のレベルを維持し，長期的な歯列の安定を得られる場合がある．

[下顎第一大臼歯のヘミセクション(hemisection)]

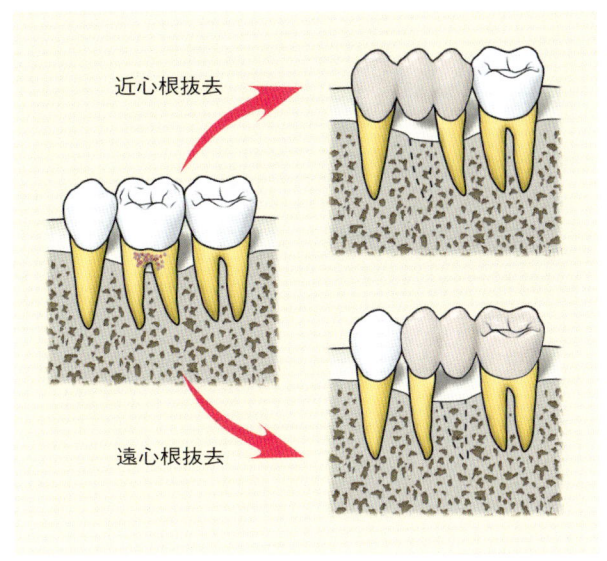

図 15-18　下顎第一大臼歯の場合，近心根，遠心根のどちらを抜去するかで二通りのヘミセクションがある．

[その2／歯根を抜去する方法]

　歯根を抜いてしまえば，ほら穴の天井も壁もなくなる．抜く歯根の数は1本から全部(つまり抜歯)までさまざまだ．どうみても保存のしようのない，いわゆる"hopeless"の歯は抜歯の対象だが，隣在歯の骨レベルを長期にわたって安定させるために，進行した根分岐部病変や骨欠損をもつ歯を抜歯することもある．これは**戦略的抜歯**(strategic extraction[49])とよばれるもので，欧米では昔から一般的な治療オプションである(図 15-17)．

　根分岐部病変をもつ歯を保存して後になって抜歯ということになると，訴訟ものという社会的背景も確かにあるが，戦略的抜歯が歯列の長期安定に役立っている症例も多いというのもまた事実である．

　歯根の数は上顎と下顎で異なるので，上下に分けて解説していこう．

[scene1／下顎]

　まずは下顎からである．ここでも下顎第一大臼歯にお出ましいただこう．通常は2根分岐だが，たまに(約20％)遠心根が2根に分かれている[83]．遠心の2根分岐は，場合によっては治療計画がガラッと変わってしまうほど影響力のあることなので，必ずX線写真でチェックしておこう(偏心投影が有効なことがある)．近心根と遠心根を分割し，そのいずれかの根を抜去することを**ヘミセクション**(hemisection)という[20,48,84-87]．したがって下顎第一大臼歯の場合は，近心根を抜去する方法と，遠心根を抜去する方法の二通りのヘミセクションが考えられる(図 15-18)．

　近心根は遠心面に凹み[22]があってプラーク・コントロールに不安があるし，彎曲が強いため根管治療の失敗やコアの長さの不足など，ペリオ以外の問題も生じやすいということで，一般に遠心根を残して近心根を抜去することが多い．遠心根にも根面に凹みがある[22]ものの，それは近心面で，近心根の凹みに比べて少し浅い．また形態がストレートなので根管治療やコアでのトラブルが少ない(図 15-19, 20)．もちろん垂直的な骨欠損の形態や，補綴物の設計などを加味して総合的に考えていかなければならない．局所的にも全体的にも"生理的な骨形態になるようにする[54,56,70]"という骨整形の原則はそのままである．

　これは root separation のときでもそうなのだが，歯根を分岐部のところで分割すると分岐部の天井の一部が出っ張って残っていることがある(図 15-21).

[下顎第一大臼歯歯根の横断面]

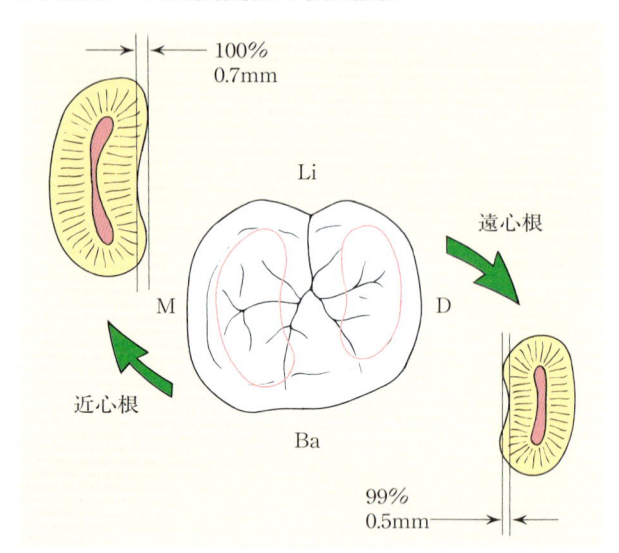

図 **15-19** 近心根は遠心に，遠心根は近心に凹みがあり，近心根の凹みの方が少し深い．歯間ブラシの側方圧は近心面の方が強くかかりやすい傾向があり，その意味では遠心面に深い凹みのある近心根はプラーク・コントロールに関して不利である(Bower : J Periodontol, 1979[22]. より)．

[下顎第一大臼歯近心根の不利な条件]

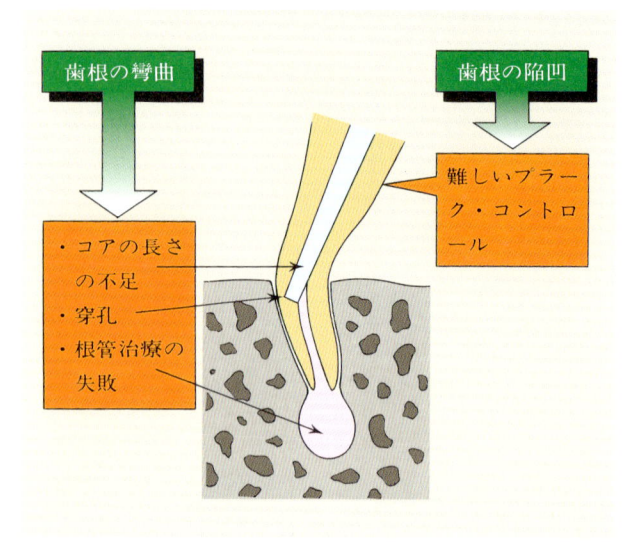

図 **15-20**

[mini furca]

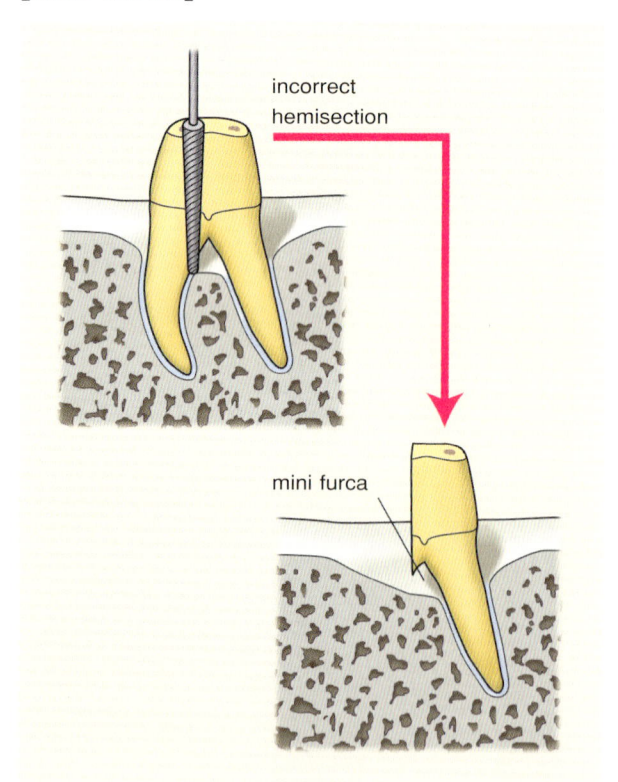

図 **15-21** root separation や hemisection では分割直後に根分岐部の天井の一部が残っていることがある．これは mini furca とよばれ，根分岐部が半分残っているのと同じことになる．エキスプローラーやX線写真で綿密にチェックすべきポイントである．

[上顎第一大臼歯歯根の横断面]

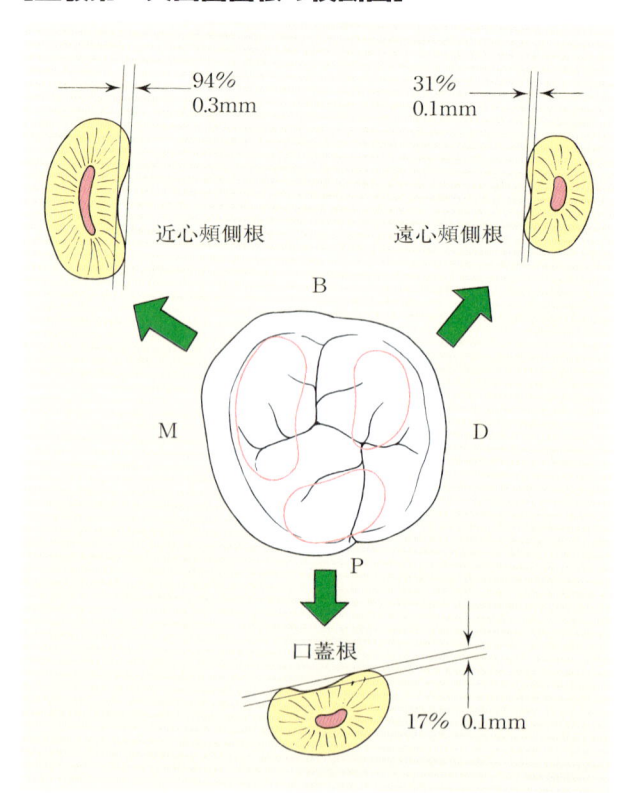

図 **15-22** 各歯根の根分岐部に面した部分には，多かれ少なかれ陥凹のある部分のある可能性がある．とくに近心頬側根遠心面ではほぼ確実に存在する(Bower : J Periodontol, 1979[22]. より)．

第15章 ほら穴撃退法—根分岐部病変のバイオロジー

[上顎大臼歯の分割抜去オプション]

図 15-23

[分割後の odontoplasty]

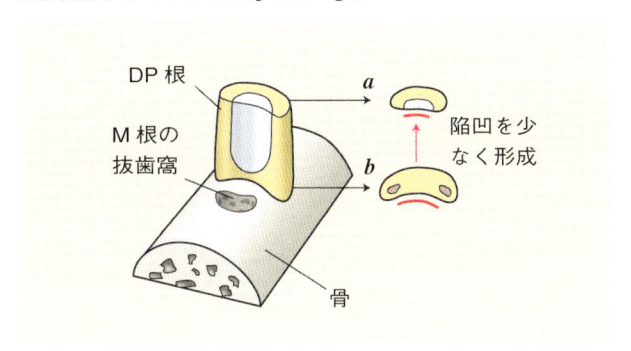

図 **15-24** 骨からの立ち上がりの部分（**b**）では mini furca（図 15-21）が残らないように注意する．**b** では根面の陥凹がもっとも強いが，歯冠側にいくにしたがい突出部を削除することにより，陥凹部を少なくしていく（**a**）．これにより少しでも歯肉からの立ち上がりの部分での陥凹を少なくでき，プラーク・コントロールしやすい補綴物ができる．

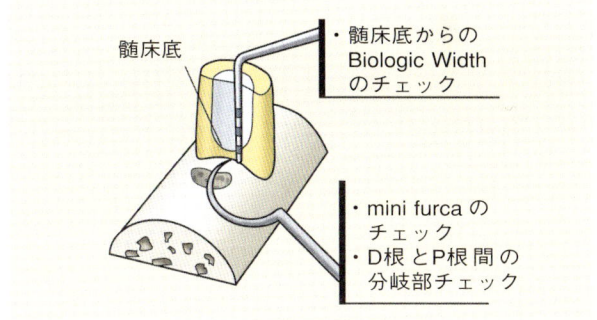

[分割後のチェック項目]

図 **15-25** とくに骨からの立ち上がりの部分は後で修正できないのでオペ時にしっかりチェックする．

これは mini furca とよばれ[88,89]必ず除去しなければならない．名前がついているくらいだから，だれでも犯しやすい失敗なのだろうが，この mini furca が残っていると結局根分岐部を半分残していることになり，必ずそこにポケットができる．

[scene 2／上顎]

上顎大臼歯の場合は状況がさらに複雑になってくる（図 15-22）．3根あるわけだから1根抜去する場合で三通り，2根抜去する場合で三通りの計六通りの分割抜去のオプションがある．3か所の根分岐部のうちどれが交通しているかが一番大きな問題なので，それによって分けて考えてみよう．

まず近心と頬側中央の根分岐部が交通しているとしよう（図 15-23）．できたトンネルにしたがって分割していくと，遠心頬側根と口蓋根がつながった根（DP根と表現する）と，近心頬側根（M根）の二つに分かれることになる．DP根に深い歯肉縁下カリエスや穿孔，根管治療の失敗など特別の問題がなければ通常はM根を抜去し，DP根を残すことが多い．その方が支持骨量が多いからである．近心面の凹みが少しでも少なくなるよう odontoplasty を行う[50]

[MP根の形態的特徴]

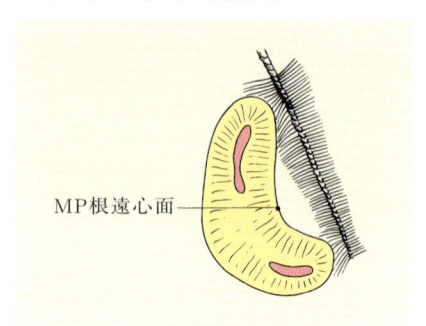

図 15-26　MP根はL字型をしており，遠心面の陥凹はDP根近心面のそれより深い．遠心に深い陥凹があると歯間ブラシによる清掃が難しい．

[分割抜去による根近接の解決]

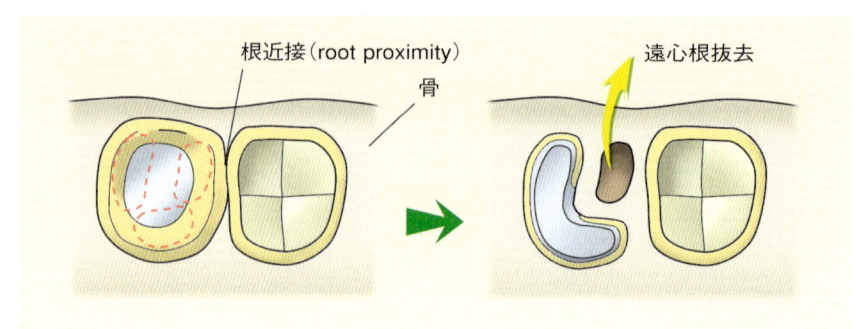

図 15-27　上顎第一大臼歯と第二大臼歯の間の根近接は，第一大臼歯遠心根や第二大臼歯近心根の抜去により改善できる場合がある．ただし，これは根分岐部病変に対する処置の一貫として行うことで，根近接以外に問題がないのであれば矯正などを利用するのが望ましい．

(図 15-24)．このときせっかく残っている分岐部の骨を削らないように注意が必要[20]だ．また遠心頬側根(D根)とP根の間の根分岐部が本当に大丈夫か確認を忘れないように(図 15-25)．

遠心と頬側中央の根分岐部が交通している場合はどうであろう(図 15-23)．MP根とD根の二つに分かれることになり，通常はD根を抜去する．MP根はL字型をしていて遠心の凹みが強くなっている[89,90]．遠心の凹みは磨きにくく，歯間ブラシの圧力がかかりにくいところであり好ましいことではないが，プラーク・コントロールの良好な患者の場合はオプションになるだろう(図 15-26)．D根は3根のうちでもっとも表面積が少ないため，抜去後の支持骨量の減少はもっとも少なくて済むむし，第一大臼歯と第二大臼歯の間の根近接の問題解決になることもある(図 15-27)．

近心と遠心の根分岐部が交通していればMD根とP根の二つに分かれる(図 15-23)．残存する歯根の表面積ではMD根が大きい．しかしP根を抜去するとP根の分だけ口蓋側に凹みが残るため，プラーク・コントロールが難しくなる(図 15-28)．また機能咬頭を支持する歯根がなくなるという補綴的な問題もでてくることがある．これを解決するには，思い切ってMD根を抜去してP根を残すのも一つの方法である(図 15-29)．

第二大臼歯がそのまま残っているような場合では，かえってプラーク・コントロールが難しくなるので，第一大臼歯そのものを戦略的に抜歯する方がいいかもしれないが，第二大臼歯がない場合や第二大臼歯もP根だけ残るような場合であれば，採用されうるオプションだ．あるいはMD根を矯正で90°捻転させて小臼歯のような形態にしてしまうという裏技もある(図 15-30)．ただこの場合は細心の注意をしないと，矯正中に頬側の骨を失ってしまうことがある．第一大臼歯の頬側の骨は案外薄いことが多いからだ．

最後に，三つの根分岐部がすべて交通している場合を考えてみよう(図 15-23)．日本人は一般に歯根は短いので，このような場合は抜歯になることが多いように思うが，どれか1本歯根を残すとすればP根かM根であろう．どちらを選択するかは最終的な補綴やプラーク・コントロールのしやすさなどから判断する．どうしても判断のつかない場合は，オペ中に各歯根をピンセットで動かしてみて一番しっかりしている根を残せばいい．

歯根を分割抜去すると，分割面にみえている髄床底と骨までの距離が非常に少ないことがある[90]．生物学的幅径を獲得できないほど少なければ，骨吸収やポケットの形成が起こる可能性があるので要注意だ．これはとくに上顎大臼歯で，1根だけ抜去した場合に問題になることが多い(図 15-25)．

[|6 口蓋根の分割抜去]

図 15-28 口蓋根のみの抜去は，口蓋側に清掃しにくい部位を新たにつくってしまうことがある．

[|6 MD根の分割抜去]

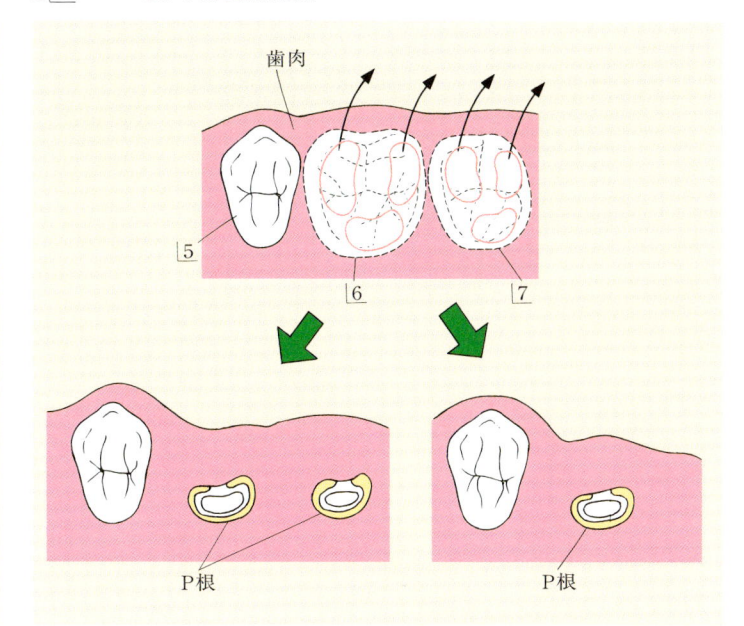

図 15-29 頬側からのブラッシングに問題がなければMD根を抜去することもありうる．

[残存MD根の捻転]

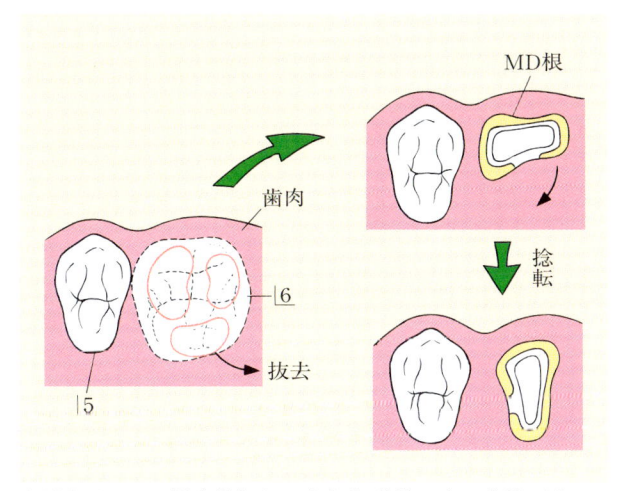

図 15-30 MD根を捻転して小臼歯形態にする方法がある．ただし，頬側の骨吸収を起こしやすいので要注意である．

[トンネリング]

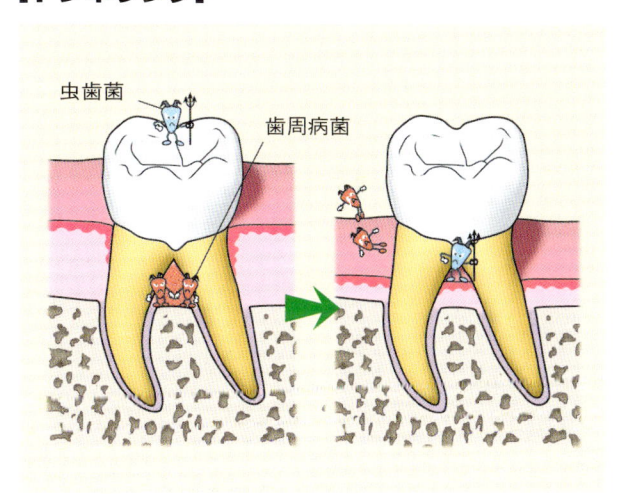

図 15-31 トンネリングにより歯周病菌のすみ家は少なくなるが，虫歯菌に活躍の場を与えてしまう．

　トンネリング[44,91-93]という術式をご存じであろうか．根分岐部を口腔内に露出させ，歯間ブラシやスーパーフロスなどで清掃してメインテナンスしていく方法である．確かに歯周病菌のはびこる場所が激減するのだが，逆に虫歯菌のはびこる場所が増えてしまうのが問題である．おまけに解剖学的に完全にプラークを除去することが困難なうえ，根面という虫歯菌のだす酸で溶けやすい環境になっているわけで，根面カリエスでさんざん苦労してきた先輩の先生方の経験は尊重すべきであろう（図 15-31）．

長ーい横道⑱　骨整形の考え方

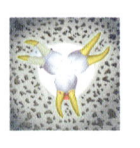

　細かい術式にとらわれるよりまず骨整形のゴールとはどんなものかを考えよう．骨整形後の最終的な骨形態がイメージできなければ，やみくもに骨を削ることになるからだ．クラウンの形態のお手本が天然歯であるように，**骨整形後の骨形態のお手本は歯周病に罹患していない健康な骨の形態である**[54,56,70]．もちろん骨整形後は骨の高さは減少しているが，形態はいいお手本になる．歯周病に罹患していない健康な骨であれば歯肉溝はシャローサルカスになっているわけだから，この骨形態をまねすれば後は軟組織の処理次第でシャローサルカスを獲得できるはずである．健康な患者の歯肉をめくって骨形態をみることはできないので，解剖学の本や dry skull，人体の不思議展(?)などを参考にされるといいだろう．

　まず**頬側**から健康な骨を眺めてみよう．歯間部の骨は歯の頬側中央部の骨より必ず高い位置(つまり歯冠側)にある[54,56,70](図⑱-1)．どれだけの差があるかは骨の厚みと歯の大きさで決まる．骨が厚いほど，歯が小さいほどその差は小さくなり，したがって歯頸部のラインはフラットになる．逆に骨が薄いあるいは歯が大きい場合は歯頸部のラインは大きく波打つことになる(図⑱-2)．ちなみに，この大きく波打った歯頸部ラインは歯肉退縮のリスクが高いことを示している．歯根を覆う骨が非常に薄くなっているからだ．まったくなくなっていることもある(裂開状骨欠損)．

　歯間部の骨レベルと頬側中央部の骨レベルの差をどれくらいつけるかを決めるときに，参考になるのがセメント-エナメルジャンクション(cement-enamel junction, CEJ)である[63]．そもそも CEJ までセメント質が覆っているわけであるから，そこまで結合組織性付着があったはずである．生物学的幅径(biologic width)の考えでは，骨より歯冠側の結合組織性付着の幅は約 1 mm であるから，逆に CEJ から根尖側約 1 mm のところに骨があったはずだ．つまり CEJ から等距離になるように骨を整形すれば，生理的な骨形態に近くなることになる．

　コル(col)とよばれるコンタクトポイント直下の部分は，上皮が角化しておらずプラーク・コントロールが難しいため炎症の初発部位になることが多く，**クレーター状の骨欠損ができやすい**[71-74](図⑱-3)．歯間部の骨がクレーター状に凹んでしまうと，これを生理的な骨形態にするにはクレーターの頂上を削らなければならない．骨にできたクレーターの底を今度は山の頂上に変えてやるわけだ(図⑱-4)．それに伴って頬側や舌側の骨も少し削除し，CEJ に平行になるよう骨整形する．これでめでたしめでたし‥‥といいたいところであるが，臨床はそんなに甘くはない．

　まずクレーターの深さが問題[54,70]だ．深いクレーターであれば頬側や舌側の骨の削除量が多くなり，支持骨の喪失につながるだけでなく，歯頸部のラインが下がるため審美的な問題や知覚過敏，根面カリエスなどさまざまな別の問題に悩まされることになる(図⑱-5)．したがってあまりに深いクレーターの場合は，多少凹みが残っても妥協して頬側の骨はできるだけ削らないようにしておくか，再生療法などのような他の方法を考えた方がいい．

　クレーターが大臼歯部にある場合は，また新たな問題がでてくることがある．そう，この章のテーマである根分岐部[20,54]である．根分岐部病変がたとえなくても歯間部のクレーターを処理し，

第15章　ほら穴撃退法－根分岐部病変のバイオロジー

[歯槽骨の頰側面観]

図⑱-1　頰側から骨を眺めると歯間部の骨が頰側中央部の骨より歯冠側にある．

[骨の厚みあるいは歯の大きさと歯頸部ラインの関係]

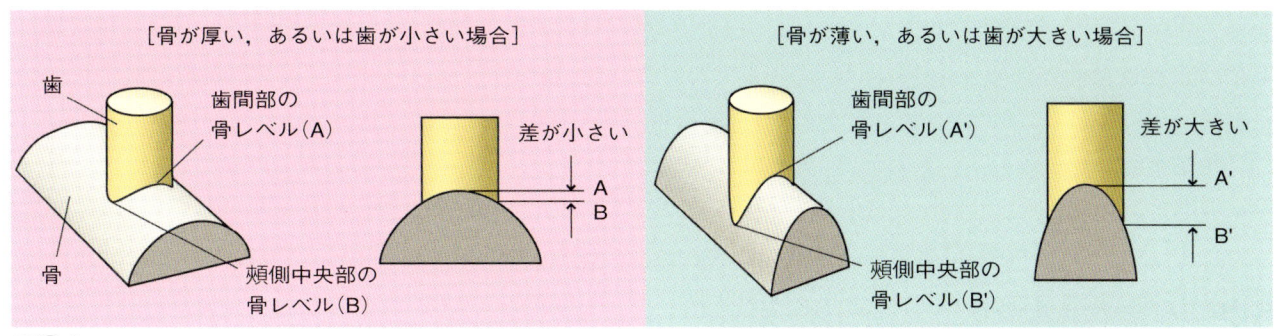

[骨が厚い，あるいは歯が小さい場合]　　　　[骨が薄い，あるいは歯が大きい場合]

図⑱-2

[コル(Col)]

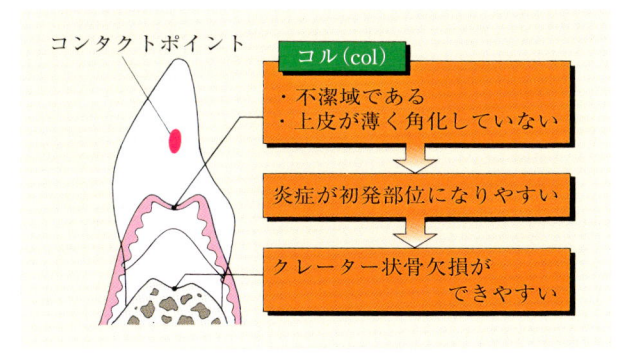

図⑱-3

[骨整形によるクレーターの処理(その1)]

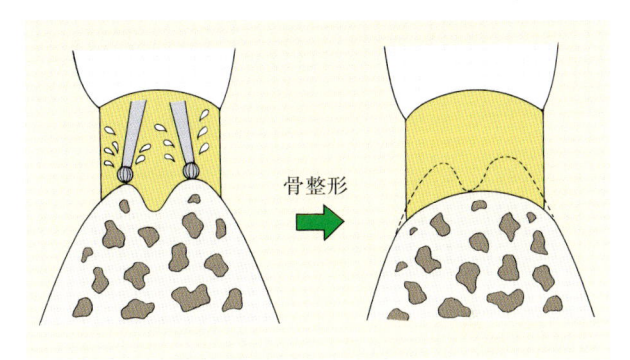

図⑱-4　頰側と舌側の山を削ってクレーターの底が山の頂上になるよう，そしてCEJに平行になるようにする．

[深いクレーターに対する骨整形の限界(前歯部の場合)]

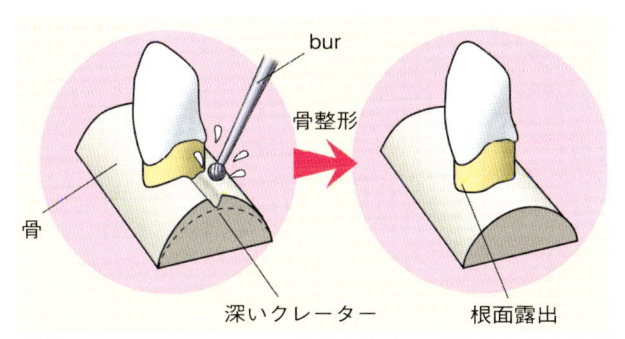

図⑱-5　深いクレーターに通法どおりの骨整形を行うと根面露出が大きくなり，審美的問題や知覚過敏，根面カリエスのリスク上昇などの続発的問題のほか，支持骨量の減少による動揺度の増加など，新たに現われる問題のすそ野は想像以上に広い．

[深いクレーターに対する骨整形の限界(臼歯部の場合)]

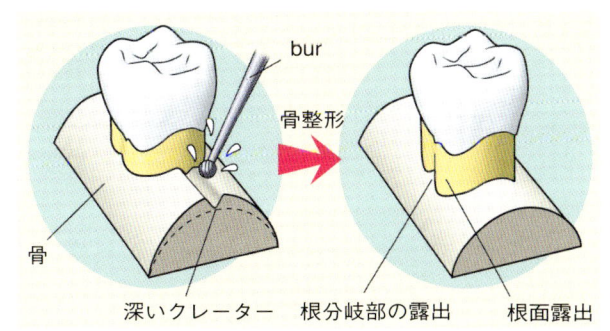

図⑱-6　図⑱-5と同じ問題に加え，大臼歯部では骨の削除に伴って根分岐部が開口してくることがある．

それにあわせて頬側や舌側の骨を削っていくと根分岐部がでてくることがある(図⑱-6)．これじゃ何のために大事な骨を削っているのかわからない．クレーターをとるか根分岐部病変をとるかなんていう究極の選択はごめんである．この問題を切除的に解決する方法は三つである．

一つは歯間部の骨の頂上を頬側か舌側(たいていは頬側)にずらして，分岐部の骨をできるだけ削らないで済むようにする方法である(図⑱-7)．上顎で使われることが多く，クレーターの口蓋側の頂上を主に削除するため，**パラタルアプローチ**(Palatal approach)とよばれている[54,75,76]．この方法だと骨の形態はCEJと平行にはならないが，神様に謝って見逃してもらうしかない．根分岐部においてCEJから根分岐部までの歯根の部分のことを**根幹**(root trunk)というが[s39,54,77-79]，これが長いいわゆる胴長短足の歯の場合は根分岐部病変がでてきにくいが，逆に根幹の短い歯の場合は骨整形では要注意である．術前にX線写真で必ず根幹の長さを予想しておく必要がある．

二つ目の方法は furcation plasty である[72,78](図⑱-8)．これは odontoplasty に根分岐部周辺の骨整形をプラスしたものと考えてもらえばいい．実は話を簡単にするために前述の odontoplasty のところでは骨整形のことには触れなかったが，歯の形を変えればそれに伴って骨の形態も修正しなければならないことが多い．また根分岐部における骨吸収により骨の形態修正が必要なことが多い．たとえば下顎大臼歯の頬側の分岐部がでてきそうになったとき，odontoplasty をしながら根分岐部の骨はできるだけ残しておき，近心根と遠心根を別々の歯に見立てて頬側の骨を少し削るという方法である．この方法がとれるのは歯間部の骨クレーターがそんなに深くない場合，あるいは根幹が長い場合で，これで対応できない場合は三つ目の方法，つまり根を分割することになる(root separation)．分割後は別々の歯と見立てて通常の骨整形をすればいい(図⑱-9)．

歯根の頬側や舌側を覆う骨の厚みも治癒に大きく影響する．一般に歯根を覆っている骨は吸収しやすく再生しにくい．とくにそれが薄い場合はてきめんである[80-82]．したがって前歯部のように歯根を覆う骨が薄いところで骨整形を調子に乗ってやっていると，術後にさらに骨吸収を起こして歯肉が退縮してしまい，思わぬ審美障害を起こすことがある．そのため，とくに骨が薄いデリケートな部位では骨整形は控えめにするなど微妙なさじ加減が要求される．

つぎに**咬合面**から骨を眺めてみよう．歯根を覆う骨は外に少しでていて，歯間部の骨はそれに比べて少し凹んでいる(図⑱-10)．この形態がないと歯肉は歯間部で出っ張ったモコモコとした形になってしまう．歯間部のクレーターを処理するとき，バーを近遠心的に動かして骨を削っていくと，どうしてもこの形態がなくなって平坦な形になってしまう．バーは歯軸方向に動かし，歯間部の骨頂から扇状に拡げるように骨を削除するのがペリオおたくの常識である(図⑱-11)．

最後に**近心から骨の横顔**をみてみよう．とくに上顎の大臼歯部頬側や下顎の大臼歯部舌側で骨が外に極端に出っ張っていることがある．いわゆる**骨の棚**(ledge)といわれるもの[70]で，プラーク・コントロールしやすく食物の流れを阻害しないように形態修正すべきである(図⑱-12)．このように骨整形ではさまざまな方向から常に形態をチェックしなければならない(図⑱-13)．場合によっては術中にX線写真を撮ると参考になることもある．

骨整形で細部にばかり目を奪われていると思わぬ失敗をすることがある．**骨の全体像**が把握できていないからである．局所的には確かに骨レベルが揃いCEJと平行な骨形態になっていても，骨を削除した分その部位が1歯，2歯離れた骨レベルに比べて

[骨整形によるクレーターの処理（その2）]

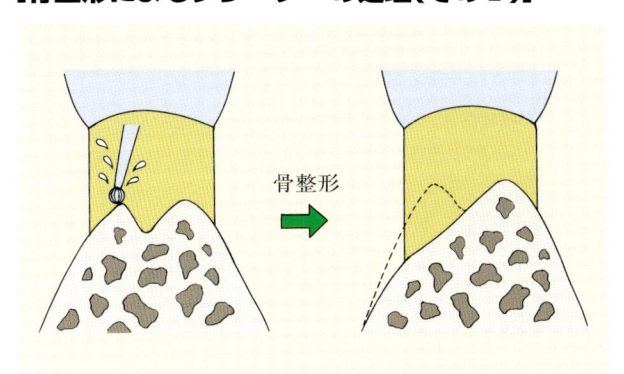

図⑱-7　図⑱-4の方法だけでクレーターを処理しようとすると，図⑱-5，⑱-6のような問題が生じる．そこでクレーターの頂上の片方だけ（通常舌側）を削除し，残った頂上を骨整形後の骨頂になるようにすれば，残した頂上の方の歯頸部ラインは保存できる．

[furcation plasty]

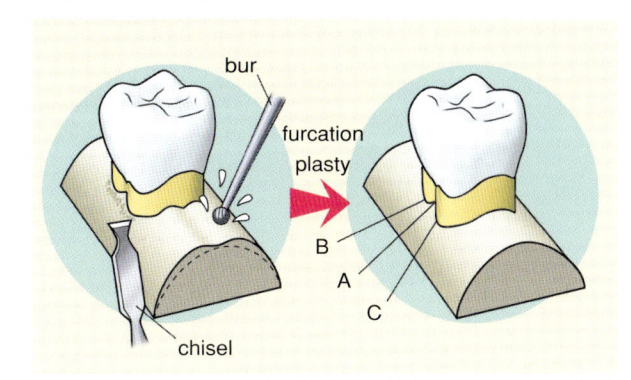

図⑱-8　クレーターが浅い場合や根幹（root trunk）の長い場合，クレーターの除去とともに近遠心2根のふくらみに合わせた骨整形を行う．つまり根分岐部（A）を歯間部に見立てて骨レベルを高く維持し，近遠心2根の頬舌側中央部（B，C）の骨レベルをそれより低くする．

[root separation]

図⑱-9　クレーターが深い場合や根幹が短い場合，クレーターを除去すると根分岐部の骨レベルの方が歯冠側になってしまう．これは生理的な骨形態とは逆となっており，そのままではクレーターのあった隣接面にポケットの再発が起こりやすい．furcation plastyで対応できればそれにこしたことはないが，それでも不可能な場合は，切除療法ではroot separationの適応となる．

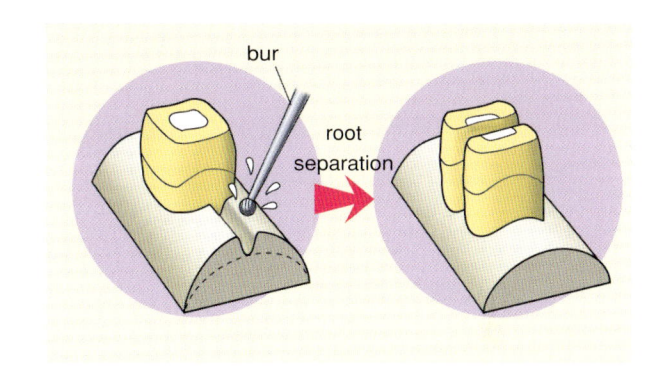

[歯槽骨の咬合面観]

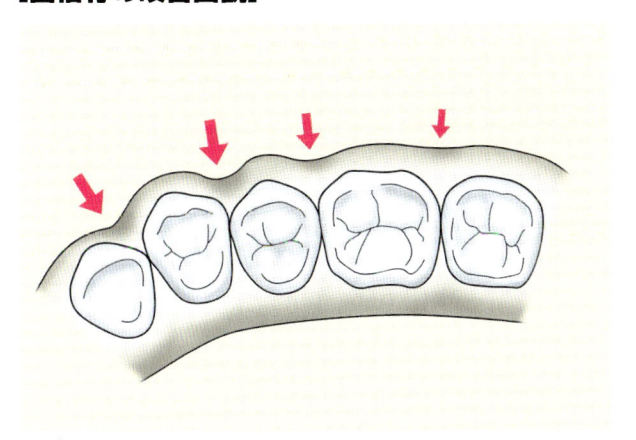

図⑱-10　歯槽骨は咬合面から眺めると歯間部で陥凹しており，その程度は前歯部で顕著である．

[歯間部の骨整形におけるburの動き]

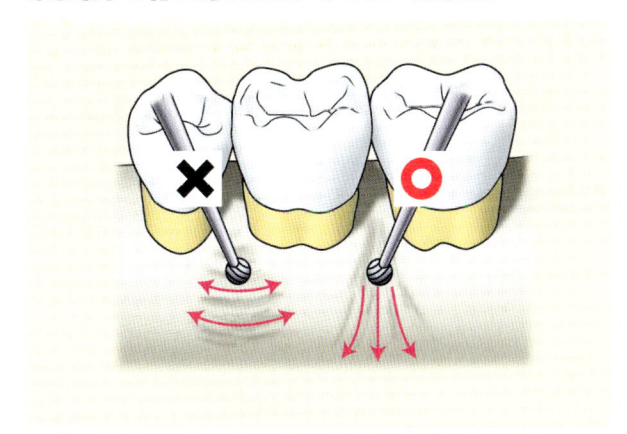

図⑱-11　近遠心的にburを動かすと図⑱-10のような頬側面観にならない．歯間部から根尖へ向けて扇状に動かすのが基本である．

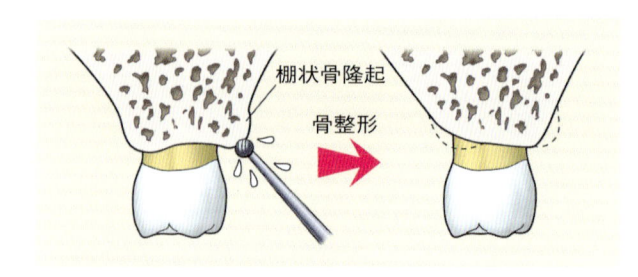

[棚状骨隆起(ledge)]

図⑱-12 近心から骨の横顔をみると大臼歯部で棚状に隆起しているところがある．上顎大臼歯頬側などでしばしばみられるこの形態異常も骨整形の対象である．

[骨整形後の骨形態(局所像)]

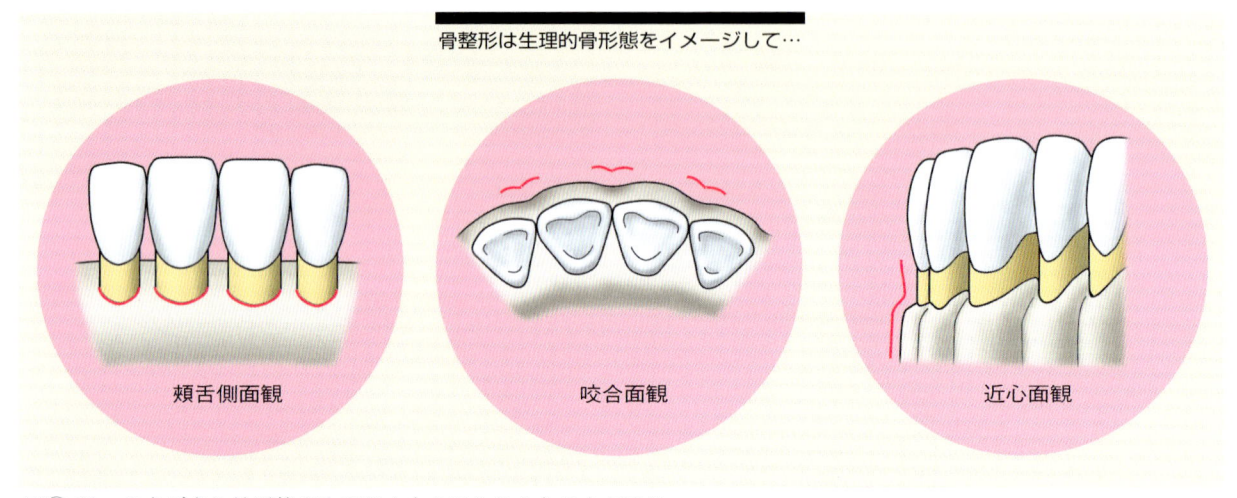

骨整形は生理的骨形態をイメージして…

頬舌側面観　　咬合面観　　近心面観

図⑱-13 さまざまな骨形態が生理的なものになるように心がける．

[骨整形後の骨形態(全体像)]

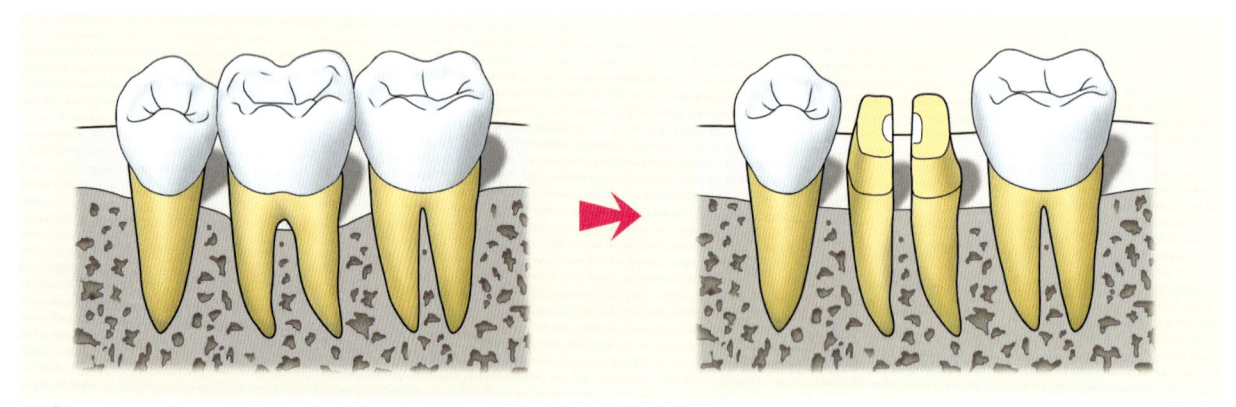

図⑱-14 全体の骨レベルが可及的にフラットになるよう形態修正する．

段差があると，長期的にみた場合ポケットの再発の可能性が高い[52]（図⑱-14）．全体の骨レベルを揃えるということは不可能だろうが，少なくとも骨頂を結ぶラインがなめらかになるよう心がけなければならない．デンタルでみる局所的な骨形態と，パノラマでみる全体的な骨形態を常に念頭に置いておくことが後になって後悔しない骨整形をするための必要条件である．

[トンネル"根分岐部病変"の見取図]

図 15-32　トンネル"根分岐部病変"は清掃員泣かせのトンネルである．壁に凹みはあるし，天井からはバイファーケーションリッジという仕切りがぶら下がっている．エナメル突起という再建工事の邪魔になるものも貼りついていることもある．しかもたいていの場合，出入り口が非常に狭くて清掃器具が入らない．

[付着器官の再生]

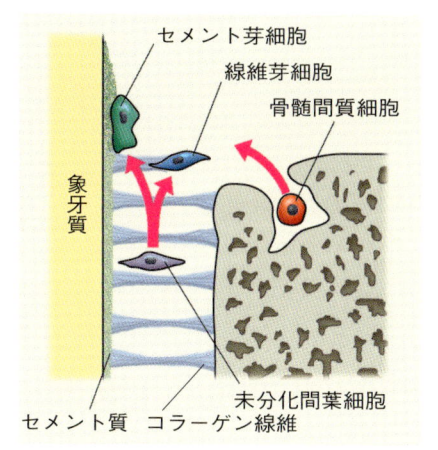

図 15-33　付着器官（セメント質，歯根膜，歯槽骨）の再生に関する細胞の多くは，残存歯根膜腔から供給されると考えられている．

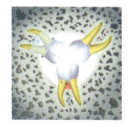

再生療法による根分岐部病変への対応

　再生療法で根分岐部病変が治ればベストである．GTR法や骨移植，根面処理やエムドゲイン®といくつかオプションはあるが，残念ながら"これだっ"という決定打はない．なぜなら，どの再生療法にも共通する**根面のデブライドメント**（スケーリングとルート・プレーニング）がそもそも非常に難しいからだ．

　一般にフラップを開けるとSRPの効果は劇的に向上するが[23,94,95]，根分岐部ではなかなかそうはいかない[2,3,96,97]．器具が届きにくいだけでなく，操作もしにくい狭く[21,37]深いほら穴で，壁に凹み[22]はあるわ天井に仕切り[29,38,39]はあるわ，という条件でお掃除するのは並大抵のことではない（図 15-32）．おまけにちゃんとお掃除ができたかどうか確認したくてもいい方法がない．

　再生を阻害する因子を減らさなければいくら膜を入れても，エムドゲイン®を塗ってもうまくいかないわけだから，この問題は無視できないであろう．再生療法という最先端の治療法も結局は，基本に忠実にやっている者だけがいい結果をだせる仕組みになっているのである．

　SRPを効果的に行うことが難しいだけでなく，根分岐部には再生の起こりにくい条件が整っている．付着器官の再生には，歯根膜由来の細胞の供給が非常に大事であることは，すでにコンセンサスが得られていると考えてよいだろう[98-106]（図 15-33）．根分岐部病変をほら穴にたとえれば，歯根膜腔はほら穴の脇にある排水用の溝の部分にあたる（図 15-34）．ここから供給された細胞が，ほら穴の壁を埋め尽くしセメント質や歯根膜，骨を再生しなければならないわけで，きわめて厳しい条件であることが想像できる．

　骨由来の細胞も手助けしてもらえるかもしれないが，Ⅲ度の分岐部病変のようにほら穴がトンネルになってしまっている場合は，再生療法の成績が悪いのも当たり前だ（図 15-35）．組織の再生には血餅の形成，保持が重要である[107-110]ことは前に述べたが，それも分岐部病変が進行すれば困難になることがわかる．

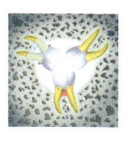

厚い骨，薄い骨は何が違うのか？

　ここで骨の厚みについて考えておこう．骨にもいろいろな分類があるが，歯とのかかわりからの分類

[Ⅱ度の根分岐部病変における歯根膜腔]

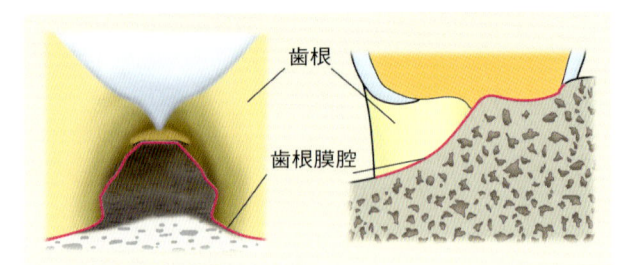

図 15-34　赤線で示した部位が再生のための細胞の供給源となる歯根膜腔．

[Ⅲ度の根分岐部病変における歯根膜腔]

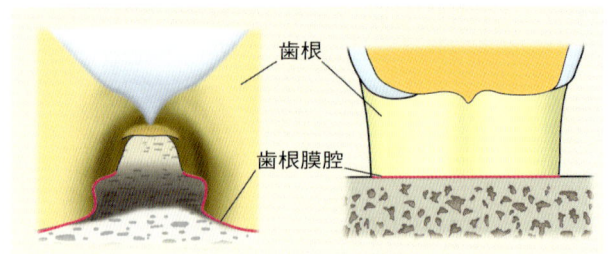

図 15-35　Ⅱ度の場合に比べ，欠損の大きさに対する歯根膜腔の量は少なくなる．また血餅の保持も困難になり再生にとってきわめて不利となる．

[radicular bone と interradicular bone]

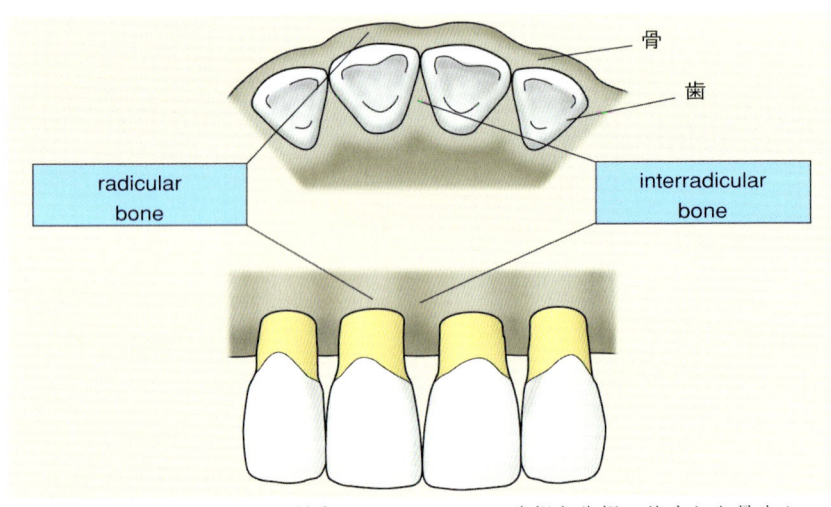

図 15-36　歯根を覆っている骨を radicular bone，歯根と歯根に狭まれた骨を interradicular bone という．

[骨再生能の高い組織]

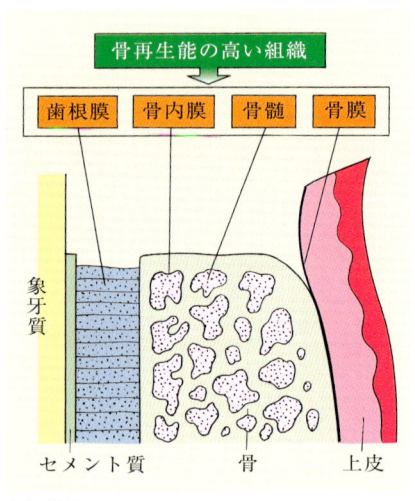

図 15-37

で，radicular bone と interradicular bone というのがある．radicular bone というのは歯根を覆っている骨で，interradicular bone というのは歯根と歯根の間の骨のことである（図 15-36）．この radicular bone が臨床ではよく吸収を起こすことが知られている[80,111]．

大ざっぱにいうと，interradicular bone が厚い骨，radicular bone が薄い骨という性格をもつ．組織学的にどう違うかをみてみよう．interradicular bone は表面は皮質骨であるが，なかには海綿骨が存在する．これに比べ，radicular bone は表面の皮質骨と歯根を覆ういわゆる固有歯槽骨が癒合していてほとんど海綿骨を認めない．この特徴は前歯部でとくに著明である．臼歯部でも確かに radicular bone に厚みはあるが，案外海綿骨は認めないことが多い．また臼歯部でも歯根が近接しているところは，inter-radicular bone でもほとんど海綿骨を認めないこともある．

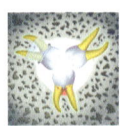

海綿骨のあるなしで何が変わってくるの？

ここでもう一度骨の再生を思いだしてみよう．どんな細胞も骨をつくるプログラム（遺伝子）をもっているが，神経細胞や脂肪細胞のように最終分化した細胞は基本的には骨芽細胞にはならない．したがって骨をつくる細胞は，まだ何になるか決まっていないフリーターの細胞（未分化間葉細胞）や骨職人見習い（骨芽細胞の前駆細胞），そして骨職人（骨芽細胞）である．こういった細胞は，いったいどこにいるのだろう？　歯のまわりを見わたしてみよう（図 15-37）．

まず思いつくのが**骨膜**である．骨膜は骨の外側を

[interradicular bone の骨再生]

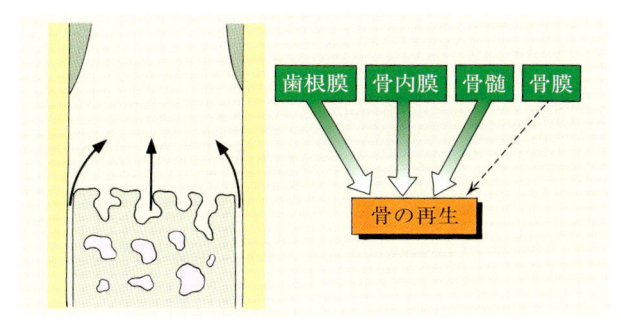

図 15-38　interradicular bone では骨髄や骨内膜をバックに控え，歯根膜に囲まれており，骨の再生には恵まれた環境になっている．

[radicular bone の骨再生]

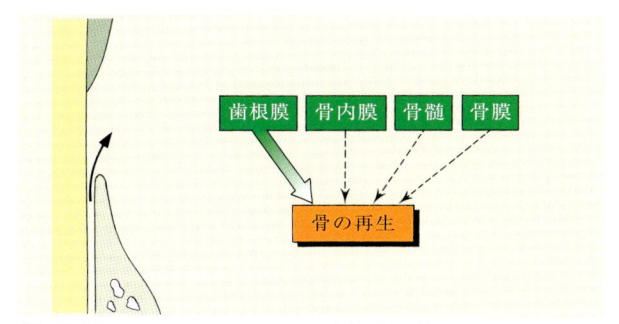

図 15-39　radicular bone では歯根膜以外，骨再生のための細胞の供給が受けにくいため，骨再生には不利な環境になっている．

覆う外壁のようなものである．この外壁は二層構造になっていて，外側は線維層，内側は骨職人見習いや骨職人でびっしりと詰まっている．したがって骨膜は非常に骨再生能の高い組織になっているわけだが，歯周外科などではフラップを開いたときに壊死してしまい，再生に参加できないことが多いのが残念である．

今度は骨の内側をみていこう．海綿骨のあるところでは，骨の中身はすかすかの骨髄腔がある（もちろん，ここは造血組織や脂肪組織などで満たされている．念のため）．この骨髄腔を裏打ちしているのが骨内膜である．骨膜が外壁ならば，骨内膜は内壁ということになる．メッシュのように張り巡らされているのが骨梁で，骨髄腔の柱の役目を果たしている．この骨梁を覆っている骨内膜を骨梁骨内膜という．また皮質骨の裏面，つまり骨髄腔の壁にあたるところを覆っている骨内膜を皮質骨内膜という．これらの骨内膜には bone lining cells[112-115]とよばれる細胞群がびっしりと並んでおり，これらは骨職人あるいは骨職人経験者（休止状態にある骨芽細胞）であることがわかっている．そして骨髄腔には分化度のさまざまな細胞がいて，フリーターや骨職人見習いの宝庫となっている．

もう一度骨の外側をみてみよう．歯のあるところでは歯根膜がある．ここもフリーターの宝庫で，さまざまな細胞に分化できる可能性のある細胞が存在する[116-120]．この歯根膜細胞のポテンシャルを引きだしてやろうというのが GTR 法で，歯根膜線維を

つくる線維芽細胞や，セメント質をつくるセメント芽細胞，骨をつくる骨芽細胞などを誘導しようとするものである[100-104]．

こうしてみてくると，骨再生能の高い細胞のいるところは骨膜や内骨膜，骨髄腔，歯根膜ということになる．さて，そこで改めて厚い骨と薄い骨で，含まれる細胞の違いを比べてみるとどうだろう？ 薄い骨になると骨内膜や骨髄腔の細胞が少ないということがわかる．つまり radicular bone のように薄い骨では骨の再生能が低いのである（図 15-38，39）．これは臨床上非常に大事なことで，われわれがどういう場面でこのことに遭遇しているかをみてみよう．

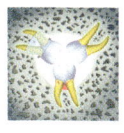

薄い骨こわい！

一番端的なのは抜歯後の治癒[121-123]である．薄い頬側の骨しか残らなかった場合，治癒後そこには凹みが残り，審美性やプラーク・コントロールのうえで問題になることが多い（図 15-40）．骨の再生は，骨の添加と吸収のバランスが添加の方に十分傾いたときに達成されるが，薄い骨では骨の添加が不十分なため，骨の吸収が優位になり凹んでしまうのである[80,124,125]．

術後に残った凹みを回復させるのは非常に大変で，ブリッジのポンティックが予定されている場合は軟組織による歯槽堤増大術（ridge augumentation[126]）を行ったり（図 15-41），インプラントを予定している

[抜歯後の radicular bone の吸収]

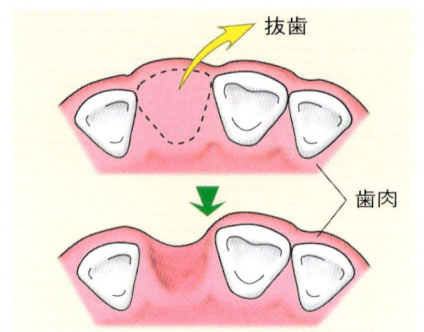

図 15-40　薄い radicular bone は抜歯後吸収しやすく，術後に歯肉の陥凹というかたちで残る．それより審美的な問題やプラーク・コントロールしにくい形態になってしまうことがある．

[結合組織移植による歯槽堤増大術]

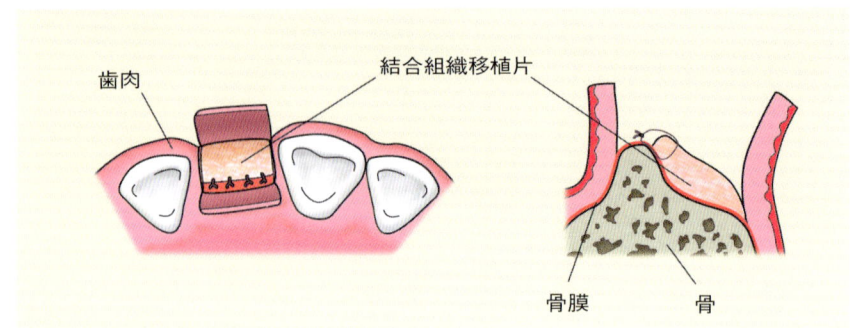

図 15-41　抜歯後，ポンティック部の歯槽堤が陥凹した場合，結合組織移植片により陥凹部をふくらませる方法がある．

[GBR による歯槽堤増大術]

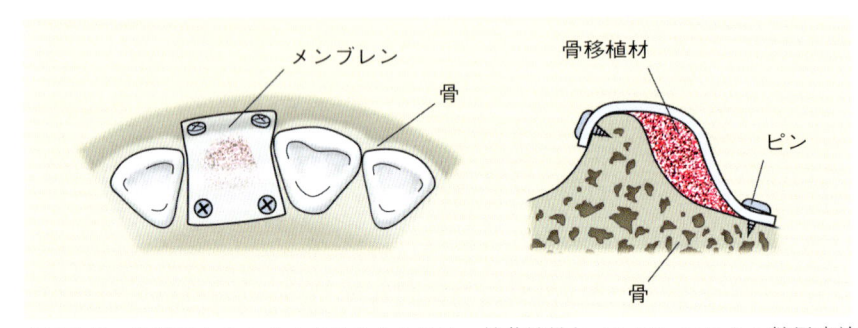

図 15-42　骨組織からふくらませるためには，骨移植材とメンブレンによる併用療法が効果的で，これを GBR（Guided Bone Regeneration）という．

[根近接（root proximity）]

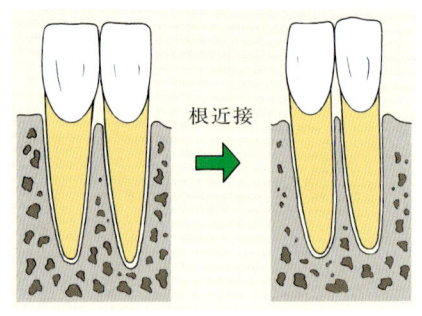

図 15-43　歯根が近接すると固有歯槽骨どうしが融合するため，radicular bone のようになる．そのうえ，上皮の角化度が落ち，器具のアクセスも悪くなる．

場合は GBR により骨をつくらねばならない[132]（図 15-42）．一番望ましいのは凹ませないことで，ヘーベルなどで不必要に薄い骨を傷つけないといった基本的な抜歯操作に関することはもちろん，もし薄い骨が残った場合は，抜歯後すぐ，あるいは軟組織の治癒を待ってすぐ GBR を行うことも考えられる．

とくに抜歯操作では歯をきれいに残すことより，骨をきれいに残すことを考えるべきである．審美歯科が脚光を浴び，ペリオの世界でも ridge augumentation が注目されるようになったが，大切なのは凹んだところを処置するよりも凹ませないよう努力することである．時代は ridge augumentation から ridge preservation（歯槽堤保存術）に変わりつつある．

厚いはずの interradicular bone でも再生しにくいことがある．根の近接（root proximity[127-131]）がそれである．下顎の前歯部や上顎の 6 番の遠心根と 7 番の近心根の間などでよくみられるもので，根と根が近接しているため interradicular bone が非常に薄くなっている．この部位の骨は interradicular bone であっても，薄くなると近遠心の固有歯槽骨が融合するようになり，radicular bone と同じような状況になる．もともとこういう根近接を起こしているようなところの上皮は角化しておらず，プラーク・コントロールが難しいため，炎症の初発部位になりやすい[128]．そこの骨が radicular bone と同じような状況なのだから，骨吸収が起こりやすいわけである（図 15-43）．

この根近接を解決するには矯正や戦略抜歯，歯周

[根近接の解決法]

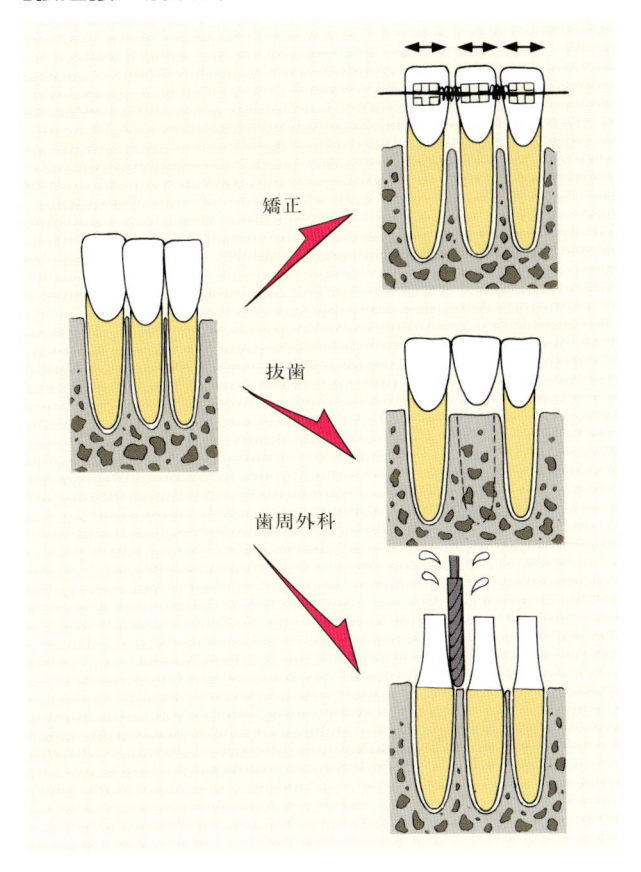

[矯正力による骨吸収]

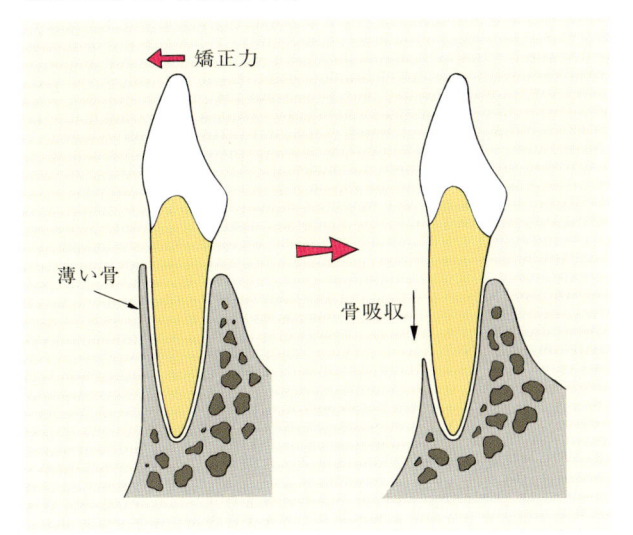

図 **15-45**　薄い radicular bone に向かって矯正力をかけると，永久的な骨吸収を引き起こす可能性がある．

◀*図* **15-44**　根近接を解決するには，矯正で間を拡げるか，戦略的に抜歯するか，歯周外科にて骨から歯冠側のスペースを拡げるかの三通りがある．前二者は骨と軟組織を改善できるが，後者は骨の改善ができない．

外科などがある[129]が，骨を厚くできるのは前二者で，歯周外科ではプラーク・コントロールしやすい歯間部をつくりだすだけである(*図* **15-44**)．この場合に行う歯周外科はフラップを開けて，骨からの立ち上がりの部分から歯根を形成し，歯と歯の間にスペースをつくるというものである．歯根を削ることになるので歯髄のある歯の場合は知覚過敏や歯髄炎を起こす可能性があるし，歯髄のない歯の場合は根の破折や穿孔(歯根の形成時やコアの形成時など)の可能性もある．また極端に角度をつけて歯根を形成してしまうと，カントゥア(contour)やエマージェンス・プロファイル(emergence profile)が変わってしまう．安易に行うと思わぬしっぺ返しがあるので診断，処置を通じて細心の注意が必要だ．

また根近接部で骨を失ってしまった場合，再生療法の予後もあまり期待できない．なぜならGTR法をするにも膜の設置が難しく，うまく設置できたとしてもその上の歯肉が薄いため，ほぼ100%膜が露出してくる．そのうえ再生に関与する細胞が集まりにくいというのだから最悪の条件だ．ここでも骨を失う前に根近接の問題を解決しておく方がいいということになる．転ばぬ先の杖ならぬ，転ばぬ先のペリオである．

矯正も非常に大きな危険性をはらんだ処置である．とくに薄い骨の方に向かって歯を移動するときは要注意である．歯の移動と同時に骨膜性に骨が添加していけばいいが，骨膜性骨添加が歯の移動についていけなければ，永久的な骨の吸収を招くことになる[60,132,133](*図* **15-45**)．下顎前歯部のような骨の薄いところで，歯を唇側に移動するのはかなりリスクを伴うと考えた方がよい．こういった部位では歯肉も薄いことが多く(radicular bone がまったくない場合もよくあり，これを骨の裂開 dehiscence という[134,135])，歯肉退縮を引き起こすことも多い．歯はきれいに並んだが，骨も歯肉もなくなったということがないよう注意が必要である．

第16章
怖い怖い根面カリエス

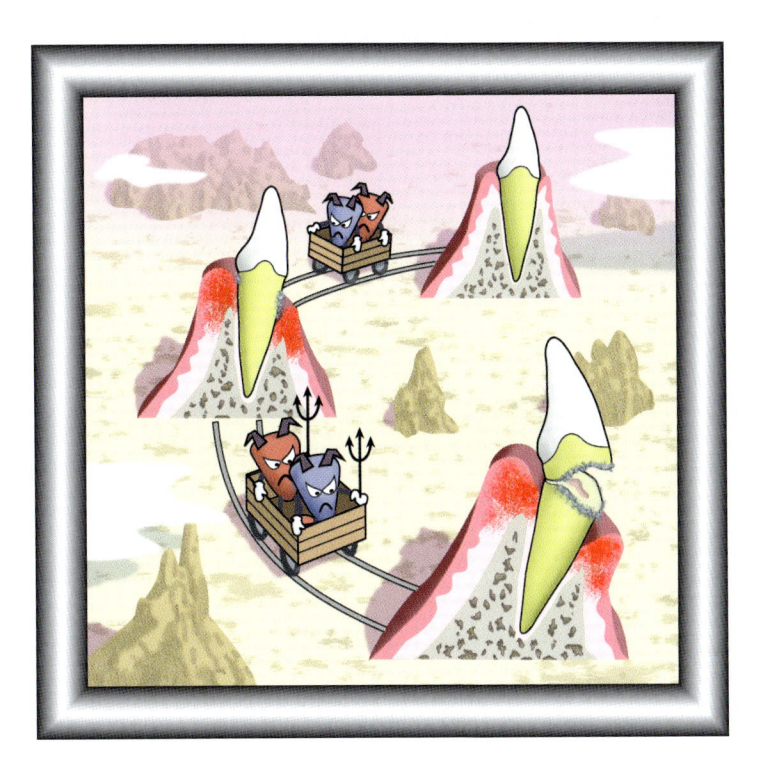

タイトルイメージイラスト
　上より健康な状態からペリオに罹患し，そのために露出した根面がカリエスになっていく様子を示す．

根面カリエスのバイオロジー

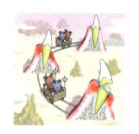

歯周治療の落し穴 根面カリエス

歯周治療後，せっかく歯周組織は安定しているのに，根面カリエスのために補綴物をやり変えなければならなくなると，泣くに泣けない気持ちになってしまう．こういうことのないよう，根面カリエスという敵をよく知り，その対処法をマスターしておこう．

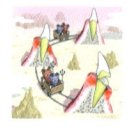

ペリオになりやすい人はカリエスになりにくい？

臨床的な印象として，この人はペリオタイプの患者か，カリエスタイプの患者かというタイプ分けをすることがある(図 16-1)．漠然とはしているが，治療方針の決定や，予後の判定のときなどに役に立つ．しかし今までカリエスがまったくなく，ペリオの問題だけがある患者の場合，ペリオだけに目を奪われているとえらい目に遭うことがある(図 16-2, 3)．

虫歯菌(齲蝕原性細菌)をもっていない人なら，新たな感染がないかぎり，カリエスのリスクはほとんどないだろうが，虫歯菌をもってはいるが，唾液の緩衝能やブラッシングで何とかカリエスの発症を抑えているような人が要注意だ．そういった人に歯周治療を行って，根面があちらこちらで露出しだすと，根面カリエス予備軍ということになる[1-7]．

根面は萌出したての幼若永久歯や乳歯と同じで，酸で溶けやすい．いわゆる critical pH が高いわけだ[8,9]．エナメル質では溶けなかったが，根面になると溶けだすということもありうることになる．そして根面は解剖学的な凹みなどが多い[10,11](図 16-4／凹んだ横道⑲)．しかも歯肉が下がれば下がるほど，その凹みは強くなる．この根面の凹みは非常にプラーク・コントロールしにくく，臼歯部の隣接面などで問題になることが多い．そんなところに補綴物のマージンがあればなおさらのことである．

唾液の問題も重要だ[13-19]．ペリオ年齢になってくると，多かれ少なかれ全身的な疾患ももっていることが多い．そのため薬を服用していて，その副作用で唾液の分泌量が減少していることがある[20,21]．これはリコールの途中で歯科医師の気づかない間に起こっていることもある．また加齢や咀嚼機能低下による唾液の分泌量減少もあるだろうし，筋の弛緩による唾液の流れの変化もあるようだ．

唾液と関連して口呼吸も臨床では問題になる．口呼吸により粘膜や歯がとくに前歯部で乾燥してしまい，粘膜の炎症やカリエスの引き金になることがある．前歯部の開咬がある症例で多いが，開咬がなくても花粉症などのために急に口呼吸になる人もいる．

第16章　怖い怖い根面カリエス―根面カリエスのバイオロジー

［ペリオタイプ vs. カリエスタイプ］

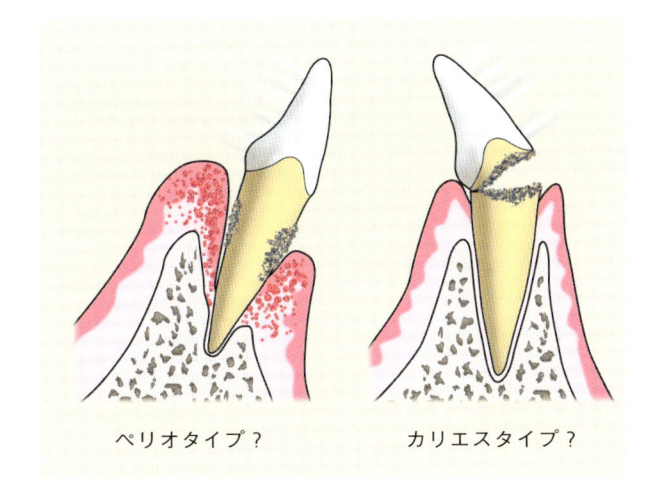

ペリオタイプ？　　　カリエスタイプ？

図 16-1　臨床的印象として歯の喪失につながる原因を，主にペリオのタイプの患者とカリエスのタイプの患者に分けることがある．

［ペリオタイプのカリエスリスク］

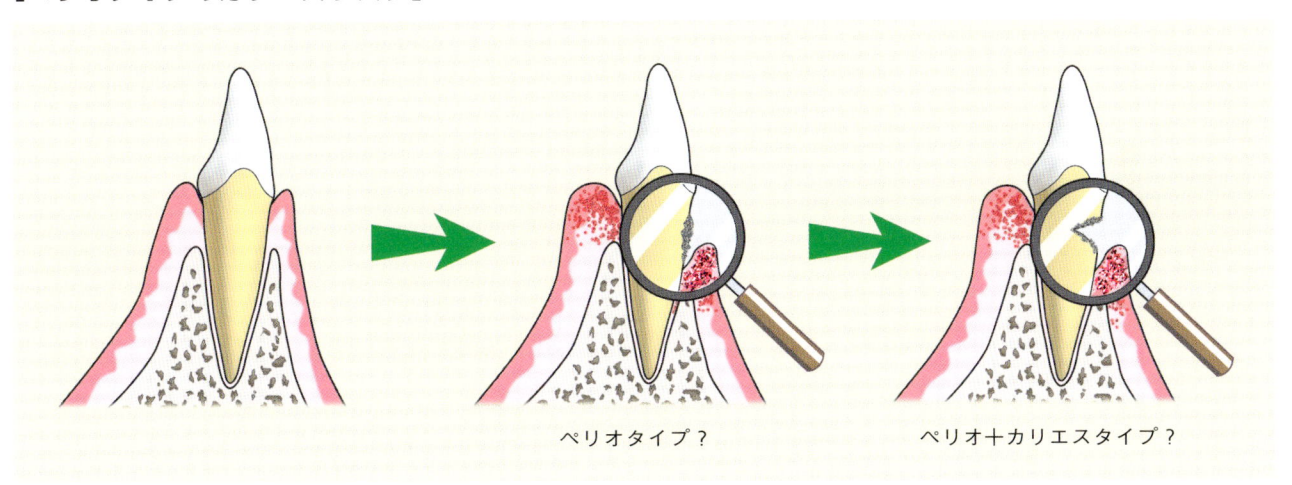

ペリオタイプ？　　　ペリオ＋カリエスタイプ？

図 16-2　ペリオタイプの場合でも根面の露出に生活習慣，全身疾患，薬剤の問題が加わり，カリエスリスクが上昇することがある．

［ペリオ患者における根面カリエスのリスク］

- 根面の露出
- 全身疾患　薬剤，加齢
- 生活習慣の変化
- 低い耐酸性　プラーク・コントロールしにくい形態
- 唾液量の減少
- 飲食物の内容や回数の変化

→ 根面カリエスのリスク上昇

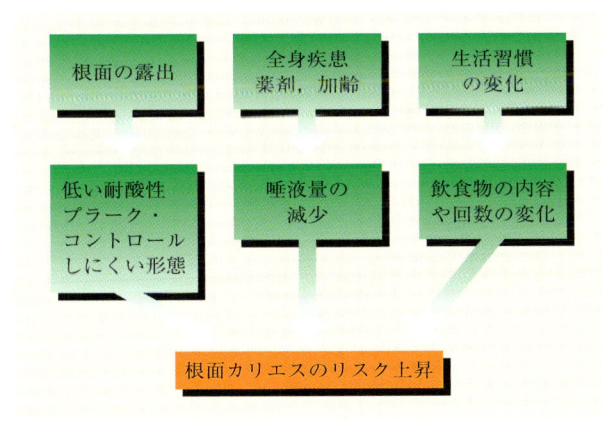

図 16-3

［根面の陥凹］

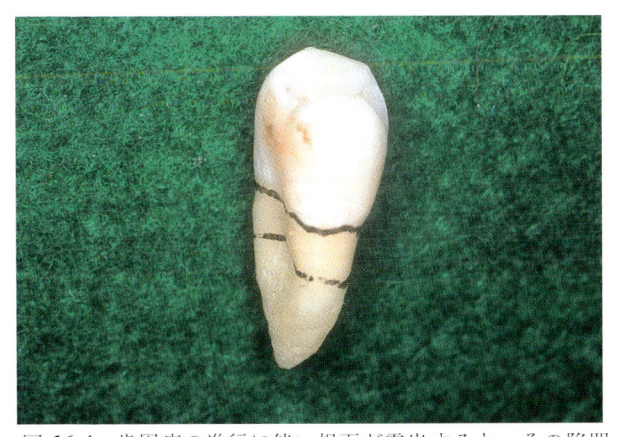

図 16-4　歯周病の進行に伴い根面が露出すると，その陥凹部が現われる．通常，歯肉が下がれば下がるほど根面の陥凹は深くなる．プラーク・コントロールの難しい隣接面には，陥凹部が多いのも頭の痛い問題である．

凹んだ横道⑲　歯種別歯根形態（cross section を中心に）

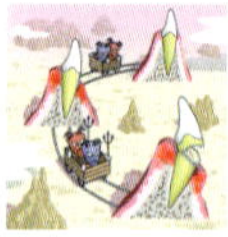

　根面のどこに凹みがあり，どこの隅角が鋭いかを知っておくことは，根面カリエスの予防のみならずSRP，歯周外科など，歯周治療全般において必要不可欠である．図⑲に各歯種別に大まかな根形態をまとめた．参考にされたい．

歯種	断面図	特徴
上顎前歯部	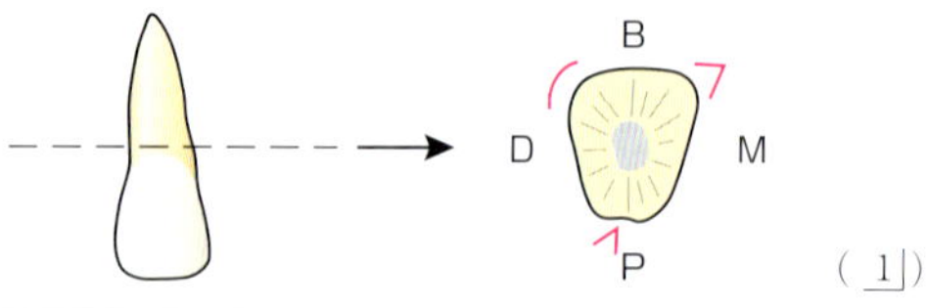 (1)	・三角形で，遠心隅角がもっとも鈍である ・頬舌径＞近遠心径 ・口蓋側に溝があることがある
上顎小臼歯部	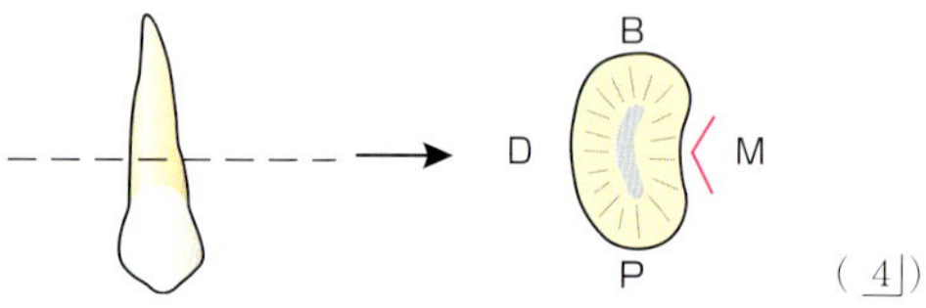 (4)	・近心面に深い陥凹部のある腎臓形である ・近心陥凹部は口蓋側寄りでもっとも深い ・遠心面は平坦あるいは軽度の凸面である ・2根分岐していることがある （頬側根と口蓋根）
上顎大臼歯部	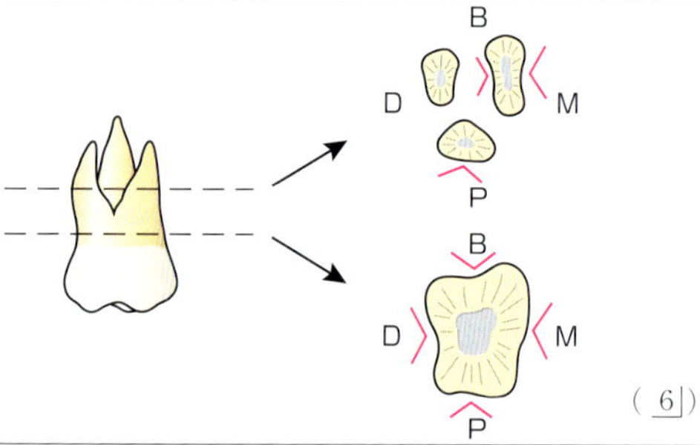 (6)	**根分岐部より歯冠側での断面（下図）** ・各面に陥凹部がある ・近心面の陥凹部は口蓋側寄りにある **根分岐部より根尖側での断面（上図）** ・頬側および遠心の根分岐部は中央，近心のそれは口蓋側1/3にある ・頬側2根の近遠心面，口蓋根の頬舌面に陥凹部がある．とくに近心頬側根の近遠心面や，口蓋根の舌側面ではその頻度が高い
下顎前歯部	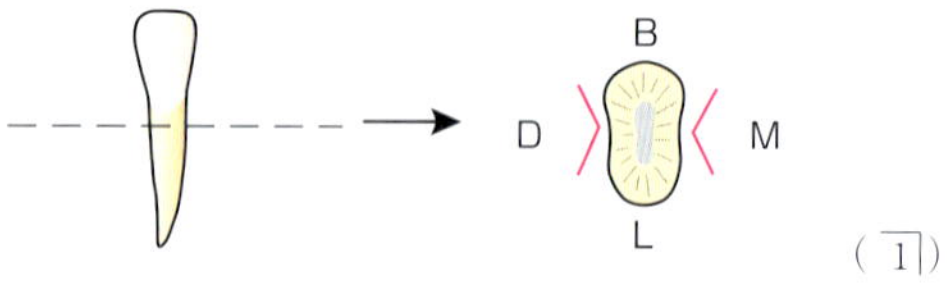 (1)	・近遠心的に圧平された形である ・近遠心面に陥凹部がある
下顎小臼歯部	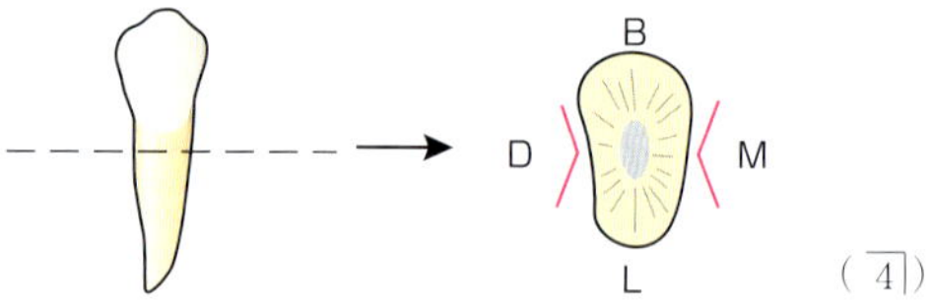 (4)	・ほぼ卵円形だが，近遠心面に陥凹部のあることがある ・頬舌径＞近遠心径
下顎大臼歯部	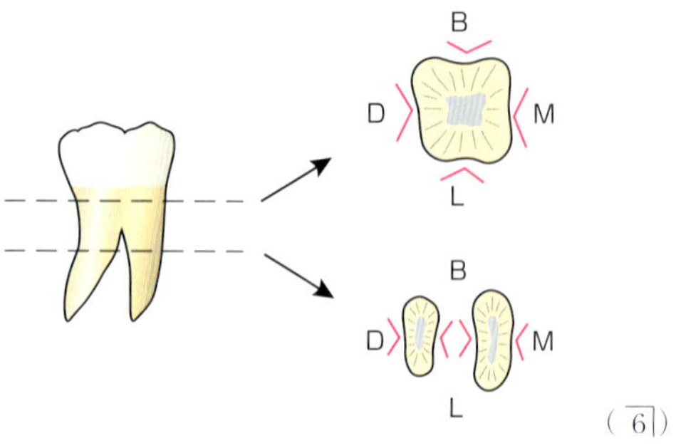 (6)	**根分岐部より歯冠側での断面（上図）** ・各面に陥凹部がある ・とくに頬側面，舌側面の陥凹は深くて頻度も高い **根分岐部より根尖側での断面（下図）** ・根分岐部は頬舌側ともに中央 ・近心根，遠心根ともに近遠心的に圧平されていて近遠心両面に陥凹部がある ・遠心根が2根に分岐していることがある ・樋状根では深い溝がある

図⑲　(the Quintessence, 12(4)：p.70[12]. より)

[カリエスをつくりだす5大要因]

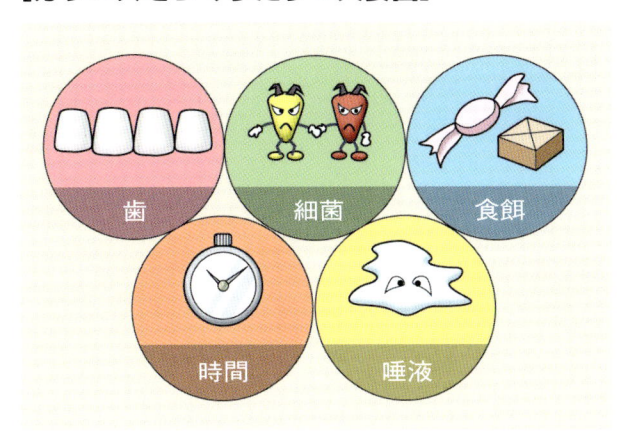

図 16-5

[唾液とプラーク・コントロール(PC)によるカリエスリスクのとらえ方]

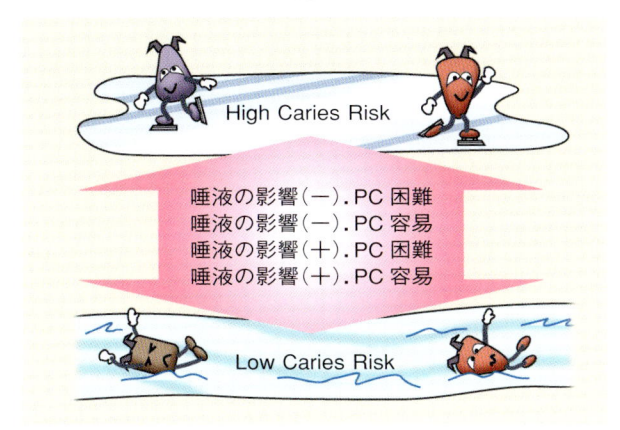

図 16-6

後者の場合，花粉症の薬を飲んでいると，さらに唾液の分泌量が少なくなり，問題をさらに悪化させてしまう．

また**飲食物の問題**もある[6,13,22-28]．料理人など職業柄しょっちゅう何かを食べたり，飲んだりしている人もあれば，仕事が外回りの営業に変わり，缶コーヒーを飲む機会が急に増える人もいるわけだ．薬だと思ってのど飴を常用している人もある．飲食はその人の生活そのものを反映しているので，時とともに変化するものという認識が必要である．

その変化をわれわれが感じとるには，いかに患者とつき合っているかというわれわれの姿勢が問題であり，臨床データのみに頼っていると，思わぬ見逃しをしてしまうことがある．カリオロジーの世界では，**飲食内容**もさることながら，**飲食回数**も重要な因子であることがわかっている．

このように歯周治療前はカリエスが少なくても，歯周治療後もカリエスが起こりにくいという保証はまったくなく，ペリオ患者は常に根面カリエス予備軍だという認識をもつことが大切である．

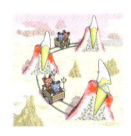

予防に勝るものなし！

いまさらのことだが，根面カリエスも予防に勝るものはない．根面カリエスが発症，進行してしまったら，削って詰めたり，補綴物をつくり替えていくしか方法がない．いまはカリエスのリスクを各種方面から診断する方法もあり[29-34]，それを取り入れていくことにより，良好なカリエス・コントロールが実践されているようだ．リスク診断については数多くの論文がでているので，ここでは著者が実践しているカリエス・コントロールの方法について話をしていこう．

昔からカリエスをつくりだす4大要因[35-38]として，歯，細菌，食餌，時間があげられているが，いまはそこにカリエスを防ぐ要因である唾液を加えて，カリエスのリスク管理の際のチェック項目にしている（図16-5）．そこで時間以外の各チェック項目について対応策を考えてみる．

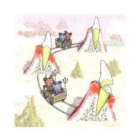

カリエスリスクファクターに対する対策

[その1／虫歯菌対策]

細菌が歯面に付着しだす前後なら，抗菌剤での洗口である程度の効果は期待できるかもしれないが，いったん成熟した細菌バイオフィルムは機械的に除去しないと取れない[39-45]．つまりブラッシングが基本ということである．ペリオの患者であればブラッ

[唾液の通り道]

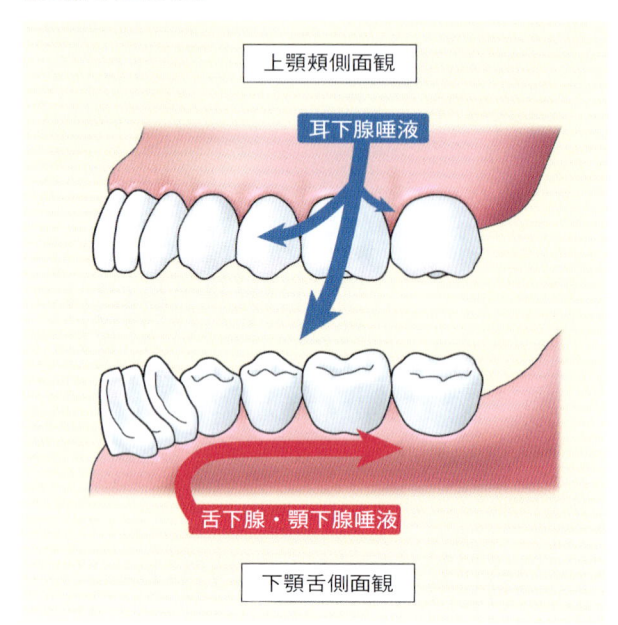

図 16-7 耳下腺唾液は上顎第一大臼歯のあたりから主流は前下方に流れる．舌下腺や顎下腺の唾液は，下顎前歯部の舌側面にぶつかった後，その主流は耳下腺唾液と合流して臼歯部舌側面に沿って流れていく．

[歯間ブラシのサイズ]

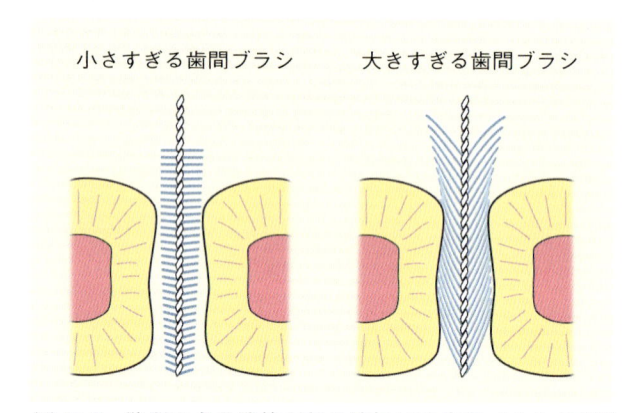

図 16-9 陥凹のある隣接面部の清掃には歯間ブラシが有効である．ただしサイズが小さすぎると毛先が届かないし，逆に大きすぎても毛が寝てしまい毛先が効かない．

[下顎大臼歯における頬側と舌側のカリエスリスク]

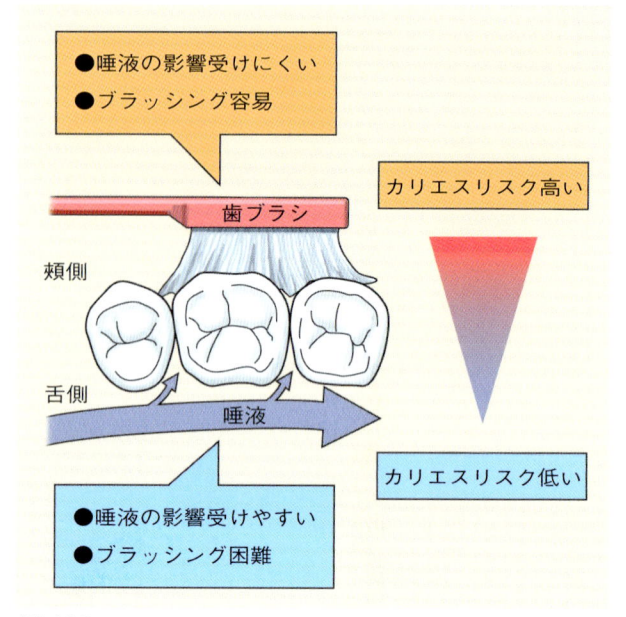

図 16-8

唾液に軍配が上がりそうだ．

　たとえば下顎の臼歯部舌側はブラッシングしにくいところの代表選手だが，ここにカリエスができることは少ない．唾液の通路になっているからだ．もしこの部位でカリエスをみつけたら，相当覚悟が必要である．反対に下顎臼歯部の頬側は舌側よりブラッシングしやすいはずなのに，カリエスになりやすい．これは耳下腺唾液が前下方に流れるため，下顎臼歯部頬側は唾液が素通りしてしまうからであり，舌下腺や顎下腺の唾液も主に舌側を流れるからである（図 **16-7，8**）．

　カリエスリスクの高そうな部位がわかれば，つぎはブラッシング指導だ．根面は削れやすいので，ブラシの種類やその動かし方に注意が必要である．歯周治療で歯間部は歯間ブラシが入る状態になっているだろうから，そのサイズも要注意だ．歯間部の大きさに比べ，歯間ブラシが小さいと刷掃効果が落ちるのはだれでも想像がつくであろうが，反対に歯間ブラシが大きすぎると毛が倒れたままになって，これも刷掃効果が落ちることも覚えておこう（図 **16-9**）．

シング指導は当然行っているだろうが，もう一度カリエス予防という観点からもチェックしてほしい．

　カリエスはペリオに比べ，どこが危ないか予想がつきやすい．危ない部位を予想する場合はブラッシングしにくいところと，**唾液の影響を受けにくいところ**を考えれば大きくははずれない（図 **16-6**）．この二つのうちどちらが大事かというと，臨床的には

[慢性の根面露出]

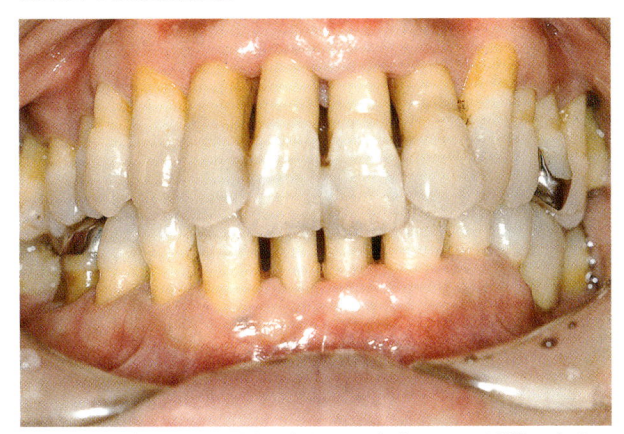

図 16-10 根面の露出量はきわめて大きいが，長期にわたって露出しているため，根面の耐酸性は高まっていると考えられる．

[急性の根面露出]

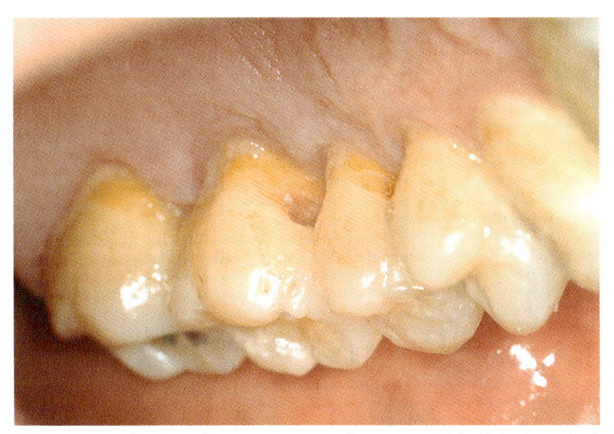

図 16-11 患者のプラーク・コントロールが定着しないうちに，浸潤麻酔下でSRPを行ったため，根面の急激な露出と脱灰が起こっている．

　歯周病患者では歯肉が退縮していることが多く，根面の陥凹部があちらこちらで露出している．また初診時には根面が露出していなくても歯周治療とともに顔をだしてくることもある．歯周外科でポケット除去など行えば，間違いなく露出根面は増える．歯肉ばかりに気をとられていると，いつの間にか根面カリエスができはじめていることに気づかないこともあるので要注意である．

[その2／根面対策]

　根面の形態はほとんど変更不可能だ．歯周外科処置で多少は修正できても[46]，外科に伴う歯肉退縮で増える根面の凹みの深さの方が影響が大きいだろう．そこで根面の形態を変えることは諦めて，根面の質を向上させることを考えよう．

　カリエスに対して根面の質を向上させるということは，**根面の耐酸性を高めてやるということだ**．徐々に根面が露出してくる場合，唾液による再石灰化で耐酸性は高くなっているが（*図 16-10*），歯周治療により急に根面が露出した場合，再石灰化が追いつかないこともある．著者もプラーク・コントロールがまったく定着していないのに，歯肉縁下のデブライドメントを行って，露出してきた根面がことごとくカリエスになってしまった苦い経験がある（*図 16-11*）．

　根面はエナメル質と比べて，ハイドロキシアパタ

[ステファンカーブ]

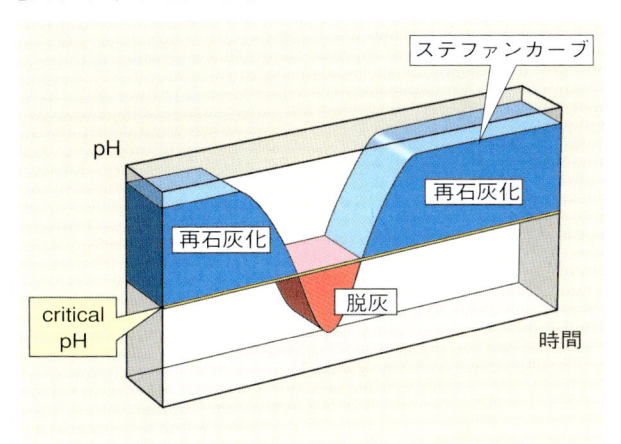

図 16-12 齲蝕誘発性の飲食物を摂取すると唾液のpHは急激に下がり，歯質の溶けだすpH（critical pH）以下になると，脱灰がはじまる．その後，唾液の緩衝能などでpHが回復しはじめると，歯質も再石灰化をはじめる．つまり，ステファンカーブのcritical pHより上の部分（青色）は再石灰化，下の部分（赤色）は脱灰を表している．

イト（Hydroxyapatite）の結晶は少なく，小さい．また炭水化物やタンパク質が多いということもあり，耐酸性は低くなっている．歯質が溶けだすpHのことをcritical pHというが，エナメル質のそれは約5.7であるのに対し，セメント質や象牙質のそれは約6.2といわれている[8,9]．つまり**根面はエナメル質よりかなり溶けやすい**ということだ．

　この歯質が溶ける様子は，ステファンカーブ（Stephan curve）というグラフで表現されることがあ

[食事の回数とカリエスリスク]

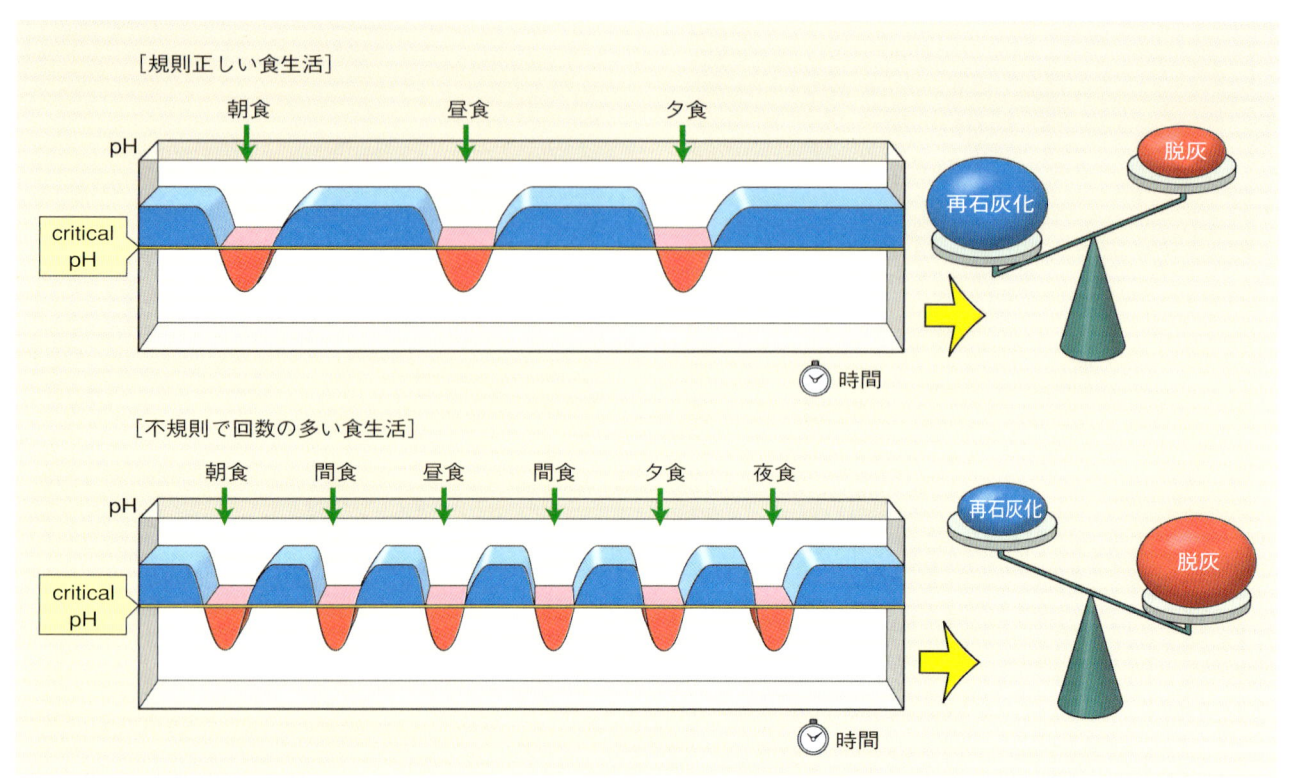

図 16-13 飲食の回数が増えると脱灰の方に傾き，カリエスリスクが高くなる．

[エナメル質と根面の critical pH]

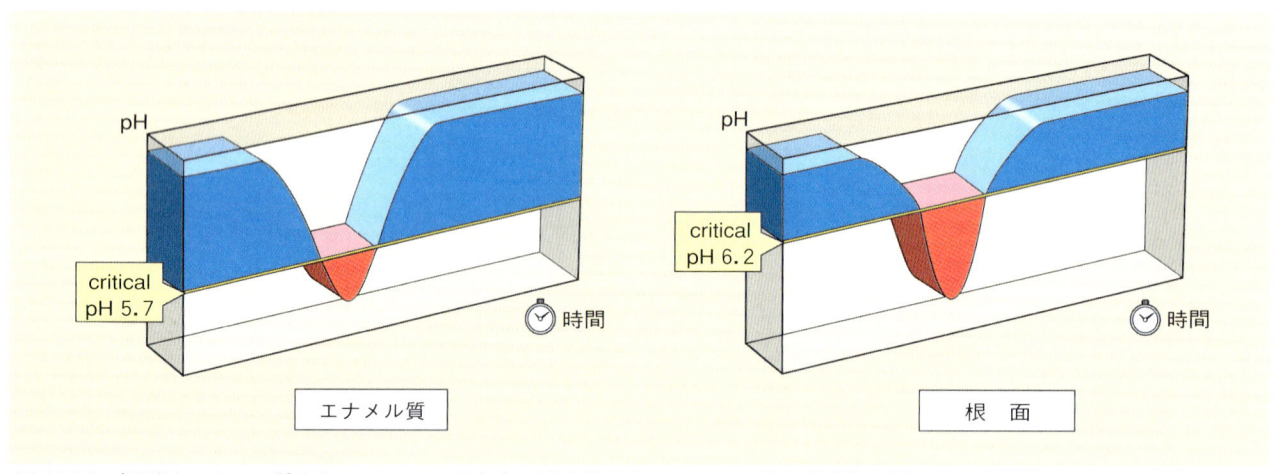

図 16-14 根面はエナメル質より critical pH が高く，早く溶けはじめる．つまり耐酸性が低いということになる．

る．このカーブ上で critical pH より pH の低い部分では歯質は脱灰しており，critical pH より pH の高い部分では逆に歯質が再石灰化している（図 16-12）．脱灰量の方が再石灰化量より多ければ，歯質が溶けていくというわけだ．

こういったことが飲食のたびに起こっているのであるから，飲食の回数が多くなると脱灰の方向に傾いていくことは容易に理解できる（図 16-13）．カリエスリスクを考えるときに飲食の内容もさることながら，その回数も大切であるといわれるゆえんである．根面は critical pH が高いので，仮にエナメル質と同じカーブを描くと仮定しても脱灰しやすいこ

第16章　怖い怖い根面カリエス—根面カリエスのバイオロジー

[フッ素の効果]

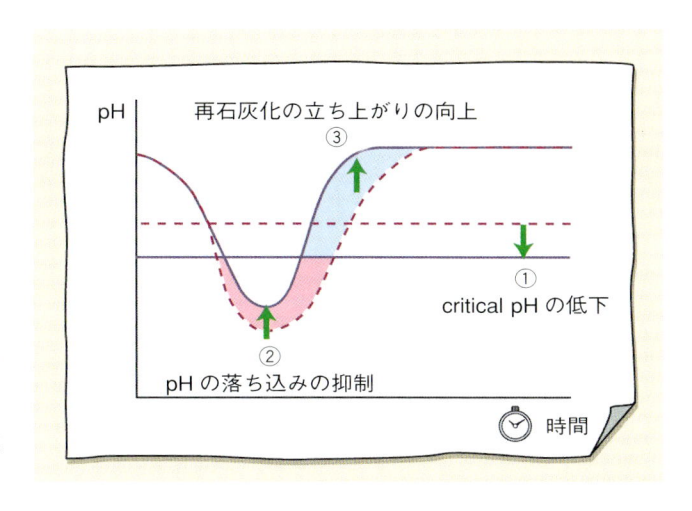

図 16-15　フッ素の根面への応用により，根面の耐酸性は向上し critical pH が低くなる．また pH の落ち込みは少なくなり，再石灰化の立ち上がりもよくなるため，図の赤色部分の脱灰が減少し，青色の再石灰化が増加する．つまり再石灰化の方に傾くわけである．

[院内での根面へのフッ素塗布]

16a | 16b

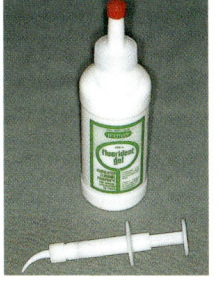

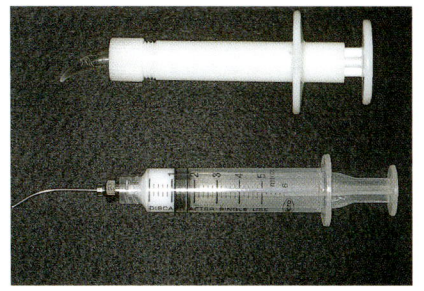

図 16-16a　塗布できているかどうか確認しやすい白いゲル状フッ化物を使用している(濃度は9,000ppm)．根面の清掃後シリンジで塗布していく．
図 16-16b　シリンジは以前，シリコン印象用のものを使用していたが，現在はクリーン・ワッシングニードル用のロック式シリンジ(下方)を使用している．

とがわかる(図 16-14)．

現時点では，根面の耐酸性を向上するにはフッ素(Fluoride)が一番だ[47-51]．根面にフッ素を塗布するとどういうことが起こるのか，先ほどのステファンカーブを使って説明してみよう．フッ素によりハイドロキシアパタイトの一部がフルオロアパタイトに変わり，化学的に安定な，つまり酸に溶けにくい歯質に変わっていく[52-54]．critical pH が下がるわけである．

また細菌に対しても抑制的に作用する[55]ために，ステファンカーブの落ち込みが少なくなる可能性があるし，再石灰化も亢進するのでステファンカーブの立ち上がりがよくなる．要するに歯質の脱灰と再石灰化のバランスが，再石灰化の方に傾くわけである(このあたりの詳しいメカニズムについては，しかるべきカリオロジーの本を読まれることをお勧めする／図 16-15)．

このフッ素の使用に関しては，歯科医院で行うものと，家庭で行うものの二本立てで考えよう．医院内で行う方法としては，以前は著者の医院では透明なフッ素溶液を使っていたが，本当に塗布できているかどうか確認できないので，白いゲル状のものに変更した(図 16-16)．根面からプラークを除去した後，このゲルをシリンジに入れて根面に塗布していけば，2ccもあれば十分すべての根面に塗れる．そして塗布後はていねいにふき取り，少なくとも30分はうがいはしないように指導するようにしている(図 16-17)．

一方，家庭内で行う方法としては，著者はToothpaste Technique を奨めている[56]．これはフッ素配合の歯磨剤[57,58]を仕上げ磨きのときに使ってもらう方法だ．まず，歯磨剤をつけずにプラークを落とし，その後にたっぷりと歯磨剤をつけて，根面になすりつけるように磨いてもらう．0.5g 以上はほしい[33,59-61]ので，普通のノズルのチューブであれば歯ブラシの刷面の半分，先が細くなったチューブであれば，歯ブラシ刷面いっぱいにノズルと同じ直径で出すようにする(図 16-18)．

ブラッシング後は最小限の量の水を口に含み，今度はそれを洗口液代わりに，歯間部もよく通すよう

【歯周外科後のフッ素塗布】

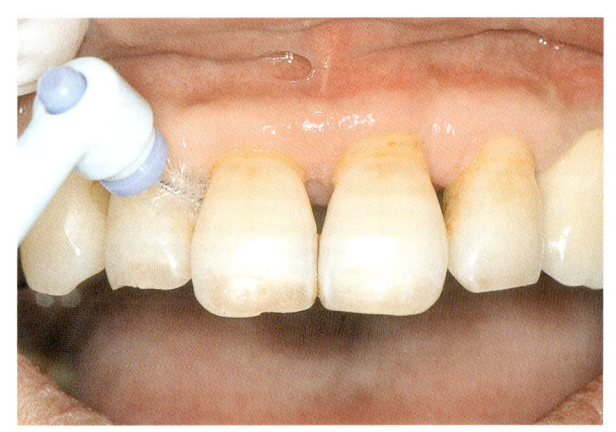

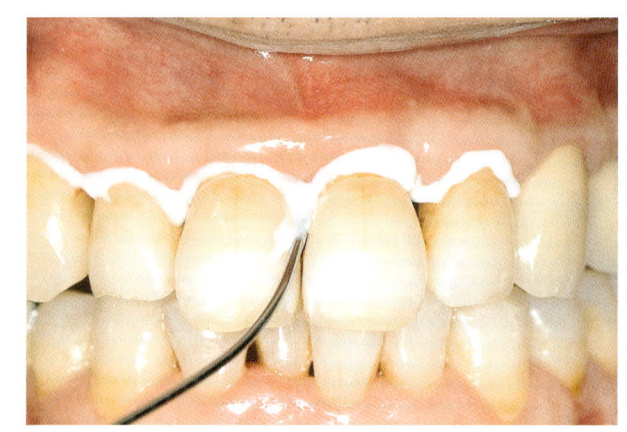

図 16-17a, b　歯周外科後は急性の根面露出となっているので、術後のプラーク・コントロールの管理とともに、フッ素による耐酸性の向上を図っておきたい。

a|b

【Toothpaste Technique】

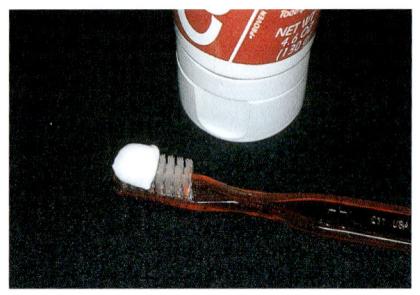

図 16-18a　約1,000ppmのフッ素を含む歯磨剤で、通常のノズルであれば歯ブラシの刷面の半分が使用時の目安となる。

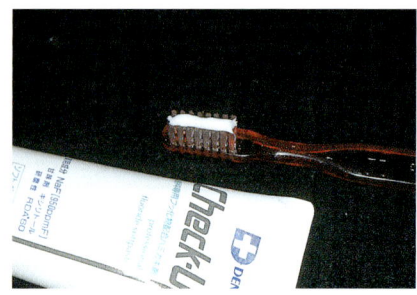

図 16-18b　先の細いノズルであれば、歯磨剤は刷面いっぱいの量が使用時の目安となる。

【各種フッ素含有歯磨剤】

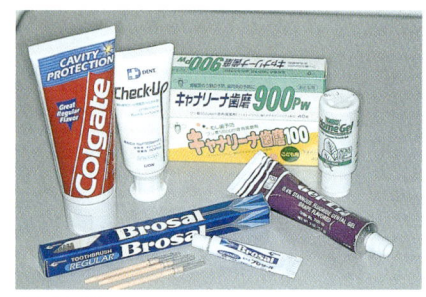

図 16-19

に洗口する。吐き出した後はできればそのまま、もし気持ち悪ければ1回だけ水で洗口してもらう。多少歯磨剤の味が残るが、残存フッ素量は緑茶1杯分くらいであり、副作用はないと考えていいだろう。このブラッシングの後はうがいや飲食は少なくとも30分、できれば2時間くらいは禁止である。

このToothpaste techinique のポイントはいくつかある。まず使う歯磨剤の種類と量である。最近は1,000ppm近くの濃度のフッ素を含んだ歯磨剤が数多く出回っているので、そのあたりの濃度のものを選んでもらう（図16-19）。洗口は極力しないので歯磨剤の味が口のなかに残ってしまう。そのため自分の嗜好に合わない味だとunhappyなので、歯磨剤はいくつかお奨めはするものの、最終的には患者自身が選ぶようにしてもらっている。使用量も前述のようにかなりたっぷり必要だ。1,000ppmすべてが口腔内に残るわけではなく、通常そのうちの十数パーセント程度の口腔内残留量になる[62,63]ので、有効濃度を得るためには0.5g程度は必要なようだ。

ブラッシングで歯面の隅々までいきわたらせることも大切だし、その後の洗口でも液を隅々までいきわたらせることが重要である。そして極力水でゆすがないことが大きなポイントである。ゆすぐ回数が増えれば増えるほど効果は激減する。

泡だって長い時間磨けないからとか、磨いた気になるからとか、研磨剤が入っているからと嫌われることの多かった歯磨剤であるが、寝る前の仕上げ磨きに使うかぎりはカリエス予防に効果的である。

ほかにフッ素洗口液を使う手もあるが、今まで歯磨剤を使ってきている人には、歯磨剤を用いる方が導入しやすいと考え、今のところはフッ素洗口液は使用していない。

[間食の齲蝕誘発ランキング]

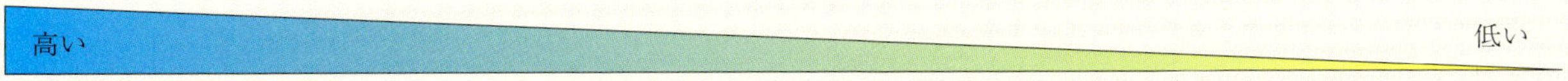

高い				低い
キャンディー	嗜好性飲料	プリン	甘くないスナック菓子	小梅
キャラメル	チョコレート	ヨーグルト	果実類	味付けコンブ
ドロップ	ビスケット	アイスクリーム		チーズ入りカマボコ
のど飴	クッキー	みつまめ		ナッツ類
チューペット	甘いスナック菓子			チーズ
ゼリービーンズ	菓子パン			茶
金平糖	ドーナッツ			牛乳
	ようかん			特保食品マーク
	せんべい			歯に信頼マーク

図 16-20 齲蝕誘発性甘味料が多く含まれ，かつ長く口腔内に停滞するものが齲蝕誘発度が高い．齲蝕誘発性甘味料が多くても，すぐに口腔内から消えるものは案外齲蝕誘発度は低いし，逆に齲蝕誘発性甘味料が少なくても，口腔内に長く停滞しているうちに代謝されて虫歯菌の好物ができてしまう場合は齲蝕誘発度は高くなってくる[64-66]．清涼飲料水やスポーツドリンク類は，齲蝕誘発性甘味料が含まれているうえに，クエン酸，アスコルビン酸などの酸も含まれているため，歯質の脱灰が起こりやすいものが多い．

[その3／飲食物対策]

齲蝕誘発性飲食物摂取の量と回数を減らすことが目標だ．甘みに慣れてしまった現代人から，甘いものを排除することは実際困難であろうから，非齲蝕誘発性甘味料を取り入れるのもいい手だ．何が齲蝕誘発性が高くて，何が低いのかを知っている患者は少ないので，われわれがしっかり啓蒙する必要がある（図 16-20）．齲蝕誘発性甘味料の入ったスポーツドリンクやのど飴を，体にいいと思って常用している人がまだまだ多いのが現実だ．

[その4／唾液対策]

唾液の量や緩衝能[47-51,67]が落ちている人は，きわめてカリエスになりやすい．その場合はまず原因を知ることが大切だ．もし唾液の分泌を抑制するような薬を常用しているようであれば，主治医と相談してみる方がいいだろう．咀嚼機能が落ちているのが原因として考えられるのであれば，機能回復を図らねばならない．加齢によることもあるだろうし，個体差ということもあるだろう．

歯周病患者の年齢では多かれ少なかれ何らかの全身疾患をもっていることが多く，われわれの知らない間に薬剤の投与を受けていることがある．これは急にカリエスリスクを上げる原因になる．歯周病のメインテナンスをしている患者で，プラーク・コントロールのレベルは変わっていないと思われるのに急にカリエスができはじめたら，前述の飲食物と唾液が主犯格と思ってよい．このあたりはメインテナンス時の問診項目に加えておくべきであろう．

唾液対策としては，漢方薬や緩衝能を高める薬もあるようだ[68]が，著者はそれらを奨めたことはない．咀嚼機能の回復を図りながら，食後すぐにガムなどを嚙んでもらうよう指示するくらいである．もちろん非齲蝕誘発性甘味料の入ったガムであることはいうまでもない[69-72]．

唾液の量の少ない人は，カリエスだけでなく粘膜も炎症を起こしやすく，またデンチャーでも疼痛がでやすいため，あらゆる面で難症例になる．よい解決法が開発されることを切に望んでいる．

第17章
蘇れ！ 歯周組織！

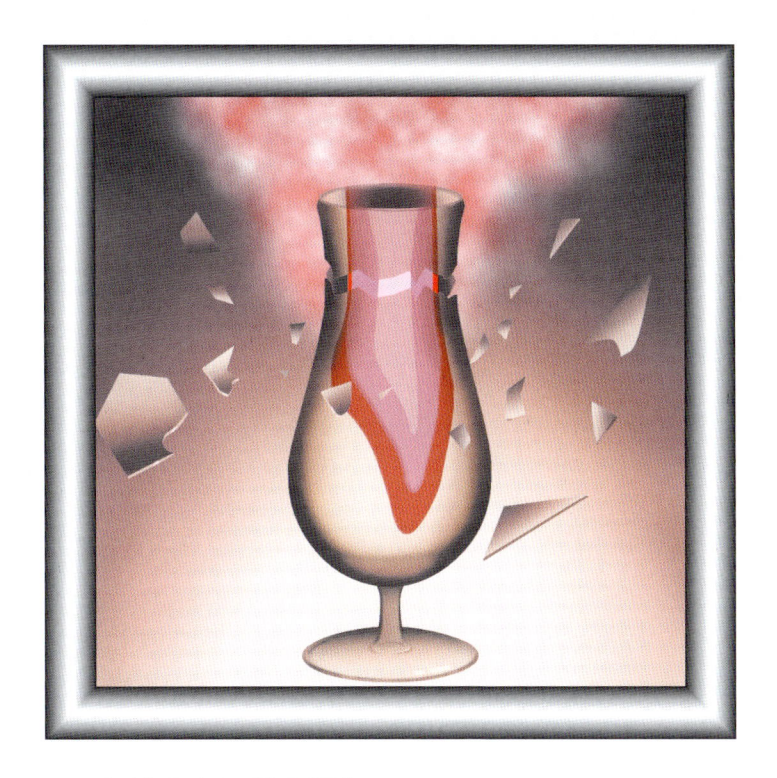

タイトルイメージイラスト
　歯の発生において上皮系細胞と間葉系細胞は，ワイングラスとワインのように密接な関係があり，また周囲組織もワインの香りのごとく重要なファクターになっている．

再生療法のバイオロジー

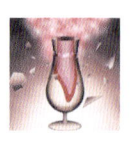

グラスを傾け再生談義

GTR法がペリオの世界で使われるようになって久しい感がある．最近ではセメント質の再生にも積極的に取り組むようになり，臨床応用が始まっている．この章ではその再生療法について山本流の解説を加えていきたい．

骨の再生の話はすでにしているので，とくにセメント質にスポットをあててみることにする．発展途上の分野なので，私見や仮説が多くなるのはご容赦！ご容赦！

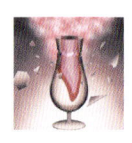

付着器官って？

付着器官（Attachment Aparatus）という言葉をご存じだろうか？ セメント質，歯根膜，歯槽骨の三つの組織の総称で，"歯周組織マイナス歯肉"という方が覚えやすいかもしれない（図 17-1）．

付着器官はその名のとおり，歯を骨に固定するための組織群である．セメント質と骨（この場合は固有歯槽骨）という二つの硬組織を，歯根膜中のコラーゲン線維が結びつけているのだ．発生学的にも，この三つの組織は歯小嚢という共通の祖先から分化してきているので，親戚関係の組織といっても[1-5]よい（その点，歯肉はよそ者だ）．

われわれは発生した後の組織を扱うのだから，あの難解な発生学は考えたくないという気持ちは痛いほどよくわかるが，創傷治癒は発生のミニチュア版になっており，大変勉強になる[6,7]．ここらで重い腰を上げて発生学に挑戦してみよう．

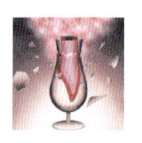

こうして付着器官はできあがる

胎生8週くらいになると歯の発生が始まる[5]．外胚葉性の上皮が落ち込んできて，蕾のような形から，鐘のような形になっていく．いま風にいえばワイングラスというところであろうか．このワイングラスの内側を覆っている上皮を内エナメル上皮（inner enamel epithelium），外側を覆っている上皮を外エナメル上皮（outer enamel epithelium）という．

歯冠部ができていくときは，この内エナメル上皮の細胞がエナメル芽細胞（ameloblast）になり，エナメル質をつくっていく．ワイングラスの内側がエナメル質でコーティングされていくようなものである．象牙質はどうかというと，ワイングラスの内側つまりワインからできてくる（？）（図 17-2）．ワインが象牙質でワイングラスがエナメル質というおしゃれな関係があるわけである．

【付着器官(attachment aparatus)】

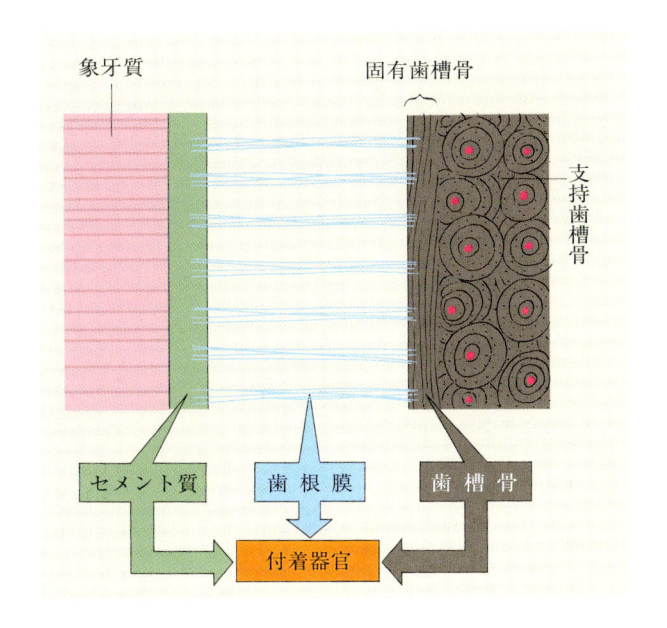

図 17-1

　このワインは歯乳頭(dental papilla)とよばれる組織で，そのなかから象牙芽細胞(odontoblast)といわれる細胞が内エナメル上皮側，つまり外側に誘導されて象牙質をつくっていく[8-10]．ワイングラスに面したところから象牙質ができていくというイメージである．したがって，ワイングラスとワインの界面からエナメル質は外側に向かって，象牙質は内側に向かってできあがっていく．イメージは湧いているだろうか？

　エナメル質は上皮の細胞から，象牙質は間葉系の細胞からできてくるわけであるが，この上皮と間葉の間ではさまざまなやりとりがある[11-19]（もちろんエナメル質や象牙質に限ったことではない）．上皮から間葉，間葉から上皮に向かって各種のシグナルが送られているわけである．ワインとワイングラスが切っても切れない関係であるように，上皮と間葉も密接な関係にあることも覚えておこう（図17-3）．

　さて大事なのはこれからだ．歯根ができていくときには[20]，この内エナメル上皮と外エナメル上皮がひっついて，2層の細胞からなるヘルトヴィッヒ上皮鞘(Hertwigs epithelial sheath[21])ができる（図17-4）．実をいうと歯冠部ができるときには，内エナメル上皮と外エナメル上皮の間にはエナメル髄(enamel pulp)といわれる組織で埋められていて，ワイングラスというより分厚い湯呑み茶碗のようになっている．しかし，歯根部ができるときにはそのエナメル髄がないため，それこそ薄いワイングラスのようになっている．

　ワイングラスがすぐ割れるように（わが家のワイングラスの入れ替わりも早い），ヘルトヴィッヒ上皮鞘はバラバラになって，その隙間から歯小囊由来の間葉系細胞が内に入ってくる[22-29]．歯小囊(dental sac)とはワイングラスの周りにあるワインのブーケ漂う間葉系組織である（もちろんブーケは漂ってません）．そして断裂したヘルトヴィッヒ上皮鞘の内側にできている未熟な象牙質(外套象牙質)のところまできて，セメント質をつくるセメント芽細胞(cementoblast)とコラーゲン線維をつくる線維芽細胞(fibroblast)に分化する．そしてセメント質をつくりながら，線維も同時につくられていくため，セメント質のなかにコラーゲン線維が埋め込まれていくわけだ[30-32]（埋め込まれたコラーゲン線維をシャーピー線維という／図17-5）．

　そのころ骨の方でも同じように，骨芽細胞(osteoblast)が骨をつくりながら，線維芽細胞がコラーゲン線維をつくるため，骨のなかにコラーゲン線維が埋め込まれていく．

　バラバラになったヘルトヴィッヒ上皮鞘はマラッ

[歯冠の発生]

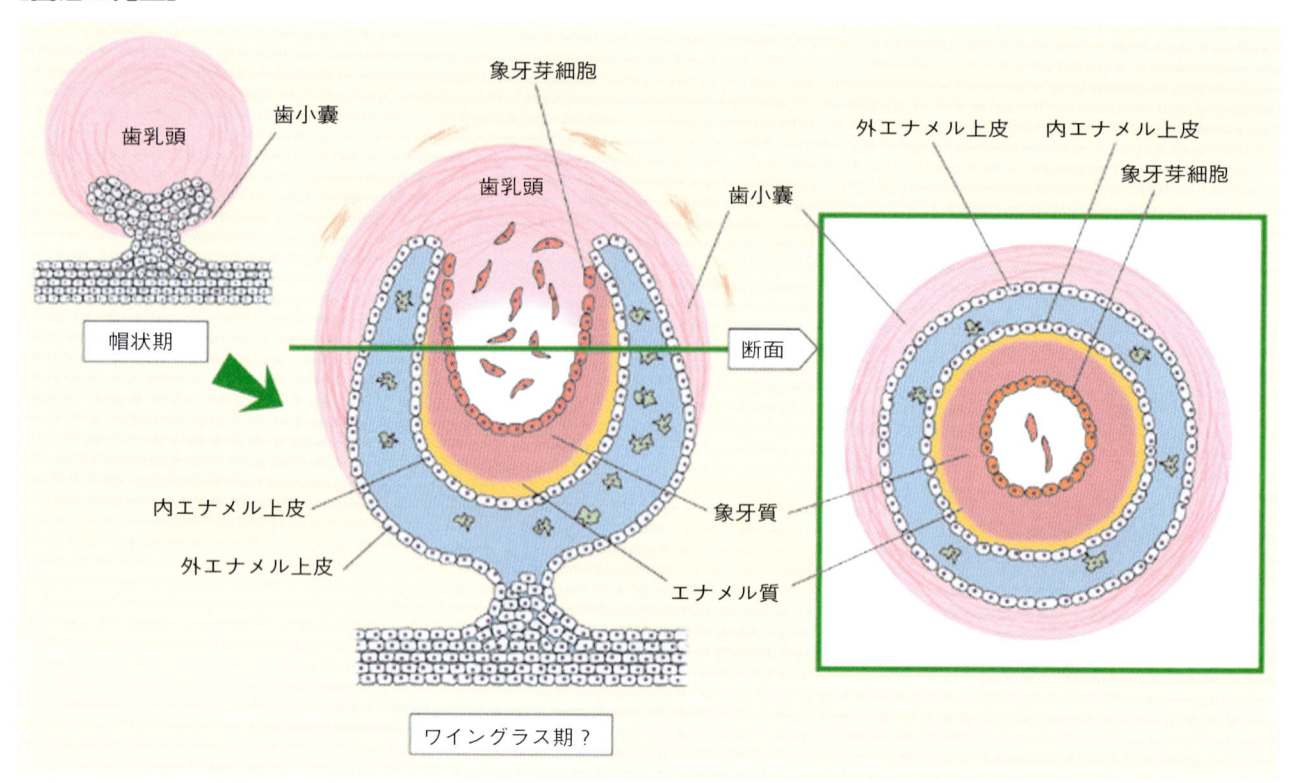

図 17-2　歯冠の発生が進むと，落ち込んだ上皮はワイングラスのようになる．ワイングラスの内側に貼りついている内エナメル上皮は，内側に向ってエナメル質をつくる．ワインの表面を覆っている象牙芽細胞は逆に外側に向って象牙質をつくっていく．ワイングラスの中やまわりには，乳歯頭や歯小嚢というワインのブーケ漂う間葉系組織に満たされている（理解しやすいよう，イラストはかなり実際よりデフォルメしている）．

セの上皮遺残（epithelial rests of Malassez[33]）として，発生後も歯根膜中に残るが，その存在意義はまだ未解決だ．逆にヘルトヴィッヒ上皮鞘がうまくバラバラにならないと，その内層の内エナメル上皮の細胞がエナメル芽細胞に分化し，エナメル質をつくってしまうことがある．根分岐部の**エナメルプロジェクション**（enamel projection）などがそうだ．

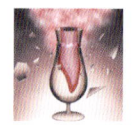

セメント質に こだわってみよう

付着器官の発生を，発生学者に申し訳ないくらいに手短に，非アカデミックにまとめてみたが，本当のところはもっと複雑で，わからないことも多い．とくにセメント質は体のなかでもっとも研究の遅れている硬組織といってよいだろう．その理由の一つに，セメント質やセメント芽細胞の**目印**（マーカー，Marker）が見つかっていないことがあげられる（図 17-6）．

このために培養実験ができない．なぜならセメント芽細胞の目印がなければセメント芽細胞をとってくることもできないし，未分化な細胞がセメント芽細胞になったとしてもそれを証明できない．培養実験では cell line といって安定した表現型（phenotype）を示す細胞（生まれや性格がよくわかっている細胞といったところ）をよく使うが，セメント芽細胞の cell line はない[34]．

歯根膜の細胞を採ってきて，硬組織をつくらせることは今ではたやすいことだが，それが骨なのかセメント質なのかはだれも答えられない．そのためセメント質に関する培養実験は，どこか雲をつかむような内容という結論しか得られないし，どうしても組織学的な検索などからの推察となってしまうことが多いように思う．

第17章 蘇れ！ 歯周組織！－再生療法のバイオロジー

［歯の発生"ワイングラス期"］

［歯根の発生］

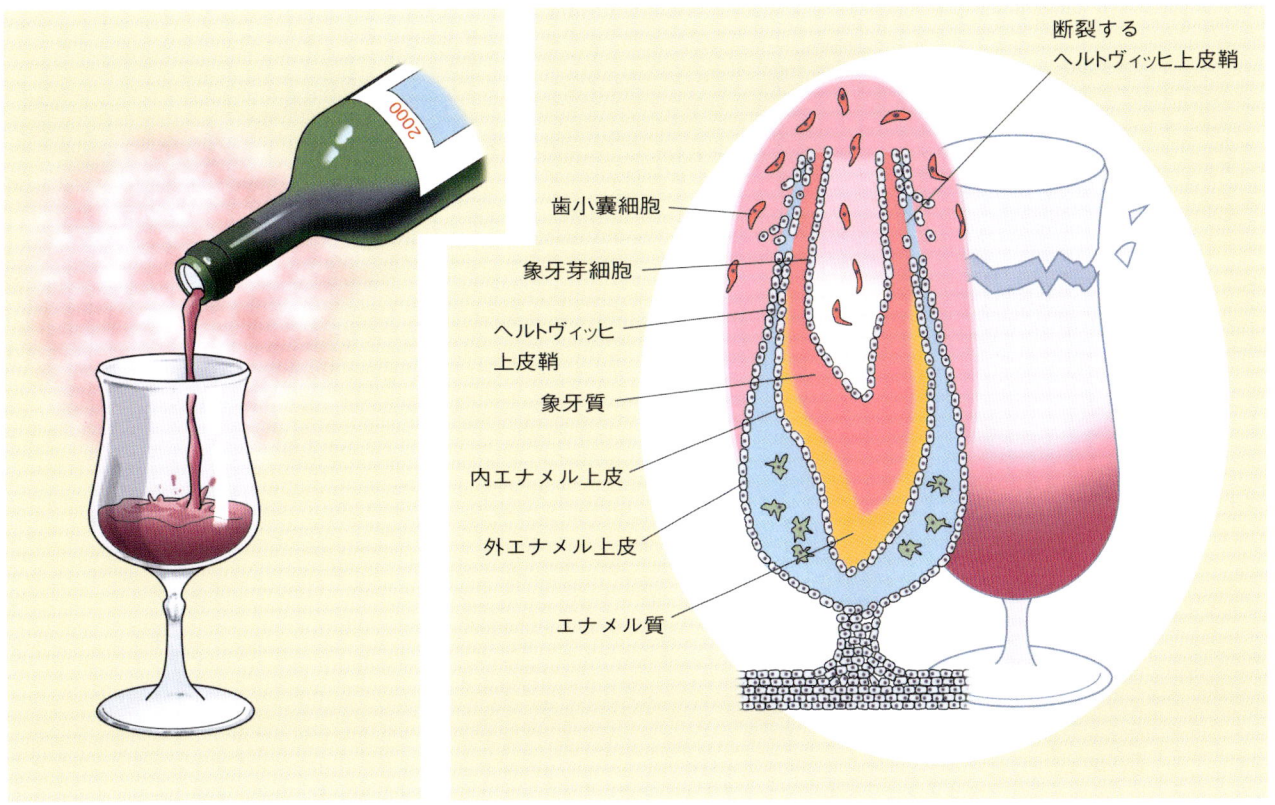

図 17-3 ワイングラスを形づくる上皮系細胞がエナメル質を，それを満たす間葉系組織が象牙質や歯髄をつくっていく．お互いに切っても切れない関係である．

図 17-4 歯根の発生に伴って，内エナメル上皮と外エナメル上皮はひっついてヘルトヴィッヒ上皮鞘となる．幼若な象牙質に面したヘルトヴィッヒ上皮鞘が断裂することにより，歯小囊由来の細胞がその象牙質の表面に到達し，セメント芽細胞や線維芽細胞に分化すると考えられている（イラストは実際よりデフォルメして描かれている）．

［セメント質の発生］

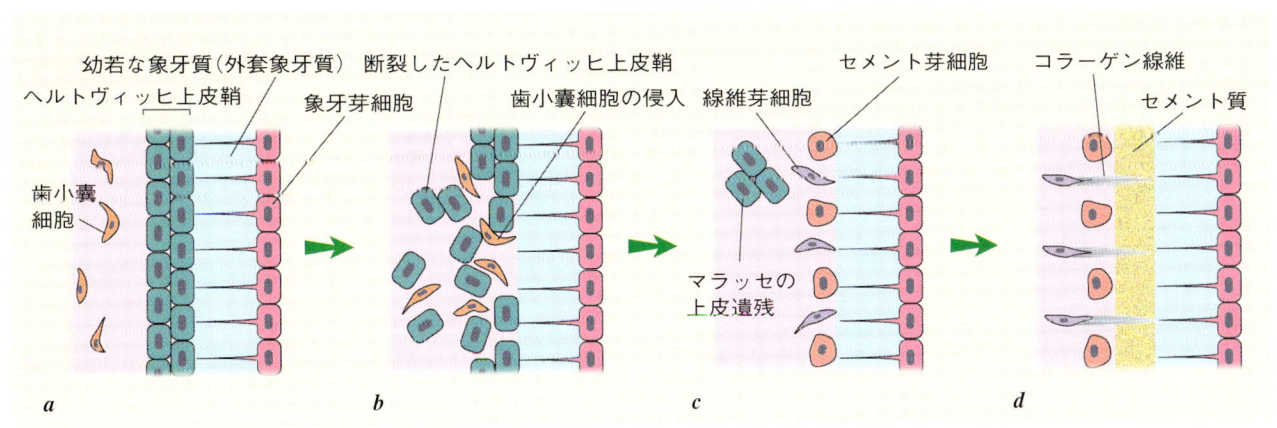

図 17-5 幼若な象牙質（外套象牙質）に面したヘルトヴィッヒ上皮鞘が断裂すると，歯小囊由来の間葉細胞が侵入してくる（b）．外套象牙質表面でそれらはセメント芽細胞と線維芽細胞に分化する（c）．セメント芽細胞がセメント質を，線維芽細胞がコラーゲン線維（歯根膜線維）を分泌することにより，コラーゲン線維がセメント質に埋め込まれていく（d）．

[セメント芽細胞の目印は？]

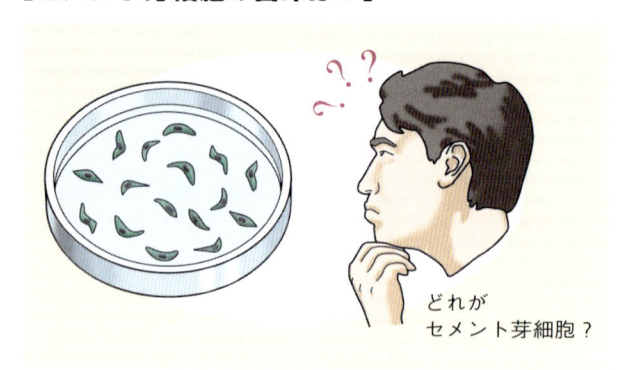

図 17-6 セメント芽細胞の有効な目印がないため，セメント質研究は非常に難しい．

[セメント質形成の登場人物]

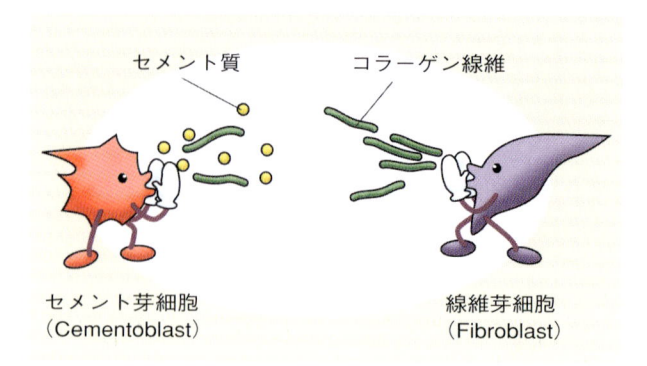

図 17-7 セメント質本体をつくるのはセメント芽細胞だが，シャーピー線維の埋入したセメント質ができるためには，線維芽細胞との連携が必要である．

[有細胞性セメント質と無細胞性セメント質]

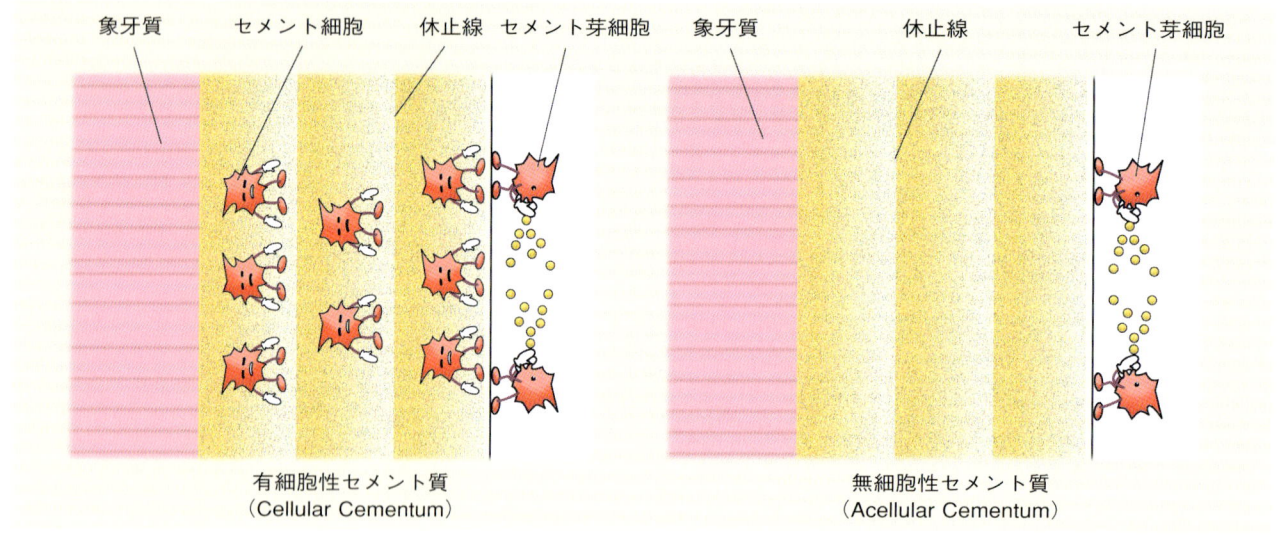

図 17-8 有細胞性セメント質はセメント芽細胞が自ら埋め込まれてしまったもので，埋め込まれた細胞はセメント細胞(cementocyte)とよばれる．この状況は骨組織によく似ている．それに対し無細胞性セメント質ではセメント芽細胞は埋め込まれることはない．通常，有細胞性セメント質は根尖側2/3～1/2，無細胞性セメント質は歯頸側1/3～1/2にみられる．また膜を用いたGTR法では有細胞性セメント質が，エムドゲイン®を用いた再生療法では無細胞性セメント質が再生してくるといわれている．

　いくら分子生物学をもってしても，相手の目印がなければ研究のしようがないのである．そんなつかみどころのないセメント質だが，わかっている範囲で話をしてみよう．

　セメント質は，セメント質本体をつくるセメント芽細胞(Cementoblast)と，そこに入り込むシャーピー線維をつくる線維芽細胞(Fibroblast)の共同作業でできあがる(図 17-7)．つくる職人は同じはずなのだが，できあがるセメント質は部位によって異なることがわかっている(つくる職人が違うという説もある)．その違いを表現する方法，つまりセメント質の分類方法にはいくつかあるが，**細胞の有無と線維の種類で分類するのが一般的**[4,35]になってきている．

　細胞の有無というのはセメント質のなかにセメント芽細胞が埋め込まれてしまうことがあるからで，埋め込まれてしまったセメント質を**有細胞性セメント質**(Cellular Cementum)，埋め込まれていない，細胞のないセメント質を**無細胞性セメント質**(Acelluar Cementum)という(図 17-8)．埋め込まれたセメ

[内部線維と外部線維]

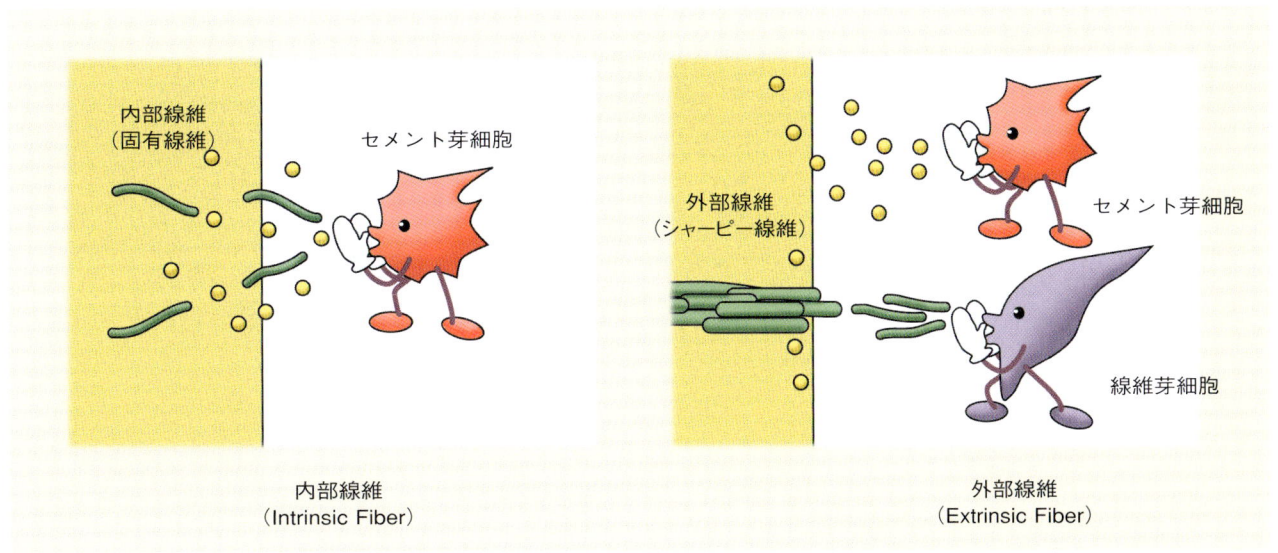

図 17-9 セメント質に含まれる線維によって，セメント質を分類することがある．内部線維性セメント質は含まれる線維（内部線維）のつくり主がセメント芽細胞で，外部線維性セメント質は含まれる線維（外部線維）のつくり主が線維芽細胞である．

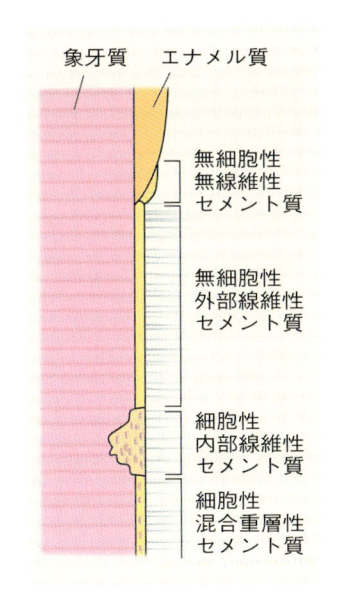

[セメント質の分類]

図 17-10

[無細胞性無線維性セメント質（Acellular Afibriler Cementum）]

図 17-11 細胞やコラーゲン線維の含まれないセメント質で，歯頸部のエナメル質上などにみられることがある．

[無細胞性外部線維性セメント質（Acellular Extrinsic Fiber Cementum）]

図 17-12 歯根の歯頸側1/3〜1/2で覆うセメント質で，セメント細胞は含まれず線維芽細胞由来の外部線維（シャーピー線維）が埋入している．歯周病で失う付着の多くを担うセメント質である．

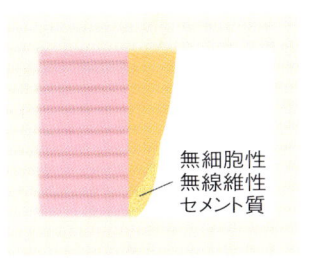

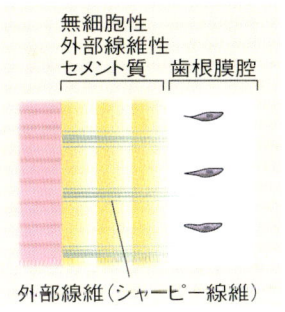

ント芽細胞はセメント細胞（Cementocyte）に改名する．歯頸部の方のセメント質は**無細胞性セメント質**で，根尖の方のセメント質は有細胞性セメント質になっている．セメント質の添加，修復は有細胞性セメント質で行われ，GTR法後にできるセメント質もこの有細胞性セメント質である[36,37]．

もうひとつ，含まれる線維の種類も大切だ．これには2種類あって，線維芽細胞がつくる**外部線維**（Extrinsic Fiber）とセメント芽細胞のつくる**内部線維**（Intrinsic Fiber）からなる[4,35,38,39]（*図 17-9*）．外部線維はセメント質に埋め込まれるとシャーピー線維とよばれるが，内部線維はセメント質の成分の一部で，固有線維ともよばれる．

細胞と線維という二つの基準で，セメント質は以下のように分類できる[4]（*図 17-10*）．

1．無細胞性無線維性セメント質
 （Acelluar Afibriler Cementum）
2．無細胞性外部線維性セメント質

[細胞性内部線維性セメント質(Cellular Intrinsic Fiber Cementum)]

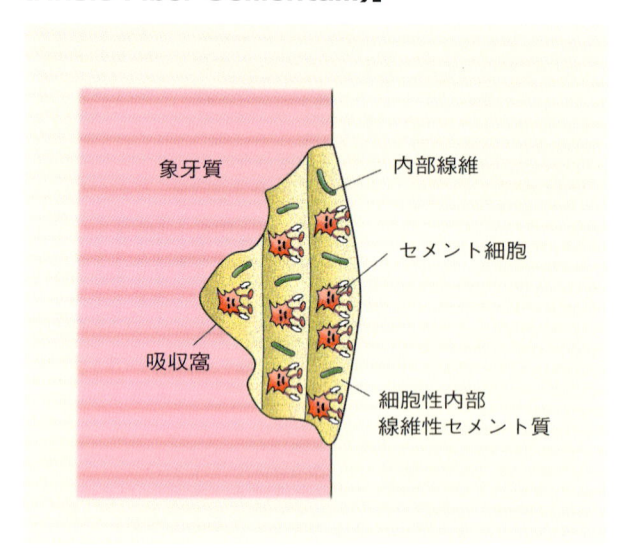

図17-13 歯根の生理的・病的吸収の修復の際にみられるセメント質で，外部線維(シャーピー線維)を含まない．

[細胞性混合重層性セメント質(Cellular Mixed Stratified Cementum)]

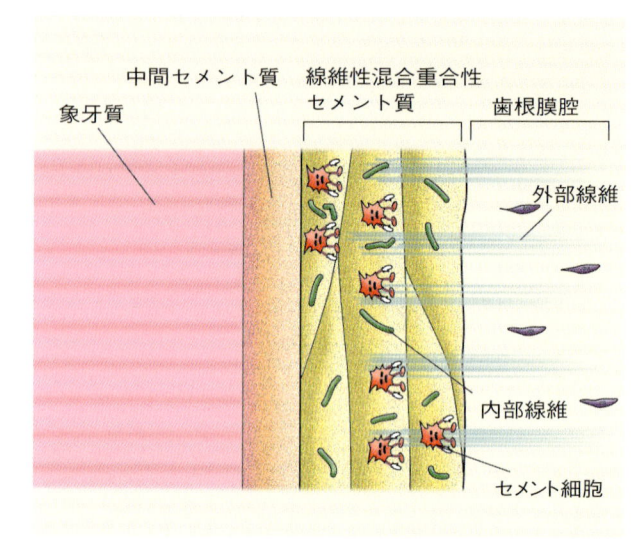

図17-14 歯根の根尖側2/3～1/2を覆うセメント質で，セメント細胞を含み，内部線維，外部線維の両方が埋入されている．

　　　(Acellular Extrinsic Fiber Cementum)
3．細胞性内部線維性セメント質
　　　(Cellular Intrinsic Fiber Cementum)
4．細胞性混合重層性セメント質
　　　(Cellular Mixed Stratified Cementum)

　無細胞性無線維性セメント質はセメント芽細胞の産物ではあるが，細胞も外部線維も内部線維も含まれない[40-42]．ヒトではエナメル質表面を覆う歯冠セメント質などとしてみられる(図17-11)．

　無細胞性外部線維性セメント質は歯頸側1/3～1/2にみられ，われわれにもっともなじみのあるものだ[30,43-50]．前述のセメント質の発生もこのセメント質の説明になっている．歯周病で失う付着の多くはこのセメント質によるものだ(図17-12)．

　細胞性内部線維性セメント質は，細胞を含むが，シャーピー線維を含まないセメント質で，歯根の生理的・病的吸収窩を埋めるときなどに認められる[4,51](図17-13)．

　細胞性混合重層性セメント質は，根尖側2/3～1/2にみられ，セメント細胞を埋入している．線維は内部線維も外部線維も認められるが，量的には内部線維の方が多いようである．外部線維の埋入量の異なる層がいくつも重なってみえるため，この名がつけられている(図17-14)．セメント質は骨と違い吸収されることは少なく，生涯添加されていくことが知られている[52,53]．その添加されるセメント質のほとんどが，この細胞性混合重層性セメント質である(いつもの横道⑳)．

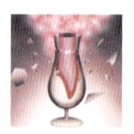

蘇れ！ 歯周組織！

　さて，ここまではこれからの話を理解するための前準備である．ここからはいったん失った付着器官を再生する，いわゆる**再生療法**(regeneration therapy)について考えていきたい．GTR法(Guided Tissue Regeneration，組織誘導再生法)として一躍脚光を浴びるようになった再生療法だが，現在の膜を用いた術式が開発されるずいぶん前から，われわれの先輩たちはチャレンジしていて，ある程度の結果はでていた．それらの術式は，血餅を保持しながらいかに上皮を排除するかという，現在のGTR法でも十分通用するコンセプトに基づいていた[57-61]．

　体の内部が露出したとき，外部環境から内部を守

第17章 蘇れ！ 歯周組織！―再生療法のバイオロジー

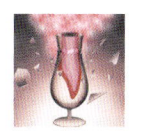

いつもの横道⑳　セメント-エナメル境はどうなっているの？

[セメント-エナメル境(Cemento-enamel junction).歯根の断面像(Thorsen, 1917[54])]

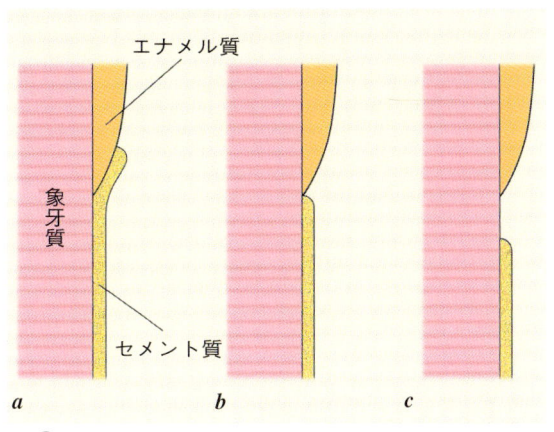

図⑳-1　セメント質とエナメル質の両端が一致していることは案外少なく(30%)，エナメル質の一部をセメント質が覆っていることが多い(60〜65%)．また象牙質の一部が露出していることもあり(5〜10%)，知覚過敏の原因にもなる．
a　エナメル質の一部をセメント質が覆っている(60〜65%)．
b　エナメル質とセメント質の両端が一致している(30%)．
c　象牙質の一部が露出している(5〜10%)．

[セメント-エナメル境(Cemento-enamel junction)．歯根の表面像]

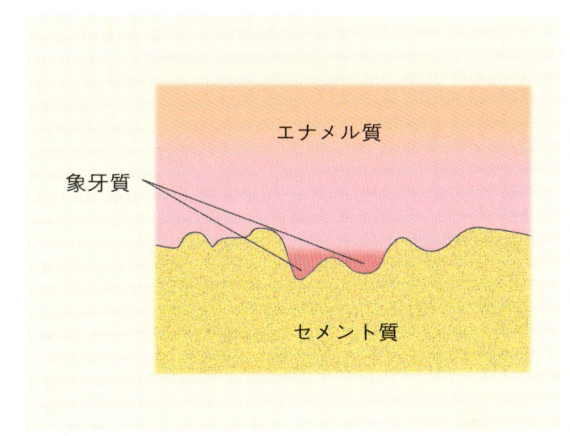

図⑳-2　実際のセメント-エナメル境は図⑳-1のa, b, c, のパターンが混在している．

　歯頸部のセメント質とエナメル質の境界部，つまりセメント-エナメル境(Cemento-enamel junction, CEJ)はどのようになっているかご存じであろうか？　その名のとおりセメント質とエナメル質がひっついているんだろうと考えているあなた……正解率30%です．

　CEJにおけるセメント質とエナメル質の関係には三通りあり，案外エナメル質に重なるようにセメント質ができている場合が多いのがわかる[54,55](図⑳-1)．これは歯冠セメント質ともよばれ，前述の無細胞性無線維性セメント質でできていて，著しい場合はセメント小舌[55,56]という名が与えられる．歯の萌出などに伴ってエナメル上皮が断裂することにより，エナメル質上に歯小嚢由来の細胞が到達しセメント質をつくってしまうのではないかと考えられている[4]．

　逆に頻度は少ないが，セメント質が足らずに象牙質が露出している場合もある．おそらくエナメル上皮の断裂が遅れたために，セメント質ができなかったのであろう．この部分が口腔内に露出すると，知覚過敏を起こす原因になるかもしれない．

　実際はこのCEJにおける3パターンは混在しており，1本の歯のCEJでも部位によっていろいろなパターンをとる(図⑳-2)．一見，単純そうなCEJでも発生のときのちょっとした手違いで，実に複雑な形態ができあがっているのがご理解いただけたと思う．

[受傷早期に形成される上皮のバリケード]

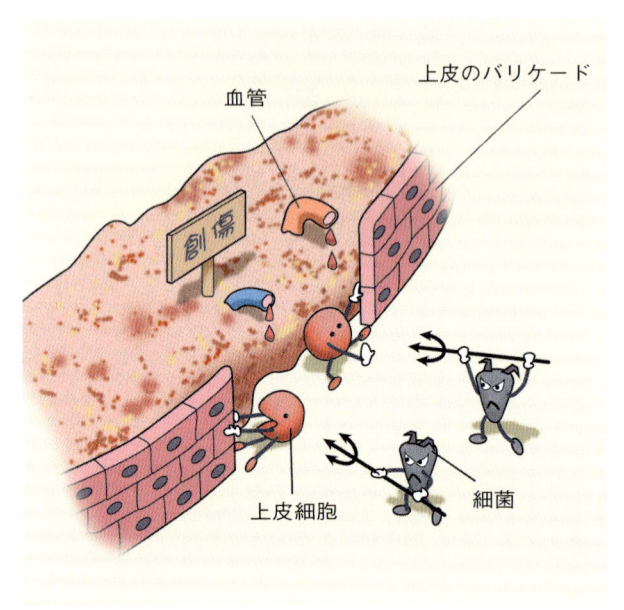

図 17-15　外来の刺激や感染を防ぎ内部環境を守るために，上皮はいち早くバリケードを張る．

[垂直性骨欠損における上皮細胞の遊走]

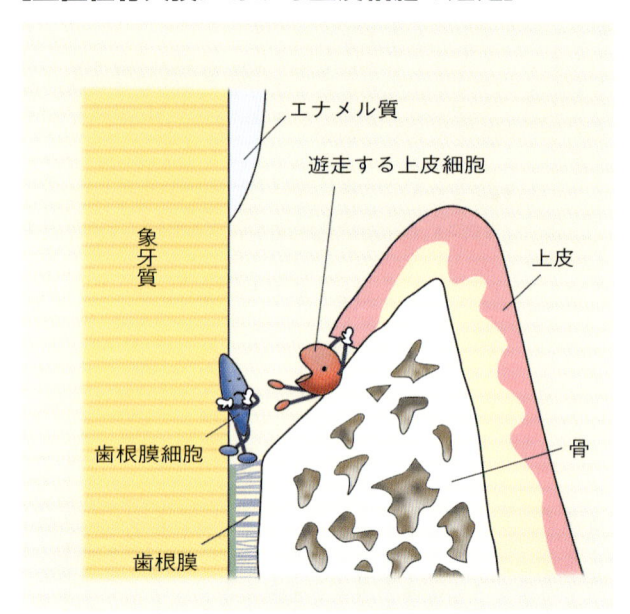

図 17-16　垂直性骨欠損に沿って上皮細胞が遊走してくるため，歯根膜細胞が再生の仕事をする場所がなくなってしまう．

るために上皮がその間に壁をつくる（図 17-15）．おたおたしていると細菌や異物が入ってきてしまうので，上皮の再生のスピードは，周りの組織より数段速く設定されている．他の組織は壁ができてからつくっていけばいいわけだ．しかし歯周病による垂直性骨欠損の場合，他の組織つまり付着器官が再生しようと思っても，その場所まで上皮がバリケードを張ってしまっていて，再生する場所がなくなってしまっている（図 17-16）．これを解決するためにさまざまな上皮の排除法が考えだされた[60]．

その一つに上皮を外科的に切り取ってしまって，骨欠損から上皮の断端を遠ざける方法がある[80,81,89]（図 17-17）．あるいはフェノールのような薬剤で，上皮を繰り返し焼灼する方法もある[60]（図 17-18）．どちらも上皮が忠実に仕事をしようと欠損部にやってこようとしているのに，メスや薬で殺してしまうわけである．また欠損部を遊離歯肉移植で覆うという方法もある[57]．移植した歯肉の上皮は血液供給が不十分なため壊死に陥るが，結合組織が生き残れば欠損部の血餅保持にも役立つというわけだ．

いまや一つの治療法として確立された感のあるGTR法は，**歯肉を特殊な膜で骨や欠損部から隔離する方法**[62-67]である（図 17-19）．この場合，歯肉の上皮は欠損部に入り込もうにも，すでにGTR膜のバリケードが張り巡らされているため入り込めない．しかもこの膜が付着器官再生の場所を確保してくれるわけだから，付着器官を再生しようと思っている細胞にとっては願ったりかなったりである．

付着器官を再生するための職人たちは**歯根膜**に集まっている．骨にもいる可能性があるようだが，メインは歯根膜である[68-72]（図 17-20）．付着器官の各組織は発生学的に親戚関係があるので，再生には付着器官のなかの歯根膜の細胞が代表して働くわけである．歯肉は親戚関係がないので付着器官を再生できない[73,74]．したがってGTR法を成功させるには，**歯肉を排除しながら再生の場を確保し，いかに歯根膜由来の細胞に再生という仕事をさせるか**ということになる．再生を阻害する根面上の細菌や為害物質の除去はいうまでもない[75-78]．

再生療法では，どういう膜を使うかとか，どういう骨移植材を使うかとか，再生を促進する因子に目が向きがちであるが，根面のデブライドメントのよ

[上皮を外科的に骨欠損から遠ざける方法]

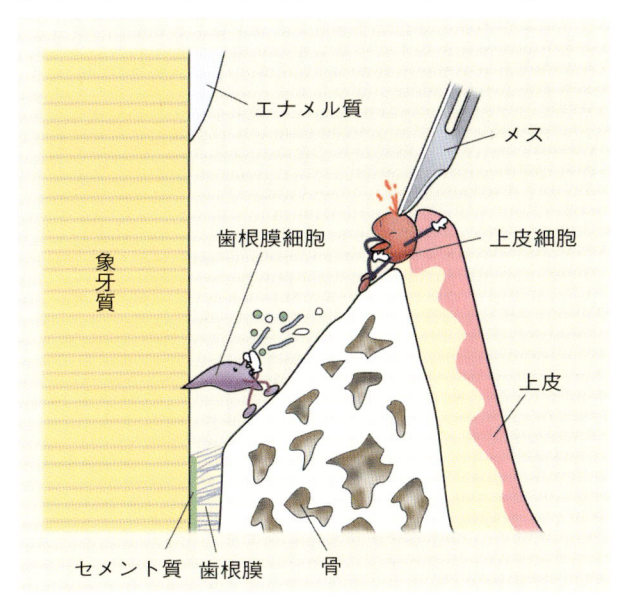

図17-17 骨欠損に入り込もうとする上皮細胞を外科的に除去する．その間に歯根膜由来の細胞による再生を期待するわけだ．これは bone denudation techinique などとして古くから行われている方法である．

[上皮を化学的に骨欠損から遠ざける方法]

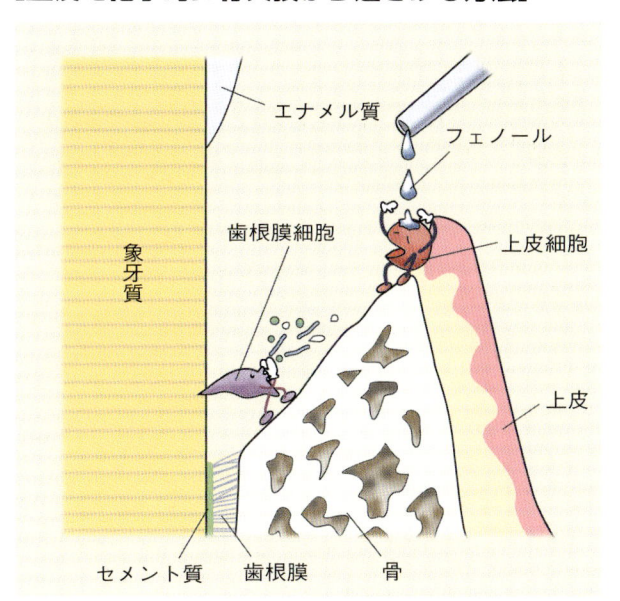

図17-18 フェノールなどで上皮細胞を焼き殺す方法である．原理は*図17-17*と同じである．

うな再生を阻害する因子の排除なしには成功はありえないことを肝に銘じておこう[79]（*図17-21*）．

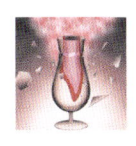

エムドゲイン®登場！

この従来のGTR法で再生してくるセメント質は有細胞性セメント質である[36,37]（*図17-22*）．古いセメント質上でも，象牙質上でも同じ有細胞性セメント質ができてくる．この有細胞性セメント質は組織切片をつくるときに剥がれやすいということから，その付着強度を疑問視する声がある[80]．GTR法で再生させようとしている部位は，もともと無細胞性外部線維性セメント質であるから，真の意味での再生とはいえないかもしれない．そこで歯周病に罹患した根面に，無細胞性外部線維性セメント質を再生させようという試みがなされている．いま話題のエムドゲイン®（EMDOGAIN®）がそれである[81]（*図17-23*）．

エムドゲイン®の主成分はブタの歯胚から抽出したもの[82-84]で，前述の内エナメル上皮がつくりだし

たものと考えられている．アメロジェニン（Amelogenin）というタンパクを主成分としており[85,86]，PGA（Propylene Glycol Alginate）をキャリアーにして使用する．サルを用いた動物実験[82,87]およびヒトでの実験[87,88]では，無細胞性外部線維性セメント質による付着器官の再生が確認されている．しかしセメント質自体に未解決の問題が多いため，エムドゲイン®の作用機序に関しても仮説の域をでていない．

そもそも，どうして**有細胞性セメント質**と**無細胞性セメント質**の2種類があるのかがよくわからない．二つのセメント質のつくられるスピードが違うということは昔からわかっている[89,90]．有細胞性セメント質の方がつくられるスピードが速く，セメント質をつくっている本人が埋まってしまうというのだ．事実，無細胞性セメント質に対して有細胞性セメント質のできるスピードはずっと速い[91]．（無細胞セメント質の形成速度は 5〜7 $\mu m/day$[38]，有細胞セメント質の形成速度は0.1〜0.5$\mu m/day$[96]）とすると，どうしてスピードが違うのかということになる．

その理由として考えられたのが咬合だ[92-95]．無細胞性セメント質は歯冠側，有細胞性セメント質は根

【GTR法(Guided Tissue Regeneration)】

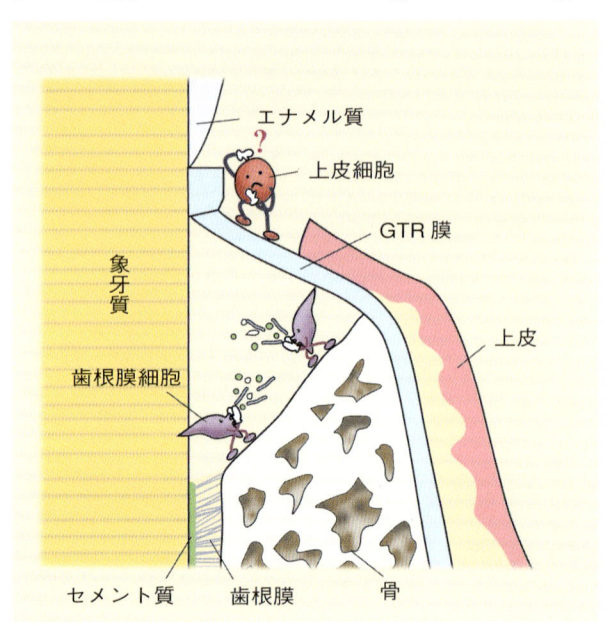

図 17-19 膜を歯肉と骨の間に挟み込むことにより，上皮を排除しながら再生の場を確保できる．

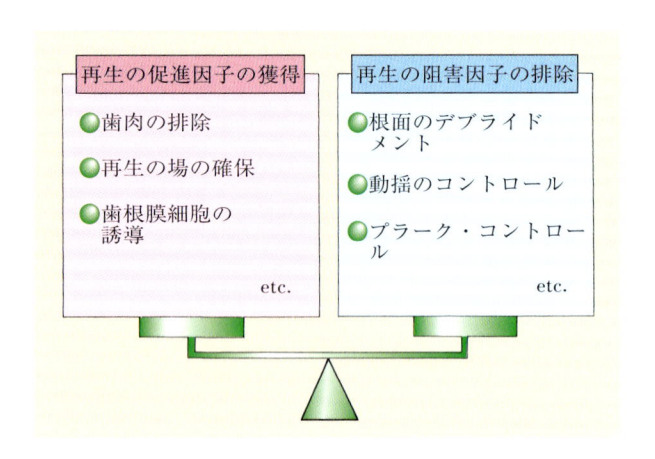

【付着器官の再生】

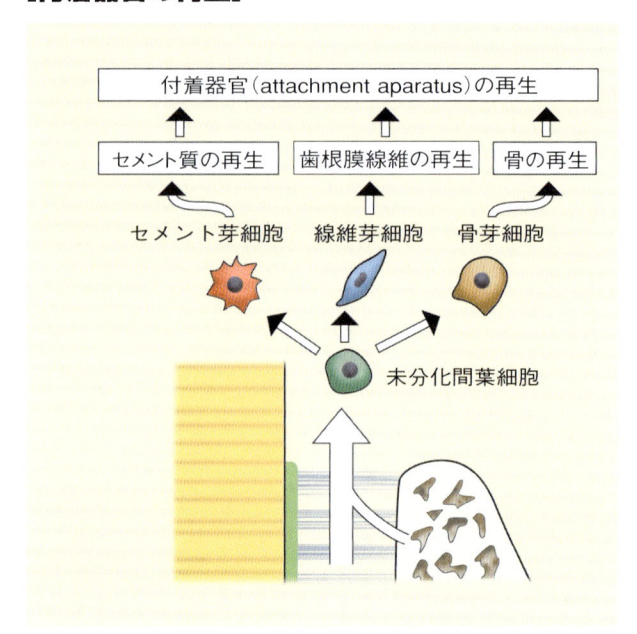

図 17-20

【GTR法を成功に導く Clinical Key Points】

図 17-21 再生の阻害因子を減らし，促進因子を増やすことが再生を得るための条件である．

尖側にできることはすでに述べた．これらは同時にできるのではなく，歯頸部から根尖部に向かって順次つくられていく．つまり無細胞性セメント質が最初つくられ，その後に有細胞性セメント質がつくられるという順番だ．そして面白いことに，この有細胞性セメント質がつくられはじめるのと，歯の咬合接触がはじまるのが，同じくらいの時期なのである．最初はセメント芽細胞もじっくりと無細胞性セメント質をつくっていたのに，歯が揺れだして大急ぎでつくりだすうちに，自分も埋まってしまうのだろうか？

実はこの咬合という要因に関しては，否定的な意見が増えてきている．その理由は，たとえば埋伏歯のように咬合力がかからないはずの歯でも，有細胞性セメント質の形成を認めるからである[52,97]．これで事態は迷宮入りだ．無細胞性セメント質と有細胞性セメント質では，その前駆細胞が違うという仮説や，分化するときのシグナルが違うという仮説も考えられるが，結論は果たしていつでることやら(図 17-24)．

どうなれば無細胞性セメント質ができて，どうなれば有細胞性セメント質ができるのかがわからない

【GTR法後の再生セメント質】

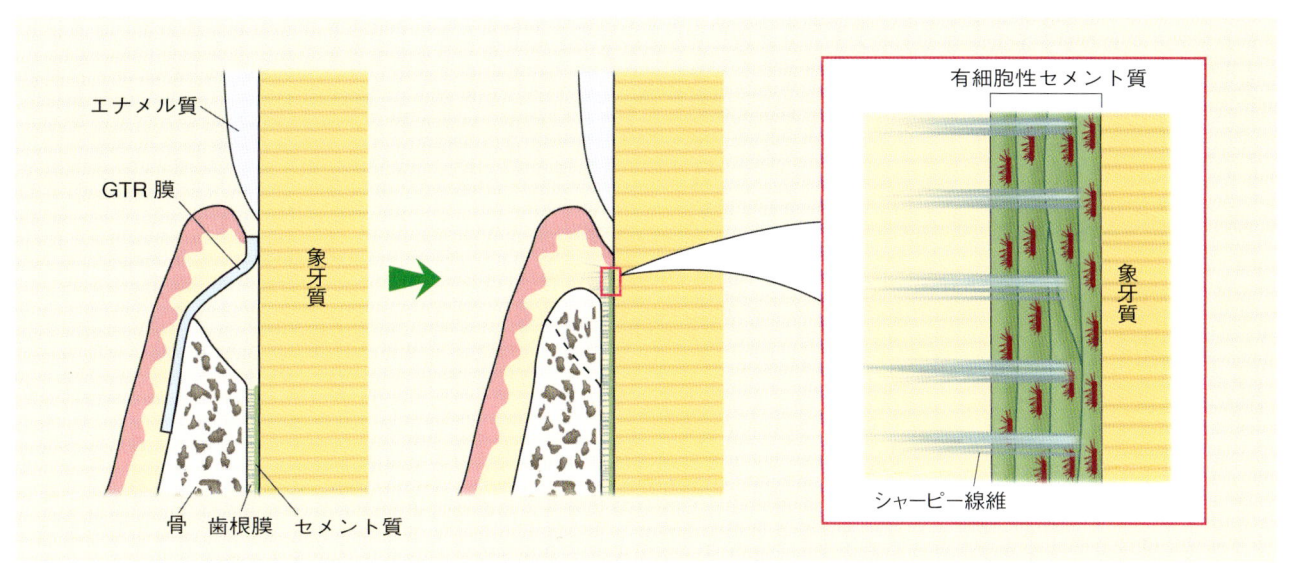

図 17-22　GTR法後には象牙質上でも残存セメント質上でも有細胞性セメント質が再生してくることが知られている．この部位は本来，無細胞性セメント質が存在していたところであり，真の再生とはいえないかもしれない．組織切片の作製時に象牙質から剥がれやすいとの報告もあるが，臨床的には問題ないという意見もあり，コンセンサスは得られていない．

【エムドゲイン®塗布後の再生セメント質】

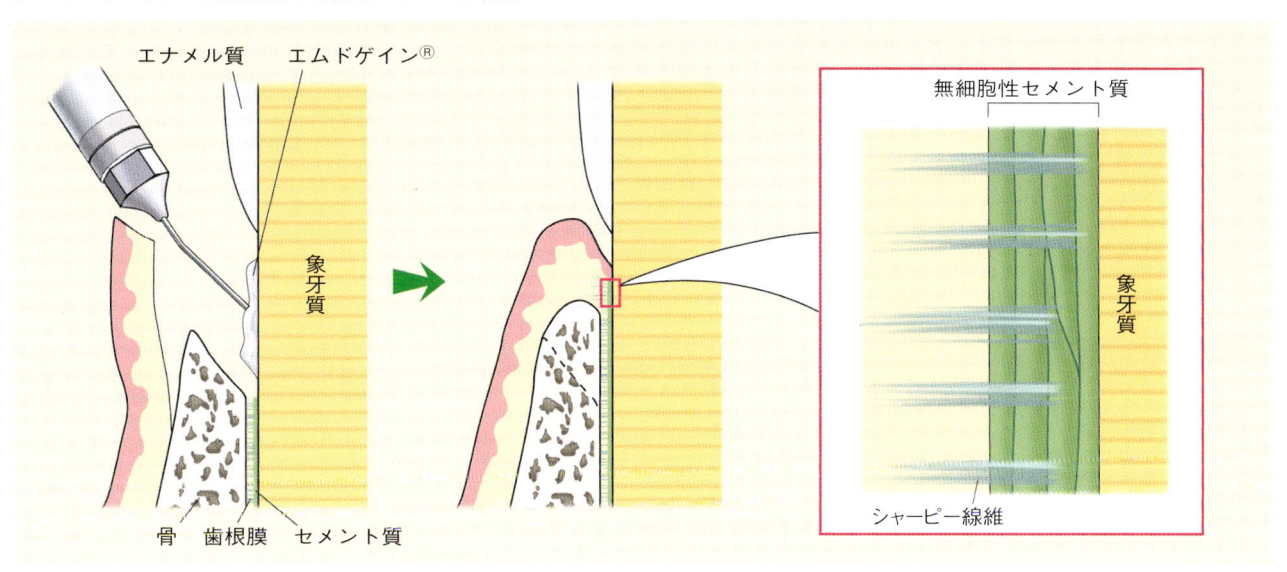

図 17-23　エムドゲイン®を用いた再生療法では失われたセメント質と同じ無細胞性セメント質が再生してくるといわれている．

のに，エムドゲイン®を根面に塗るとどうして無細胞性セメント質ができるのかがわかるはずがない．無細胞性セメント質をつくるセメント芽細胞を選択的に誘導してくるのか，未分化間葉細胞を無細胞性セメント質をつくるセメント芽細胞に分化させるシグナルとして働くのか，仮説ばかりを唱えられても，それらを証明する有効な方法が考えだされるまで答えはお預けである．

エムドゲイン®は，エナメルマトリックス・デリバティブ（Enamel Matrix Derivative, EMD）とよばれる内エナメル上皮の産物を有効成分にしている[82-84]．内エナメル上皮は，歯根の形成期には外エナメル上皮とともにヘルトヴィッヒ上皮鞘をつくっているが，ヘルトヴィッヒ上皮鞘が断裂する前にできかけの

[無細胞性セメント質と有細胞性セメント質]

	無細胞性セメント質	有細胞性セメント質
形成部位	歯頸側1/3～1/2	根尖側2/3～1/2
形成速度	遅い	速い
形成時期	咬合接触前	咬合接触後

➡ 前駆細胞が違う？ 分化するシグナルが違う？

➡ 違いの生まれるメカニズムは不明

◀ 図 17-24

[EMDとセメント質形成]

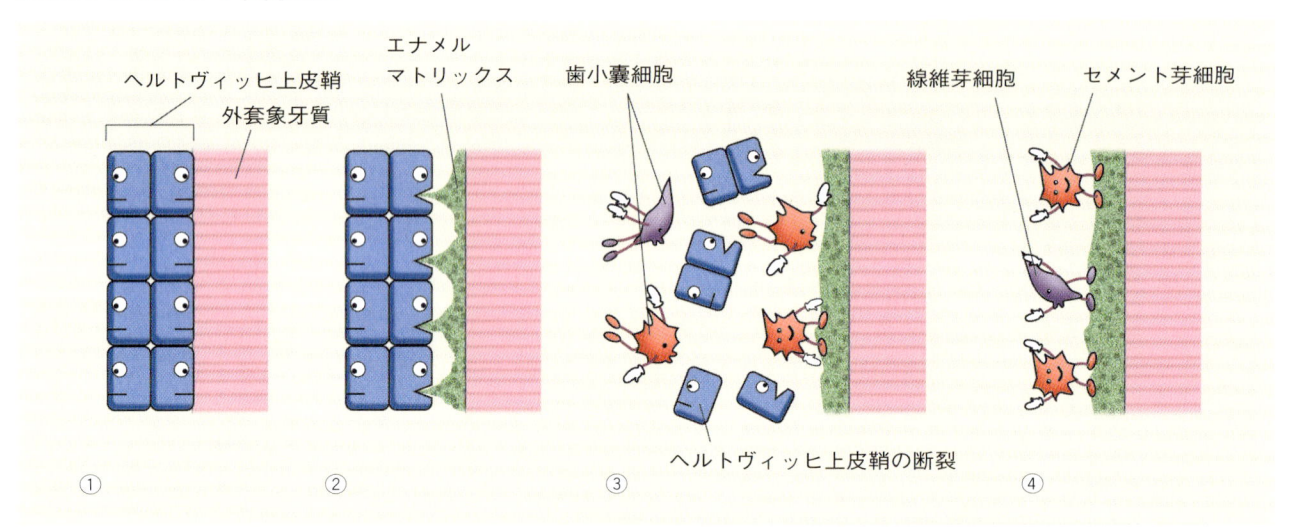

図 17-25　ヘルトヴィッヒ上皮鞘を構成するエナメル上皮は，断裂，剥離する前に幼若な象牙質上にエナメルマトリックス（Enamel Matrix）を分泌し，そこに歯小嚢由来の細胞が誘導されて，セメント芽細胞や線維芽細胞に分化すると考えられている．

（まだ石灰化していない）象牙質の上にこのエナメルマトリックスを分泌することがわかっている（図17-25）．そこに歯小嚢の細胞が集まってきてセメント芽細胞になるのだから，きっとセメント質の形成に重要な役割があるに違いない．

内エナメル上皮が象牙質にエナメルマトリックスを塗ってセメント質ができるのだから，われわれもスケーリング，ルート・プレーニング後の根面にエナメルマトリックスを塗ったらセメント質ができるはずだ．このあたりがエムドゲイン®の基本的コンセプトである[82]．

しかしこのわずか数行のコンセプトのなかに，完全にコンセンサスの得られていないこともある．たとえば，何がセメント芽細胞になるのかということ

だ．発生においては歯小嚢の細胞が分化してセメント芽細胞になるということは大勢の意見[22-29]ではあるが，完全に結論はでていない．それに反対を唱える人たちの意見では，**断裂したヘルトヴィッヒ上皮鞘の細胞がセメント芽細胞になる**のだといっている[20,89,98,99]．その意見が正しいとすれば，マラッセの上皮遺残はセメント質再生のために，セメント質の前駆細胞が歯根膜に残されているというふうにも解釈できる[100]（図 17-26）．

セメント質の**再生**の際には，何がセメント芽細胞になるのであろう[6,22,50,101,102]？　一番の有力候補は**歯根膜に含まれる未分化間葉細胞**である[103-110]．前述の発生における少数意見だと，マラッセの上皮遺残ということになる．これら二つはどちらも歯をつ

[セメント芽細胞の由来]

発生において
どの細胞がセメント芽細胞になるのか？
→ ● 歯小嚢由来の細胞…有力
　● ヘルトヴィッヒ上皮鞘由来の細胞

発生において
どの細胞がセメント芽細胞になるのか？
● 歯原性細胞
　間葉系細胞→ ● 未分化間葉細胞…有力
　上皮系細胞→ ● マラッセ上皮遺残
● 非歯原性細胞

図 17-26

[セメント芽細胞への分化シグナルの候補]

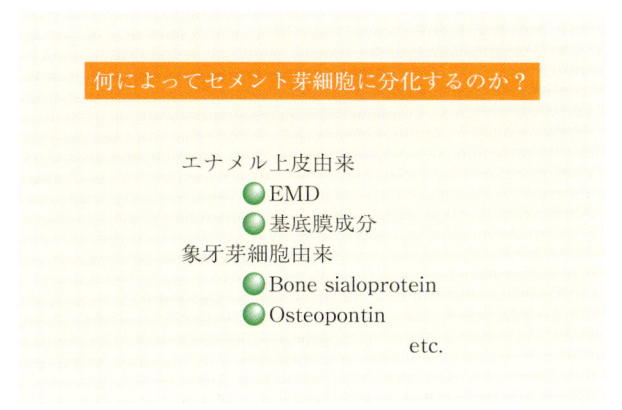

何によってセメント芽細胞に分化するのか？

エナメル上皮由来
● EMD
● 基底膜成分
象牙芽細胞由来
● Bone sialoprotein
● Osteopontin
　　　　etc.

図 17-27

くるもとの細胞，つまり**歯原性細胞**ということになるが，**非歯原性細胞**がセメント芽細胞になるということもありうる．とくに細胞性セメント質をつくるセメント芽細胞の前駆細胞として候補にあがっている．なぜなら細胞性セメント質は**骨組織**によく似ており，骨組織と同じ由来の細胞から枝分かれしてきたと考えても無理はなさそうだからだ[2]（図 **17-26**）．

セメント芽細胞の前駆細胞が何であるか最終的な結論がでていないわけであるから，前駆細胞をセメント芽細胞に分化させるシグナルは何であるかという結論もでているはずがない[6,22,50,101,111]．エナメルマトリックスも有力な物質[82,112-117]であるが，象牙質に含まれる物質（象牙芽細胞の産物[38,118]）やエナメル上皮と間葉組織の間にある基底膜成分[119]などいくつかの候補があがっており，これからが楽しみの分野でもある（楽しみにしているのは著者だけ？／図 **17-27**）．

付着器官だけでなく，歯肉上皮に対するエムドゲイン®の作用も重要だ．歯肉上皮を排除するのに先人たちは苦労してきたわけだし，GTR法でも膜を挟み込むことに相当の労力を費やしている．エムドゲイン®には上皮の増殖を抑える働きがあることが，試験管内の実験でも示されている[84]が，そのメカニズムは不明[120]だ（上皮細胞のアポトーシスを誘導するとか，上皮細胞の細胞周期を止めるという意見があるが…）．もし骨欠損部に塗布するだけで上皮の排除もできるのなら，これは無細胞性セメント質ができることよりすごいことかもしれない．

わからないことの多すぎるセメント質でありエムドゲイン®であるが，エムドゲイン®が確実に無細胞性外部線維性セメント質を誘導するのであれば，逆にエムドゲイン®がセメント質研究の突破口になるかもしれない．*in vivo* における一つの事実は，*in vitro* における何百もの事実より重いことがあるのである．

第18章
かみ砕いた咬合性外傷の話

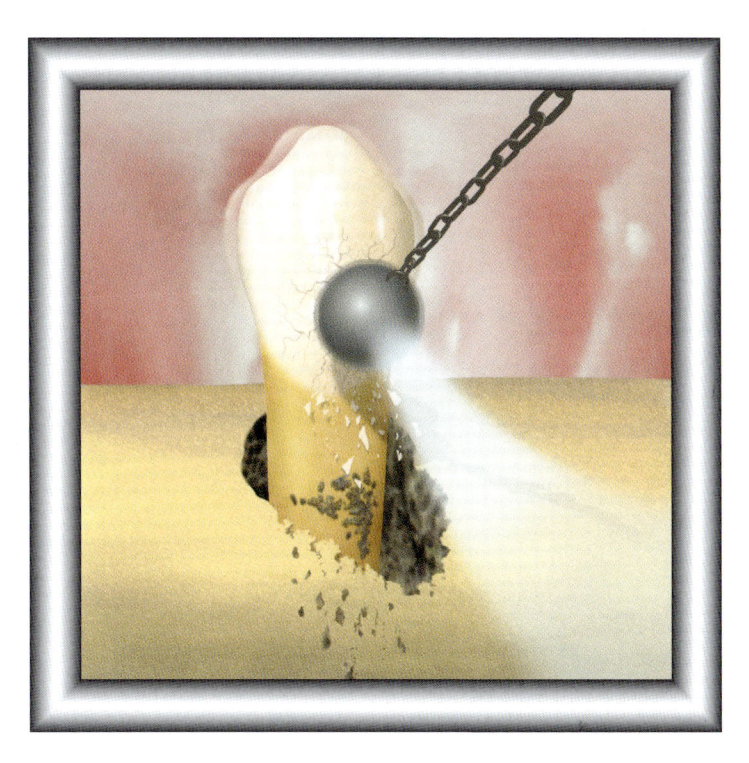

タイトルイメージイラスト
　咬合性外傷により歯や骨が破壊されていくイメージ図

咬合性外傷のバイオロジー

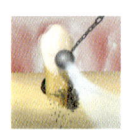

歯周治療の柱は炎症と咬合のコントロール

歯周疾患の特徴は細菌感染による炎症部位に咬合力がかかるということだ．したがってその治療は，炎症と力のコントロールが柱になる．歯周病の病因論（第11章）では咬合の関与は素通りしたので，この章では咬合性外傷に焦点を絞ってまとめてみたい．

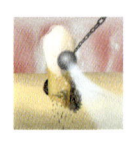

歯の動揺を再考する

歯周病患者からよく聞く訴えに"咬みにくい"とか"歯がゆるんできた"というのがある．どちらも歯を支持する組織が減少した結果であるが，ここで歯の**動揺（Tooth mobility）**という現象を見直してみよう．

歯は骨性癒着を起こしていないかぎり，力さえかければ動く．歯周病に罹患していれば動きやすくなっているが，歯周組織が健康でも歯はもちろん動く．かける力に比例して歯の動きは大きくなるが，それをグラフに表すと3相性に分かれることがわかっている[1]（図 18-1）．

歯が動くということは何かが変形しているわけであるが，その主役は**歯根膜**と**歯槽骨**[2,3]である．歯根膜は伸縮に伴う変形と弾性変形を起こすし，歯槽骨も多少の弾性変形を起こす（図 18-2）．これらの組み合わせにより，歯の動きやすさはかける力とともに変化していくわけである．もちろん歯根膜の伸展に伴う変形が歯の動く一番の要因になるが，歯根膜腔が拡大していればさらに助長される．歯槽骨の弾性変形しかないオッセオインテグレイションタイプのインプラントでは臨床的には動揺を感じない（図 18-3）．

まずかける力の小さいとき，切歯では100g重くらいまでだと，歯根膜が力の方向に伸展することにより歯が動く．これは**初期動揺（initial tooth movement）**[4-7]とよばれ，歯周病に罹患していると大きくなる．この動揺を超える力がかかるようになると歯は少し動きにくくなる．変形の主役が歯根膜や歯槽骨の弾性変形に変わったからで，この段階での動揺を**中間期動揺（secondary tooth movement）**[4-7]という．

そしてこの段階を超えると（切歯で約1.5kg重以上），歯はほとんど動かなくなる．これは歯根膜や歯槽骨の弾性変形が限界に達するからで，この段階の動揺を**終期動揺（terminal tooth movement）**[4,5]とよんでいる．以前テレビCMでやっていた「歯で自動車を引っ張るおじさん」の歯には，これくらいの力がかかっているのだろう（図 18-4）．

ここまでは口腔生理学のお話であるが，実際の臨床を想定して歯の動揺のメカニズムを考えてみよう．骨レベルによって動揺度が変わることは，人に教え

[健全切歯における負荷と動揺距離の関係]

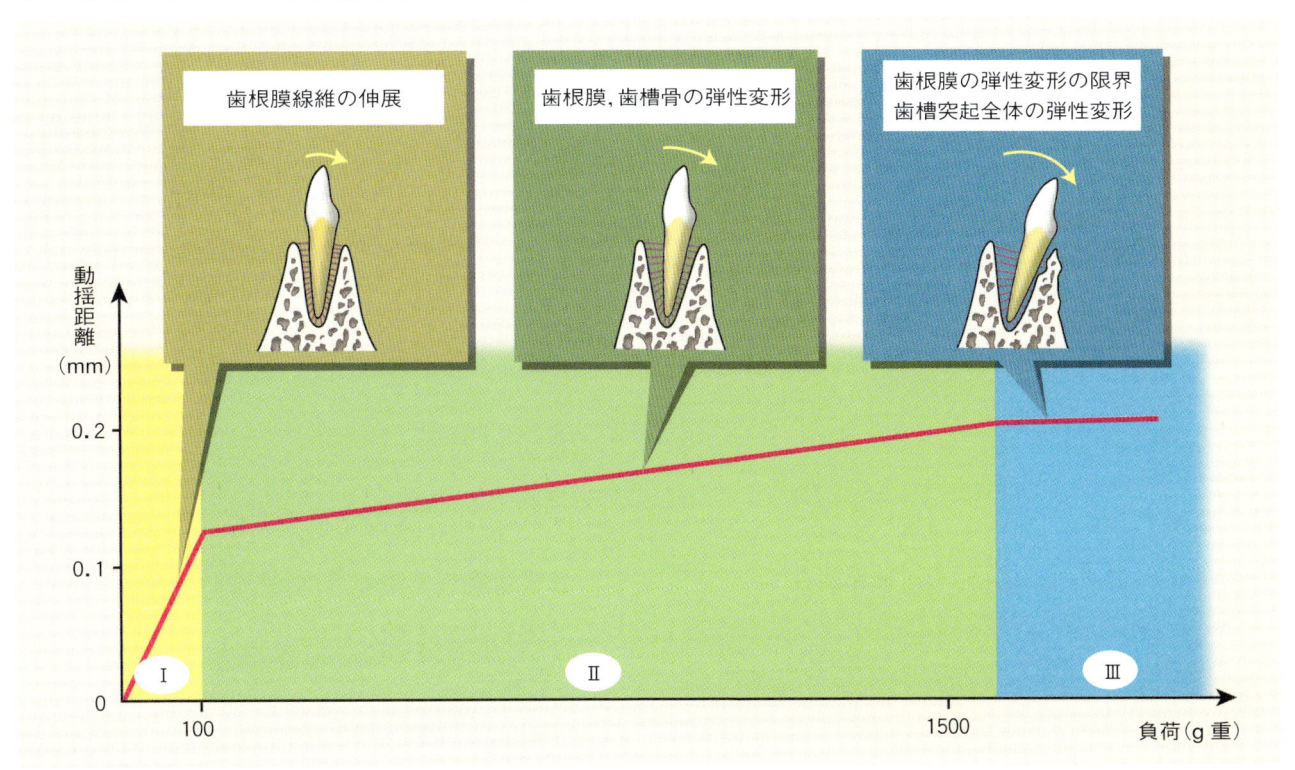

図 18-1　負荷と動揺距離をみてみると，Ⅰ相：初期動揺(initial tooth movement)，Ⅱ相：中間期動揺(secondary tooth movement)，Ⅲ相：終期動揺(terminal tooth movement)の3相に分かれる．

[動揺に関与する宿主側因子とオッセオインテグレイティッド・インプラントの動揺]

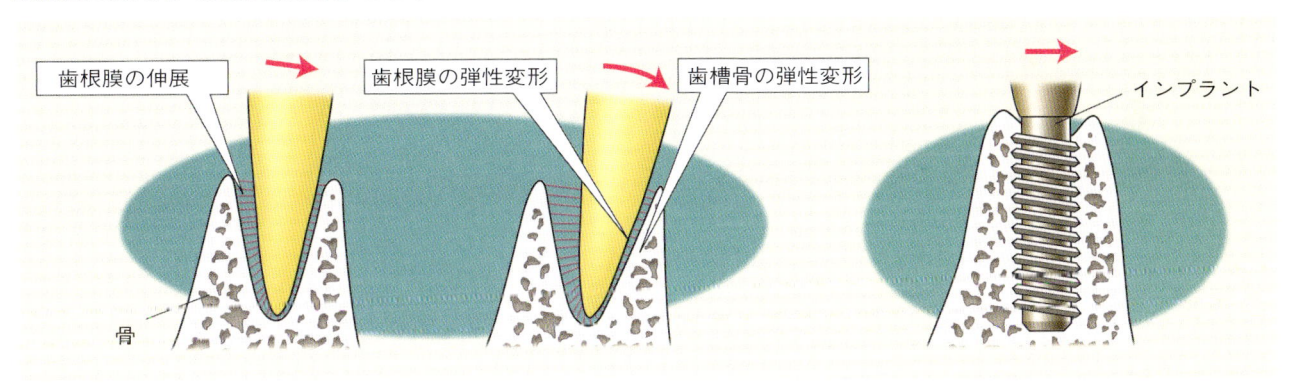

図 18-2　歯の動揺は主に歯根膜や歯槽骨の変形によって起こる．

図 18-3　オッセオインテグレイション(osseointegration)を起こしているインプラントに負荷をかけても，歯槽骨の弾性変形しか起こらないため，臨床上は動揺を感じない．

てもらうまでもなく経験から学んでいる．そこでこの骨レベルを物差しにして，歯の動揺を考えてみる．まず骨レベルが正常な場合である．

骨レベルが正常であると，前述のように典型的な3相性の動揺を示す．しかし力がかかり続けたらどうなるであろう？　歯医者であれば歯根膜腔が拡大することぐらい容易にわかる[8]．通常，歯根の吸収は起こりにくいので，この歯根膜腔の拡大は骨吸収の結果である[8](図 18-5)．

ただし，この骨吸収は細菌感染によるものではないので(aseptic lesion)，可逆的である点が重要である[9-12](図 18-6)．つまりこの場合，力をかけるのを

[終期動揺？]

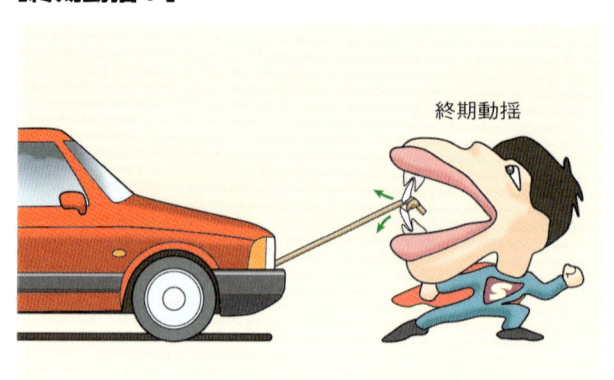

図 18-4

[骨吸収のない場合における歯の動揺の増大]

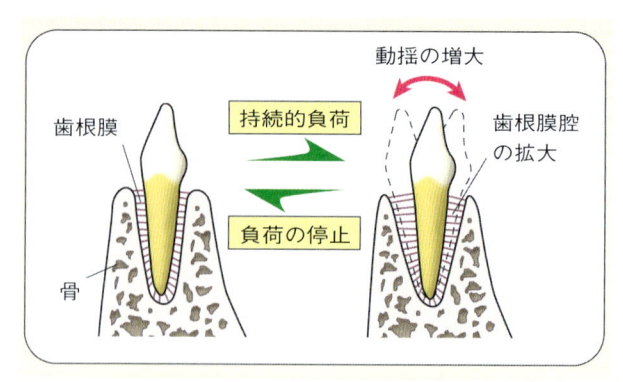

図 18-5 骨吸収のない場合でも，矯正力や揺さぶるような力（jiggling force）が持続的に加わっていると，骨の吸収により歯根膜腔が拡大し，歯の動揺が増大する．しかしこれは可逆的な反応で，負荷がなくなると歯根膜腔はもとに戻り，動揺も落ち着く．

[Septic lesion と Aseptic lesion]

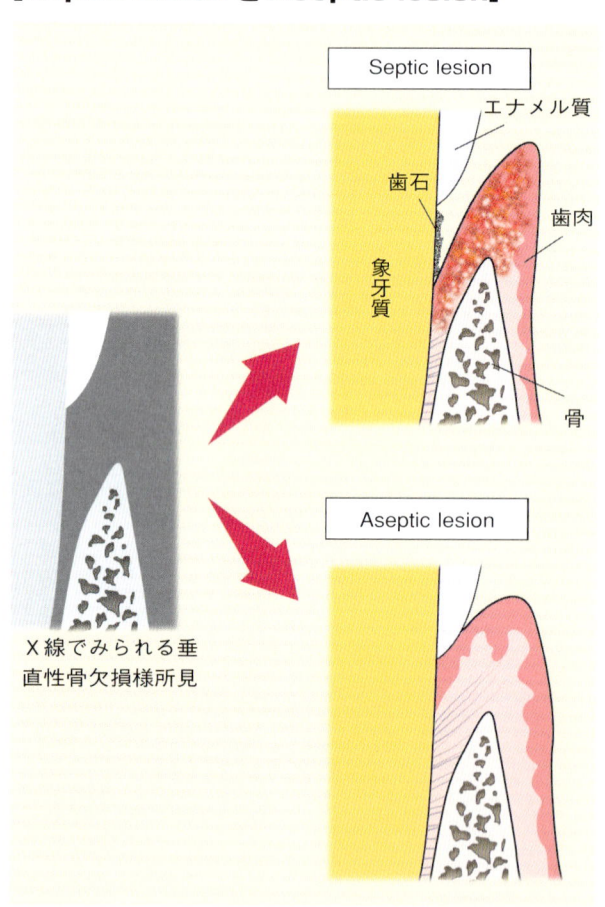

図 18-6 X線的には垂直性骨欠損のように見えていても，細菌感染によるもの（Septic lesion）と，そうでないもの（Aseptic lesion）がある．咬合性外傷で起こる Aseptic lesion は咬合力がコントロールされれば治癒するが，Septic lesion は再生療法などを行わないかぎり治癒（再生）しない．Septic か Aseptic かの鑑別の Key point はプローブが入るかどうかである．

[一次性咬合性外傷と二次性咬合性外傷]

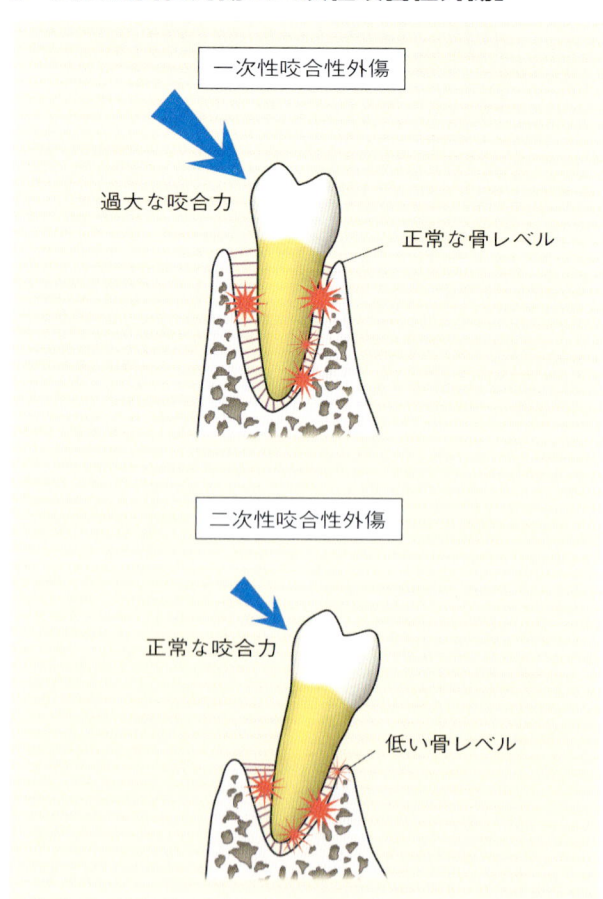

図 18-7 正常な骨レベルの歯に過大な咬合力が加わって起こる付着器官への外傷を一次性咬合性外傷といい，低い骨レベルの歯に正常な咬合力が加わって起こる付着器官への外傷を二次性咬合性外傷という．

[骨吸収があるときの歯の動揺の増大①]

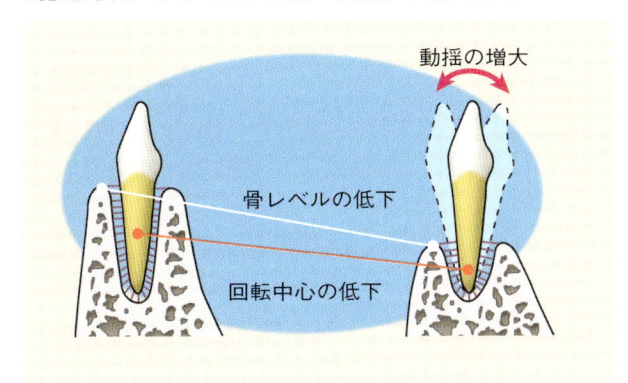

図 18-8　骨レベルが低下すると歯根膜腔の拡大がたとえなくても，回転中心が根尖側に移動することにより歯の動揺は増大する．

[increasing mobility]

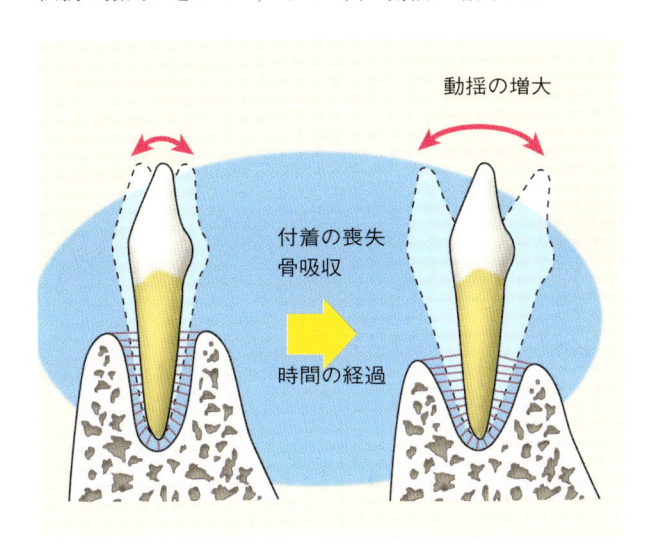

図 18-10　ある時間間隔をおいて測定した歯の動揺度が増大している場合，これを increasing moblity という．増大していなくて，それが生理的動揺の範囲を超えていれば，increased mobility という．increasing mobility は付着の喪失や骨の吸収を伴っているため病的であり，治療の対象である．

[骨吸収があるときの歯の動揺の増大②]

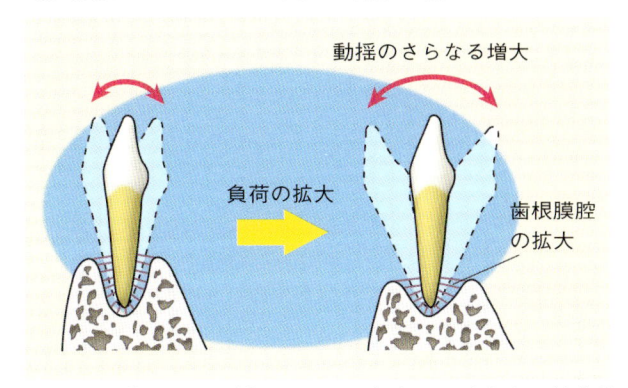

図 18-9　骨レベルが低下しているときは，残存する付着器官で耐えられる以上の力が加わることが多く，それにより歯根膜の拡大が起こって，さらに歯の動揺が増大する．

やめれば，歯根膜腔の拡大はもとの状態に戻り，歯の動揺も減少するわけである．骨レベルが正常なときに過大な咬合力がかかって歯の動揺度が増し，付着器官に損傷が加わることを**一次性咬合性外傷**と表現することがある(図 18-7)．

では，骨レベルが下がっている場合はどうであろう？　歯は歯根のある部分を中心とした円運動の一部のように動くが，骨レベルが下がるにつれてその中心が根尖側に移動していく．つまり歯の動きは歯根膜腔の拡大に関係なく，骨レベルが下がるだけで大きくなる(図 18-8)．そこに残存している付着器官で支えきれない力がかかると，生体の適応反応と

して歯根膜腔の拡大が起こる(図 18-9)．これは病的というより，むしろ生理的な反応である[8]．

この歯根膜腔の拡大により，歯はさらに動揺するようになる．咬合調整などで残存する付着器官で支えられる範囲まで力をコントロールできれば，この歯根膜腔の拡大はなくなるが，骨レベルが低いためにある程度の歯の動揺は残る．これを Increased mobility という．歯周治療によって炎症が適切にコントロールされているにもかかわらず，骨レベルが低いために歯が動揺しているような場合で，生理的な動揺と考えられる．したがって Increased mobility に伴う不快症状などがなければ，治療対象とはしないというのが現在の考え方である[13-15]．

[疾患活動度(disease activity)と歯の動揺度]

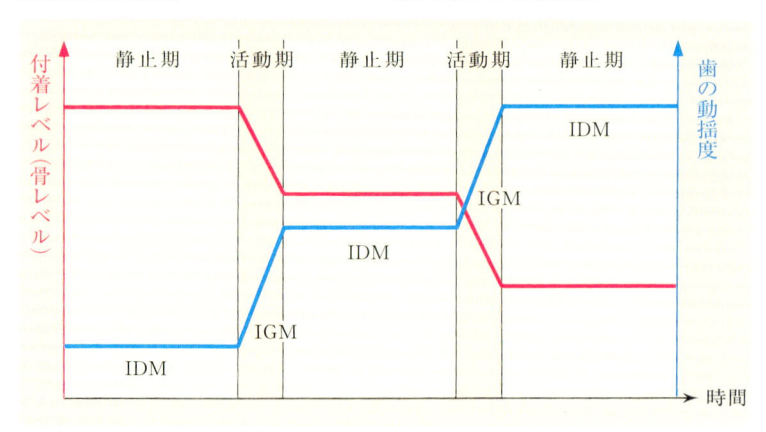

図 18-11 付着レベル(あるいは骨レベル)の安定した静止期では increased mobility(IDM)，付着の喪失や骨の吸収の起こっている活動期では increasing mobility(IGM)が認められると考えていいだろう(私見).

[increased mobility? increasing mobility?]

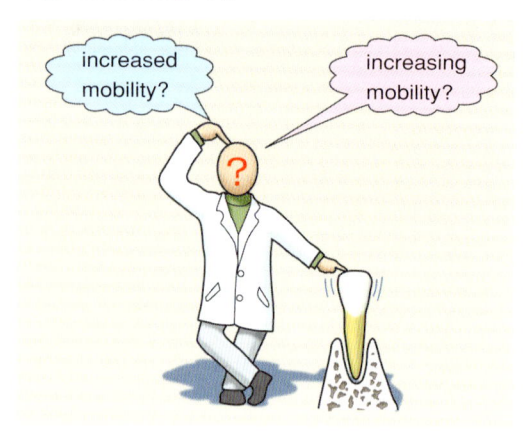

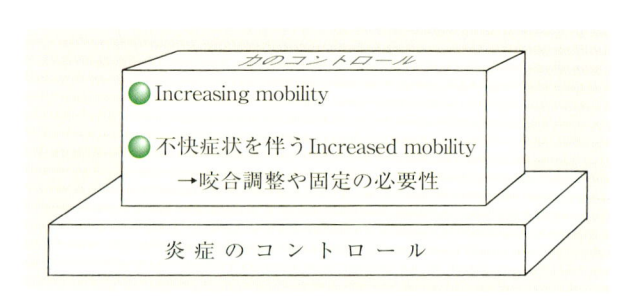

図 18-12

図 18-13

これに対して細菌感染に端を発する進行性の骨吸収がある場合，歯の動揺も進行していくことがある．これを Increasing mobility という(図 18-10)．Increasing mobility は病的な動揺で，歯周炎の進行を増強する可能性がある，あるいは進行した結果と考えられるため治療の対象になる(図 18-11)．ちなみに減少した付着器官に正常な力がかかって起こる損傷を二次性咬合性外傷という(図 18-7)．

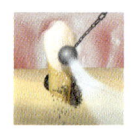

動揺歯治療のコンセプト

動揺歯を治療するにあたっては，その動揺が生理的なものであるか，病的なものであるかの判断が重要である(重要ではあるが判断は難しい……著者の独り言／図 18-12)．骨レベルが低くなったために増えた動揺は単なる結果に過ぎないし，また歯根膜腔の拡大に伴う動揺も，外力に対する適応反応とすれば，

過去においてすでに増加した動揺，つまり Increased mobility は歯周炎の進行に影響するものではなく[8,13-15]，歯根膜腔の拡大を減少する努力はしても，すぐに歯の固定をするような必要はない．

しかし，進行性に動揺度が増加している Increasing mobility では，放置すると歯周炎の進行を増強してしまうことがあるため，歯の固定など適切な咬合のコントロールが必要である．とすれば，どういう場合に咬合調整や歯の固定が必要なのであろう？

一つは Increasing mobility と考えられる場合．もう一つは Increased mobility であっても，その動揺が患者の咀嚼機能や咀嚼感覚などを障害する場合である．これには歯が動くために咬みにくいとか，ものが詰まりやすいという機能的な問題もあるだろうし，歯が動くことが精神的に大きなストレスになっているような場合も含まれるかもしれない．

以上，述べた基本的なコンセプトには，実は大きな大きな条件がついている．それは炎症のコント

ロールが適切にされているということである[16-19].
Increased mobilityと判断していた動揺も後になってプラーク・コントロール不良による炎症が起これば，Increasing mobilityに早変わりということもありうる.

歯周炎と咬合性外傷が共存する場合は，プラークをはじめとする発炎性因子の除去を第一目的にするというのが原則であり，炎症のコントロールを放置して咬合のコントロールに走るのは結果的に遠回りの治療といえる（図 18-13）.

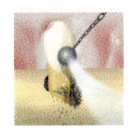

内緒の話……

教科書的な話ばかりしていると「そんなこといっても……」という読者の声が聞こえてくる．歯周病の進行した症例では，初診時に歯肉の炎症と歯の動揺がもっとも強いことが多い．患者の主訴が歯の動揺に関連することであれば，歯の咬合調整や固定をする理由になるが，そうでなければ歯の動揺を放置して，炎症のコントロールだけをしていていいものだろうか？

そんな場合は咬合の崩壊があるかどうか（図 18-14），あるいは補綴治療が必要かどうか（図 18-15）をチェックしてみよう．もし存在するようであれば，炎症のコントロールと平行して咬合の再構築を行う．暫間固定や矯正を行うこともあるだろう．そして，もし咬合の崩壊や不良補綴物が存在しない場合，たとえばまったくの未処置の天然歯の場合は……悩みの種である.

何本か抜歯が必要で補綴が最終的に必要な場合は，歯を削ってクラウンタイプの暫間固定を行っても，神様は見逃してくれるかもしれない（図 18-16）．このような場合は予知性という観点から，切除療法を採用することが多い．逆に再生療法などで天然歯を保存しようとする場合は，固定をするにしても極力歯を削らずに，接着性レジンなどを用いた暫間的な固定を行い，後戻りができるようにしておく（図 18-17）．完全にコンセンサスが得られているわけではないが，歯の動揺が歯周治療後の治癒に悪影響するという報告[20]があるからである.

進行性に歯の動揺が増加しているかどうかという診断は難しいことが多い．そもそも歯周病の診査で歯の動揺度ほど不明確なものはない（そう感じるのは著者だけだろうか？）．生理的動揺と動揺度Ⅰ度の違いや，動揺度Ⅰ度とⅡ度との違いは術者のさじ加減で影響されることが多いように思う（図 18-18）．ペリオテスト®のような機械的な測定が望ましい[21,22]のは理解できても時間的，経済的問題で今のところ普及は難しいだろう．結局，術者の感覚と患者自身の感覚で判断することが多いのではないだろうか？

仮に動揺度を正確に測定できたとしても，時間をおいて測定して動揺度が増加していることがわかってから，あわてて固定をしてもすでに付着の喪失が起こっているかもしれない.

もし歯に損傷を与えずに暫間的な固定ができるのであれば（補綴物のやり換えの予定があるとか，天然歯をレジンなどで固定する場合など），骨吸収がある程度進行していて歯の動揺を認めるような場合，早い時期から固定を行い炎症のコントロールができるようになった時点で，固定の必要性やその範囲を再評価する手もある．この場合オーバートリートメント（overtreatment）と批判されそうであるが，付着の喪失が起こってから後悔するよりはましだ.

以上は著者の独り言で，科学的裏づけのまったくない内緒の話である．他言は禁物…….

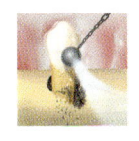

咬合性外傷とは？

ここで咬合性外傷とはどういうものか確認しておこう．1986年のアメリカ歯周病学会の定義によると，咬合性外傷（Trauma from occlusion）とは「過剰な咬合力の結果，付着器官に加わる外傷[23]」となっている．昔は歯周組織に加わる損傷と定義されていたが，付着器官に代えられているところがミソである（表 18-1）．付着器官はセメント質，歯根膜，歯槽骨の

[咬合の崩壊]

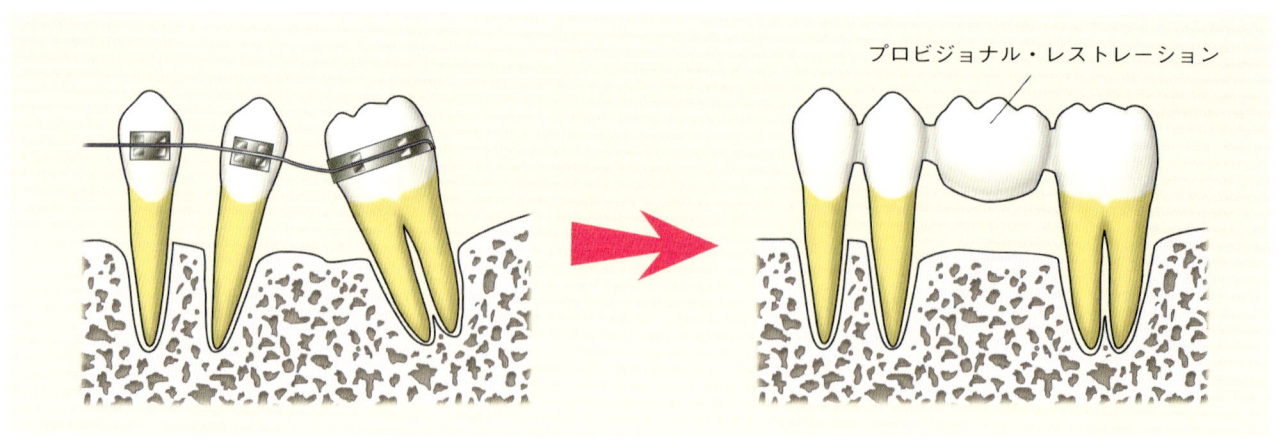

図 18-14　咬合の崩壊が認められ，最終的に補綴治療を行う場合であれば，初期治療中に連結固定を行うことがある．

[補綴治療の必要性]

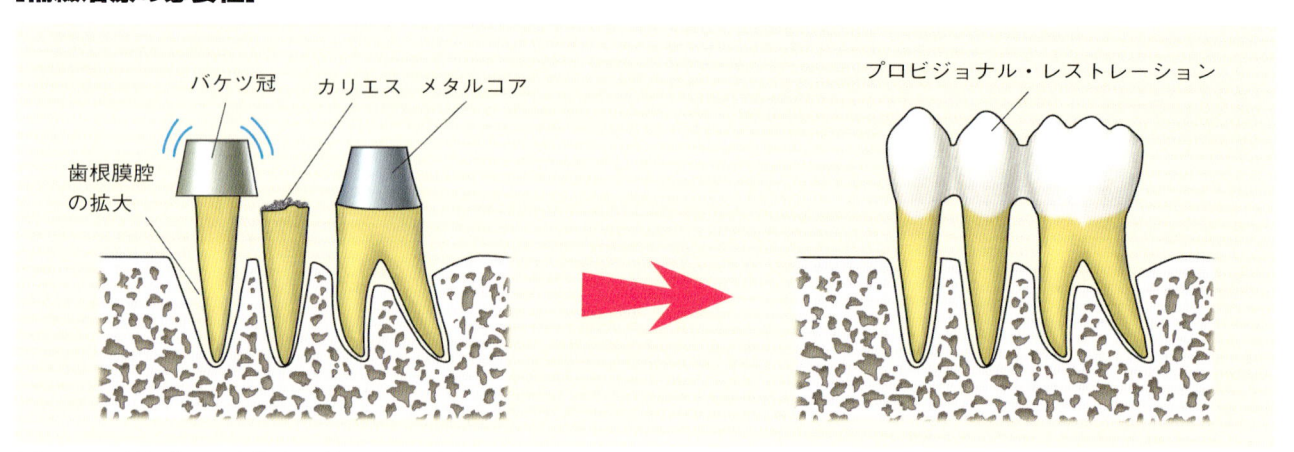

図 18-15　補綴物のやり換えや新たに補綴治療が必要な場合で，歯の動揺が認められる場合は，暫間的に連結固定することがある．

三つの組織の総称であるが，歯周組織はセメント質，歯根膜，歯槽骨，歯肉の四つの組織の総称である．つまり"付着器官＋歯肉＝歯周組織"ということだから，咬合性外傷に関しては，損傷を受ける組織から歯肉が脱落していったということがわかる．それでは歯肉が脱落していったことも含めて，咬合性外傷に関する考え方がどう変わってきたのか見てみよう（図 18-19）．

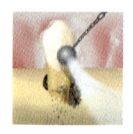

咬合性外傷に関する考え方の歴史的変遷

[PART I／1900〜1960年代の学説]

　話は1901年Karolyiが口火を切ったといっていいだろう．彼は過度の咬合力が歯槽膿漏(alveolar pyorrhea)を引き起こすという説を唱えた[24]のである．

　それ以来，Stillman(1921)[25]，Box(1935)[26]，Stones(1938)[27]，McCall(1939)ら[28]がつぎつぎに臨床経験や動物実験に基づいて，咬合性外傷によって，炎症性歯肉病変あるいはポケットの形成が引き起こされると発表し，それが大勢を占めていた．Stillman's cleft（スティルマンのクレフト）やMcCall's festoon（マッコールのフェストゥーン）で知られる歯肉の異常形態の原因に咬合性外傷がかかわっているとされていた時代である．しかし，Orban(1933[29]，1939[30])はヒトの剖検やイヌの実験でそれを否定していた(偉い！)．

　1946〜1959年頃になるとBasker & Orban(1955)[31]，Glickman（1955）[32]，Waerhaug（1955）[33]，Wentz

第18章　かみ砕いた咬合性外傷の話―咬合性外傷のバイオロジー

[天然歯を連結固定する場合①]

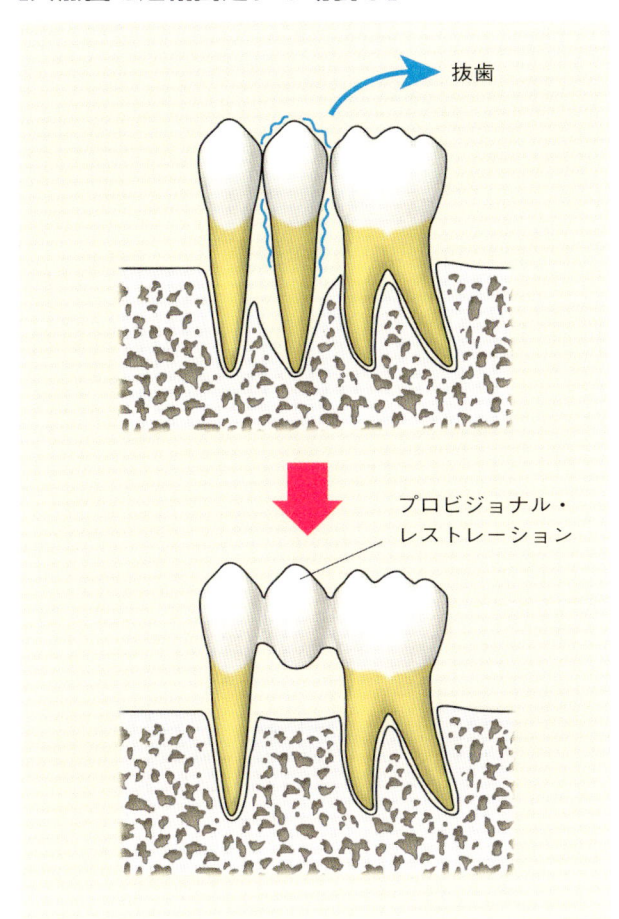

図 18-16　hopelessな歯の抜歯後，ブリッジで補綴する場合であれば，天然歯でもクラウンタイプの連結固定が許されるであろう．このような場合，予知性の高い切除療法を採用することが多い．

表 18-1　咬合性外傷の定義．

- Stillman(1917)[35]
  顎を閉じる動作の結果，歯の支持構造に外傷が加わった状態
- WHO(1978)
  対顎の歯により直接的あるいは間接的に歯に加わったストレスによって生じる"periodontium"における損傷
- AAP(アメリカ歯周病学会，1986)[23]
  過剰な咬合力の結果，付着器官に加わる外傷

[天然歯を連結固定する場合②]

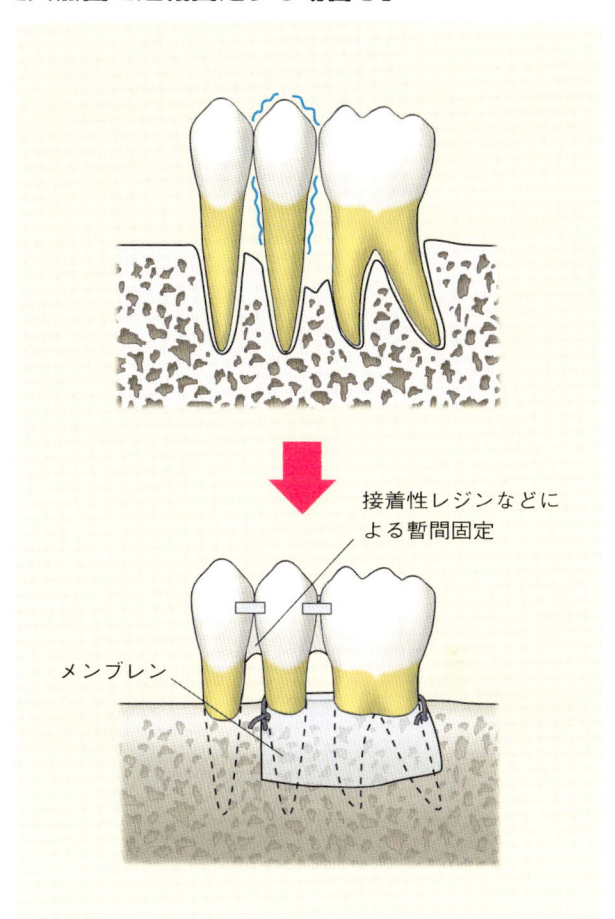

図 18-17　天然歯を極力削らない治療方針で固定する場合は，接着性レジンなどを用いて暫間固定を行う．必要に応じてワイヤーやメタルメッシュなどを併用する．

[動揺度Ⅰ度？　生理的動揺？]

▶ 図 18-18

(1958)[34]などの時代の主たる歯周病学者らにより，咬合性外傷のみで歯肉炎やポケットの深化は起こらないということが示された．

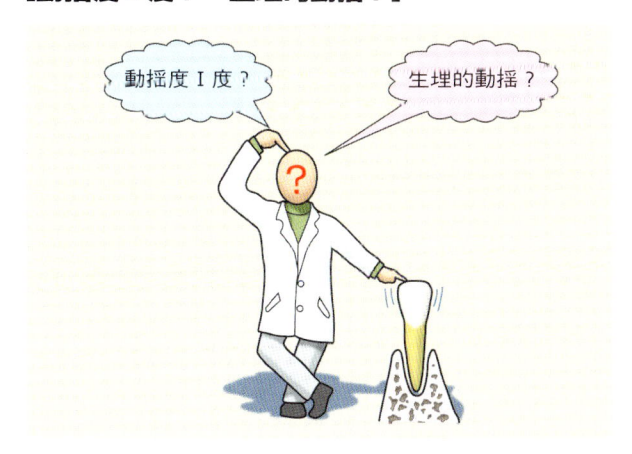

1960年代になるとGlickmanら(1962[36]，1965[37])により咬合性外傷が歯肉の炎症の進み方を変えるという共同破壊層の仮説が考えだされた．つまり咬合性

こりずに横道㉑　共同破壊層の仮説

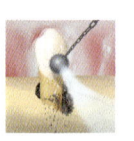

ここでGlickmanらの考えだした共同破壊層の仮説[36,37]について山本流に説明しておこう．

炎症が疎性結合組織に沿って広がっていくことはご存知のことと思う．下顎8番の歯冠周囲炎から翼突下顎隙に炎症が広がって……などと口腔外科の教科書にもあるように，炎症は緻密な組織よりも疎な組織を好んで広がっていく．これをミクロな目で見てみると一つの組織のなかでも，炎症は血管に沿って広がっていくということが1940年代からいわれている[38,39]．血管の周囲には血管周囲隙という疎性結合組織があり，ここを伝って炎症が広がっていくというのである（図㉑-1）．

それではこれを歯周組織で考えてみよう．歯肉には歯肉血管叢という血管の網目が形成されているが，ここに血液が供給されるルートには三つある．歯根膜経由と骨内経由，そして骨膜経由の三つである．それぞれ**歯根膜血管，歯槽骨内血管，骨膜上血管**がそれを担当する（図㉑-2）．

ポケット内のプラークが原因で，ポケット上皮直下で炎症が起こると，この三つのルートに沿って炎症が広がっていき，それに伴って骨や結合組織が破壊されていくことになる（図㉑-3）．しかしこのとき咬合性外傷が存在すると，歯肉結合組織線維群などの損傷により炎症は歯根膜の方に広がるようになり[40,41]，結果として垂直性の骨欠損や骨縁下ポケットができるというのである（図㉑-4）．つまり**咬合性外傷により炎症の広がる方向が，歯根膜側に進路変更する**というわけだ．

歯周組織は，辺縁歯肉や歯間乳頭，歯-歯肉線維から成る**刺激層**（Zone of irritation）と，それより根尖側の歯間水平線維，歯槽骨頂線維を含む付着

【炎症は血管に沿って広がる】

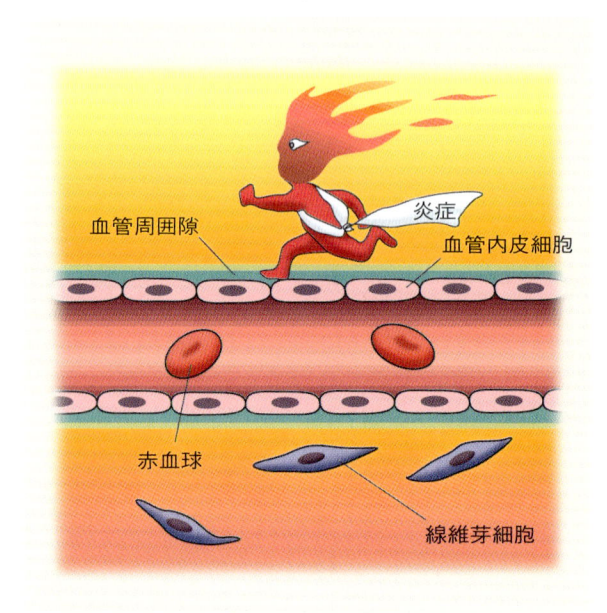

図㉑-1

器官から成る**共同破壊層**（Zone of co-destruction）に分けて考えられている（図㉑-5）．炎症が刺激層に限局しているかぎりでは，炎症波及経路は咬合性外傷の影響を受けないが，炎症が共同破壊層まで達すると咬合性外傷により炎症が歯根膜方向にシフトするというのである．

このGlickmanらの共同破壊層の考えは，歯周炎と咬合性外傷の合併で骨縁下ポケットができるということをシンプルな仮説とともに示した．当時としては画期的なものであり，いくつかの反論もでたが，この分野におけるたいへん大きな功績であった．

【歯肉血管叢への血管供給ルート】

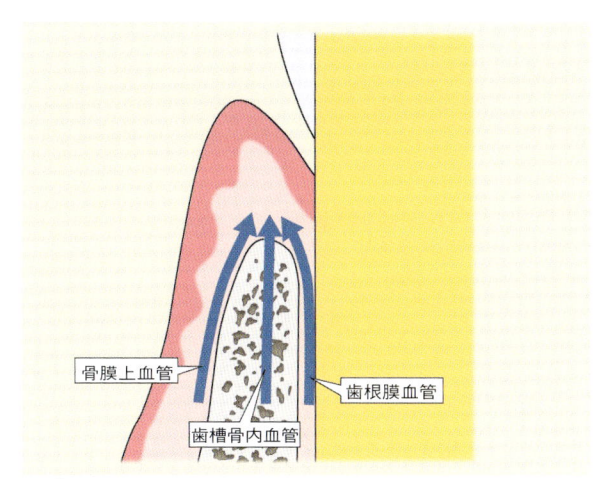

図㉑-2 歯肉血管叢には骨膜上血管，歯槽骨内血管，歯根膜血管の三つのルートで血液供給がなされている．したがって歯肉結合組織内で生じた炎症は，この三つのルートに沿って広がっていく．

【歯肉炎における炎症の拡大ルート】

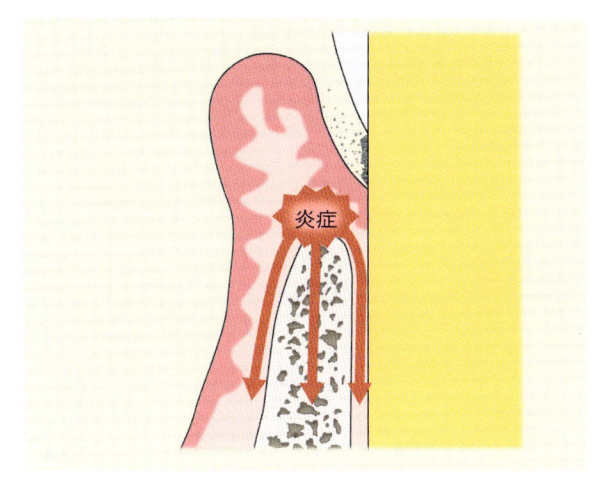

図㉑-3

【咬合性外傷による炎症の進路変更】

図㉑-4 咬合性外傷により炎症が歯根膜腔の方に広がる．その結果，骨縁下ポケットや垂直性骨欠損が生じるという仮説をGlickmanらは唱えた．

【刺激層(zone of irritation)と共同破壊層(zone of co-destruction)】

図㉑-5 刺激層は辺縁歯肉および歯間乳頭，歯-歯肉線維より成り，共同破壊層は付着器官および歯間水平線維，歯槽骨頂線維から成る．炎症が歯肉に限局しているかぎりでは，炎症波及経路は咬合性外傷の影響を受けない．歯肉から共同破壊層に炎症が進展すると，過度な力によって歯間水平線維と歯槽骨頂線維の走行が変化し，これに伴って炎症も通常の経路をとらず直接歯根膜に進行し，骨縁下ポケットや楔状骨欠損を形成すると解釈した．（Glickman, et al. 1962[36], 1965[37].）

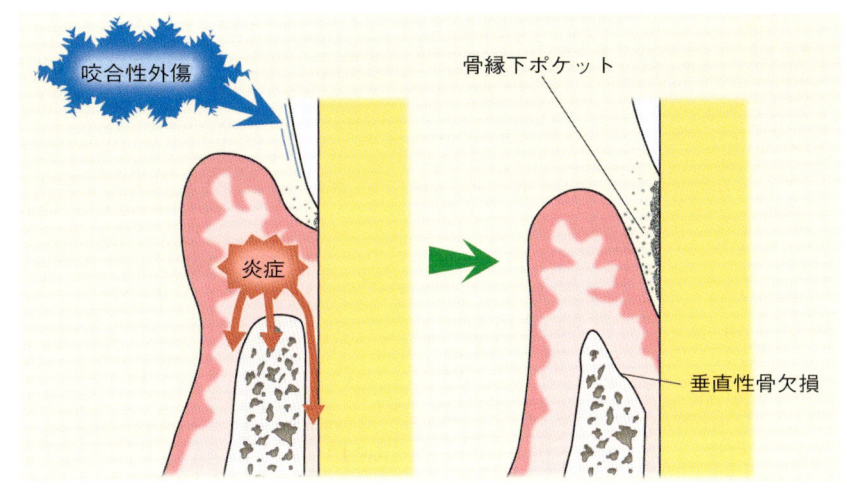

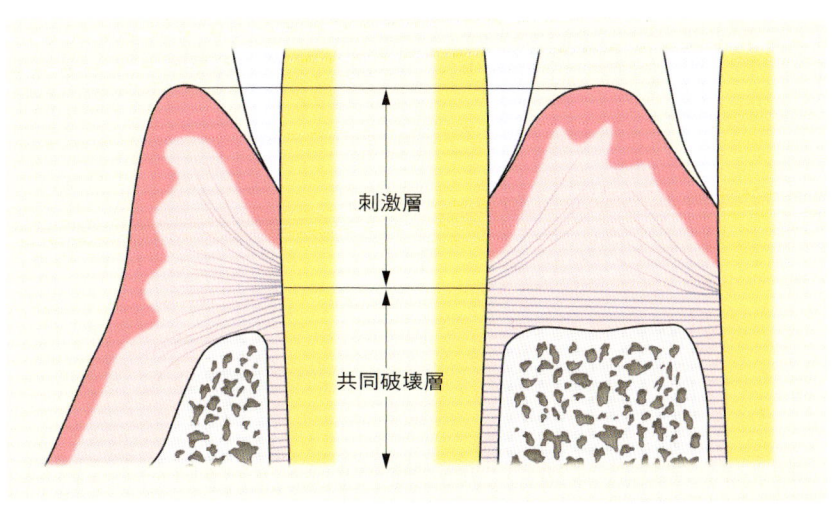

[咬合性外傷に関する考え方の歴史的変遷]

1900-45年
- 咬合性外傷は歯周病の原因であり，それにより炎症性歯肉病変やポケットの形成が起こるとされた．しかし反論もでていた．

1946-59年
- 咬合性外傷のみでは歯周炎やポケット形成は起こらないという結論がでた．

1960-69年
- 咬合性外傷と炎症が合併すると骨縁下ポケットを形成するのではないかという仮説が提案された．

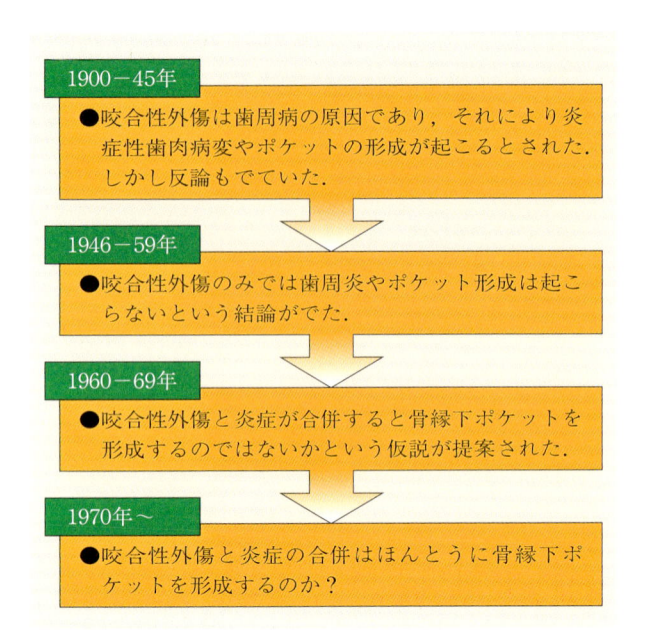

1970年〜
- 咬合性外傷と炎症の合併はほんとうに骨縁下ポケットを形成するのか？

図 18-19

外傷と炎症が合併すると骨縁下ポケットを形成するのではないかという考え方が出現したわけである（こりずに横道㉑）．

[PART Ⅲ／1970年代の2グループの学説]

1970年代に入ると，歯周炎と咬合性外傷の合併で本当に骨縁下ポケットができるのかということが動物実験により調べられた．このとき中心になったのが，Lindheらのグループ[9,13,42-45]とPolsonらのグループ[10,11,46-50]である．

結論としては，炎症が歯肉に限局している場合（骨レベルにかかわらず），咬合性外傷が存在しても骨吸収や付着の喪失は起こらない，ということでは二つのグループの結論が一致している．しかし歯周炎と咬合性外傷が共存する場合では，骨吸収が増加することでは同じ結論であるものの，付着の喪失に関しては結論を異にしている．Lindheらは付着の喪失が起こる[9,13,42-45]とし，Polsonらのグループは起こらないと結論づけている[10,11,46-50]のである．

これは二つのグループの実験のプロトコールが異なることが主な原因と考えられる[51]．実験動物も違うし，実験的歯周炎を引き起こす方法も違う．咬合性外傷を起こす方法や加える力の大きさも違う．また扱うポケットの形態も違うとなれば，二つのグループの実験結果を比較する意義に疑問が湧いてくる（表18-2）．どちらもそれぞれのプロトコールでは正しい結果なのであろう．

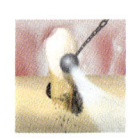

咬合性外傷に関する現在の考え方

それでは今までの歴史的変遷を踏まえ，咬合性外傷に関する現時点での考え方を整理してみよう[5,51]（表18-3）．

まず歯周組織が健全な場合や歯肉炎の場合は骨レベルの高さに関係なく，咬合性外傷が共存しても歯肉炎，歯周炎，ポケット形成を惹起しない．また既存の歯肉炎を歯周炎に進行させることはない．

それに対して，歯周炎に咬合性外傷が合併すると骨吸収を促進する可能性が高く，ポケットの種類や骨欠損の形態によっては，付着の喪失を起こす可能性がある．歯周炎と咬合性外傷が共存するような場合，プラークをはじめとする発炎性因子の除去を行わなければ解決にならない．咬合調整や固定により，歯の動揺を減少することは可能であるが，歯周組織の破壊を抑制することは不可能である．咬合調整や固定は歯の動揺による患者の不快症状があるときや，歯の動揺が進行性に増加しているような場合に適用

表 *18-2*　Lindhe group と Polson group の実験プロトコールの違い．

	Lindhe group	Polson group
実験動物	beagle dog	squirrel monkey
実験的歯周炎の惹起法	外科的骨欠損作製後，カッパーバンドを装着し，その後ゴムバンドをかける	絹糸を結紮
Jiggling force をかける方法	冠と矯正装置	エラスティック
扱うポケットの形態	骨縁下ポケット	骨縁上ポケット

表 *18-3*　咬合性外傷に関する現在の考え方．

- 健康な歯周組織（骨レベルにかかわらず）や歯肉炎＋咬合性外傷
    - →歯肉炎，歯周炎，ポケット形成を惹起しない
        - 既存の歯肉炎を歯周炎に進行させない
- 歯周炎＋咬合性外傷
    - →骨吸収を促進する可能性大
        - ポケットの種類，骨欠損の形態によっては付着の喪失の可能性あり
- 歯周炎と咬合性外傷が共存する場合，炎症のコントロールを第1の目的とすべきである
- 咬合調整や固定は歯の動揺が咀嚼機能や咀嚼感覚で障害するような場合に必要になる
- increasing mobility は歯周炎の進行を増強する
- increased mobility は歯周炎の進行には影響しない

になるのが原則である．

　歯周病の病因における咬合の関与に関しては，文献上では約100年も議論されてきている．その間，方向づけもされ，焦点もある程度絞られてはきているが，何となくすっきりしないと感じるのは著者だけであろうか？

　咬合という毎日われわれが触れている相手ではあるが，動物で実験のプロトコールを確立することは案外難しい．力のかけ方や大きさはもちろんのこと，実験的歯周炎の起こし方にしても慢性経過をとるヒトでの歯周炎と，強制的に短期間に起こす動物での歯周炎では起炎菌も違うであろうし，それに対する宿主の反応も違うはずであり，細かいことまでいろいろ考えると前に進まない．ましてや咬合に関する実験を *in vitro* にもっていくなんてことはきわめて困難である．この分野に関して斬新な実験系が確立され，解明が進んでいくことを切に望んでいる．

第19章
メンテな気持ちで締めくくり

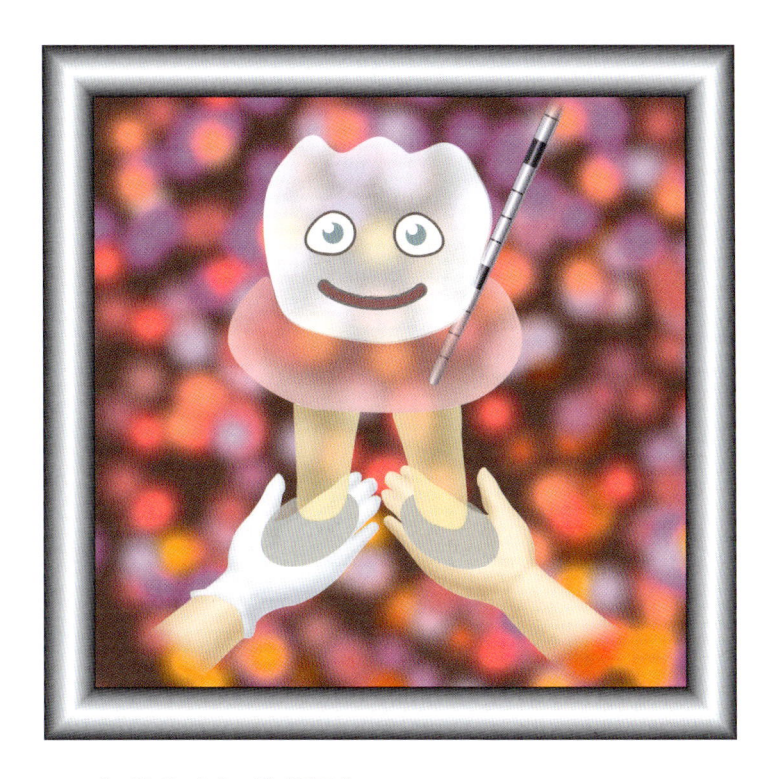

タイトルイメージイラスト
　歯周組織の健康を長期的に維持するには，患者の日々のケアと歯科医師側の定期的なサポートが必要である．イラストは健康な歯周組織を術者と患者の手で支えるイメージ図．

メインテナンスのバイオロジー

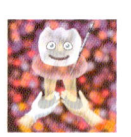

歯周治療成功の鍵 メインテナンス

いままで苦労してきた歯周治療の結果を維持するには，メインテナンスが欠かせない．患者の日々の努力にわれわれのお手伝いを少し加えるだけで，生活習慣病的様相の強い歯周病はかなりその発症や進行を抑えることができる．

この章ではその理論的根拠に重点を置いてメインテナンスを見直してみよう．

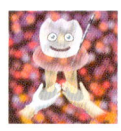

この世にメインテナンスなかりせば……

Tooth mortality という言葉をご存じであろうか？ mortality とは死亡率とか失う率という意味なので，歯の喪失率(Rate of tooth loss)ということになる．患者一人あたり，ある期間中に何本の歯を失ったかということだが，これに関しては過去に非常にたくさんの疫学的な調査がなされている[1-22]（表19-1）．

そのなかでメインテナンスに関して非常に興味深い文献をBeckerらが三つ報告している（表19-2）．まず1979年に発表した文献[16]では，診断はしたものの歯周治療をしなかった患者の追跡調査をしたところ，10年間で患者一人あたり平均3.6本の歯を失っていた．そして1984年の文献[18]では，診断後に歯周治療を行ったものの，メインテナンスに従わなかった患者では10年間に平均2.2本の歯を失っていることがわかった．面白いことに同年に発表した文献[19]で，診断後に歯周治療を行い，なおかつメインテナンスにも従った患者では10年間で平均1.1本の歯しか失っていなかったのである．

何もしなければ10年間で3.6本，治療のみでメインテナンスしなければ2.2本，治療＋メインテナンスなら1.1本という数字はペリオに取り組む先生方にとっては非常に励みになるものだ．"私の歯はあと何年もちますか？"という，われわれに酷な質問の答えにはならないが，メインテナンスまで含めてわれわれとともに努力すれば，失う歯の本数を1/3にできるという説明は，患者にとっても心の支えになるに違いない．

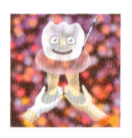

メインテナンスまでの道のり

長い長い歯周治療の後のやっとたどり着いたメインテナンスであるが，実はメインテナンスまでの道のりがメインテナンス自体に大きく影響する．さまざまな理由で深いポケットを残したままメインテナンスするのと，シャローサルカスにまで整備された

表 19-1 Tooth Mortality.

Study		患者数	歯数	研究期間(年)	患者の年齢	研究期間中の平均歯牙喪失数	10年間での平均歯牙喪失数
Marshall Day, et al.	1955[1]				30～60		5.2
Bossert & Marles	1956[2]	12,800			after 40		2.0
Loudal, et al.	1961[3]	1,428		5	20～59		
U.S.P.H.S.	1967[4] 1974[5]				after 35		4.3
Ramfjord, et al.	1968[6]～1980[10]	104	2,604	over 10		0.51	0.5
Oliver	1969[11] 1977[12]	442	1,100	ave 10.1 5～17		0.72	0.72
Ross & Thompson, et al.	1971[13]	180		ave 8.6 2～20	ave 43.7		0.9
Lindhe & Nyman	1975[14]	75	1,620	5	26～72	0	0
Hirschfeld & Wasserman	1978[15]	600	1,5666	ave 22 15～53	ave 42	2.2	1.0
Becker, et al.	1979[16]	30	960	ave 3.72 18～115 months	ave 44.6 25～71	1.24 (0.36/y)	3.6
McFall	1982[17]	100	2,627	ave 19 15～29	ave 43.8 8～71	2.6	1.37
Becker, et al.	1984[18]	44	1,117	med 5.25	med 44	0.22/y (0.29/y)	2.2 (2.9)
Becker, et al.	1984[19]	95	2,660	ave 6.58 3～11	ave 46.24 25～74	0.11/y	1.1
Lindhe & Nyman	1984[20]	61		14		0.49	0.35
Goldman, et al.	1986[21]	211	5,761	ave 22.2 15～34	ave 42	3.6	1.62
Nabers, et al.	1988[22]	1,535		ave 12.9		0.29	0.22

U.S.P.H.S.＝United States Public Health Service

表 19-2 歯の喪失率に関する Becker らの一連の研究(1979～1984[16,18,19]).

診断	治療	メインテナンス	歯の喪失率(本/10年間)
○	×	×	3.6
○	○	×	2.2
○	○	○	1.1

状態でメインテナンスするのとでは，その予後に差がでてくるのは当然であろう．またメインテナンスに移行するときまでに，患者のプラーク・コントロールのレベルがどれだけ向上しているかも大きな要因になる．

このようにメインテナンスに移行するまでにどれだけ局所の環境を整備し，どれだけ後天的リスクファクターを排除して，そしてどれだけ患者のプラーク・コントロールのテクニックと意識を変革させるかによって，メインテナンスの効果や予後が変わってくるといっていいだろう．

従来より炎症のコントロールと咬合のコントロールが，歯周治療の両輪といわれてきている．いまではそれにリスクファクターをいかに排除していくか，ということも付け加えられている(図 19-1)．前輪が炎症のコントロール，後輪が咬合のコントロールとすれば，実は前輪は左右に分かれていて三輪車になっている．左右に分かれている前輪のうち片方が

[歯周治療の基本コンセプト]

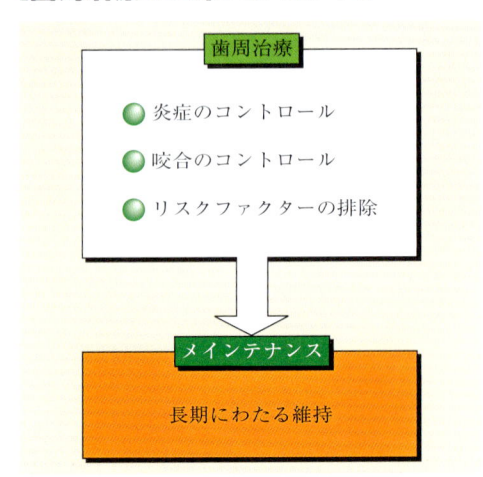

図 19-1　リスクファクターを可及的に排除しながら，いかに炎症と咬合をコントロールしていくかが，歯周治療の基本的なアプローチのしかたである．メインテナンスでは，いかにそれを長く保持していくかが目標となる．

[歯周治療は三輪車]

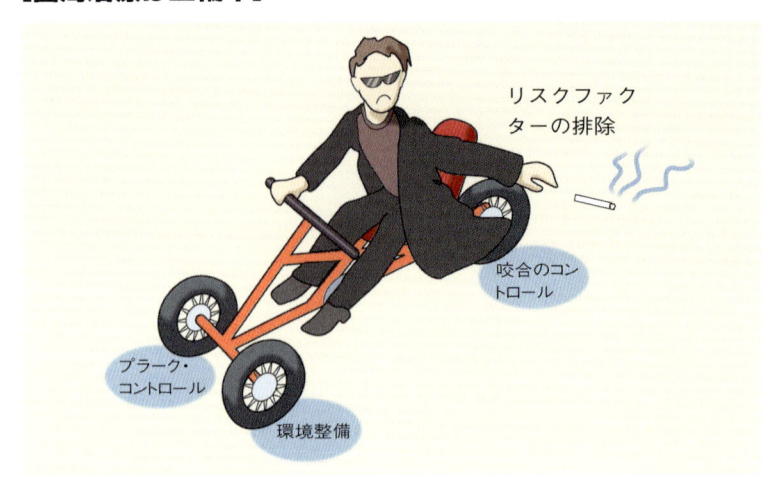

図 19-2　後輪は咬合のコントロール，前輪は炎症のコントロールだが，前輪はさらに二輪に分かれていて，プラーク・コントロールと口腔内環境整備から成る．運転している患者はハンドルで日々炎症をコントロールし，リスクファクターを排除する努力が要求される．

[妥協的メインテナンス]

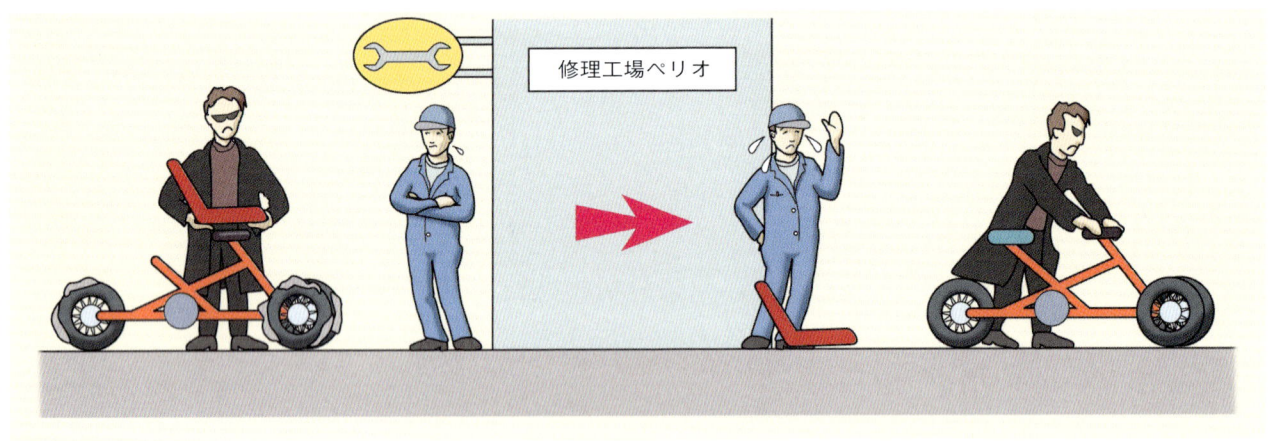

図 19-3　さまざまな理由で理想的な治療ができない場合，問題を抱えながらメインテナンスしていくことになる．

炎症の原因である細菌バイオフィルムをいかにコントロールするか，つまり**プラーク・コントロール**であり，もう片方がそのプラーク・コントロールをしやすい**口腔内環境**をいかに**整備**するかということになる．炎症の原因を除去さえすれば，炎症のコントロールができそうなものであるが，口腔内環境が整備されていないと効果的にコントロールできないし，後戻りもしやすい．前が一輪より二輪の方が安定するのである（図 19-2）．

メインテナンスに移行するときには，この中古の三輪車がきれいに整備されているのが理想である．修理工場（歯科医院）に運ばれてきたときにボロボロであればあるほど（重症のペリオであればあるほど）その整備は大変で，治しきれずに深いポケットや根分岐部病変などが残っていたり，ディープサルカスで様子をみているような場合もある．これらはそれぞれ**妥協的メインテナンス**（Compromised maintenance／図 19-3），**試行的メインテナンス**（Trial maintenance／図 19-4）とよばれるものである[23]．

また修理工場の整備員（歯科医師や歯科衛生士）の

[試行的メインテナンス]

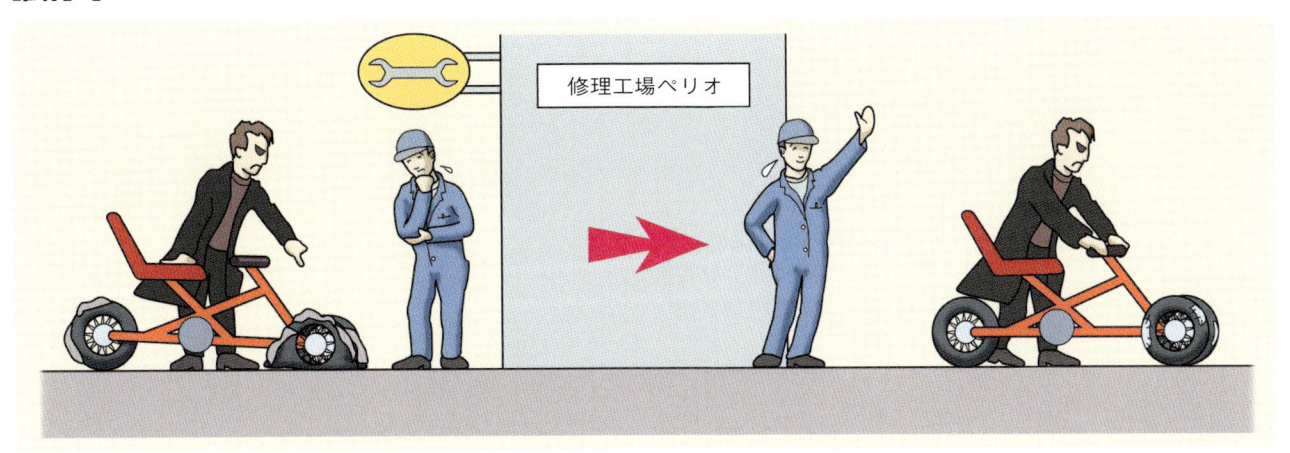

図 19-4 治療にいくつかの選択枝がある場合，より侵襲の少ない方法を選んで様子をみていくことがある．あるいは治療するかどうか境界領域の病変の進行を阻止する目的で行う．

[治療後メインテナンス]

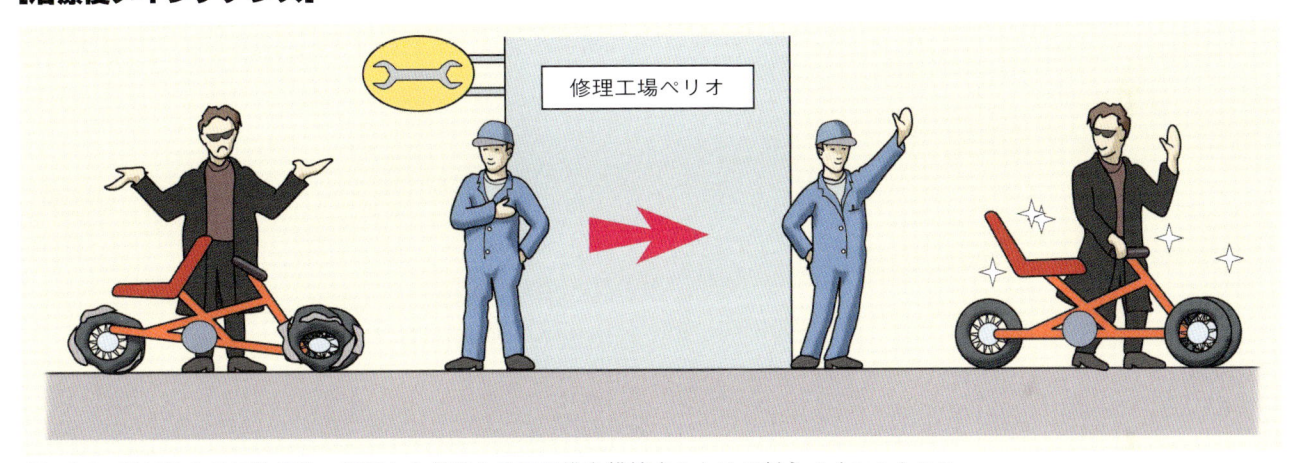

図 19-5 積極的な歯周治療後，獲得した健康な歯周組織を維持するために行うメインテナンス．

腕がよくて，あれだけボロボロだった三輪車が新品同様にピカピカになるまで磨き上げられる場合や，もともと整備のゆきとどいている三輪車であるため最低限のチェックで済むような場合もある．これらはそれぞれ治療後のメインテナンス（Posttreatment maintenance／図 19-5)，予防的メインテナンス（Preventive maintenance／図19-6）とよばれるものである[23]．

このように一口にメインテナンスといっても，そのメインテナンスに移行するときの状況は患者によってさまざまであり，したがってメインテナンスプログラムも患者一人ひとりに合わせたオーダーメードでなければならない．

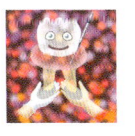

リコール間隔決定法 細菌編

オーダーメードにするのはリコールで訪れた患者に行う治療内容だけでなく，リコール間隔も当然含まれる．ある患者は1か月後，ある患者は6か月後というふうにメインテナンス治療終了時にはわれわれはつぎの来院までの間隔を決めなければならない．それを決めるためには何を根拠にするのかを考えてみたい．

それには歯周病の病因論に立ち返ってみるのが常道である．ご存じのように歯周病は，歯周病菌が細

[予防的メインテナンス]

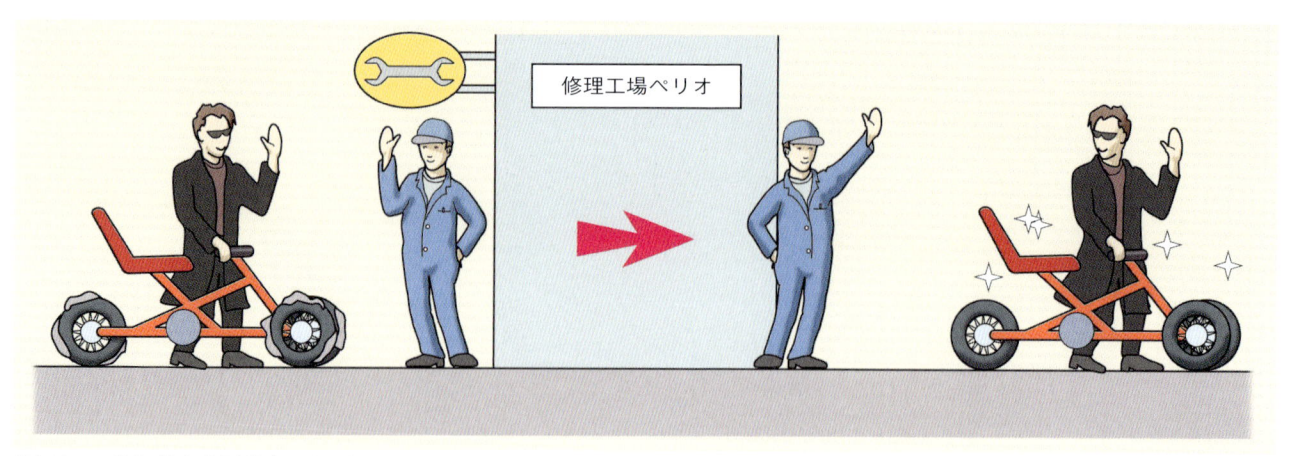

図 19-6　積極的な歯周治療の必要のない場合のメインテナンス．

[リコール間隔決定法—細菌編]

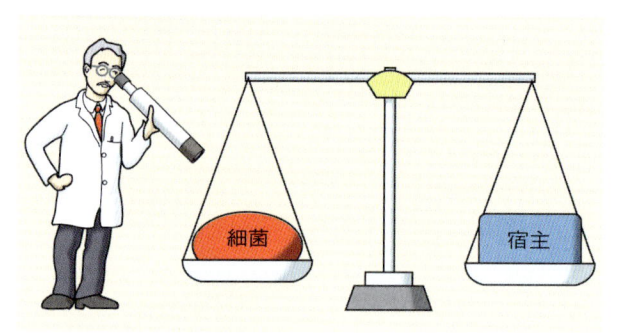

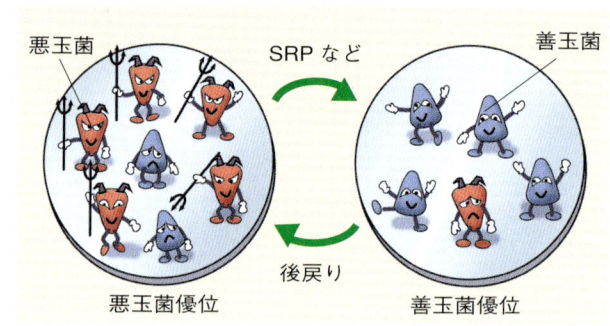

図 19-7

[悪玉菌 vs. 善玉菌]

図 19-8　活動期の歯周ポケットでは悪玉菌優位の状態になっているが，SRPなどにより細菌バイオフィルムが破壊されると，善玉菌優位に変わる．しかし口腔内の環境が改善されないと，時間とともに後戻りする傾向にある．

菌バイオフィルムの形成という戦略を使っている細菌感染症[24-36]であり，その細菌や細菌の生みだすさまざまな物質に対する宿主の反応がその本態である[37]．とするならば，その原因となる歯周病菌の動向をメインテナンスに反映しようと考えるのはごく自然なことである[38]（図 19-7）．

歯肉縁下の細菌バイオフィルムをSRP（スケーリング，ルート・プレーニング）などで除去すると，悪玉菌優位の状態から善玉菌優位の状態にシフトする[39-49]．つまり健康歯肉溝でみられるような，平穏な細菌叢に変わるわけである．しかしその平穏な時代も長続きせず，時間が経つともとの悪玉菌優位の状態に後戻りしようとする[47,50-60]．したがってこの**後戻りをモニター**しておくことによって，再度歯肉縁下のプラーク・コントロールの必要な時期をとらえようという試みがなされている（図 19-8）．

古いところでは，Listgartenが暗視野顕微鏡で歯肉縁下プラークを観察して，**運動性桿菌やスピロヘータがある一定比率以上になるとリスクが高まっている**と判断し，歯肉縁下のデブライドメントを行う指標とした[61,62]（図 19-9）．これにより付着の喪失を起こさずに，歯肉縁下のデブライドメントを行う時期を延ばすことができたと報告している．歯周病の疾患活動度（disease activity）が高まっているところでは，運動性桿菌やスピロヘータの割合が増えるということは多くの実験で報告されており[63-67]，この現象が原因なのか結果なのかということは明らかでないにしても，文献的には広く受け入れられてい

[暗視野顕微鏡による細菌検査]

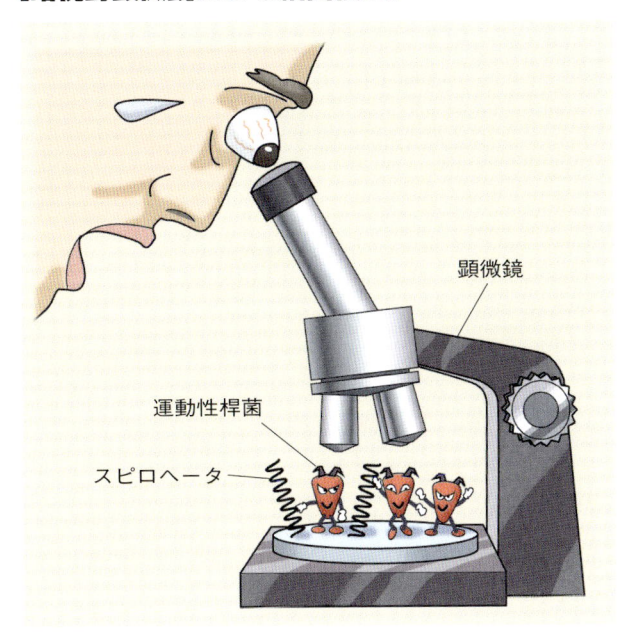

表 19-3 活動期と関連した菌種とその検出キット.

商品	菌種	検査法	所要時間
Periocheck® (Sunstar)	T. denticola P. gingivalis B. forsythus	ペプチダーゼ活性	15分
Perio scan® (Oral B)	T. denticola P. gingivalis B. forsythus	トリプシン活性	15分
Evalusite® (Kodak)	P. gingivalis P. intermedia A. a	モノクローナル抗体	5分
Affirm DP® (Micro Probe)	P. gingivalis P. intermedia C. rectus	DNA probe	30分

◀ 図 19-9 Listgartenは運動性桿菌とスピロヘータの二つのうち，どちらかが15%以上あるいは両方で20%以上に増えると，そのポケット内では活動期と考えデブライドメントをする指標にした．

[リコール間隔決定法―宿主編]

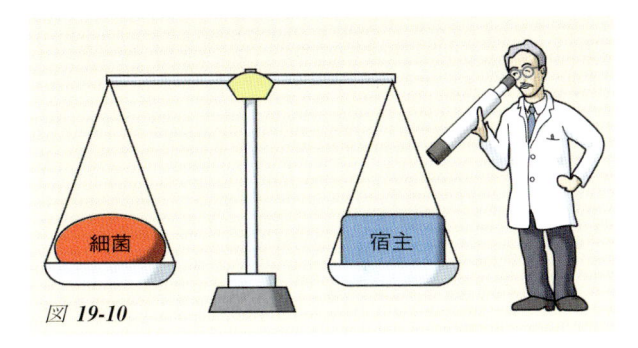

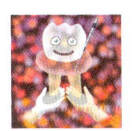

図 19-10

リコール間隔決定法 宿主編

ることである．ただ治療の必要なレベルをどう設定するのかということになると科学的根拠が乏しい．それでも暗視野顕微鏡はプラーク採取後すぐに患者の横で調べることができるため，ウヨウヨと動くような細菌がいれば患者にもそれを見てもらうと強いモチベーションになることはある．

最近では遺伝子工学の発展のおかげで，ポケット内の特定の細菌を検出する高感度の検査法が開発され，**特定の歯周病菌を検出**するキットがいくつか市販されるようになっている(表19-3)．これによりターゲットを絞り込むことができ，治療効果の判定や再治療の必要性の判断などに使われている．ただリコール間隔を決める決定打にならないのはご理解いただけると思う．

細菌の後戻り[47,50-60]や根面の再毒素化(Retoxification)[68]は時間とともに起こる．ただどれくらいで起こるのかは個人差，細菌差がある．そんなバリエーションのあるものを相手にして，治療の必要なレベルを設定することは非常に困難である．それに必要な労力は研究者に任せておいて，われわれ臨床医は後戻りしにくい口腔内環境整備に労力を使う方が，患者にとってメリットは大きいのではないだろうか？

それでは原因(細菌)は置いておいて，宿主の反応を参考にするのはどうであろう(図19-10)？ この手の検査で一番よく使われるのは**歯肉溝滲出液**である．第5章で書いたように，歯周組織の破壊が起こっているとき，歯肉溝滲出液中には組織の破壊者や破壊産物，破壊指示書などに相当するさまざまな物質が含まれている．これらを検出することにより破壊がまさに起こっている瞬間をとらえるわけである[69-81](図19-11)．骨吸収や付着の喪失はそれらの結果として起こるため，従来のX線診査やプロービングで気づくよりも早く察知できる．また歯肉溝内

［歯肉溝滲出液による活動度の診断］

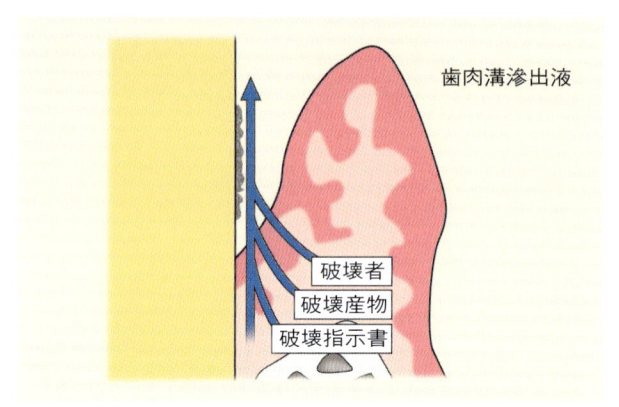

図 19-11　歯肉溝滲出液には炎症や破壊に伴うさまざまな物質が含まれており，現在進行中の出来事を反映している．それに比べ骨吸収や付着の喪失は，それが臨床的に明らかになるときには，もうすでに破壊が起こった後でタイムラグがある．

［歯肉溝の生け花？］

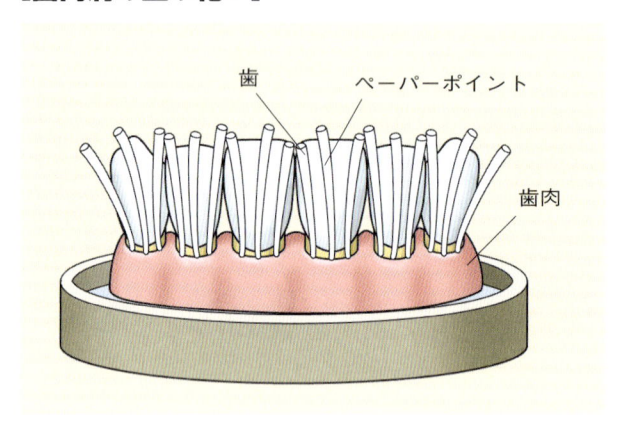

［歯肉溝内温度による疾患活動度の診断］

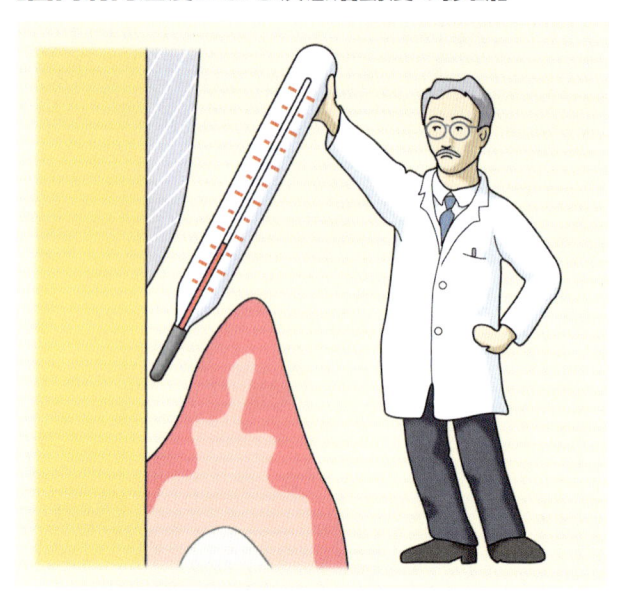

図 19-12　活動度の上昇とともにポケット内の温度が上昇することを，センサーを使って調べる方法がある．

表 19-4　活動期と関連した生体由来物質．

- Prostaglandin E_2
- Collagenase (Periocheck, Actech)
- Elastase (Prognosstik, Dentsply)
- Aspartate aminotransferase (Periogard, Xytronyx)
- Interleukin-1
- β-Glucuronidase

（　）内は検出キット

◀ 図 19-13　検査部位の選択は厳密には困難だが，毎回，生け花状態にするわけにもいかない．

の温度を測定して，舌下温との相対差から炎症に伴う温度上昇をとらえる方法もある[82-85]（図 19-12）．

　破壊が起こる前にメインテナンスに来院してもらうということからすれば，タイミングが少し遅いのかもしれないが，骨が吸収してから気づくよりはましだ．ただ細菌検査とも共通することであるが，どの部位を調べるかがまず問題になってくる[86]．すべての歯肉溝に生け花のようにペーパーポイントやペーパーストリップスを突き刺すわけにはいかないし（図 19-13），部位を特定するのであれば，何を基準にそれを決めるかということも問題である．ポケットの深いところから調べるという手もあるが，歯周病の発症や進行は部位特異的といわれ[87,88]，ポケットでも深いところほど進行しやすいものの[89-91]，

だからといって浅いから進行しないとはいえない．

　また，これらの検査にはお金と時間がかかる（表 19-4）．とくに検査の結果がでるまでの時間（多くは15分ほど）を待って，陰性とでても"じゃーさよなら"というわけにもいかない．それくらいの時間があれば1ブロック程度の歯肉縁下のデブライドメントはできるわけで，検査をしたくなるようなあやしいところは，最初からデブライドメントする方が患者の受けるメリットは大きいように思える．ただ細菌検査にしても，歯肉溝滲出液の検査にしても，データとして患者に提示できる点は見逃せない（図 19-14）．これにより患者がモチベートされ，コンプライアンスも向上すればしめたものである[92,93]（最後の横道㉒）．

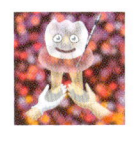

最後の横道㉒ コンプライアンスとモチベーション

[生活習慣変容までの道のり]

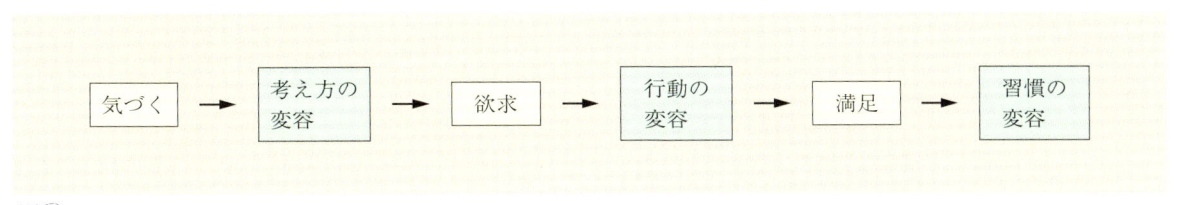

気づく → 考え方の変容 → 欲求 → 行動の変容 → 満足 → 習慣の変容

図㉒

表㉒ 患者教育のポイント.
- 意欲を見せる
- 患者のペースに合わせる
- 一度に多くのことを教えない
- 説教をしない
- 身近な目標を設定する
- 成果を認めて誉める

　コンプライアンス(compliance[92,93])とは治療にあたって医療従事者側の指示に従うことで，ちゃんと薬を飲んでいるかとか，カロリーの摂取量をきちんと守っているかなど広範囲の内容を含む．しかしペリオの世界では，メインテナンスプログラムを受け入れて従うことという意味で使うことが多い．つまり，日頃プラーク・コントロールをきちんとしているかとか，定期検診にちゃんと来院するかというような意味で使っている．

　歯周治療におけるコンプライアンスの向上は永遠のテーマである．歯科医院での治療の約束や家庭内での自己管理に関して歯科医師の指示どおりに従う患者は案外少ない．これは患者サイドの問題と思われがちであるが，多くの場合歯科医師サイドのアプローチ一つで変わることが多い．

　コンプライアンスが向上しない原因の一つはモチベーション(motivation，動機付け)[94]である．患者が歯周治療を受ける前の患者と変わっていないのである．家庭内で自己管理したり，定期的に専門的な予防処置を受けたりすることは最終的には習慣化しなければ定着しない．行動を起こすのに新たなパワーが必要であれば，そのうち行動を起こすのがじゃまくさくなるからである．したがってモチベーションの目標は生活習慣の変容ということになる．

　人間はそんなに簡単に習慣を変えられない．それが変わるためには意識が変わり(意識の変容)，行動が変わり(行動の変容)，そして行動が変わったことで満足を覚えてはじめてその行動が習慣化していく(生活習慣の変容／図㉒)．われわれはモチベーションできていない患者にアプローチするときに，その患者の意識が変わっていないのか，行動を起こしていないのか，あるいはその行動で満足を得ていないのかを判断しなければならない．ブラッシング指導さえすれば，そのとおり患者がブラッシングするようになるという妄想は捨て，患者の行動心理を考慮したアプローチを考えるのが結局は近道になる．表㉒に患者指導のポイントをいくつか列挙した．臨床での参考になれば幸いである．

[データ提示によるモチベーション効果]

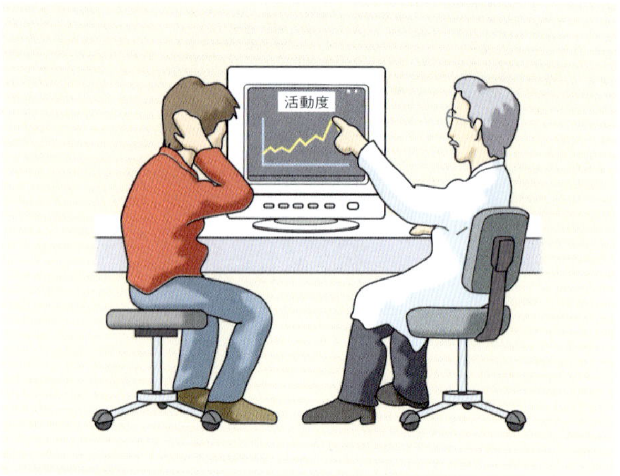

図 **19-14** データを患者に示すことでモチベーションにつながる可能性がある．

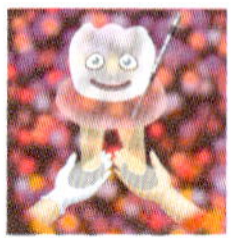

表 **19-5** 各種臨床的徴候とリコール間隔．

リコール間隔	長く ←→ 短く	
プラーク・コントロールレベル	高い	低い
プロービング値	小さい	大きい
BOP	(−)	頻回(+)
骨レベル	高い	低い
根分岐部病変	(−)	(+)
補綴物	(−)	歯周補綴
カリエス・アクティビティー	低い	高い
リスクファクター（先天的，後天的）	(−)	多い
咬合の問題	(−)	(+)

リコール間隔決定法 現実編

リコール間隔を科学的にかっこよく決めていこうとしてみたが，今のところは発展途上と考えた方がよさそうだ．それでは実際は何を根拠に決めているのであろう？ 文献的にそれを見ていくとRamfjordらの率いるミシガングループとLindheらの率いるスウェーデングループの文献にたどり着く．

Ramfjordらの文献では3か月という期間をメインテナンスの間隔に設定し，さまざまな治療後の予後を調べている[6,9,95]．それによると採用した治療法にかかわらず，3か月という間隔でメインテナンス・プログラムに従った患者では，多少の歯肉の炎症や歯石の沈着などの問題がでていても，骨吸収や付着の喪失をほとんど起こさずに維持できていたという．3か月という間隔であれば，マイナーな問題はでてもメジャーな問題まで発展しないということである．一方，Lindheらの文献では2週間という間隔でメインテナンスすることにより，非常に高いレベルで健康を維持できることを示した[96-98]．2週間ならマイナーな問題も起きないというのである．3か月に1回の散髪では髪の毛がボーボーにはなっても大きなトラブルはでないが，2週間に1回の散髪だと散髪に行ったことすらわからないほど，きれいな状態を保てるといったところであろうか．

現実的な問題として2週間という間隔ですべてのメインテナンスの患者をリコールすれば，予約はすべてリコール患者で埋まってしまう[99]．したがって3か月という間隔を基準にして，後は患者に合わせてその間隔を短くしたり，長くしたりするのがより現実的な方法といえよう[23,99-101]．前述のListgartenも暗視野顕微鏡でリコール間隔を加減することに労力を使うより，3か月という間隔を基準に採用していく方が現実的であるし，効果的あるいは効率的であろうと述べている[102]．それではどういう基準で3か月という間隔を加減するのかを考えてみよう．

まずはメインテナンスに移行するときの状態が大事である．前述の予防的メインテナンスであれば，傾向としては長いリコール間隔を取れるかもしれないが，妥協的メインテナンスや試行的メインテナンスになれば短いリコール間隔になるであろう（表 **19-5**）．また，前回の来院時と比較したときの状態も大事である．前回に比べ歯肉の炎症が強かったり，患者のプラーク・コントロールが甘くなっていたり，あるいはもうすでに何らかの破壊が起こっているようなら，リコール間隔を短くしなければならない．場合によっては再治療である．たとえプロービング値が変化していなくても，プロービング時の出血がずーっと続いているような場合も要注意[103,104]で，リコール間隔を短くするなり，その原因を探りだして何らかの方策をとらないと，付着の喪失が起こり

表 19-6 BOPの有無と活動度の関係.

4年間のBOPの有無	活動期になる頻度	
毎回BOP(−)	1.5%	20倍
毎回BOP(+)	30%	

BOP：プロービング時の出血

年に1回，4年間にわたるリコールで毎回出血する部位は，一度も出血しない部位よりも20倍も活動期になる確率が高かった(Lang, et al：J Clin Periodontol, 1986[103]. より).

表 19-7 プロービング値と活動度の関係.

プロービング値	活動期になる頻度	
3 mm以下	0.9%	約7倍
7 mm以上	6.4%	

1年間という短い期間ではあるが，プロービング値が小さい方が活動期になりにくい傾向が認められた(Haffajee, et al：J Clin Periodontol, 1983[89]. より).

表 19-8 再治療の判断基準.

- 2 mm以上の付着の喪失
- X線上の明らかな骨吸収
- 進行性の歯肉退縮
- 進行性の歯の動揺(increasing mobility)
- 継続的なプロービング時の出血

だす可能性がある．

プロービングで出血することは炎症の存在を意味するが，炎症が存在するからといって必ずしも破壊が起こっていくとは限らない．しかし疫学的にみていくとメインテナンスのたびに出血するところと，そうでないところでは骨吸収や付着の喪失の起こる確率が高いという報告[103]もあり，プロービング時の出血は要注意事項である(表 19-5, 6)．ついでにいっておくと，深い歯肉溝が必ずしも活動期になるとは限らないと前述したが，実はプロービング値が大きいほど活動期になりやすいという疫学的なデータはある[89-91,105](表 19-5, 7)．深くても気にするなということをいいたかったわけではないので，あしからず……．

動的な歯周治療終了後メインテナンスに移行するとき，いきなり3か月のリコール間隔を取ることは避けた方が賢明である[100]．実際どれだけ安定しているかはまだわからないわけであるから，最初は数週間から1か月というように短いリコール間隔にしておいて，安定していれば少しずつその間隔を延ばしていく方が最適な間隔を安全に見極めるには望ましい．もちろん患者とのかかわりのなかで微妙なさじ加減は歯科医師自身が現場で判断するしかない．

メインテナンスに移行した後の再治療は，患者にとってもわれわれにとってもつらい事態である[106-110,111]．患者が今までの経緯を理解していないと，われわれの治療の失敗ととられてしまうこともあり，信頼関係にヒビが入りかねない．そのため歯科医師サイドの細かい配慮が必要である．通常2 mm以上の付着の喪失やX線上の明らかな骨吸収，進行性の歯肉退縮，進行性の歯の動揺(increasing mobility)，継続的なプロービング時出血などが認められれば再治療の適応といわれているが，患者の立場を理解したケースバイケースの対応が必要である(表 19-8)．

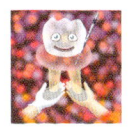

メインテナンスからSPTへ

この章でメインテナンス(Maintenance)という言葉を多用してきたが，実は最近はSPT(Supportive Periodontal Therapy)という言葉を使う機会が増えてきている[112]．それだけ歯周病は生活習慣病としての側面が強く，患者自身による日々の管理が非常に大切であるということを暗に物語っているように思う．われわれは歯周治療において常に脇役であり，主役である患者をサポートしているに過ぎない．メインテナンスのたびに持ち込まれる三輪車は，患者の生活時間のほんの一部をさいてわれわれの修理工場に来ているだけで，大部分はわれわれの管理からはずれたところで患者自身の運転と管理で使われているわけである．しかもわれわれの行う修理も直(治)しているのは宿主自身であり，われわれはその治るきっかけを与えているに過ぎない．そこに，われわれがバイオロジーを知る価値と必要性があり，本書をまとめた意義があると信じている．

第20章
ペリオおたくのための最終章

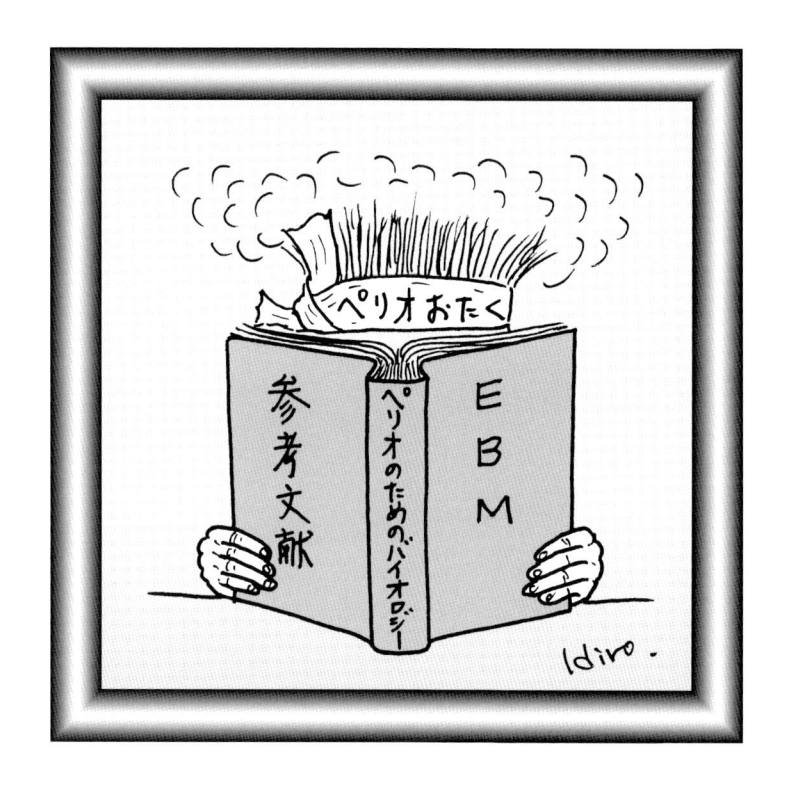

ペリオおたくの仕上げはエビデンスをそろえて理論武装することである．
（頭の煙は熱気であってタバコの煙ではありません．著者談）

第1章 参考文献

1. 河田照雄：肥満と脂肪細胞分化調節にかかわる転写因子．ホルモンと臨床, 47：47, 1999.
2. 上條雍彥：口腔解剖学. 5内臓学, 1294, アナトーム社, 東京, 1980.
3. Orban B : Clinical and Histologic study of the surface characteristics of the gingiva. Oral Surg, 1 : 827, 1948.
4. Ainamo J and Löe H : Anatomical characteristics of gingva. A clinical and microscopic study of the free and attached gingiva. J Periodontol, 37 : 5, 1966.
5. Gargiulo AW, Wentz FM, Orban BJ : Dimensions and relations of the dentogingival junction in humans. J Periodontol, 32 : 261, 1961.
6. 李　載仁：下顎の老化に対する病理組織学的研究. 九州歯会誌, 32 (5)：564, 1979.
7. Ingber JS and Coslet GJ : The "biologic width", a concept in periodontics and restorative dentistry. Alpha Omegan, 70 : 62, 1977.
8. Nevins M, Skurow HM : The intracrevicular restorative margin, the biologic width, and maintenance of the gingival margin. Int J Periodont Rest Dent, 4 (3) : 31, 1984.
9. Vacek JS, et al : The dimensions of the human dentogingival junction. Int J Periodont Rest Dent, 2 : 155, 1994.
10. Stern IB : Current Concepts of the Dentogingival Junction : The Epithelial and Connective Tissue Attachment to the Tooth. J Periodontol, 52 : 9, 1981.
11. Schroeder HE and Listgarten MA : Fine structure of the developing epithelial attachment of human teeth. Monogr Dev Biol, 1997.
12. Gottlieb B : Der Epithelansaz am Zahne. Deutsche Monatsschrift fur Zahnheilkunde, 39 : 142, 1921.
13. Gottlieb B : What is a normal pocket ? JADA, 13 : 1747, 1926.
14. Waerhaug J : The gingival pocket. Odont Tidskr, 60 : supple 1, 1952.
15. Orban B, et al : Epithelial attachment (the attached epithelial cuff). J Periodontol, 27 : 167, 1956.
16. Zander HA : A method for studying "epithelial attachment". J Dent Res, 35 : 308, 1956.
17. Weinreb MM : The epithelial attachment. J Periodontol, 31 : 186, 1960.
18. Stern IB : The fine structure of the ameloblast-enamel junction in rat incisors ; epithelial attachment and cuticular membrane. Electron Microscopy. SSBreese Jr (ed), p. QQ6-7, Academic Press, New York, 1962.
19. Listgarten MA : Electron microscopic study of the dento-gingival junction of man. Amer J Anat, 119 : 147, 1966.
20. Kobayashi K, Rose GG and Mahan CJ : Ultrastructure of the dento-epithelial junction. J Periodont Res, 11 : 313, 1976.
21. 石川春律ほか：細胞間接着装置. 細胞接着のしくみと疾患, 羊土社, 東京, 1998.
22. 林　正男：細胞接着分子の世界. 羊土社, 東京, 1997.
23. 小栗佳代子ほか：細胞接着・マトリックスと形態形成. In：細胞接着のしくみと疾患, 坂倉照好 (ed), p.86, 羊土社, 東京, 1998.
24. Garrod DR : Desmosomes and hemidesmosomes. Curr Opin Cell Biol, 5 : 30, 1993.
25. Gräber HG, et al : Role of interactions between integrins and extracellular matrix components in healthy epithelial tissue and estabilishment of a long junctional epithelium during periodontal wound healing : review. J Periodontol, 12 : 1511, 1999.
26. Aukhil I : Biology of wound healing. Periodontology 2000, 22 : 44, 2000.
27. Alberts B, et al : Molecular biology of the cell. Newton Press, 3 rd ed, 1997.
28. Hynes RO : Integrins : versality, modulation, and signaling in cell adhesion. Cell, 69 : 11, 1992.
29. Sawada T, et al : Electron-immunocytochemistry of laminin and type-IV collagen in the junctional epithelium of rat molar gingiva. J Periodont Res, 25 : 372, 1990.
30. Kainulainen Y, et al : Essential role of laminin-5 during re-epithelialization of wounds 1. J Histochem Cytochem, 46 : 353, 1998.
31. Hormia M, et al : Immunolocalization of integrin alpha 6 beta 4 in mouse junctional epithelium suggests an anchoring function to both the internal and external basal lamina. J Dent Res, 71 : 1503, 1992.
32. Pearson BS, et al : Coments of the clinical application of fibronectin in dentistry. J Dent Res, 67 : 515, 1988.
33. Terranova V and Martin S : Molecular actors determining gingival tissue interactions with tooth structure. J Periodont Res, 17 : 530, 1982.
34. Caffesse RG, et al : The effect of citric acid and fibronectin application on healing following aurgical treatment of naturally occuring peridontal disease in beagle dogs. J Clin Periodontol, 12 : 578, 1985.
35. Ryan PC, et al : Periodontal healing with citric acid and fibronectin treatment in cats. J Dent Res, 65 : 483, Abstl#100, 1986.
36. Nasjleti CE, et al : Effect of lyophilized autologous plasma on periodontal healing of replanted teeth. J Periodontol, 57 : 568, 1986.
37. Nasjleti CE, et al : Effect of fibronectin on healing of replanted teeth in monkeys : A histologic and autoradiographic study. Oral Surg, 63 : 291, 1986.
38. Grant D, et al : Periodontics. 5th ed, p. 37, CV Mosby, St Louis, 1979.
39. Hormia M, et al : The epithelium-tooth interface-a basal lamina rich in laminin-5 and lacking other known laminin isoforms. J Dent Res, 77 : 1479, 1998.
40. Kerr JFR, et al : Apoptosis : a basic biological phenomenon with wide-ranging implication in tissue kinetics. Br J Cancer, 26 : 239, 1972.
41. Carson DA and Ribeiro JM : Apoptosis and disease. Lancet, 341 : 1251, 1993.
42. Thompson CB : Apoptosis in the pathogenesis and treatment of disease. Sience, 267 : 1456, 1995.
43. 田村隆明, 山本　雅：分子生物学イラストレイテッド. p.278, 羊土社, 東京, 1998.
44. Geiger B and Ayalon O : Cadherins. Ann Rev Cell Biol, 8 : 307, 1992.
45. Shapiro L, et al : Structural basis of cell-cell adhesion by cadherins. Nature, 374 : 327, 1995.
46. McEver RP : Leukocyte-endothelial cell interactions. Curr Opin Cell Biol, 4 : 840, 1992.
47. Springer TA : The sensation and regulation of interactions with the extracellular environment : the cell biology of lymphocyte adhesion receptors. Ann Rev Cell Biol, 6 : 359, 1990.
48. Bevilacqua MP and Nelson RM : Selectins. J Clin Invest, 91 : 379, 1993.
49. Fasseler R, et al : Genetic analyses of integrin function in mice. Curr Opin Cell Biol, 8 : 641, 1996.
50. Clark EA and Brugge JS : Integrins and signal transduction pathways : the road taken. Science, 268 : 233, 1995.
51. Miyamoto S, et al : Integrin funciton : molecular hierarchies of cytoskeletal and signaling molecules. J Cell Biol, 131 : 791, 1995.
52. Yamada MK and Miyamoto S : Integrin transmembrane signaling and cytoskeletal control. Curr Opin Cell Biol, 7 : 681, 1995.
53. Lindhe J, et al : Clinical and structural alterations characterizing healing gingiva. J Periodont Res, 13 : 410, 1978.
54. Caton JG and Zander HA : The attachment between tooth and gingival tissues after periodic root planing and soft tissue curettage. J Periodontol, 50 : 462, 1979.
55. Raeste AM and Kilpinen E : Clinical and radiographic long-term study with periodontal destruction treated by a modified flap operation. J Clin Periodontol, 8 : 415, 1981.

56. Nyman S, et al : Periodontal surgery in plaque-infected dentitions. J Clin Periodontol, 4 : 240, 1977.
57. MacNeil RL and Somerman J : Development and regeneration of the periodontium : parallels and contrasts. Periodontology 2000, 19 : 8, 1999.
58. Listgarten MA : Electron microscopic features of the newly formed epithelial attachment after gingival surgery. J Periodont Res, 2 : 46, 1967.
59. Nyman S, et al : The regenerative potential of the periodontal ligament. An experimental study in the monkey. J Clin Periodontol, 9 : 257, 1982.
60. Gottlow J, et al : New attachment formation as the result of controlled tissue regeneration. J Clin Periodontol, 11 : 494, 1984.
61. Selvig KA, et al : "Collagen adhesion" revisited. Int J Periodont Rest Dent, 15 : 529, 1995.
62. Lindhe J and Berglundh T : The interface between the mucosa and the implant. Periodontology2000, 17 : 47, 1998.
63. Hansson HA : Structual aspect of the interface between tissue and titanium implants. J Prosthet Dent, 50 : 108, 1983.
64. Buser D, et al : Soft tissue reactions to non-submerged unloaded titanium implants in beagle dogs. J Periodontol, 63 : 226, 1992.
65. Listgarten MA, et al : Light and transmission electron microscopy of the intact interfaces between non-submerged titanium-coated epoxy resin implants and bone or gingiva. J Dent Res, 71 : 364, 1992.
66. Abrahamsson I, et al : The peri-implant hard and soft tissue characteristics at different implant systems. A comparative study in dogs. Clin Oral Implants Res, 7 : 212, 1996.
67. Donley TG and Gillette WB : Titanium endosseous implant-soft tissue interface : A literature review. J Periodontol, 62 : 153, 1991.
68. Selvig K, et al : Collagen linkage in periodontal connective tissue reattachment. J Periodontol, 59 : 758, 1988.
69. Ririe CM, et al : Healing of periodontal connective tissues following surgical wounding and application of citric acid in dogs. J Periodont Res, 15 : 314, 1980.
70. Schallhorn RG : Postoperative problems associated with iliac transplants. J Periodontol, 43 : 3, 1972.
71. Dragoo M and Sullivan HA : A clinical and histologic evaluation of autogenous iliac bone grafts in humans. II. External root resorption. J Periodontol, 44 : 614, 1973.
72. Hiatt WH, et al : The induction of new bone and cementum formation. IV. Microscopic examination of the periodontium following human allograft, autograft, and non-graft periodontal regenerative procedures. J Periodontol, 49 : 495, 1978.

第2章 参考文献

1. Armitage GC : Manual periodontal probing in supportive periodontal treatment. Periodontology 2000, 12 : 33, 1996.
2. Listgarten MA : Normal development, structure, physiology and repair of gingival epithelium. Oral Sci Rev, 1 : 3, 1972.
3. Listgarten MA : Periodontal probing : What does it mean? J Clin Periodontol, 7 : 165, 1980.
4. Greenstein G : The significance of pocket depth measurements. Compend Cont Dent Educ, 5 : 49, 1984.
5. Anderson GB and Smith BA : Periodontal probing and its relation to degree of inflammation and bleeding tendency. J West Soc Periodont Periodont Abstract, 36 : 97, 1988.
6. Hancock EB and Wirthlin MR : The location of the periodontal prebe tip in health and disease. J Periodontol, 52 : 124, 1981.
7. Winter AA : Measurement of the millimeter markings of periodontal probes. J Periodontol, 50 : 483, 1979.
8. Atassi F, et al : Probe tip diameter and probing depth. J Clin Periodontol, 19 : 301, 1992.
9. Keagle JG, et al : Gingival resistance to probing forces. I. Determination of optimal probe diameter. J Periodontol, 60 : 167, 1989.
10. Garnick J and Silverstein L : Periodontal Probing : Probe Tip Diameter. J Periodontol, 71 : 96, 2000.
11. Gabathuler H and Hassel T : A pressure-sensitive periodontal probe. Helb Odont Acta, 15 : 114, 1971.
12. Armitage GC, et al : Microscopic evaluation of clinical measurements of connective tissue attachment levels. J Clin Periodontol, 4 : 173, 1977.
13. Spray JR, et al : Microscopic demonstration of the position of periodontal probes. J Periodontol, 49 : 148, 1978.
14. Van der Zee E, et al : Marking width, calibration from tip and time diameter of periodontal probes. J Clin Periodontol, 18 : 516, 1991.
15. Van der Velden U and De Vries JH : Introduction of a new periodontal probe : the pressure probe. J Clin Periodontol, 5 : 188, 1978.
16. Moriarty J, et al : Histological evaluation of periodontal probe penetration in untreated facial molar furcations. J Clin Periodontol, 16 : 21, 1989.
17. Beaumont R, et al : Relative resistance of long junctional epithelial adhesions and connective tissue attachments to plaque-induced inflammation : J Periodontol, 55 : 213, 1984.
18. Caton J, et al : Histometric evaluation of periodontal surgery. II. Connective tissue attachment levels after four regenerative procedures. J Clin Periodontol, 7 : 224, 1980.
19. Page R and Schroeder HE : Pathogenesis of inflammatory periodontal disease. A summary of current work. Lav Invest, 33 : 235, 1976.
20. Robinson PJ and Vitek RM : The relationship between gingival inflammation and resistance to probe penetration. J Periodont Res, 14 : 239, 1979.
21. Magnusson I and Listgarten MA : Histological evaluation of probing depth following periodontal treatment. J Clin Periodontol, 7 : 26, 1980.
22. Caton JG, et al : Depth of periodontal probe penetration related to clinical and histologic signs of gingival inflammation. J Periodontol, 52 : 626, 1981.
23. Fowler C, et al : Histologic probe position in treated and untreated human periodontal tissues. J Periodotol, 9 : 373, 1982.
24. Spray JR and Garnick JJ : Position of probes in human periodontal pockets. J Dent Res, 58 : Special Issue A#331, Abstracts of IADR, 1979.
25. Listgarten MA : Periodontal probing and the relationship of the probe tip to periodontal tissues. J Periodontol, 47 : 511, 1976.
26. Saglie R, et al : The zone of completely and partially destructed periodontal fibers in pathological pockets. J Clin Periodontol, 2 : 198, 1975.
27. Freed HK, et al : Evaluation of periodontal probing forces. J Periodontol, 54 : 488, 1983.
28. Glavind L and Löe H : Errors in the clinical assessment of periodontal destruction. J Periodont Res, 2 : 180, 1967.
29. Goodson JM, et al : Patterns of progression and regression of advanced destructive periodontal disease. J Clin Periodontol, 9 : 472, 1982.
30. Hassel TM, et al : Periodontal probing : investigator discrepancies and correlations between probing and recorded depth. Helv Odontol Acta, 17 : 38, 1973.
31. Armitage GC : Clinical evaluation of periodontal disease. Periodontology 2000, 7 : 39, 1995.
32. Ramfjord SP : Indices for incidence and prevalence of periodontal disease. J Periodontol, 30 : 51, 1959.
33. Greenstein G : The role of bleeding upon probing in the diagnosis of periodontal disease. J Periodontol, 55 : 684, 1984.
34. Newbrun E : Indices to measure gingival bleeding. J Periodontol, 6 : 555, 1996.

参考文献（第2章）

35. Greenstein G: Histologic characteristics associated with bleeding after probing and visual signs of inflammation. J Periodontol, 52: 420, 1981.
36. Polson AM, et al: Relationship between epithelium and connective tissue in inflamed gingiva. J Periodontol, 52: 743, 1981.
37. Davenport RH, et al: Histometric comparison of active and inactive lesions of advanced periodontitis. J Periodontol, 53: 285, 1982.
38. Engelverger H, et al: correlations among Papilla Bleeding index, other clinical indices and histologically determined inflammation of gingival papilla. J Clin Periodontol, 10: 579, 1983.
39. Cooper PG, et al: Cell populations associated with gingival bleeding. J Periodontol, 59: 497, 1983.
40. Armitage GC, et al: Relationship between the percentage of subgingival spirochetes and the severity of periodontal disease. J Periodontol, 53: 550, 1982.
41. Slots J, et al: Periodontal therapy in humans. I. Microbial and clinical effects of a single course of periodontal scaling and root planing, and of adjunctive tetracycline therapy. J Periodontol, 50: 495, 1979.
42. Perez-Febles JM, et al: An evaluation of techniques for the diagnosis of periodontal disease. (Abstr. #115) J Dent Res, 60: 339, 1981.
43. Hirsch RS, et al: The effect of locally released oxygen on the development of plaque and gingivitis in man. J Clin Periodontol, 8: 21, 1981.
44. Mühlemann HR and Son S: Gingival sulcus bleeding-a leading symptom in initial gingivitis. Helv Odontol Acta, 15: 107, 1971.
45. Meitner S, et al: Identification of inflamed gingival surface. J Clin Periodontol, 6: 93, 1979.
46. Jeffcoat MK, et al: A new periodontal probe with automated cemento-enamel junction detection. J Clin Periodontol, 13: 276, 1986.
47. Gibbs CH, et al: Description and clinical evaluation of a new computarized periodontal probe-The Florida probe. J Clin Periodontol, 15: 137, 1988.
48. Magnusson I: Computerized periodontal probing. Periodontology 2000, 12: 40, 1996.
49. Glickman I, et al: Role of trauma from occlusion in initiation of periodontal pocket formation in experimental animals. J Periodontol, 26: 14, 1955.
50. Waerhaug J: Pathogenesis of pocket formation in traumatic occlusion. J Periodontol, 26: 107, 1955.
51. Wenz FM, et al: Experimental occlusal trauma imitating cuspal interferences. J Periodontol, 29: 117, 1958.
52. Wise RJ and Kramer GM: Predetermination of osseous changes associated with uprighting tipped molars by probing. Int J Periodont Rest Dent, 3: 69, 1983.
53. Nevins M and Skurow HM: The intracrevicular restorative margin, the biologic width, and maintenance of the gingival margin. Int J Periodont Rest Dent, 4(3): 31, 1984.
54. Wilson RD and Maynard JG: Intracrevicular restorative dentistry. Int J Periodont Rest Dent, 1(4): 34, 1981.
55. Maynard JG and Wilson RD: Physiologic dimensions of the periodontium fundamental to successful restorative dentistry. J Periodontol, 50: 170, 1979.
56. de Waal M and Castellucci G: The importance of the restorative margin placement to the biologic width and periodontal health. Part I. Int J Periodont Rest Dent, 13(5): 461, 1993.
57. Block PL: Restorative margins and periodontal health: A new look at an old perspective. J Prosthet Dent, 57: 683, 1987.
58. Kois JC: The restorative-periodontal interface: biological parameters. Periodontology 2000, 11: 29, 1996.
59. Orkin DA, et al: The relationship of the position of crown margins to gingival health. J Prosthet Dent, 57: 421, 1987.
60. Newcomb GM: The relationship between the location of subgingival crown margins and gingival inflammation. J Periodontol, 45: 151, 1974.
61. Silness J: Periodontal conditions in patients treated with dental bridges. II. The influence of full and partial crowns on plaque accumulation, development of gingivitis and pocket formation. J Periodont Res, 5: 219, 1970.
62. Waerhaug J: Presence or absence of plaque on subgingival restorations. Scand J Dent Res, 83: 193, 1975.
63. Dello Russo NM: Placement for crown margins in patients with altered passive eruption. Int J Periodont Rest Dent, 4: 58, 1984.
64. Alexander AG: Periodontal aspects of conservative dentistry. Br Dent J, 125: 111, 1968.
65. Larato DC: Effects of artificial crown margin extension and tooth brushing frequency on gingival pocket depth. J Prosthet Dent, 34: 640, 1975.
66. Renggle HH and Regolati B: Gingival inflammation and plaque accumulation by well adapted supragingival and subgingival proximal restorations. Helv Odonto Acta, 16: 99, 1972.
67. Silness J: Periodontal conditions in patients treated with dental bridges. III. The relationship between the location of the crown margin and the periodontal condition. J Periodont Res, 5: 225, 1970.
68. Valderhaug J and Birkeland JM: Periodontal conditions in the patients five years following insertion of fixed prosthesis. J Oral Rehabil, 3: 237, 1976.
69. Valderhaug J: Periodontal conditions and carious lesions following the insertion of fixed prosthesis: A10-year follow-up study. Internat Dent, 30: 296, 1980.
70. Tarnow D, et al: Human gingival attachment responses to subgingival crown placement. J Clin Periodontol, 13: 563, 1986.
71. Ten H, et al: Periodontal response to long-term abuse of the gingival attachment by supracrestal amalgam restoration. J Clin Periodontol, 16: 654, 1989.
72. Waerhaug J: Histological considerations which govern where the margins of restorations should be located in relation to the gingiva. Dent Clin North Am, p.161, 1960.
73. Lang NP, et al: Clinical and microbiological effects of subgingival restorations with overhanging or clinically perfect margins. J Clin Periodontol, 10: 563, 1983.
74. Waerhaug J: Healing of the dento-epithelial junction following subgingival plaque control. I. As observed in human biopsy material. J Periodontol, 49: 1, 1978.
75. Youngblood JJ, et al: Effectiveness of a new home plaque removal instrument in removing subgingival and interproximal plaque: a preliminary report. Compendium of Continiuing Ed Dent, suppl 6: 5128, 1985.
76. Wright WH: Local factors in periodontal disease. J Am Soc Periodont, 1: 163, 1963.
77. Trott RJ and Sherkat A: Effect of class II amalgam restorations on health of the gingiva: A clinical survey. J Can Dent Assoc, 30: 766, 1964.
78. Gilmore N and Sheiham: Overhanging dental restorations and periodontal disease. J Periodontol, 42: 8, 1971.
79. Björn AL, et al: Marginal fit of restorations and its relation to periodontal bone level. Part II. Crowns. Odontol Revy, 21: 337, 1970.
80. Mannerberg F: Gingival changes following porcelain crown therapy. Odont Revy, 22: 155, 1971.
81. Chen J-TJ, et al: Periodontal attachment loss associated with proximal tooth restorations. J Prosthet Dent, 57: 416, 1987.
82. Brunsvold MA and Lane JJ: The prevalence of overhanging dental restorations and their relationship to periodontal disease. J Clin Periodontol, 17: 67, 1990.
83. Morris ML: Artificial crown contours and gingival health. J Prosthet Dent, 12: 1146, 1962.

84. Veldkamp DF : The relationship between tooth form and gingival health. Dent Pract, 14：158, 1963.
85. Perel ML : Axial crown contours. J Prosthet Dent, 25：642, 1971.
86. Perel ML : Periodontal considerations of crown contours. J Prosthet Dent, 26：627, 1971.
87. Yuodelis RA, et al : Facial and lingual contours of artificial crown restorations and their effects on the periodontium. J Prosthet Dent, 29：61, 1973.
88. Herlands RE, et al : Forms, contours and extensions of full coverage in occlusal reconstruction. Dent Clin North Am, p.147, 1962.
89. Kraus B, et al : Dental anatomy and occlusion. p.245, Williams & Wilkins, Baltimore, 1969.
90. Burch J : Ten rules for developing crown contours in restorations. Dent Clin North Am, 15：611, 1971.
91. Beaudreau D : Tooth form and contour. J Am Soc Prev Dent, 3：36, 1973.
92. Hazen SP and Osborne JW : Relationship of operative dentistry to periodontal health. Dent Clin North Am, p.245, 1967.
93. Barkley RF : Preventive philosophy of restorative dentistry. Dent Clin North Am, p.569, 1971.
94. Sackett BP and Gildenhuys RR : The effect of axial crown overcontour on adolescents. J Periodontol, 47：320, 1976.
95. Ramfjord SP : Periodontal aspects of restorative dentistry. J Oral Rehabil, 1：107, 1974.
96. Waerhaug J : The effect of rough surfaces upon gingival tissue. J Dent Res, 35：323, 1956.
97. Bjorby A and Löe H : The relative significance of different local factors in the initiation and development of periodontal inflammation. J Periodont Res, 2：76, 1967.
98. Sotres LS, et al : A histologic study of gingival tissue response to amalgam, silicate and resin restorations. J Periodontol, 40：543, 1969.
99. Trivedi SC and Talim ST : The response of human gingiva to restorative materials. J Prosthet Dent, 29：73, 1973.
100. Mörmann W et al : Gingival reaction to well-fitted subgingival proximal gold inlays. J Clin Periodont, 1：120, 1974.
101. Ross SE and Garguilo A : The surgical management of the restorative alveolar interface. Int J Periodont Rest Dent, 2(6)：9, 1982.
102. Ingber JS, et al : The biologic width-a concept in peiodontics and restorative dentistry. Alpha Omegan, 10：62, 1977.
103. Palomo F and Kopczyk RA : Rationale and methods for crown lengthening. J Am Dent Assoc, 96：257, 1978.
104. Rosenberg ES, et al : Tooth lengthening procedures. Compendium Continuing Educ Dent, 1：161, 1980.
105. Fugazzotto PA : Periodontal restorative interrelationships : the isolated restoration. J Am Dent Assoc, 110：915, 1985.
106. Silvers J and Johnson GK : Periodontal and restorative considerations for crown lengthening. Quintessence Int, 16：833, 1985.
107. Ingber JS : Forced eruption : Part II. A method of treating nonrestorable teeth-Periodontal and restorative consideration. J Periodontol, 47：203, 1976.
108. Ivey DW, et al : Orthodontic extrusion : its use in restorative dentistry. J Prosthet Dent, 43：401, 1980.
109. Sterr H and Becker A : Forced eruption : biological and clinical considerations. J Oral Rehabil, 7：395, 1980.

第3章　参考文献

1. Tanner ACR, et al : Microbiota of pockets losing crestal alveolar bone. J Periodont Res, 19：279, 1984.
2. Dzink J, et al : The predominant cultivable microbiota of active and inactive lesions of destructive periodontal diseases. J Clin Periodontol, 15：316, 1988.
3. Armitage GC : Diagnosing periodontal diseases and monitoring the response to periodontal therapy. In : Perspectives on Oral Antimicrobial Therapeutics, PSG Publishing, Littleton, Mass, p.47, 1987.
4. Armitage GC : Periodontal disease : diagnosis. Ann Periodontol, 1：37, 1990.
5. Claffey N, et al : Diagnostic predictability of scores of plaque, bleeding, suppuration and probing depth for probing attachment loss. 3 1/2 years of observation following initial periodontal therapy. J Clin Periodontol, 17：108, 1990.
6. Heins P, et al : Relative stability of deep-versus shallow-side bone levels in angular proximal infrabony defects. J Clin Periodontol, 16：59, 1989.
7. Greenstein G : The role of bleeding upon probing in the diagnosis of periodontal disease. J Periodontol, 55：684, 1984.
8. Jonson NW : Crevicular fluid-based diagnostic tests. Curr Opin Dent, 1：52, 1990.
9. Theilade J : An evaluation of the reliability of radiographs in the measurement of bone loss in periodontal disease. J Periodontol, 31：143, 1960.
10. Lang NP and Hill RW : Radiographs in periodontics. J Clin Periodontol, 4：16, 1977.
11. Schallhorn RG：" 歯周治療成功への道　歯周外科をどう考えるか" 国際歯学学術会議10周年記念講演, 1990.
12. Vacek JS, et al : The dimensions of the human dentogingival junction. Int J Periodont Rest Dent, 2：155, 1994.
13. Caton J and Nyman S : Histometric evaluation of periodontal surgery. I. The modified Widman flap procedure. J Clin Periodontol, 7：212, 1980.
14. Caton J and Zander H : The attachment between tooth and gingival tissues after periodic root planing and soft tissue curettage. J Periodontol, 50：462, 1979.
15. Waerhaug J : Healing of the dent-epithelial junction following subgingival plaque control. J Periodontol, 49：119, 1978.
16. Rabbani GM, et al : The effectiveness of subgingival scaling and root planing. J Periodontol, 52：119, 1981.
17. Stambaugh RV, et al : The limits of subgingival scaling. Int J Periodont Rest Dent, 5：31, 1981.
18. Caton J and Zander HA : Osseous repair of an infrabone pocket without new attachment of connective tissue. J Clin Periodontol, 3：54, 1976.
19. Caton J, et al : Histometric evaluation of periodontal surgery : II. Connective tissue attachment levels after four regenerative procedures. J Clin Periodontol, 15：163, 1983.
20. Caffesse RG, et al : The rationale for periodontal therapy. Periodontology 2000, 9：7, 1995.
21. Schluger S : Osseous resection-a basic principle in periodontal surgery. Oral Surg Oral Med Oral Pathol Oral Radio Endod, 2：3, 1949.
22. Carranza FA and Carranza FA Jr : The management of the alveolar bone in the treatment of the periodontal pocket. J Periodontol, 27：29, 1956.
23. Ochsenbein C : A primer for osseous surgery. Int J Periodont Rest Dent, 6(1)：8, 1986.
24. Prichard J : Reflections on osseous therapy. Int J Periodont Rest Dent, 6(1)：5, 1986.
25. Cortellini P and Tonetti MS : Focus on intrabony defects : guided tissue regeneration. Periodontology 2000, 22：104, 2000.
26. Rosen P, et al : The treatment of infrabony defects with bone grafts. Periodontolgy 2000, 22：88, 2000.
27. Ingber JS : Forced eruption : Part II. A method of treating nonrestorable teeth-Periodontal and restorative consideration. J Periodontol, 47：203, 1976.

28. Oppenheim A : Artificial elongation of teeth. American Journal of Orthodontics and Oral Surgery, 26：931, 1940.
29. Batenhorst KF, et al : Tissue changes resulting from facial tipping and extrusion of incisors in monkeys. J Periodontol, 45：660, 1974.
30. Van Venrooy JR and Yukna RA : Orthodontic extrusion of single-rooted teeth affected with advanced periodontal disease. Am J Orthod Dentofac Orthop, 87：67, 1985.
31. Van Venrooy JR and Yukna RA : Tooth eruption : correlation of histologic and radiographic findings in the animal model with clinical and radiographic findings in humans. Int J Adult Orthod Orthognathic Surg, 4：235, 1987.
32. Machtei E and Ben-Yehouda A : The effect of post-surgical flap placement on probing depth and attachment level : A 2 years longitudinal study. J Periodontol, 65：855, 1994.
33. Smith D, et al : A longitudinal study of periodontal status comparing osseous recontouring with flap curettage. Results after 6 months. J Periodontol, 51：367, 1980.
34. Wood DI, et al : Alveolar crest reduction following full and partial thickness flaps. J Periodontol, 43：141, 1972.
35. Karring T, et al : The origin of granulation tissue and its impact on postoperative results of mucogingival surgery. J Periodontol, 46：577, 1975.
36. Nabers CL : Repositioning the attached gingiva. J Periodontol, 25：38, 1954.
37. Friedman N : Mucogingival surgery : the apically repositioned flap. J Periodontol, 33：328, 1962.
38. Carnevale G and Kaldhal WB : Osseous resective surgery. Periodontology 2000, 22：59, 2000.
39. Olsen C, et al : A longitudinal study comparing apically repositioned flaps, with and without osseous surgery. Int J Periodont Rest Dent, 5：11, 1985.
40. Donnenfeld O, et al : The apically repositioned flap - A clinical study. J Periodontol, 35：381, 1964.
41. Carnio J and Miller PDJr : Increasing the amount of attached gingiva using a modified apically positioned flap. J Periodontol, 70：1110, 1999.
42. Waite IM : The present status of the gingivectomy procedure. J Clin Periodontol, 2：241, 1975.
43. Rateitschak R, et al : Color Atlas of Periodontology. Stuttgart, Germany : George Thieme Verlag : 159, 1985.

第4章 参考文献

1. 田上八朗：皮膚の医学．中公新書，中央公論社，東京，1999.
2. Kornman KS, et al : The host response to microbial challenge in periodontitis. Periodonology 2000, 14：33, 1997.
3. Ishikawa I, et al : Induction of the immune response to periodontopathic bacteria and its role in the pathogenesis of periodontitis. Periodontology 2000, 14：79, 1997.
4. Engler W, et al : Healing following gingivectomy. A radiographic study. I. Epithelialization. J Periodontol, 37：298, 1966.
5. Delmas PD and Malaval L : The proteins of bone. In : Mundy GR (ed), Physiology and Pharmacology of Bone. New York : Springer, 673, 1993.
6. Woodley DT : Reepithelialization. In : Clark, RAF (ed), The molecular and cellular biology of wound repair. New York : Plenum Press, 339, 1996.
7. Alberts B, et al : Molecular biology of the cell. 3rd ed, Newton Press, Tokyo, 1997.
8. 前野正男，磯川桂太郎：はじめの一歩のイラスト生化学・分子生物学．羊土社，東京，1999.
9. Bartold PM and Narayanan SA : Mammalian cell cycle and growth regulation. In : Biology of the Periodontal Connective Tissues. p.27, Quintessence Publishing, Chicago, 1998.
10. Pardee AB : G 1 events and regulation of cell proliferation. Science, 246：603, 1989.
11. Lee MG, et al : Regulated expression and phosphorylation of a possible mammalian cell-cycle control protein. Nature, 333：676, 1988.
12. Furukawa Y, et al : cdc 2 gene expression at the G 1 to S transition in human T lymphocytes. Science, 250：805, 1990.
13. Sherr CJ : Mammalian G 1 cyclins. Cell, 73：1059, 1993.
14. Brooks RF : Regulation of the fibroblast cell cycle by serum. Nature, 260：248, 1976.
15. Goss RJ : The physiology of Growth. Academic Press, New York, 1978.
16. Larsson O, et al : Consequences of parental exposure to serum-free medium for progeny cell division. J Cell Sci, 75：259, 1985.
17. Zetterberg A : Control of mammalian cell proliferation. Curr Opin Cell Biol, 2：296, 1990.
18. Cross M and Dexter TM : Growth factors in development, transformation, and tumorigenesis. Cell, 64：271, 1991.
19. Caffesse RG and Quinones CR : Polypeptide growth factors and attachment proteins in periodontal wound healing and regeneration. Periodontology 2000, 1：69, 1993.
20. Lynch SE : The role of growth factors in periodontal repair and regeneration. In : Poson, AM. Periodontal Regeneration. Quintessence Publishing, Chicago, 1994.
21. Aukhil I : Biology of wound healing. Periodontology 2000, 22：44, 2000.
22. Holly RW and Kiernan JA : "Contact inhibition" of cell division in 3 T 3 cells. Proc Natl Acad Sci USA, 60：300, 1968.
23. Dunn GA and Ireland GW : New evidence that growth in 3 T 3 cell cultures is a diffusion-limited process. Nature, 312：63, 1984.
24. O'Neill C, et al : Evidence for two distinct mechanisms of anchorage stimulation in freshly explanted and 3 T 3 mouse fibroblasts. Cell, 44：489, 1986.
25. Wright NA and Alison MR : Biology of Epithelial Cell Populations. Vols 1 - 3. Oxford University Press, New York, 1984.
26. Caplan AI : The mesenginic process. Clin Plast Surg, 21：429, 1994.
27. Roberts AB, et al : Type beta transforming growth factor : a bifunctional regulator of cellular growth. Proc Natl Acad Sci USA, 82：119, 1985.
28. Sporn MB, et al : Some recent advances in the chemistry and biology of transforming growth factor beta. J Cell Biol, 105：1039, 1987.
29. Roberts AB, et al : Transforming growth factor type-beta : rapid induction of fibrosis and angiogenesis *in vivo* and stimulation of collagen formation *in vitro*. Proc Natl Acad USA, 83：4167, 1986.
30. Postlethwaite AE, et al : Stimulation of the chemotactic migration of human fibroblasts by transforming growth factor beta. J Exp Med, 165：251, 1987.
31. Lynch SE, et al : Growth factors in wound healing : single and synergistic effects on partial thickness procine skin wounds. J Clin Invest, 84：640, 1989.
32. Keski-Oja J, et al : Transforming growth factors and control of neoplastic cell growth. J Cell Biochem, 33：95, 1987.
33. Grill GN, et al : Epidermal growth factor and its receptor. Mol Cell Endocrinol, 51：169, 1986.
34. Niall M, et al : The effect of epidermal growth factor on wound healing in mice. J Surg Res, 33：164, 1982.
35. Brown GL, et al : Epidermal growth factor enhances epithelialization. Surg Forum, 35：565, 1984.
36. Brown GL, et al : Enhancement of epidermal regeneration by biosynthetic epidermal growth factor. J Exp Med, 163：1319, 1986.
37. Heldin C-H and Westermark B : Growth factors : mechanism of action and relation to oncogenes. Cell, 37：9, 1984.

38. Waterfield MD, et al : Platelet-derived growth factor is structurally related to the putative transforming protein p28^{sis} of simian sarcoma virus. Nature, 304：35, 1983.
39. Doolittle RF, et al : Simian sarcoma virus oncogene, v-sis, is derived from the gene(or genes)encoding a platelet-derived growth factor. Science, 221：275, 1983.
40. Hiatt WH, et al : Repair following mucoperiosteal flap surgery with full gingival retention. J Periodontol, 39：11, 1968.
41. Polson AM and Proye MP : Fibrin linkage : a precursor for new attachment. J Periodontol, 54：141, 1983.
42. Bartold PM, et al : Molecular and Cell biology of the gingiva. Periodontology 2000, 24：28, 2000.
43. Grant D, et al : Periodontics. 5th ed, p.37, CV Mosby, St Louis, 1979.
44. Yonemura K, et al : Isolation and partial characterization of a growth factor from human cementum. Bone Miner, 18：187, 1992.
45. MsAllister B, et al : Isolation of a fibroblast attachment protein from cementum. J Periodont Res, 25：99, 1990.
46. Pitaru S, et al : Specific cementum attachment protein enhances selectively the attachment and migration of periodontal cells to root surfaces. J Periodont Res, 30：360, 1995.
47. 小野善弘ほか：コンセプトをもった予知性の高い歯周外科処置. p.61, クインテッセンス出版, 東京, 2001.
48. Kon S, et al : Revascularization following a combined gingival flap-split thickness flap procedure in monkeys. J Periodontol, 55：345, 1984.
49. Bernimoulin JP, et al : Coronally repositioned periodontal flap. J Clin Periodontol, 2：1, 1975.
50. Allen EP and Miller PD : Coronal positioning of existing gingiva : Short-term results in the treatment of shallow marginal tissue recession. J Periodontol, 60：316, 1989.
51. Ramfjord S and Nissle RR : The modified Widman flap. J Periodontol, 45：601, 1974.
52. Ramfjord S : Present status of the modified Widman flap. J Periodontol, 48：558, 1977.
53. Linghorne WJ and O'Connel DC : Studies in the regeneration and reattachment of supporting structures of teeth. I. Soft tissue reattachment. J Dent Res, 29：419, 1950.
54. Gobbiani G, et al : Presence of modified fibroblasts in granulation tissue and their possible role in wound contraction. Experientia, 27：549, 1971.
55. Ehrlich HP and Rajaratnam JB : Cell locomotion forces versus cell contraction forces for collagen lattice contraction : an in vitro model of wound contraction. Tissue Cell, 22：407, 1990.
56. Wikesjö UME and Nilvéus R : Periodontal Repair in dogs : effect of wound stabilization on healing. J Periodontol, 61：719, 1990.
57. Caton J and Nyman S : Histometric evaluation of periodontal surgery. I. The modified Widman flap procedure. J Clin Periodontol, 7：212, 1980.
58. Kainulainen Y, et al : Essential role of laminin-5 during re-epithelialization of wounds I. J Histochem Cytochem, 46：353, 1998.
59. Hormia M, et al : Immunolocalization of integrin alpha 6 beta 4 in mouse junctional epithelium suggests an anchoring function to both the internal and external basal lamina. J Dent Res, 71：1503, 1992.
60. Stern IB : Current Concepts of the Dentogingival Junction : The Epithelial and Connective Tissue Attachment to the Tooth. J Periodontol, 52：9, 1981.
61. Schroeder HE and Listgarten MA : Fine structure of the developing epithelial attachment of human teeth. Monogr Dev Biol, 1997.
62. Lindhe J, et al : Clinical and structural alterations characterizing healing gingiva. J Periodont Res, 13：410, 1978.
63. Caton JG and Zander HA : The attachment between tooth and gingival tissues after periodic root planing and soft tissue curettage. J Periodontol, 50：462, 1979.
64. Gräber HG, et al : Role of interactions between integrins and extracellular matrix components in healthy epithelial tissue and establishment of a long junctional epithelium during periodontal wound healing : review. J Periodontol, 12：1511, 1999.
65. Machtei E and Ben-Yehouda A : The effect of post-surgical flap placement on probing depth and attachment level : A 2 years longitudinal study. J Periodontol, 65：855, 1994.
66. Smith D, et al : A longitudinal study of periodontal status comparing osseous recontouring with flap curettage. Results after 6 months. J Periodontol, 51：367, 1980.
67. Stahl SS : Healing following simulated fiber retention flap procedures in rats. J Periodontol, 48：67, 1977.
68. Levine HL and Stahl SS : Repair following periodontal flap surgery with the retention of gingival fibers. J Periodontol, 43：99, 1972.
69. Harrison JW and Jurosky KA : Wound healing in the tissues of the periodontium following periradicular surgery. I. The incisional wound. J Endod, 17：425, 1991.
70. Oakley W, et al : The effect of crown lengthening on the biologic width. Research Forum, Poster Abstracts, 1998.
71. Page RC and Schroeder HE : Periodontitis in man and other animals. A comparative review, Basel : Kargar, 1982.
72. Waerhaug J : The angular bone defect and its relationship to trauma from occlusion and down growth of subgingival plaque. J Clin Periodontol, 6：61, 1979.
73. Gould TRL, et al : Migration and division of progenitor cell populations in periodontal ligament after wounding. J Periodont Res, 15：20, 1980.
74. McCulloch CAG : Progenitor cell populations in the periodontal ligament of mice. Anat Rec, 21：258, 1985.
75. Sanctis MD, et al : Coronal displacement of the junctional epithelium and attachment gain following apically positioned flap with bone resective surgery in dogs. Int J Periodont Rest. Dent, 8(4)：64, 1988.
76. Linghorne WJ and O'Connell HM : Studies in the reattachment and regeneration of the supporting structures of the teeth. III. Regeneration in epithelized pockets. J Dent Res, 34：164, 1955.
77. Staffileno H, et al : Histologic study of healing of split thickness flap surgery in dogs. J Periodontol, 33：56, 1962.
78. Costich E and Ramfjord S : Healing after partial denudation of the alveolar process. J Periodontol, 39：5, 1968.
79. Ramfjord S and Costich E : Healing after exposure of periosteum on the alveolar process. J Periodontol, 39：199, 1968.
80. Carranza FA, et al : Effects of removal of periosteum on postoperative results in mucogingival surgery. J Periodontol, 34：223, 1963.
81. Karring T, et al : Development of the biological concept of guided tissue regeneration-animal and human studies. Periodontology 2000, 1：26, 1993.
82. Brunsvold MA and Mellonig JT : Bone grafts and periodontal regeneration. Periodontology 2000, 1：8, 1993.
83. Caton JG, et al : Histometric evaluation of periodontal surgery. II. Connective tissue attachment levels after four regenerative procedures. J Clin Periodontol, 7：224, 1980.
84. Karring T, et al : New attachment formation on teeth with a reduced but healthy periodontal ligament. J Clin Periodontol, 12：51, 1981.
85. Nyman S, et al : The regenerative potential of the periodontal ligament. An experimental study in the monkey. J Clin Periodontol, 9：257, 1982.
86. Gottlow J, et al : New attachment formation at the result of controlled tissue regeneration. J Clin Periodontol, 11：494, 1984.
87. Ten Cate AR, et al : The development of the periodontium : a transplantation and autoradiographic study. Anat Rec, 170：365, 1971.
88. Ten Cate AR and Mills C : The development of the periodontium : the origin of alveolar bone. Anat Rec, 173：69, 1972.

89. Cho M-I. and Garant PR : Development and general structure of the periodontium. Periodontology 2000, 24 : 9, 2000.
90. Ten Cate AR : The development of the periodontium-a largely ectomesenchymally derived unit. Periodontology 2000, 13 : 9, 1997.
91. Moxham BJ and Grant DA : Development of the periodontal ligament. In : The periodontal ligament in health and disease. Berkovitz, BKB, et al(eds), p.161, Mosby-Wolfe, London, 1995.
92. Schroeder HE : Gingiva. In : Handbook of microscopic anatomy. Vol 5, The periodontium, Springer-Verlag, Berlin, p.12, 1986.
93. Bartold PK and Narayanan AS : Developmental aspects of the periodontium. In : Biology of the periodontal connective tissue. p.151, Quintessence Publishing, Chicago, 1998.
94. Schroeder HE and Listgarten MA : Fine structure of the developing epithelial attachment of human teeth. Basel : Karger, 2 : 15, 1977.

第5章　参考文献

1. Schroeder HE and Listgarten MA : The gingival tissues : the architecture of periodontal protection. Periodontology 2000, 13 : 91, 1997.
2. Smith CJ : Gingival epithelium. In : Melcher AH, Bowen WH(eds), Biology of the periodontium. p.105, Academic Press, London, 1969.
3. Schroeder HE and Listgarten MA : Fine structure of the developing epithelial attachment of human teeth. In : Wolsky A(ed), Monographs in developmental biology, vol. 2, Karger, Basel, 1971.
4. Attström R, et al : Clinical and histological characteristics of normal gingiva in dogs. J Periodontal Res, 10 : 115, 1975.
5. Amstad-Jossi M and Schroeder HE : Age-related alterations of periodontal structures around the cemento-enamel junction and of the gingival connective tissue composition in germ-free rats. J Periodont Res, 13 : 76, 1978.
6. Schroeder HE : Histopathology of the gingival sulcus. In : Lehner T (ed), The borderland between caries and periodontal disease. Academic Press, London, p.43, 1977.
7. Schroeder HE : Handbook of Microscopic Anatomy, Vol.V/5 : The Periodontium. Springer-Verlag, Berlin, 1989.
8. Brill N and Krasse B : The passage of tissue fluid into the clinically healthy gingival pocket. Acta Odontol Scand, 16 : 233, 1958.
9. Brill N : The gingival pocket fluid. Studies on its occurence, composition and effect. Acta Odontol Scand, 20 : suppl, 1962.
10. MacDougall WA : Penetration pathways of a topically applied foreign protein into rat gingiva. J Periodont Res, 6 : 87, 1971.
11. Tolo KJ : A study of permeability of gingival pocket epithelium to albumin in pigs and Norwegian pigs. Arch Oral Biol, 16 : 881, 1971.
12. Schroeder HE, et al : Human junctional epithelium as a pathway for inflammatory exudation. J Biol Buccale, 17 : 147, 1989.
13. Kornman KS, et al : The host response to the microbial challenge in periodontitis : assembling the players. Periodontology 2000, 14 : 33, 1997.
14. Darveau RP, et al : The microbial challenge in periodontitis. Periodontology 2000, 14 : 12, 1997.
15. Fitzgerald JE and Kreutzer DL : Localization of interleukin-8 in human gingival tissues. Oral Microbiol Immunol, 10 : 297, 1995.
16. Tonetti MS, et al : Detection of Interleukin-8 and matrix metalloproteinases transcripts in healthy and diseased gingival biopsies by RNA/PCR. J Periodont Res, 28 : 511, 1993.
17. Tonetti MS, et al : Compartmentalization of inflammatory cell phenotypes in normal gingiva and peri-implant keratinized mucosa. J Clin Periodontol, 22 : 735, 1995.
18. Durum SK, et al : IL-1 : an immunological perspective. Annu Rev Immunol, 3 : 263, 1985.
19. Elias JA, et al : Epithelial interleukin-11. Regulation by cytokines, respiratory syncytial virus, and retinoic acid. J Biol Chem, 269 : 22261, 1994.
20. Friedman RM : Interferons. In : Oppenheim JJ, Shevach EM(ed), Textbook of immunology. 194, Oxford University Press, New York, 1988.
21. Hedges S, et al : Uroepithelial cells are part of a mucosal cytokine network. Infect Immun, 62 : 2315, 1994.
22. Stadnyk AW : Cytokine production by epithelial cells. FASEB J, 8 : 1041, 1994.
23. Svanborg C, et al : Bacterial adherence and mucosal cytokine production. Ann N Y Acad Sci, 730 : 162, 1994.
24. Dewhirst F E, et al : Levels of prostaglandin E2, thromboxane, and prostacyclin in periodontal tissues. J Periodont Res, 18 : 156, 1983.
25. Meikle MC, et al : Immunolocalization of matrix metalloproteinases and TIMP-1 (tissue inhibitor of metalloproteinases)in human gingival tissues from periodontitis patients. J Periodont Res, 29 : 118, 1994.
26. Schroeder H : Melanin containing organelles in cells of the human gingiva. II. Melanocytes. J Periodont Res, 4 : 235, 1969.
27. Jimbow K, et al : Some aspects of malanin biology. J Invest Dermatol, 67 : 72, 1976.
28. Newcomb G, et al : Association between plaque accumulation and Langerhans cell numbers in the oral epithelium of attached gingiva. J Clin Periodontol, 9 : 297, 1982.
29. Inaba K, et al : Cellular synergy in the manifestation of accessory cell activity for in vitro antibody response. J Immunol, 127 : 452, 1981.
30. Inaba K, et al : Dendritic cells are critical accessory cells for thymus-dependent antibody responses in mouse and in man. Proc Natl Acad Sci USA, 80 : 6041, 1983.
31. Goodson JM : Pharmacokinetic principles controlling efficacy of oral therapy. J Dent Res, 68(spec issue) : 1625, 1989.
32. Sreebny LM : Salivary flow in health and disease. Compend Contin Educ Dent, 13 : S461, 1989.
33. Lamster IB and Grbic JT : Diagnosis of periodontal disease based on analysis of the host response. Periodontology 2000, 7 : 83, 1995.
34. Kowolik MJ and Raeburn JA : Functional integrity of gingival crevicular neutrophil polymorphonuclear leucocytes as demonstrated by nitroblue tetrazolium reduction. J Periodont Res, 15 : 483, 1980.
35. Thurre C, et al : Gingival sulcular leukocytes in periodontitis and in experimental gingivitis in humans. J Periodont Res, 19 : 457, 1984.
36. Raeste AM, et al : Leukocyte migration into the healthy dentulous mouth. J Periodont Res, 12 : 444, 1977.
37. Schiött CR and Löe H : The origin and variation in number of leukocytes in the human saliva. J Periodont Res, 5 : 36, 1970.
38. Abbott B and Caffesse R : Crevicular fluid : Origin, composition, methods of collection, and clinical significance. J West Soc Periodontol Periodont Abstr, 25 : 164, 1977.
39. Lamster IB : In-office diagnositic tests and their role in supportive periodontal treatment. Periodontology 2000, 12 : 49, 1996.
40. Zambon JJ and Haraszthy VI : The laboratory diagnosis of periodontal infections. Periodontology 2000, 7 : 69, 1995.
41. Cimasoni G : Crevicular fluid updated. In : Myers HM(ed), Monographs in oral science. Basse : S Karger, 1983.
42. Egelberg J : Gingival exudate measurements for evaluation of inflammatory changes of the gingivae. Odontol Rev, 15 : 381, 1964.
43. Siegel KL, et al : The measurement of gingival fluid. J Periodontol, 43 : 682, 1972.
44. Golub LM and Kleinberg I : Gingival crevicular fluid : a new diagnostic acid in managing the periodontal patient. Oral Sci Rev, 8 : 49, 1976.

45. Bickel M and Cimasoni G : Reliability of volume measurements with the new Periotron 6000. J Periodont Res, 19 : 313, 1984.
46. Hinrichs JE, et al : Relative error (variability) associated with an improved instrument for measuring gingival crevicular fluid. J Periodontol, 55 : 294, 1984.
47. Lamster IB, et al : Evaluation and modification of spectrophotometric procedures for analysis of lactate dehydrogenase, beta-glucuronidase and arylsulphatase in human gingival crevicular fluid collected with filter-paper strips. Arch Oral Biol, 30 : 235, 1985.
48. Krasse B and Egelberg J : Relative proportions of sodium, potassium and calcium in gingival pocket fluid. Acta Odontol Scand, 20 : 143, 1962.
49. Mann WV : The correlation of gingivitis, pocket depth and exudate from the gingival crevice. J Periodontol, 34 : 379, 1963.
50. Anderson E and Cimasoni GA : A rapid and simple method for counting crevicular polymorphonuclear leukocytes. J Clin Periodontol, 20 : 651, 1993.
51. Placanis KG, et al : Elastase as an indicator of periodontal disease progression. J Periodontol, 63 : 237, 1992.
52. Rossomando EF, et al : Immunomagnetic separation of tumor necrosis factor α. II. In vitro procedure for the human gingival space. J Chromatogr, 583 : 11, 1992.
53. Giannobile WV : C-telopeptide pyridinoline cross-links. Sensitive indicators of periodontal tissue destruction. Ann N Y Acad Sci, 30 : 878, 1999.
54. Palys MD, et al : Relationship between C-telopeptide pyridinoline cross-links (ICTP) and putative periodontal pathogens in periodontitis. J Clin Periodontol, 25 : 865, 1998.
55. Giannobile WV, et al : Crevicular fluid osteocalcin and pyridinoline cross-linked carboxyterminal telopeptide of type I collagen (ICTP) as markers of rapid bone turnover in periodontitis. A pilot study in beagle dogs. J Clin Periodontol, 22 : 903, 1995.
56. Talonpoike JJ and Hamalainen MM : Type I collagen carboxyterminal telopeptide in human gingival crevicular fluid in different clinical conditions and after periodontal treatment. J Clin Periodontol, 21 : 320, 1994.
57. Chambers DA, et al : Aspartate aminotransferase increases in crevicular fluid during experimental periodontitis in beagle dogs. J Periodontol, 55 : 526, 1984.
58. Chambers DA, et al : A longitudinal study of aspartate aminotransferase in human gingival crevicular fluid. J Periodont Res, 26 : 65, 1991.
59. Persson GR, et al : Relationship between gingival crevicular fluid levels of aspartate aminotransferase and active tissue destruction in treated chronic periodontitis patients. J Periodont Res, 25 : 81, 1990.
60. Persson GR and Page RC : Diagnostic characteristics of crevicular fluid aspartate aminotransferase (AST) levels associated with periodontal disease activity. J Clin Periodontol, 19 : 43, 1992.
61. Reynolds J and Meikle M : Mechanisms of connective tissue matrix destruction in periodontitis. Periodontology 2000, 14 : 144, 1997.
62. Kryshtalskyj E, et al : Correlation of collagenolytic enzymes and inhibitors in gingival crevicular fluid with clinical and microscopic changes in experimental periodontitis in the dog. Arch Oral Biol, 31 : 21, 1986.
63. Kryshtalskyj E and Sodek J : Nature of collagenolytic enzyme activity and inhibitor activities in crevicular fluid from healthy and inflamed periodontal tissues of beagle dogs. J Periodont Res, 22 : 264, 1987.
64. Larivee J : Collagenase and collagenase inhibitor activities in crevicular fluid of patients receiving treatment for localized juvenile periodontitis. J Periodont Res, 21 : 702, 1986.
65. Villela B, et al : Crevicular fluid collagenase activity in healthy, gingivitis, chronic adult periodontitis and localized juvenile periodontitis patients. J Periodont Res, 22 : 209, 1987.
66. Villela B, et al : Collagenolytic activity in crevicular fluid from patients with chronic adult periodontitis, localized juvenile periodontitis and gingivitis, and from healthy control subjects. J Periodont Res, 22 : 381, 1987.
67. Birkedal-Hansen H, et al : Bone loss, GCF collagenase and GCF flow in human periodontitis. J Dent Res, 68 (spec issue) : Abstr 1221, 1989.
68. Lee W, et al : Collagenase activity in recurrent periodontitis : relationship to disease progression and doxycycline therapy. J Periodont Res, 26 : 479, 1991.
69. Bang J, et al : Beta-glucuronidase correlated with inflammation in the exudate from human gingiva. Archs Oral Biol, 15 : 445, 1970.
70. Lamster IB, et al : Enzyme activity in crevicular fluid for detection and prediction of clinical attachment loss in patients with chronic adult periodontitis : 6 month results. J Periodontol, 59 : 516, 1988.
71. Lamster IB, et al : Indicators of the acute inflammatory and humoral immune responses in gingival crevicular fluid : relationship to active periodontal disease. J Periodont Res, 26 : 261, 1991.
72. Brandzaeg P and Mann WV : A comparative study of the lysozyme activity of human gingival pocket fluid, serum and saliva. Acta Odont Scand, 22 : 441, 1964.
73. Nord CE, et al : Enzyme activities in experimental gingivitis in man. Scand J Dent Res, 79 : 510, 1971.
74. Van Palenstein-Helderman : Lysozyme concentrations in the gingival crevice and at other oral sites in human subjects with and without gingivitis. Archs Oral Biol, 21 : 251, 1976.
75. Friedman SA, et al : Lysozyme and lactoferin quantitation in the crevicular fluid. J Periodontol, 54 : 347, 1983.
76. Ishikawa I and Cimasoni G : Alkaline phosphatase in human gingival fluid and its relation to periodontitis. Archs Oral Biol, 15 : 1401, 1970.
77. Binder TA, et al : Gingival fluid levels of acid and alkaline phosphatase. J Periodont Res, 22 : 14, 1987.
78. Oshrain RL, et al : Arylsulphatase activity in human crevicular fluid. Archs Oral Biol, 29 : 399, 1984.
79. Smith OT, et al : Gingival crevicular fluid myeloperoxidase at periodontitis sites. J Periodont Res, 21 : 45, 1986.
80. Wolff LF, et al : Relationship between lactate dehydrogenase and myeloperoxidase levels in human gingival crevicular fluid and clinical and microbial measurements. J Clin Periodontol, 15 : 110, 1988.
81. Ishikawa I, et al : Possible role of lysosomal enzymes in the pathogenesis of periodontitis : A study on cathepsin D in human gingival fluid. Archs Oral Biol, 17 : 111, 1972.
82. Tzamouranis A, et al : Increase of extracellular cathepsin D activity in gingival washings during experimental gingivitis in man. Archs Oral Biol, 22 : 375, 1977.
83. Gemmell E, et al : Cytokines and prostaglandins in immune homeostasis and tissue destruction in periodontal disease. Periodontology 2000, 14 : 112, 1997.
84. Klein DC and Raisz LG : Prostaglandins : stimulation of bone resorption in tissue culture. Endocrinology, 86 : 1436, 1970.
85. Gomes BC, et al : Prostaglandins : bone resorption stimulating factors released from monkey gingiva. Calcif Tiss Res, 19 : 285, 1976.
86. Goodson JM, et al : Prostaglandin E_2 levels and human periodontal disease. Prostaglandins, 6 : 81, 1976.
87. Offenbacher S, et al : The use of crevicular fluid prostaglandin E_2 levels as a predictor of periodontal attachment loss. J Periodont Res, 21 : 101, 1986.
88. Offenbacher S, et al : Prostaglandins and other eicosanoids in gingival crevicular fluid as markers of periodontal disease susceptibility and activity. In : Johnson NW (ed). Risk markers for oral diseases, Vol. 3, Periodontal disease. Cambridge University Press, London, 313, 1991.
89. Offenbacher S, et al : New clinical diagnostic strategies based on pathogenesis of disease. J Periodont Res, 28 : 523, 1993.

90. Waite I, et al: The periodontal status of subjects receiving non-steroidal anti-inflammatory drugs. J Periodont Res, 16:100, 1981.

91. Feldman R, et al: Nonsteroidal anti-inflammatory drugs in the reduction of human alveolar bone loss. J Clin Periodontol, 10:131, 1983.

92. Nyman S, et al: Suppression of inflammation and bone resorption by indomethacin during experimental periodontitis in dogs. J Periodontol, 50:450, 1979.

93. Offenbacher S, et al: Effects of flurbiprofen on the progression of periodontitis in Macaca mulatta. J Periodont Res, 22:473, 1987.

94. Williams RC, et al: A potent inhibitor of alveolar bone resorption in beagles. Science, 227:640, 1985.

95. Williams RC, et al: An inhibitor of alveolar bone resorption in beagles. J Periodont Res, 23:225, 1988.

96. Williams RC, et al: Indomethacin or flurbiprofen treatment of periodontitis in beagles; Effect on crevicular fluid arachidonic acid metabollites compared with effect on alveolar bone loss. J Periodont Res, 23:134, 1988.

97. Williams RC, et al: Altering the progression of human alveolar bone loss with the non-steroidal anti-inflammatory drug flurbiprofen. J Periodontol, 60:485, 1989.

98. Charon JA, et al: Increased thyrocyte-activating factor in human gingival fluid during gingival inflammation. Infect Immun 38:1190, 1982.

99. Masada MP, et al: Measurement of interleukin-1 α and 1 β in gingival crevicular fluid: implications for the pathogenesis of periodontal disease. J Periodont Res, 25:156, 1990.

100. Lindemann RA, et al: Production of interleukin-1 and tumor necrosis factor by human peripheral monocytes activated by periodontal bacteria and extracted lipopolysaccharides. J Dent Res, 68:1131, 1988.

101. Bertolini DR, et al: Stimulation of bone resorption and inhibition of bone formation in vitro by human tumor necrosis factors. Nature, 319:516, 1986.

102. Löe H, et al: The natural history of periodontal disease in man. Study design and baseline data. J Periodont Res, 13:433, 1983.

103. Goodson JM, et al: Patterns of progression and regression of advanced destructive periodontal disease. J Clin Periodontol, 9:472, 1982.

104. Socransky SS, et al: New concepts of destructive periodontal disease. J Clin Periodontol, 11:21, 1984.

105. Hancock EB: Determination of periodontal disease activity. J Periodontol, 52:492, 1981.

106. Haffajee AD and Socransky SS: Attachment level changes in destructive periodontal diseases. J Clin Periodontol, 13:461, 1986.

107. Hausman E and Jeffcoat M: A perspective on periodontal disease activity measurements. J Clin Periodontol, 15:134, 1988.

108. Breen HJ, et al: Site-specific attachment level change detected by physical probing in untreated chronic adult periodontitis: review of studies, 1982-1997. J Periodontol, 70:312, 1999.

109. Lindhe J, et al: Progression of periodontal disease in adult subjects in the absence of periodontal therapy. J Clin Periodontol, 10:433, 1983.

110. Haffajee AD, et al: Clinical parameters as predictors of destructive periodontal disease activity. J Clin Periodontol, 10:257, 1983.

111. Haffajee AD, et al: Comparison of different data analyses for detecting changes in attachment level. J Clin Periodontol, 10:298, 1983.

112. Armitage GC: Periodontal disease: diagnosis. Ann Periodontol, 1:37, 1996.

113. Ng GC, et al: Measurement of human gingival sulcus temperature. J Periodont Res, 13:295, 1978.

114. Mukherjee S: The temperature of the gingival sulcus. J Periodontol, 49:580, 1978.

115. Holthuis AF, et al: The relationship between gingival tissue temperatures and various indicators of gingival inflammation. J Periodontol, 52:187, 1981.

116. Haffajee AD, et al: Subgingival temperature. I. Relation to baseline clinical parameters. J Clin Periodontol, 19:401, 1992.

117. Haffajee AD, et al: Subgingival temperature. II. Relation to future periodontal attachment loss. J Clin Periodontol, 19:409, 1992.

118. Haffajee AD, et al: Subgingival temperature. III. Relation to microbial counts. J Clin Periodontol, 19:417, 1992.

119. Kung RTV, et al: Temperatures as a diagnostic. J Clin Periodontol, 17:557, 1990.

120. Slots J and Jorgensen MG: Effective, safe, practical and affordable periodontal antimicrobial therapy: where are we going, and are we there yet? Periodontology 2000, 28:298, 2002.

121. Armitage GC: Diagnosing periodontal disease and monitoring the response to periodontal therapy. In: Perspectives on Oral Antimicrobial Therapeutics, 47, 1987.

122. Greenstein G: Microbiologic assessments to enhance periodontal disease. J Periodontol, 59:595, 1988.

123. Listgarten MA and Hellden L: Relative distribution of bacteria at clinically healthy and periodontally diseased sites in humans. J Clin Periodontol, 5:115, 1978.

124. Listgarten MA and Levin S: Positive correlation between the proportions of subgingival spirochetes and motile bacteria and susceptibility of human subjects to periodontal deterioration. J Clin Periodontol, 8:122, 1981.

125. Listgarten MA: Microbiological testing in the diagnosis of periodontal disease. J Periodontol, 63:332, 1992.

126. Armitage GC, et al: Relationship between the percentage of subgingival spirochetes and the severity of periodontal disease. J Periodontol, 53:550, 1982.

127. Shick R: Maintenance phase of periodontal therapy. J Periodontol, 52:576, 1981.

128. Schallhorn R and Snider L: Periodontal maintenance therapy. J Am Dent Assoc, 103:227, 1981.

129. Wilson T: Compliance-A review of the literature and possible application to periodontics. J Periodontol, 58:706, 1987.

130. Wilson T, et al: Compliance with maintenance therapy in a private periodontal practice. J Periodontal, 55:468, 1984.

131. Wilson T, et al: The results of efforts to improve compliance with supportive periodontal treatment in a private periodontal practice. J Periodontol, 64:311, 1993.

第6章 参考文献

1. Orban B: Clinical and histologic study of the surface characteristics of the gingiva. Oral Surg, 1:827, 1948.

2. Prichard JF: The diagnosis and treatment of periodontal disease in general dental practice. chapter 9, WB Saunders, Philadelphia, 1979.

3. Maynard JGJr and Wilson RD: Diagnosis and management of mucogingival problems in children. Periodontics-A decade in review. Dent Clin North Am, 24:683, 1980.

4. Kure K: Role of attached gingiva in the extension of gingival inflammation. An experimental study in monkeys. Nippon Shishubyo Gakkai Kaishi, 31:535, 1989.

5. Waerhaug J: Healing of the dento-epithelial junction following subgingival plaque control. II. As observed on extracted teeth. J Periodontol, 49:119, 1978.

6. Miller PDJr: A classification of marginal tissue recession. Int J Periodont Rest Dent, 5(2):9, 1985.

7. Kramer GM: Rationale of periodontal therapy. In Goldman, HM and Cohen, DW(eds): Periodontal Therapy. Edition 5, chapter 14, CVMosby, St Louis, 1973.

8. Lang NP and Löe H : The relationship between the width of the attached gingiva and gingival health. J Periodontol, 43 : 623, 1972.
9. Lange DE : Efficacy of mucogingival surgery. In Shanley, D(ed), Efficacy of treatment procedures in periodontics. Quintessence Publising, Chicago, 1980.
10. Miyasato M, et al : Gingival condition in areas of minimal and appreciable width of keratinized gingiva. J Clin Periodontol, 4 : 200, 1970.
11. Hangorsky U and Bissada NF : Clinical assessment of free gingival graft effectiveness on the maintenance of periodontal health. J Clin Periodontol, 51 : 274, 1980.
12. Wennström J, et al : Role of keratinized gingiva for gingival health. A clinical and hisotological study of normal and regenerated gingival tissue in dogs. J Clin Periodontol, 8 : 311, 1981.
13. Wennström J, et al : The role of keratinized gingiva in plaque-associated gingivitis in dogs. J Clin Periodontol, 9 : 75, 1982.
14. Wennström J and Lindhe J : Role of attached gingiva for maintenance of periodontal health. J Clin Periodontol, 2 : 206, 1983.
15. Dorfman HS, et al : Longitudinal evaluation of free gingival autografts. J Clin Periodontol, 7 : 316, 1980.
16. Kennedy JE, et al : A longitudinal evaluation of varying widths of attached gingiva. J Clin Periodontol, 12 : 667, 1985.
17. Nevins M : Attached gingiva-Mucogingival therapy and restorative therapy. Int J Periodont Rest Dent, 6 (4) : 9, 1986.
18. Maynard JG and Wilson RDK : Physiologic dimensions of the periodontium significant to the restorative dentist. J Periodontol, 50 : 170, 1979.
19. Wilson RD : Marginal tissue ressesion in general dental practice : A preliminary study. Int J Periodont Rest Dent, 3 : 41, 1983.
20. Steler KJ and Bissada NF : Significance of the width of keratinized gingiva on the periodontal status of teeth with submarginal restorations. J Periodontol, 58 : 696, 1987.
21. Nevins M and Mellonig JT : Periodontal therapy. Clinical approaches and evidence of success. Vol. 1, Quintessence Publishing, Chicago, 1998.
22. Magnusson I, et al : A long junctional epithelium-A locus minoris resistantiae in plaque infection ? J Clin Periodontol, 10 : 333, 1983.
23. Beaumont R, et al : Relative resistance of long junctional epithelial adhesions and connective tissue attachments to plaque-induced inflammation. J Periodontol, 55 : 213, 1984.
24. Wennström JL : The significance of the width and thickness of the gingiva in orthodontic treatment. Dtsch Zahnarztl Z, 45 : 136, 1990.
25. Wennström JL and Pini Prato GP : Mucoginigval therapy. In : Clinical periodontology and implant dentistry. 3 rd edn. Lindhe J. Munksgaard, Copenhagen. p.550, 1997.
26. Maynard JGJr : PRD symposium in Boston. 1989.
27. Hall WB : Pure Mucogingival Problems. 27, Quintessence Publishing, Chicago, 1984.
28. Gartell JR and Mathews DP : Gingival recession. The condition, process and treatment. Dent Clin North Am, 20 : 199, 1976.
29. Pindborg JJ : Chronic mechanical injuries. In : Pathology of the dental hard tissues. p.294, WB Saunders, Philadelphia, 1970.
30. Alexander JF : Toothbrushes and toothbrushing. In : The biological basis of dental caries. Hagerstown, ML(ed), p. 156, 1980.
31. Checchi L, et al : Gingival recession and tooth brushing. an Italian School of Dentistry : a pilot study. J Clin Periodontol, 26 : 276, 1999.
32. Goutoudi P, et al : Gingival recession : a cross-sectional clinical investigation. Eur J Prosthodont Restor Dent, 5 : 57, 1997.
33. Khocht A, et al : Gingival recession in relation to history of hard toothbrush use. J Periodontol, 64 : 900, 1993.
34. Baker DL and Seymour GL : The possible pathogenesis of gingival recession. A histological study of induced recession in the rat. J Clin Periodontol, 3 : 208, 1976.
35. Goldman HM and Cohen DW : Periodontal Therapy. 5 th ed. p. 70, CV Mosby, St Louis, 1973.
36. Novaes AB, et al : The development of the periodontal cleft. A clinical and histopahtologic study. J Periodontol, 46 : 701, 1975.
37. 田村隆明, 山本 雅 : 分子生物学イラストレイテッド. p.278, 羊土社, 東京, 1998.
38. Kerr JFR, et al : Apoptosis : a basic biological phenomenon with wide-ranging implication in tissue kinetics. Br J Cancer, 26 : 239, 1972.
39. Carson DA and Ribeiro JM : Apoptosis and disease. Lancet, 341 : 1251, 1993.
40. Thompson CB : Apoptosis in the pathogenesis and treatment of disease. Science, 267 : 1456, 1995.
41. Pietrokowsky J and Massler M : Ridge remodeling after tooth extraction in rats. J Dent Res, 46 : 222, 1967.
42. Ainamo A, et al : Location of the mucogingival junction 18 years after apically repositioned flap surgery. J Clin Periodontol, 19 : 49, 1992.
43. Nabers CL : Repositioning the attached gingiva. J Periodontol, 25 : 38, 1954.
44. Friedman N : Mucogingival surgery : the apically repositioned flap. J Periodontol, 33 : 328, 1962.
45. Carnevale G and Kaldhal WB : Osseous resective surgery. Periodontology 2000, 22 : 59, 2000.
46. Staffileno H, et al : Histologic study of healing of split thickness flap surgery in dogs. J Periodontol, 33 : 56, 1962.
47. Costich E and Ramfjord S : Healing after partial denudation of the alveolar process. J Periodontol, 39 : 5, 1968.
48. Ramfjord S and Costich E : Healing after exposure of periosteum on the alveolar process. J Periodontol, 39 : 199, 1968.
49. Carranza FA, et al : Effects of removal of periosteum on postoperative results in mucogingival surgery. J Periodontol, 34 : 223, 1963.
50. Pennel BM, et al : Repair of the alveolar process following osseous surgery. J Periodontol, 38 : 426, 1967.
51. Wilderman MN, et al : Histogenesis of repair following osseous surgery. J Periodontol, 41 : 551, 1970.
52. Moghaddas H and Stahl SS : Alveolar bone remodeling following osseous surgery. A clinical study. J Periodontol, 51 : 376, 1980.
53. Bjorn H : Free transplantation of gingiva proprio. Sveriges Tandlakarfordunds Tidning, 22 : 684, 1963.
54. Nabers JM : Extension of the vestibular fornix utilizing a gingival graft. Case history. Periodontics, 4 : 77, 1966.
55. Sullivan HC and Atkins JH : Free autogenous gingival grafts. I : Principles of successful grafting. Periodontics, 6 : 121, 1968.
56. Karring T, et al : Conservation of tissue specificity after heterotopic transplantation of gingiva and alveolar mucosa. J Periodont Res, 6 : 282, 1971.
57. Karring T, et al : Role of connective tissue in determining epithelial specificity. J Dent Res, 51 : 1303, 1972.
58. Karring T, et al : The role of gingival connective tissue in determining epithelial differenciation. J Periodont Res, 10 : 1, 1974.
59. Nobuto T, et al : Microvascularization of the free gingival autograft. J Periodontol, 59 : 639, 1988.
60. Oliver RG, et al : Microscopic evaluation of healing and revascularization of free gingival graft. J Periodont Res, 3 : 84, 1968.
61. Camergo PM, et al : The use of free gingival grafts for aesthetic purposes. Periodontology 2000, 27 : 72, 2001.
62. Edel A : Clinical evaluation of free connective tissue grafts used to increase the width of keratinized tissue. J Clin Periodontol, 1 : 185, 1974.
63. Langer B and Calagna LJ : Subepithelial graft to correct ridge concavities. J Prosthetic Dent, 44 : 363, 1980.
64. Langer B and Calagna LJ : The subepithelial connective tissue graft. A new approach to the enhancement of anterior cosmetics. Int J Periodont Rest Dent, 3 : 23, 1982.

65. Langer B and Langer L : Subepithelial connective tissue graft technique for root coverage. J Periodontol, 56 : 715, 1985.
66. Bruno JF : Connective tissue graft technique assuring wide root coverage. Int J Periodont Rest Dent, 14 : 127, 1994.
67. Raetzke PB : Covering localized areas of root exposure employing the "envelop" technique. J Periodontol, 56 : 397, 1985.
68. Miller PD : Root coverage with the free gingival graft. Factors associated with incomplete coverage. J Periodontol, 58 : 674, 1987.
69. Sugarman EF : A clinical and hitological study of the attachment of grafted tissue to bone and teeth. J Periodontol, 40 : 381, 1969.
70. Pasquinelli KL : The histology of new attachment utilizing a thick autogenous soft tissue graft in an area of deep recession : a case report. Int J Periodont Rest Dent, 15 : 248, 1995.
71. Bruno JF and Bowers GM : Histology of a human biopsy section following the placement of a subepithelial connective tissue graft. Int J Periodont Rest Dent, 20 : 225, 2000.
72. Majzoub Z, et al : Hisotology of connective tissue graft, a case report. J Periodontol, 72 : 1607, 2001.
73. Rami G, et al : Histological evaluation of healing and revascularization of the subepithelial connective tissue graft. J Periodontol, 72 : 470, 2001.
74. Trombelli L : Periodontal regeneration in gingival recession defects. Periodontology 2000, 19 : 138, 1998.
75. Wennström JL and Pini Prato GP : Mucogingival therapy. In : Clinical periodontology and implant dentistry. 3rd ed, Copenhagen : Munksgaad, 550, 1997.
76. Bouchard P, et al : Decision-making in aesthetics : root coverage revisited. Periodontology 2000, 27 : 97, 2001.
77. Miller PD : Root coverage with the free soft tissue autograft following citric acid application. III. A successful and predictable procedure in areas of deep wide recession. Int J Periodont Rest Dent, 5 (2) : 15, 1985.

第7章　参考文献

1. Lazcano A, et al : Life before DNA : the origin and evolution of early archaean cells. In : The Evolution of Metabolic Function. Mortlock RP (ed), Boca Raton, p.237, 1992.
2. Schopf JW, et al : Evolution of earth's earliest ecosystems : recent progress and unsolved problems. In : Earth's Earliest Biosphere : Its Origin and Evolution. Schopf JW (ed), Princeton, NJ : Princeton University Press, p.361, 1983.
3. 大島泰郎：宇宙生物学. p.111, 光文社, 東京, 1977.
4. Alberts B, et al : Molecular biology of the cell. 3rd ed, Newton Press, New York, 1997.
5. Cavalier-Smith T : The origin of cells : a symbiosis between genes, catalysts, and the origin of the genetic code. Cold Spring Harber Symp. Quant Biol, 52 : 743, 1987.
6. Levinton JS : The big bang of animal evolution. Sci Am, 267 : 84, 1992.
7. Buchsbaum R, et al : Animals Without Backbones, 3rd ed, University of Chicago Press, Chicago, 1987.
8. Field KG, et al : Molecular phylogeny of the animal kingdom. Science, 239, 748, 1988.
9. Tarlo LBH : The Origin of Bone. In : Bone and Tooth. Blackwood JJ (ed), p. 3, Pergamon Press, Oxford, London, New York, Paris, 1964.
10. 須田立雄：骨は生きている. In：骨の科学. p.1, 医歯薬出版, 東京, 1985.
11. Stein G : "Sacred Emily", 1913.
12. 折茂　肇ほか：骨粗鬆症の治療に関するガイドライン. Osteoprorosis Japan, 6 : 35, 1998.
13. 福本誠二：骨粗鬆症の病型と病態生理. In：骨・カルシウム代謝の調節系と骨粗鬆症, 松本俊夫, p.128, 羊土社, 東京, 1994.
14. FDA : Guideline for preclinical and clinical evaluation of agents used in the prevention or treatment of postmenopausal osteoporosis. Draft, 1994.
15. Sodek J and McKee MD : Molecular and cellular biology of alveolar bone. Periodontology 2000, 24 : 99, 2000.
16. Hollinger JO, et al : Biology fo Bone Healing : Its Impact on Clinical Therapy. In : Tissue Engineering. Lynch SE, et al (eds), p. 17, 1999.
17. 山口　朗ほか：骨芽細胞の起源と分化. In：骨・カルシウム代謝の調節系と骨粗鬆症, 松本俊夫, p.42, 羊土社, 東京, 1994.
18. Owen ME, et al : Stromal stem cells : marrow-derived osteogenic precursors in cell and molecular biology of vertebrate hard tissues. Evered D and Harnett S (eds), John Wiley & Sons, p.42, 1988.
19. Friedenstein AJ, et al : Bone marrow osteogenic stem cells : in vitro cultivation and transplantation in diffusion chambers. Cell Tissue Kinet, 20 : 263, 1987.
20. Owen ME : Bone marrow stem cells. J Cell Sci Suppl, 10 : 63, 1988.
21. Bennet JH, et al : Adipocytic cells cultured from marrow have osteogenic potential. J Cell Sci, 99 : 131, 1991.
22. Tenenbaum HC : Cellular origins and theories of differentiation of bone-forming cells. In : Bone Vol. 1 : The osteoblast and osteocyte. Hall BK (ed), p.41, The Telford Press, New Jersey, 1990.
23. Canalis E : Effect of growth factor on bone cell replication and differentiation. Clinical Orthopaedics and Related Research, 193 : 246, 1985.
24. Caplan AI : Bioactive factors in bone : Urist MM, May Kerrville, Texas, 1988. Connective Tissue Research, 23 : 103, 1989.
25. Froesch ER : Action of insulin-like growth factors. Ann Rev Physiol, 47 : 443, 1985.
26. Koutsilieris M, et al : Selective osteoblast mitogens can be extracted from prostatic tissue. The Prostate, 9 : 109, 1986.
27. Wergedal E, et al : Skeletal growth factor is produced by human osteoblast-like cells in culture. Biochemica et Biophysica Acta Elsevier, 889 : 163, 1986.
28. Linkhart TA, et al : Characterization of mitogenic activities extracted from bovine bone matrix. Bone, 7 : 479, 1986.
29. Canalis E, et al : Effects of endothelial cell factor on bone remodeling in vitro. J Clin Invest, 79 : 52, 1987.
30. Canalis E : Effects of tumor necrosis factor on bone formation in vitro. Endocrinology, 121 : 1596, 1987.
31. Koutsilieris M, et al : Characteristics of prostate-derived growth factor for cells of the osteoblast phenotype. J Clin Invest, 79 : 941, 1987.
32. Canalis E : The hormonal and local regulation of bone formation. Endocrine Reviews, 4 : 62, 1983.
33. Graves DT, et al : The potential role if platelet-derived growth factor as an autocrine or paracrine factor for human bone cells. Connective Tissue Research, 23 : 209, 1989.
34. Centrella M, et al : Platelet-derived growth factor enhances deoxyribonucleic acid and collagen synthesis in osteoblast-enriched cultures from fetal rat parietal bone. Endocrinology, 125 : 13, 1989.
35. Luk SC, et al : The ultrastructure of endosteum : a topographic study in young adult rabbits. J Ultrastruct Res, 46 : 165, 1974.
36. Matthews JL, et al : Bone lining cells and the bone fluid compartment, an ultrastructural study. Adv Exp Med Biol, 103 : 451, 1978.
37. Miller SC, et al : Characterization of endosteal bone-lining cells from fatty marrow bone sites in adult beagles. Anat Rec, 198 : 163, 1980.
38. Miller SC and Jee WSS : Bone lining cells. In : Bone : bone metabolism and mineralization. Vol. 4. Hall BK (ed), p. 1, CRC Press, London, 1992.
39. Krstic RV : Die Gewebe des Menschen und der Säugetiere. Springer-Verlag, Berlin, Heidelberg, New York, p.221, 1978.
40. Gehron Robey P : The biochemistry of bone. Endocrinol Metab Clin North Am, 18 : 859, 1989.
41. Hauschka PV, et al : Growth factors in bone matrix. J Biol Chem, 261 : 12665, 1986.

42. Yoneda T : Cytokines in bone. Local translators in cell-to-cell communication. In : Molecular and Cellular Biology of Bone. Noda M (ed), Academic Press, New York, 1994.
43. Kerr JFR, et al : Apoptosis : a basic biological phenomenon with wide-ranging implication in tissue kinetics. Br J Cancer, 26 : 239, 1972.
44. Carson DA and Ribeiro JM : Apoptosis and disease. Lancet, 341 : 1251, 1993.
45. Thompson CB : Apoptosis in the pathogenesis and treatment of disease. Sience, 267 : 1456, 1995.
46. 田村隆明, 山本 雅：分子生物学イラストレイテッド. p.278, 羊土社, 東京, 1998.
47. Doty SB : Morphological evidence of gap junctions between bone cells. Calcif Tissue Int, 33 : 509, 1981.
48. Palumbo C, et al : Morphological study of intercellular junctions during osteocyte differentiation. Bone, 11 : 401, 1990.
49. Kimmel DB : A paradigm for skeletal strength homeostasis. J Bone Miner Res, 8 (Suppl 2), s515, 1993.
50. Ohta T, et al : Virchows Arch. A Pathol Anat Histopathol, 415 : 459, 1989.
51. 上岡 寛, 久米川正好：骨組織における骨細胞の役割. In：骨シグナルと骨粗鬆症, 松本俊夫(ed), 羊土社, 東京, 1997.
52. Dowell P and Addy M : Dentin hypersensitivity : A review, etiology, symptoms and theories of pain production. J Clin Periodontol, 10 : 341, 1983.
53. Pashley DH : Mechanism of dentin hypersensitivity. Dent Clin North Am, 34 : 449, 1990.
54. Brannström M : A hydrodynamic mechanism in the transition of pain producing stimuli through the dentin. In : Sensory Mechanisms in dentin. Anderson DJ (ed), p.73, Pergamon Press, New York, 1962.
55. Belanger LF : Osteocytic osteolysis. Calc Tissue Res, 4 : 1, 1969.
56. Belanger LF : Osteocytic resorption. In : The biochemistry and physiology of bone. Vol. 3, Bourne GH (ed), p.239, Academic Press, New York, 1971.
57. Tonna EA : Electron microscopic evidence of alternating osteocytic osteoclastic and osteoblastic activity in the perilacunal walls of aging mice. Z Zellforch, 1 : 221, 230.
58. Mundy GR and Roodman GD : Osteoclast ontogeny and function. In : Bone and Mineral Research, Vol. 5, Peck WA (ed), p.209, Elsevier, New York, 1987.
59. Nijweide PJ, et al : Cells of bone : proliferation, differentiation, and horumonal regulation. Physiol Rev, 66 : 855, 1986.
60. Nesbitt S, et al : Biochemical characterization of human osteoclast integrins. J Biol Chem, 268 : 16737, 1993.
61. Aubin JE : Osteoclast adhesion and resorption : The role of podosomes. J Bone Miner Res, 7 : 365, 1992.
62. Lakkakorpı P, et al : Organization of osteoclast microfilaments during the attachment to bone surface in vitro. J Bone Miner Res, 4 : 817, 1989.
63. Teti A and Zambonin-Zallone A : Osteoclast cytoskeleton and attachment proteins. In : Biology and physiology of the osteoclast. Rifkin BR and Gay, CV (ed), p.245, CRC Press, London, 1992.
64. Domon T and Wakita M : A three-dimensional reconstruction of the ruffled border of osteoclast. Arch Histol Cytol, 52 : 1, 1989.
65. Baron R, et al : Cellular and molecular biology of the osteoclast. In : Cellular and molecular biology of bone. Noda M (ed), p.445, Academic Press, New York, 1993.
66. Roodman GD : Cell biology of the osteoclast. Exp Hematol, 27 : 1229, 1999.
67. Zaidi M, et al : Cellular biology of bone resorption. Biol Rev Camb Philos Soc, 68 : 197, 1993.
68. Baron R, et al : Biology of osteoclast. In : Physiology and Phyamacology of Bone. Mundy GR, et al (ed), p.111, Springer, New York, 1993.
69. Baron R : Importance of the intermediate phases between resorption and formation in the measurement and understanding of the bone remodeling sequence. In : Bone Histomorphometry, Meunier PJ (ed), Société de la Nouvelle Imprimerie Fournié, Toulouse, 1977.
70. Jaworski ZFG : The quantum concept of bone remodeling in adults. In : Osteoporosis : Recent Advances in Pathogenesis and Treatment. DeLuca HF, et al (eds), p.103, University Park Press, Baltimore, 1981.
71. Rodan GA and Martin TJ : Role of osteoblast in hormonal control of bone resorption-a hypothesis. Calcif Tiss Res, 33 : 349, 1981.
72. Yasuda H, et al : Osteoclast differentiation factor is a ligand for osteoprotegerin/osteoclastogenesis-inhibitory factor and is identical to TRANS/RANKL. Proc Natl Acad Sci USA, 95 : 3597, 1998.
73. Yasuda H, et al : Identity of osteoclastogenesis-inhibitory factor (OCIF) and osteoprotegerin (OPG) : a mechanism by which OPG/OCIF inhibits osteoclastogenesis in vitro. Endocrinology, 139 : 1329, 1998.
74. Hakeda Y, et al : Osteoclastogenesis inhibitory factor (OCIF) derectly inhibits bone-resorbing activity of isolated mature osteoclasts. Biochem Biophys Res Commun, 251 : 796, 1998.
75. Takahashi N, et al : A new member of tumor necrosis factor ligand family, ODF/OPGL/TRANCE/RANKL, regulates osteoclast differentiation and function. Biochem Biophys Res Commun, 256 : 449, 1999.
76. Khosla S : Minireview : The OPG/RANKL/RANK System. Endocrinology, 142 : 5050, 2001.
77. Simonet WS, et al : Osteoprotegerin : a novel secreted protein involved in the regulation of bone density. Cell, 89 : 309, 1997.
78. Lacey DL, et al : Osteoprotegerin ligand is a cytokine that regulates osteoclast differentiation and activation. Cell, 93 : 165, 1998.
79. Kong YY, et al : OPGL is a key regulator of osteoclastogenesis, lymphocyte development, lymph node organogenesis. Nature, 397 : 315, 1999.
80. Tsurukai T, et al : Roles of macrophage-colony stimulating factor and osteoclast differentiation factor in osteoclastogenesis. J Bone Miner Metab, 18 : 177, 2000.
81. 川島博行：骨の細胞生物学最前線. In：骨の分子細胞生物学－最近の進展, 実験医学, p.17, 1995.
82. Salo J, et al : Removal of osteoclast bone resorption products by transcytosis. Science, 276 : 270, 1997.
83. Koide T and Ito Y : Juxtacrine and matricrine-the other ways of growth factor actions. Seikagaku, 72 : 1259, 2000.
84. Anderson HC and Howell DS : Second Conference of Matrix Vesicle Calcification. Metab Bone Disease, 1 : 83, 1978.
85. Boskey AL : Clinc Orthop Rel Res, 157 : 225, 1981.
86. Ali SY : Calcification of Cartilage. In : Cartilage. Vol. 1 Structure, Functions and Biochemistry. Hall BK (ed), p.343, Academic Press, New York, 1983.
87. Glimcher MJ : Composition, Structure and Organization of Bone and Other Mineralized Tissues and the Mechanism of Calcification. Handbook of Physiology-Endocrinology. VII. p.25, Williams & Wilkins, Baltimore, 1976.
88. Frost M : Tetracycline-based histological analysis of bone remodeling. Calcif Tissue Res, 3 : 211, 1969.
89. Jee WSS : The skeletal tissues. In : Histology, Cell and Tissue Biology. Weiss L (ed), p.200, The MacMillian Press, London, Basingstoke, UK, 1983.
90. 田中 栄：破骨細胞の骨吸収機能の調節. In：骨シグナルと骨粗鬆症, 松本俊夫(ed), 羊土社, 東京, 1997.
91. Riggs BL and Melton III LJ : Involutional osteoporosis. N Engl J Med, 314 : 1676, 1985.
92. 高橋栄明 編：骨形態計測ハンドブック. 西村書店, 新潟, 1983.
93. Parfit M : The quantum concept reexamined in light of recent advance in the cell biology of bone. Calcif Tissue Int, 36 : s37, 1984.

参考文献（第8章）

94. Wronski TJ, et al : Estrogen and diphosphonate treatment provide long-term protection against osteopenia in ovariectomized rats. J Bone Mineral Res, 6 : 387, 1991.
95. Eriksen EF, et al : Cancellous bone remodeling in type 1 (postmenopausal) osteoporosis ; quantitative assessment of rats of formation, resorption and bone loss at tissue and cellular levels. J Bone Mineral Res, 5 : 311, 1990.
96. Eriksen EF : Normal and pathological remodeling of human trabecular bone : three dimensional reconstruction of the remodeling sequence in normals and in pathological bone disease. Endocrinol Rev, 7 : 379, 1986.
97. Dempster DW, et al : On the mechanisms of cancellous bone loss in ovariectomized rat. Bone and Mineral, 17(Suppl 1) : 92, 1992.
98. 中塚喜義, 西沢良記 : 加齢に伴う骨代謝変化と老人性骨粗鬆症. In : 骨シグナルと骨粗鬆症, 松本俊夫 編, 羊土社, 東京, 1997.
99. Pacifici R, et al : Ovarian steroid treatment blocks a postmenopausal increase in blood monocyte interleukin 1 release. Proc Natl Acad Sci USA, 86 : 2398, 1989.
100. Pacifici R, et al : Effect of surgical monopause and estrogen replacement on cytokine release from human mononuclear cells. Proc Natl Acad Sci USA, 88 : 5134, 1991.
101. 多賀喜吉 : エストロゲン・抗エストロゲン. In : 骨シグナルと骨粗鬆症, 松本俊夫 編, 羊土社, 東京, 1997.
102. Russell RG, et al : Bisphosphonates : pharmacology, mechanisms of action and clinical uses. Osteoporos Int, 8 (Suppl 2) : s66, 1999.
103. 高岡邦夫, 清水富永 : ビスホスホネートの骨吸収抑制作用とそのメカニズム. In : 骨シグナルと骨粗鬆症, 松本俊夫 編, 羊土社, 東京, 1997.
104. Brunsvold MA, et al : Effects of a bisphosphonate on experimental periodontitis in monkeys. J Periodontol, 63 : 825, 1992.
105. Weinreb M, et al : Histomorphometrical analysis of the effects of the bisphosphonate alendronate on bone loss caused by experimental periodontitis in monkeys. J Periodontal Res, 29 : 35, 1994.
106. Reddy MS, et al : Alendronate treatment of naturally-occuring periodontitis in beagle dogs. J Periodontol, 66 : 211, 1995.
107. Yaffe A, et al : The effect of topical delivery of novel bisacylphosphonates in reducing alveolar bone loss in the rat model. J Periodontol, 71 : 1607, 2000.
108. LIavaneras A, et al : A combination of a chemically modified doxycyline and a bisphosphonate synergistically inhibits endotoxin-induced periodontal breakdown in rats. J Periodontol, 72 : 1069, 2001.
109. Fleisch H, et al : Diphosphonates inhibit hydroxyapatite dissolution in vitro and bone resorption in tissue culture and in vivo. Science, 165 : 1262, 1969.
110. Kasting GB and Francis MD : Retention of etidronate in human, dog, and rat. J Bone Miner Res, 7 : 513, 1992.
111. Rodan GD : Mechanisms of action of bisphosphonates. Annu Rev Pharmacol Toxicol, 38 : 375, 1998.

第8章　参考文献

1. Spector M : Basic Principles of Tissue Engineering. In : Tissue Engineering. Lynch SE, et al(ed), p. 3, Quintessence Publising, Chicago, 1999.
2. Bartold PM, et al : Tissue engineering : a new paradigm for periodontal regeneration based on molecular and cell biology. Periodontology 2000, 24 : 253, 2000.
3. 山口 朗ほか : 骨芽細胞の起源と分化. In : 骨・カルシウム代謝の調節系と骨粗鬆症, 松本俊夫 編, p.42, 羊土社, 東京, 1994.
4. Owen ME, et al : Stromal stem cells : marrow-derived osteogenic precursors in cell and molecular biology of vertebrate hard tissues. Evered D and Harnett S(eds), p.42, John Wiley & Sons, New York, 1988.
5. Friedenstein AJ, et al : Bone marrow osteogenic stem cells : in vitro cultivation and transplantation in diffusion chambers. Cell Tissue Kinet, 20 : 263, 1987.
6. Owen ME : Bone marrow stem cells. J Cell Sci, Suppl, 10 : 63, 1988.
7. Aubin JE : Bone stem cells. J Cell Biochem, Suppl, 31 : 73, 1998.
8. Bruder SP, et al : Mesenchymal stem cells in osteobiology and applied bone regeneration. Clin Orthop, Suppl, 355 : s 247, 1998.
9. Minguell JJ, et al : Mesenchymal stem cells. Exp Biol Med, 226 : 507, 2001.
10. Caplan AI : Mesenchymal stem cells. J Orhop Res, 9 : 641, 1991.
11. Luk SC, et al : The ultrastructure of endosteum : a topographic study in young adult rabbits. J Ultrastruct Res, 46 : 165, 1974.
12. Matthews JL, et al : Bone lining cells and the bone fluid compartment, an ultrastructural study. Adv Exp Med Biol, 103 : 451, 1978.
13. Miller SC, et al : Characterization of endosteal bone-lining cells from fatty marrow bone sites in adult beagles. Anat Rec, 198 : 163, 1980.
14. Miller SC and Jee WSS : Bone lining cells. In : Bone : bone metabolism and mineralization. Vol. 4, Hall BK(ed), p. 1, CRC Press, London, 1992.
15. 竹内靖博 : 骨基質蛋白の役割とその産生調節. In : 骨・カルシウム代謝の調節系と骨粗鬆症, 松本俊夫 編, p.69, 羊土社, 東京, 1994.
16. Young MF, et al : Structure, expression, and regulation of the major noncollagenous matrix proteins of bone. Clin Orthop, 281 : 275, 1992.
17. Kainulainen Y, et al : Essential role of laminin-5 during re-epithelialization of wounds l. J Histochem Cytochem, 46 : 353, 1998.
18. Hormia M, et al : Immunolocalization of integrin alpha 6 beta 4 in mouse junctional epithelium suggests an anchoring function to both the internal and external basal lamina. J Dent Res, 71 : 1503, 1992.
19. Gräber HG, et al : Role of interactions between integrins and extracellular matrix components in healthy epithelial tissue and establishment of a long junctional epithelium during periodontal wound healing : review. J Periodontol, 12 : 1511, 1999.
20. Clark RAF : Mechanisms of Cutaneous Wound Repair. In Dermatology in General Medicine. 4th ed, p.473, McGraw-Hill, New York, 1993.
21. Aukhil I : Biology of wound healing. Periodontology 2000, 22 : 44, 2000.
22. Martin P : Wound Healing-Aiming for Perfect Skin Regeneration. Science, 276 : 75, 1997.
23. Gailit J and Clark RAF : Wound repair in the context of extracellular matrix. Curr Opin Cell Biol, 6 : 717, 1994.
24. Alberts B, et al : Molecular biology of the cell. 3rd ed, Newton Press, New York, 1997.
25. O'Neill C, et al : Evidence for two distinct mechanisms of anchorage stimulation in freshly explanted and 3 T 3 mouse fibroblasts. Cell, 44 : 489, 1986.
26. 酒井尚雄 : インテグリンとマトリックスアッセンブリー. In : 細胞接着のしくみと疾患. 坂倉照好 編, p.40, 羊土社, 東京, 1998.
27. Hynes RO : Integrins : versatility, modulation, and signaling in cell adhesion. Cell, 69 : 11, 1992.
28. Burridge K and Chrzannowska-Wondnicka M : Focal adhesions, contractility, and signaling. Annu Rev Cell Dev Biol, 12 : 463, 1996.
29. Hannigan GE, et al : Regulation of cell adhesion and anchorage-dependent growth by a new β 1-integrin-linked protein kinase. Nature, 379 : 91, 1996.
30. Mckee MD and Nanci A : Osteopontin : an interfacial extracellular matrix protein in mineralized tissues. Connec Tissue Res, 35 : 197, 1996.
31. Denhardt DT and Guo X : Osteopontin : a protein with diverse functions. FASEB J, 7 : 1475, 1993.
32. Nasbitt S, et al : Biochemical characterization of human osteoclast integrins. J Biol Chem, 268 : 16737, 1993.

33. Baron R, et al : Biology of osteoclast. In : Physiology and Pharmacology of Bone. Mundy, GR and Martin TJ (eds), p.111, Springer, New York, 1993.
34. Cochran DL and Wozney JM : Biological mediator for periodontal regeneration. Periodontology 2000, 9 : 40, 1999.
35. Lynch SE : The role of growth factors in periodontal repair and regeneration. In : Periodontal Regeneration. Current Status and Directions. Polson AM (ed), p.179, Quintessence Publishing, Chicago, 1994.
36. 宮澤恵二ほか：新細胞増殖因子のバイオロジー．羊土社，東京，2001.
37. Kessel RG and Kardon RH : Tissues and Organs : A Text-Atlas of Scanning Electron Microscopy. Freeman, San Francisco, 1979.
38. Clark RAF : Cutaneous tissue repair. J Am Acad Dermatol, 13 : 701, 1985.
39. Marx RE, et al : Platelet-rich plasma : Growth factor enhancement for bone grafts. Oral Surg Oral Med Oral Pathol Oral Radiol Endod, 85 : 638, 1998.
40. Greenlagh DG : The role of growth factors in wound healing. J Trauma, 41 : 159, 1996.
41. Ross R, et al : The biology of platelet-derived growth factor. Cell, 46 : 155, 1986.
42. Stiles CD : The molecular biology of platelet-derived growth factor. Cell, 33 : 653, 1983.
43. Ignorz R and Massague J : Transforming growth factor-beta stimulates the expression of fibronectin and collagen and their incorporation into extracellular matrix. J Biol Chem, 261 : 4337, 1986.
44. Roberts AB, et al : Transforming growth factor-beta : rapid induction of fibrosis and angiogenesis *in vivo* and stimulation of collagen formation *in vitro*. Proc Natl Acad Sci USA, 83 : 4167, 1986.
45. Wrana JL, et al : The effects of platelet-derived transforming growth factor β on normal human diploid gingival fibroblasts. Eur J Biochem, 159 : 3492, 1986.
46. Centrella M, et al : Human platelet-derived transforming growth factor-beta stimulates parameters of bone growth in fetal rat calvariae. Endocrinology, 119 : 2306, 1986.
47. Cenrella M, et al : Transforming growth factor beta (TGF-β) is a bifunctional regulator of replication and collagen synthesis in osteoblast-enriched cell cultures from fetal rat bone. J Biol Chem, 262 : 2869, 1987.
48. Robey PG, et al : Osteoblasts synthesize and respond to transforming growth factor-type beta (TGF-β) *in vitro*. J Cell Biol, 105 : 457, 1987.
49. Ibbotson KJ, et al : Effects of transforming growth factor β 1 and β 2 on a mouse clonal, osteoblast-like cell line MC 3 T 3 -E 1. J Bone Miner Res, 4 : 37, 1989.
50. Canalis E : Effect of insulin-like growth factor I on DNA and protein synthesis in cultured rat calvaria. J Clin Invest, 66 : 709, 1980.
51. Canalis E, et al : Isolation and characterization of insulin-like growth factor I (somatomedin) from cultures of fetal rat calvariae. Endocrinology, 122 : 22, 1988.
52. Hock JM, et al : Insulin-like growth factor I has independent effects on bone matrix formation and cell replication. Endocrinology, 122 : 254, 1988.
53. Mundy GR and Roodman GD : Osteoclast ontogeny and function. In : Bone and Mineral Research, Vol. 5, Peck WA (ed), Elsevier, p. 209, 1987.
54. Nijweide PJ, et al : Cells of bone : proliferation, differentiation, and hormonal regulation. Physiol Rev, 66 : 855, 1986.
55. Offenbacher S : Periodontal Disease : Pathogenesis. Ann Periodontol, 1 : 821, 1996.
56. Folkman J and Haudenschild C : Angiogenesis *in vitro*. Nature, 288 : 551, 1980.
57. Klagsbrun M and D'Amore PA : Regulators of angiogenesis. Annu Rev Physiol, 53 : 217, 1991.
58. Klagsbrun M and Soker S : VEGF/VPF : the angiogenesis factor found ? Curr Biol, 3 : 699, 1993.
59. Koide T and Ito Y : Juxtacrine and matricrine-the other ways of growth factor actions. Seikagaku, 72 : 1259, 2000.
60. Sechler JL, et al : Modulation of cell-extracellular matrix interactions. Ann NY Acad Sci, 857 : 143, 1998.
61. Brown LF, et al : Macrophages and fibroblasts express embryonic fibronectins during cutaneous wound healing. Am J Pathol, 142 : 793, 1993.
62. Clark RAF : Regulation of fibroplasia in cutaneous wound repair. Am J Med Sci, 306 : 42, 1993.
63. McClain SA, et al : Mesenchymal cell activation is the rate-limiting step of granulation tissue induction. Am J Pathol, 149 : 1257, 1996.
64. Speidel CC : Am J Anat, 52 : 1, 1933.
65. Caplan AI and Pechak D : The cellular and molecular biology of bone formation. In : Bone and Mineral Research. Peck WA (ed), p. 117, 1987.
66. Delmas PD and Malaval L : The proteins of bone. In : Mundy GR (ed), Physiology and Pharmacology of Bone. p. 673, Springer, New York, 1993.
67. Marx RE : Platelet-Rich Plasma : A Source of Multiple Autologous Growth Factors for Bone Grafts. In : Tissue Engineering. Lynch, SE, et al (ed), p. 71, Quintessence Publising, Chicago, 1999.
68. Goldman H and Cohen DW : The intrabony pocket : classification and treatment. J Periodontol, 29 : 272, 1958.
69. Steffensen B and Weber HP : Relationship between the radiologic periodontal defect angle and healing after treatment. J Periodontol, 60 : 248, 1989.
70. Tonetti M, et al : Periodontal regeneration of human infrabony defects. IV. Determinants of the healing response. J Periodontol, 64 : 934, 1993.
71. Cortellini P and Tonetti M : Radiographic defect angle influences the outcome of GTR therapy in intrabony defects. 77th General Session of the IADR, Vancouver, Canada, 1999.
72. Machtei EE and Ben-Yehouda A : The effect of post-surgical flap placement on probing depth and attachment level : A 2 year longitudinal study. J Periodontol, 65 : 855, 1994.
73. Cortellini P, et al : Treatment of deep and shallow intrabony defects. A multicenter randamaized controlled clinical trial. J Clin Periodontol, 25 : 981, 1998.
74. Garett S, et al : Treatment of intraosseous periodontal defects with a combined therapy of citric acid conditioning, bone grafting, and placement of collagenous membrane. J Clin Periodontol, 15 : 383, 1988.
75. Tonetti M, et al : Factors affecting the healing response of intrabony defects following guided tissue regeneration and access flap surgery. J Clin Periodontol, 23 : 548, 1996.
76. Prichard JA : Technique for treating intrabony pockets based on alveolar process morphology. Dent Clin North Am, 85 : 1, 1960.
77. Silvig K, et al : Surgical treatment of intrabony periodontal defects using expanded polytetrafluoroethylene barrier membranes : influence of defect configuration on healing response. J Periodontol, 64 : 730, 1993.
78. Brekke JH and Toth JM : Principles of tissue engineering applied to programmable osteogenesis. J Biomed Mator Res, 43 : 380, 1998.
79. Scantlebury TV : 1982-1992 : a decade of technology development for guided tissue regeneration. J Periodontol, 64 : 1129, 1993.
80. Schnitz JP and Hollinger JG : The biology of platelet-rich plasma. J Oral Maxillofac Surg, 59 : 1119, 2001.
81. Antiua E : Plasma rich in growth factors : preliminary results of use in the preparation of future site for implants. Int J Periodont Rest Dent, 14 : 529, 1999.
82. Landesberg R, et al : Quantification of growth factor levels using a simplified method of platelet-rich plasma gel preparation. J Oral Maxillofac Surg, 58 : 297, 2000.
83. Kassolis JD, et al : Alveolar ridge and sinus augmentation utilizing platelet-rich plasma in combination with freeze-dried bone allograft : case series. J Periodontol, 71 : 1654, 2000.

84. Sonnleitner D, et al : A simplifed technique for producing platelet-rich plasma and platelet concentrate for intraoral bone grafting techniques : a technical note. Int J Oral Maxillofac Implants, 15 : 879, 2000.

85. Carlson ER : Bone grafting the jaws in the 21st century : the use of platelet-rich plasma and bone morphogenetic protein. Alpha Omegan, 93 : 26, 2000.

86. Lozada JL, et al : Platelet-rich plasma application in sinus graft surgery : Part 1 -Bachground and processing techniques. J Oral Implantol, 27 : 38, 2001.

87. Shanaman R, et al : Localized ridge augmentation using GBR and platelet-rich plasma. case reports. Int J Periodont Rest Dent, 21 : 345, 2001.

88. Schmid J, et al : Membrane permeability is unnecessary for the guided generation of new bone. An experimental study in the rabbit. Clin Oral Implants Res, 5 : 125, 1994.

89. Schmid J, et al : Blood-filled spaces with and without filler materials in guided bone regeneration. A comparative experimental study in the rabbit using bioresorbable membranes. Clin Oral Implants Res, 8 : 75, 1997.

90. Alberius P, et al : Onlay bone graft behavior after marrow exposure of the recipient rat skull bone. Scand J Plast Reconstr Hand Surg, 30 : 257, 1996.

91. Alverius P, et al : Effect of cortical perforation of both graft and host bed on onlay incorporation to the rat skull. Eur J Oral Sci, 104 : 554, 1996.

92. Mellonig JT, et al : Clinical evaluation of freeze-dried bone allografts in periodontal osseous defects. J Periodontol, 47 : 125, 1976.

93. Sepe WW, et al : Clinical evaluation of freeze-dried bone allografts in periodontal osseous defects. Part II. J Periodontol, 49 : 9, 1978.

94. Buser D, et al : Localized ridge augmentation using guided bone regeneration. I. Surgical procedure in the maxilla. Int J Periodont Rest Dent, 13 : 29, 1993.

95. Buser D, et al : Localized ridge augmentation using guided bone regeneration. II. Surgical procedure in the mandible. Int J Periodont Rest Dent, 15 : 10, 1995.

96. Majzoub Z, et al : Role of intramarrow penetration in osseous repair : a pilot study in the rabbit calvaria. J Periodontol, 70 : 1501, 1999.

97. Boyne PJ, et al : A feasibility study evaluating rhBMP-2/absorbable collagen sponge for maxillary sinus floor augmentation. Int J Periodont Rest Dent, 17 : 10, 1997.

98. Tonetti M, et al : Generalizability of the added benefits of guided tisuue regeneration in the treatment of deep intrabony defects. Evaluation in a multi-center randamized controlled clinical trial. J Periodontol, 69 : 1183, 1998.

99. Ross R and Glomset JA : The pathogenesis of atherosclerosis. N Engl J Med, 295 : 369, 1976.

第9章 参考文献

1. Schlessinger J : Direct binding and activation of receptor tyrosine kinases by collagen. Cell, 91 : 869, 1997.

2. Alberts B, et al : Molecular biology of the cell. 3rd ed. Newton Press, New York, 1997.

3. Sporn MB and Todaro GJ : Autocrine secretion and malignant transformation of cells. N Engl J Med, 303 : 878, 1980.

4. Ripamonti U and Reddi AH : Periodontal regeneration : potential role of bone morphogenetic proteins. J Periodont Res, 29 : 225, 1994.

5. Urist MR : Bone formation by autoinduction. Science, 150 : 893, 1965.

6. Urist MR and Strates BS : Bone morphogenetic protein. J Dent Res, 50 : 1392, 1971.

7. Wozney JM, et al : Novel regulators of bone formation molecular clones and activities. Science, 242 : 1528, 1988.

8. Kawabata M and Miyazono K : Bone morphogenetic proteins. In : Skeletal Growth Factors. Canalis E(ed), Lippincott Williams & Wikins, Philadelphia, p.269, 2000.

9. Wozney JM : Biology and Clinical Application of rhBMP-2. In : Tissue Engineering. Lynch SM, et al(eds), p.103, Quintessence Publising, Chicago, 1999.

10. 宮澤惠二ほか：新細胞増殖因子のバイオロジー．p.112，羊土社，東京，2001.

11. 土居眞樹：BMPシグナリング—分子メカニズムから臨床応用へ．実験医学，14：61，1996.

12. 磯川桂太郎：遺伝子とその継承．In：はじめの一歩のイラスト生化学・分子生物学．p.91，羊土社，東京，1999.

13. 木南凌：ゲノムの構造．In：分子生物学イラストレイテッド．田村隆明，山本雅(eds)，p.126，羊土社，東京，1998.

14. Wang EA, et al : Purification and characterization of other distinct bone-inducing factors. Proc Natl Acad Sci USA, 85 : 9894, 1988.

15. Urist MR : A bone morphogenetic system in residues of bone matrix in the mouse. Clin Orthop, 91 : 210, 1973.

16. Urist MR, et al : Bone morphogenesis in implants of insoluble bone gelatin. Proc Natl Acad Sci USA, 70 : 3511, 1973.

17. Urist MR, et al : A bovine low molecular weight bone morophogenetic protein(BMP)fraction. Clin Orthop, 162 : 219, 1982.

18. Sampath TK and Reddi AH : Dissociative extraction and reconstitution of extracellular matrix components involved in local bone differentiation. Proc Natl Acad Sci USA, 78 : 7599, 1981.

19. Sampath TK, et al : Extracellular bone matrix-derived growth factor. Exp Cell Res, 142 : 460, 1982.

20. Muthukumaran N and Reddi AH : Bone matrix-induced local bone induction. Clin Orthop, 200 : 159, 1985.

21. Muthukumaran N, et al : Comparison of bone inductive proteins of rat and porcine bone matrix. Biochem Biophys Res Commun, 131 : 37, 1985.

22. Sampath TK, et al : Isolation of osteogenin, an extracellular matrix-associated bone-inductive protein, by heparin affinity chromatography. Proc Natl Acad Sci USA, 84 : 7109, 1987.

23. Katagiri T, et al : The none-osteogenic mouse pluripotent cell line, C 3 H10T1/2, is induced to differentiate into osteoblastic cells by recombinant human bone morphogenetic protein-2. Biochem Biophys Res Commun, 172 : 295, 1990.

24. Ishidou Y, et al : Enhanced expression of type I receptors for bone morphogenetic proteins during bone formation. J Bone Miner Res, 10 : 1651, 1995.

25. Nakase T, et al : Transient and localized expression of bone morphogenetic protein4 messenger RNA during fracture healing. J Bone Miner Res, 9 : 651, 1994.

26. Bostrom MJ, et al : Immunolocalization and expression of bone morphogenetic proteins 2 and 4 in fracture healing. J Orthop Res, 13 : 357, 1995.

27. Jin Y, et al : An immunohistochemical study of bone morphogenetic protein in experimental fracture healing of the rabbit mandible. Chin Med Sci J, 9 : 91, 1994.

28. Carey D and Liu X : Expression of bone morphogenetic protein-6 messenger RNA in bovine growth plate chondrocytes of different sizes. J Bone Miner Res, 10 : 401, 1995.

29. Tabuchi C, et al : Bone deficit in ovariectomized rats. J Clin Invest, 78 : 637, 1986.

30. Yasuko AW, et al : The healing of segmental bone defects induced by recombinant human bone morphogenetic protein(rhBMP-2). A radiographic, histological, and biochemical study in rats. J Bone Joint Surg, 74A : 659, 1992.

31. Gerhart TN : Healing of segmental defects in sheep using recombinant human bone morphogenetic proteins. Clin Orthop Relat Res, 293 : 317, 1993.

32. Toriumi DM, et al : Mandibular reconstruction with a recombinant bone-inducing factor. Functional, hisotologic, and biochemical evaluation. Arch Otolaryngol Head Neck Surg, 117 : 1101, 1991.
33. Sigurdsson TJ, et al : Periodontal repair in dogs : recombinant human bone morphogenetic protein-2 significantly enhances periodontal regeneration. J Periodontol, 66 : 131, 1995.
34. Yamaguchi A : Recombinant human bone morphogenetic protein-2 stimulates osteoblastic maturation and inhibits myogenic differentiation in vitro. J Cell Biol, 113 : 681, 1991.
35. Sampath TK, et al : Recombinant human osteogenic protein-1 (hOP-1) induces new bone formation in vivo with a specific activity comparable with natural bovine osteogenic protein and stimulates osteoblast proliferation and differentiation in vitro. J Biol Chem, 267 : 20352, 1992.
36. Thies RS, et al : Recombinant human bone morphogenetic protein-2 induces osteoblastic differentiation in W-20-17 stromal cells. Endocrinology, 130 : 1318, 1992.
37. 山口 朗ほか：骨芽細胞の起源と分化. In：骨・カルシウム代謝の調節系と骨粗鬆症, 松本俊夫 編, p.42, 羊土社, 東京, 1994.
38. Sigurdsson TJ, et al : Periodontal repair in dogs : Recombinant human bone morphogenetic protein-2 significantly enhances periodontal regeneration. J Periodontol, 66 : 131, 1995.
39. Kinoshita A, et al : Periodontal regeneration by application of recombinant human bone morphogenetic protein-2 to horizontal circumferential defects created by experimental periodontitis in beagle dogs. J Periodontol, 68 : 103, 1997.
40. Giannobile WV, et al : Recombinant human osteogenic protein-1 (OP-1) promotes periodontal wound healing in Class III furcations. J Periodontol, 69 : 129, 1998.
41. Boyne PJ, et al : A feasibility study evaluating rhBMP-2/absorbable collagen sponge for maxillary sinus floor augmentation. Int J Periodont Rest Dent, 17 : 10, 1997.
42. Nevins M, et al : Bone formation in the goat maxillary sinus induced by absorbable collagen sponge implants impregnated with recombinant human bone morphogenetic protein2. Int J Periodont Rest Dent, 16 : 9, 1996.
43. Koenig BB, et al : Characterization and cloning of a receptor for BMP-2 and BMP-4 from NIH3T3 cells. Mol Cell Biol, 14 : 5861, 1994.
44. Ten Dijke P, et al : Identification of type I receptors for osteogenic protein-1 and bone morphogenetic protein-4. J Biol Chem, 269 : 16985, 1994.
45. Penton A, et al : Identification of two bone morphogenetic protein type I receptors in Drosophila and evidence that Brk25D is a decapentaplegic receptor. Cell, 78 : 249, 1994.
46. 宮澤恵二ほか：新細胞増殖因子のバイオロジー. p.86, 羊土社, 東京, 2001.
47. Hubbard SR, et al : Autoregulatory mechanisms in protein-tyrosine kinases. J Biol Chem, 273 : 11987, 1998.
48. 宮澤恵二ほか：新細胞増殖因子のバイオロジー. p.48, 羊土社, 東京, 2001.
49. Heldin CH, et al : TGF-β signaling from cell membrane to nucleus through SMAD proteins. Nature, 390 : 465, 1997.
50. Kawabata M, et al : Signal transduction by bone morphogenetic proteins. Cytokine Growth Factor Rev, 9 : 49, 1998.
51. 川端正博：Smadによる骨形成因子BMPの細胞内シグナル伝達. In：骨形成・骨吸収のメカニズムと骨粗鬆症, '98〜'99, 実験医学, 16 : 108, 1998.
52. Kawabata M and Miyazono K : Signal transduction of the TGF-beta superfamily by Smad proteins. J Biochem, 125 : 9, 1999.
53. Miyazono K : Recent advances in the research on TGF-beta/Smad signaling pathway. Seikagaku Kakusan Kouso, 46 : 105, 2001.
54. Massagué J, et al : The TGF-β family and its composite receptors. Trends Cell Biol, 4 : 172, 1994.
55. Kretzschmar M, et al : The TGF-beta family mediator Smad 1 is phosphorylated directly and activated functionally by the BMP receptor kinase. Genes Dev, 11 : 984, 1997.
56. Yamamoto N, et al : Smad 1 and smad 5 act downstream of intracellular signallings of BMP-2 that inhibits myogenic differentiation and induces osteoblast differentiation in C2C12 myoblasts. Biochem Biophys Res Commun, 238 : 574, 1997.
57. Liu F, et al : Dual role of the Smad 4/DPC4 tumor suppressor in TGFbeta-inducible transcriptional complex. Genes Dev, 11 : 3157, 1997.
58. Imamura T, et al : Smad 6 inhibits signalling by the TGF-beta superfamily. Nature, 389 : 622, 1997.
59. Nakao A, et al : Identification of Smad 7, a TGF beta-inducible antagonist of TGF-beta signalling. Nature, 389 : 631, 1997.
60. Özkaynak E, et al : OP-1 cDNA encodes an osteogenic protein in the TGF-β family. EMBO J, 9 : 2085, 1990.
61. Celeste AJ, et al : Identification of transforming growth factor beta family members present in bone-inductive protein purified from bovine bone. Proc Natl Acad Sci USA, 87 : 9843, 1990.
62. Özkaynak E, et al : Osteogenic protein-2. A new member of the transforming growth factor-beta superfamily expressed in early embryogenesis. J Biol Chem, 267 : 25220, 1992.
63. Padgett RW, et al : A transcript from a Drosophila pattern gene predicts a protein homologous to the transforming growth factor-β family. Nature, 325 : 81, 1987.
64. Padget RW, et al : Human BMP sequences can confer normal dorsal-ventral patterning in the Drosophila embryo. Proc Natl Acad Sci USA, 90 : 2905, 1993.
65. Sampath TK, et al : Drosophila transforming growth factor β superfamily proteins induce endochondral bone formation in mammals. Proc Natl Acad Sci USA, 90 : 6004, 1993.
66. 野田政樹：骨形成と増殖因子. In：骨・カルシウム代謝の調節系と骨粗鬆症, 松本俊夫 編, p.57, 羊土社, 東京, 1994.
67. 二藤 彰, 野田政樹：TGF-β スーパーファミリーとIndian hedgehogの骨格系組織形成における機能. In：骨形成・骨吸収のメカニズムと骨粗鬆症, '98〜'99, 実験医学, 16 : 118, 1998.
68. Zhang HB and Bradley A : Mice deficient for BMP2 are nonviable and have defects in amnion/chorion and cardiac development. Development, 122 : 2977, 1996.
69. Winnier G, et al : Bone morphogenetic protein-4 is required for mesoderm formation and patterning in the mouse. Genes Dev, 9 : 2105, 1995.
70. KIngsley DM, et al : The mouse short ear skeletal morphogenesis locus is associated with defects in a bone morphogenetic member of the TGF-β superfamily. Cell, 71 : 399, 1992.
71. Storm EE, et al : Limb atrerations in brachypodism mice due to mutations in a new member of the TGF-β superfamily. Nature, 368 : 639, 1994.
72. Thomas JT, et al : A human chondrodysplasia due to mutations in a new member of TGF-β superfamily member. Nature Genet, 12 : 315, 1996.
73. Thomas JT, et al : Disruption of human limb morphogenesis by a dominant negative mutation in CDMP1. Nature Genet, 17 : 58, 1997.
74. 篠原 彰, 小川智子：遺伝子組換え. In：分子生物学イラストレイテッド. 田村隆明, 山本 雅 編, p.80, 羊土社, 東京, 1998.
75. Evans MJ and Kaufman MH : Establishment in culture of pluripotential cells from mouse embryos. Nature, 292 : 154, 1981.
76. Mansour SL, et al : Disruption of the proto-oncogene int-2 in mouse embryo-derived stem cells : a general strategy for targetting mutations to non-selectable genes. Nature, 336 : 348, 1988.
77. Nagy A, et al : Derivation of completely cell culture-derived mice from early-passage embryonic stem cells. Proc Natl Acad Sci USA, 90 : 8424, 1993.
78. 丸山和夫：遺伝子工学. 関連する技術 In：分子生物学イラストレイテッド. 田村隆明, 山本 雅 編, p.201, 羊土社, 東京, 1998.
79. 田川陽一ほか：遺伝子ノックアウトマウスの作製法. 分子医科学実験プロトコール. p.238, 秀潤社, 東京, 1995.

80. Bessho K, et al : Purification of bone morphogenetic protein derived from bovine bone matrix. Biochem Biophys Res Commun, 165 : 595, 1989.
81. Stevenson S : The effect of osteogenin (a bone morphogenetic protein) on formation of bone in orthotopic segmental defects in rats. J Bone Joint Surg Am, 76A, 1676, 1994.
82. Cook SD, et al : The effect of human recombinant osteogenic protein-1 on healing of large segmental bone defects. J Bone Joint Surg Am, 76A : 827, 1994.
83. Hollinger JO, et al : Poly (alpha-hydroxy acid) carrier for delivering recombinant human bone morphogenetic protein-2 for bone regeneration. J Controlled Release, 39 : 287, 1996.
84. Mayer MH, et al : Repair of alveolar clefts in dogs with recombinant bone morphogenetic protein and poly (α-hydroxy acid) Plast Reconstr Surg, 98 : 247, 1996.
85. Cook SD, et al : Effect of recombinant human osteogenic protein-1 on healing of segmental defects in non-human primates. J Bone Joint Surg Am, 77A : 734, 1995.
86. Muschler GF, et al : Evaluation of human bone morphogenetic protein-2 in a canine spinal fusion model. Clin Orthop, 308 : 229, 1994.
87. Boden SD, et al : Lumbar intertransverse-process spinal arthrodesis with the use of a bovine bone-derived osteoinductive protein. J Bone Joint Surg Am, 77A : 1404, 1995.
88. Sshimandle JH, et al : Experimental spinal fusion with recombinant human bone morphogenetic protein-2. Spine, 20 : 1326, 1995.
89. Schmitz JP and Hollinger JO : The critical sized defect as an experimental model for craniomandibulofacial nonunions. Clin Orthop, 205 : 299, 1986.
90. 河合達志：BMPに対する最近の考え方. Quintessennce Dental Implantology, 1 : 22, 1994.
91. 河合達志：生体移植材料とBMPの複合化. 歯科ジャーナル, 38 : 415, 1993.
92. Umemura M, et al : Delivery system bone morphogenetic protein with atelocollagen. Connec Tissue Res, 27 : 161, 1992.
93. Miyasono S, et al : Evaluation of polylactic acid homopolymers as carriers for bone morphogenetic protein. Clin Orthop, 278 : 274, 1992.
94. Sato T, et al : Bone morphogenesis of rabbit bone morphogenetic protein-bound hydroxyapatite-fibrin composite. Clin Orthop, 263 : 254, 1991.
95. Kawamura M, et al : Chondroosteogenetic response to crude bone matrix proteins bound to hydroxyapatite. Clin Orthop, 217 : 281, 1998.
96. Kawai T, et al : Osteoinductive activity of BMP-Hydroxyapatite Complex. Oral Implant Biomaterials, 65 : 70, 1989.
97. 三枝樹明道ほか：骨形成因子結合 β-リン酸3カルシウムの骨形成能について. 歯材器, 8 : 224, 1989.
98. 河合達志ほか：各種金属の骨形成に与える影響について－BMP作用下における各種金属の影響. 硬組織研究技術学会誌, 1 : 53, 1992.
99. Tatsushi K, et al : Osteoinductive activity of BMP combined pure titanium. Clin Orthop, 290 : 296, 1993.
100. Ohno Y, et al : Bone inductive ability of Ti-BMP implant complex. JDR, 69 : 213, 1990.

第10章　参考文献

1. Hancock EB : Regeneration Procedures. In : Proceedings of the world workshop in clinical periodontics, Discussion Section VI, AAP, 1989.
2. 高橋栄明：骨移植の病態生理. In：骨の科学. 須田立雄ほか編, p.222, 医歯薬出版, 東京, 1985.
3. Friedlaender GE, et al : Studies on the antigenicity of bone. I. Freeze-dried and deep-frozen bone allografts in rabbits. J Bone Joint Surg, 58A : 854, 1976.
4. Nabers C and O'Leary TJ : Autogenous bone transplants in the treatment of osseous defects. J Periodontol, 36 : 5, 1965.
5. Ewen S : Bone swaging. J Periodontol, 36 : 57, 1965.
6. Schallhorn RG : Eradication of bifurcation defects utilizing frozen autogenous hip marrow implants. J West Soc Periodont Periodont Abstr, 15 : 101, 1967.
7. Robinson RE : Osseous coagulum for bone induction technique. J Periodontol, 40 : 503, 1969.
8. Halliday DG : The grafting of newly formed autogenous bone in the treatment of osseous defects. J Periodontol, 40 : 511, 1969.
9. Diem C, et al : Bone blending : A technique for osseous implants. J Periodontol, 43 : 295, 1972.
10. Hiatt W and Schallhorn RG : Intraoral transplants of cancellous bone and marrow in periodotal lesions. J Periodontol, 44 : 194, 1973.
11. Schallhorn RG : Postoperative problems associated with iliac transplants. J Periodontol, 43 : 3, 1972.
12. Hiatt WH, et al : The induction of new bone and cementum formation. IV. Microscopic examination of the periodontium following human allograft, autograft, and non-graft periodontal regenerative procedures. J Periodontol, 49 : 495, 1978.
13. Dragoo M and Sullivan HA : A clinical and histologic evaluation of autogenous iliac bone grafts in humans. II. External root resorption. J Periodontol, 44 : 614, 1973.
14. Robinson RE : The osseous coagulum for bone induction tecnique. A review. J Calif Dent Assoc, 46 : 18, 1970.
15. Karring T, et al : Healing following implantation of periodontitis affected roots into bone tissue. J Clin Priodontol, 7 : 96, 1980.
16. Nymn S, et al : Healing following implantation of periodontitis affected roots into gingival connective tissue. J Clin Periodontol, 7 : 394, 1980.
17. Nyman S, et al : The regenerative potential of the periodontal ligament. An experimental study in the monkey. J Clin Periodontol, 9 : 257, 1982.
18. Nyman S, et al : New attachment following surgical treatment of human periodontal disease. J Clin Periodontol, 9 : 290, 1982.
19. Karring T, et al : Potential for root resorption during periodontal healing. J Clin Periodontol, 11 : 41, 1984.
20. Gottlow J, et al : New attachment formation as the result of controlled tissue regeneration. J Clin Periodontol, 11 : 494, 1984.
21. Gottlow J, et al : New attachment formation in the human periodontium by guided tissue regeneration. Case reports. J Clin Periodontol, 13 : 604, 1986.
22. Nyman S, et al : Reattachment-new attachment. In : Textbook of clinical periodontology. 2nd ed, Lindhe J, et al (eds). p.450. Munksgaard, Copenhagen, 1989.
23. Schallhorn RG and McClain PK : Periodontal regeneration using combined techniques. Periodontology 2000, 1 : 109, 1993.
24. McClain P and Schallhorn RG : Long-term assessment of combined osseous composite grafting, root conditioning and guided tissue regeneration. Int J Periodont Rest Dent, 13 : 9, 1993.
25. Nyman S : Bone regeneration using the principle of guided tissue regeneration. J Clin Periodontol, 18 : 494, 1991.
26. Lazzara RM, et al : Immediate implant placement into extraction sites : surgical and restorative advantages. Int J Periodont Rest Dent, 9 : 333, 1989.
27. Becker W, et al : Guided tissue regeneration for implants placed into extraction sockets : a study in dogs. J Periodontol, 62 : 703, 1991.
28. Dahlin C, et al : Bone augmentation at fenestrated implants by an osteopromotive membrane technique. A controlled clinical study. Clin Oral Implants Res, 2 : 159, 1991.
29. Jovanovic SA and Spiekermann H : Bone regeneration around titanium dental implants in dehisced defect sites : a clinical study. Int Oral Maxillofac Implants, 7 : 233, 1992.

30. Lang NP, et al : Immediate transmucosal implants using the principle of guided tissue regeneration(GTR). I . Rationale, clinical procedures, and 21/2-year results. Clin Oral Implants Res, 5 : 154, 1994.
31. Dahlin C, et al : Treatment of fenestration and dehiscence bone defects around oral implants using the guided tissue regeneration technique : a prospective multicenter study. Int J Oral Maxillofac Implants, 10 : 312, 1995.
32. Nasr HF, et al : Bone and bone substitutes. Periodontology2000, 19 : 74, 1999.
33. Mark C, et al : Induction of Specific T-cell responsiveness to allogeneic bone. J Bone Joint Surg, 73A : 1157, 1991.
34. Urist MR : Bone formation by autoinduction. Science, 150 : 893, 1965.
35. Mellonig JT, et al : Clinical evaluation of freeze-dried bone allograft in periodontal osseous defects. J Periodontol, 47 : 125, 1976.
36. Sepe W, et al : Clinical evaluation of freeze-dried bone allograft in periodontal osseous defects. J Periodontol, 49 : 9, 1978.
37. Sanders J, et al : Clinical evaluation of freeze-dried bone allograft in periodontal osseous defects. III. Composite freeze-dried bone allografts with and without autografts. J Periodontol, 54 : 1, 1983.
38. Mellonig JT : Freeze-dried bone allografts in periodontal reconstructive surgery. Dent Clin North Am, 35 : 505, 1991.
39. Chalmers J, et al : Observations on the introduction of bone in soft tissue. J Bone Joint Surg Br, 57B : 36, 1975.
40. Koskinen E, et al : Osteoinduction and osteogenesis in implants of allogenic bone matrix. Clin Orthop, 87 : 116, 1972.
41. Oikarien J and Korhonen L : The bone inductive capacity of various bonetransplanting materials used for the treatment of experimental bone defects. Clin Orthop, 140 : 208, 1979.
42. Urist MR and Dowell TA : Inductive substratum for osteogenesis in pellets of particulate bone matrix. Clin Orthop, 61 : 61, 1970.
43. Urist MR, et al : Inductive substrate for bone formation. Clin Orthop, 59 : 59, 1968.
44. Urist MR, et al : A chemosterilized antigen-extracted autodigested alloimplant for bone banks. Arch Surg, 110 : 416, 1975.
45. Mellonig JT, et al : Comparison of bone graft materials. Part I . New bone formation with autografts and allografts determined by strontium-85. J Periodontol, 52 : 291, 1981.
46. Mellonig JT, et al : Comparison of bone graft mateirals. Part II. New bone formation with autografts and allografts : A histological evaluation. J Periodontol, 52 : 297, 1981.
47. Quintero G, et al : A six-month clinical evaluation of decalcified freeze-dried bone allografts in human periodontal osseous defects. J Periodontol, 54 : 726, 1981.
48. Mellonig JT : Decalcified freeze-dried bone allograft as an implant material in human periodontal defects. Int J Periodont Rest Dent, 4 : 41, 1984.
49. Friedlaender GE, et al : Studies on the antigenicity of bone. II. Donor-specific anti-HLA antibodies in human recipients of freeze-dried allografts. J Bone Joint Surg, 66A : 107, 1984.
50. Jarcho M, et al : Tissue, cellular and subcellular events at a bone-ceramic hydroxyapatite interface. J Bioengineering, 1 : 79, 1977.
51. Froum SJ, et al : Human clinical and histologic response to durapatite implants in intraosseous lesions. Case reports. J Periodontol, 53 : 719, 1982.
52. Yukna RA : Osseous defect responses to hydroxyapatite grafting versus open flap debridement. J Clin Periodontol, 16 : 398, 1989.
53. Bhaskar SN, et al : Tissue reaction to intrabony ceramic implants. Oral Surg Oral Med Oral Pathol, 31 : 282, 1971.
54. Bowers G, et al : Histologic observations following the placement of tricalcium phosphate implants in human intrabony defects. J Periodontol, 57 : 286, 1986.
55. Saffar JL, et al : Bone formation in tricalcium phosphate-filled periodontal intrabony lesions. Histological observations in humans. J Periodontol, 61 : 209, 1990.
56. Ashman A and Bruin P : Prevention of alveolar bone loss postextraction with HTR grafting material. Oral Surg Oral Med Oral Pathol, 60 : 146, 1985.
57. Ashman A : Applications of HTR polymer in dentistry. Compendium Cont Educ Dent, 9 : 330, 1988.
58. Leake D : HTR polymer : Present and future applications. Compendium Cont Educ Dent, 9 : S328, 1988.
59. Garg AK : Grafting Materials in Repari and Restoration. In : Tissue Engineering. Lynch, SE(eds), p.83, Quintessence Publishing, Chicago, 1999.
60. Karring T : Biological rationale of guided tissue regeneration. In : Proceedings of the international symposium on guided tissue regeneration. p. 9 , 1993.
61. Turner DW and Mellonig JT : Antigenicity of freeze-dried bone allograft in periodontal osseous defects. J Periodont Res, 16 : 89, 1981.
62. Quattlebaum JB, et al : Antiginicity of freeze-dried cortical bone allograft in human periodontal osseous defects. J Periodontol, 59 : 394, 1988.
63. Shigeyama Y, et al : Commercially-prepared allograft material has biological activity in vitro. J Periodontol, 66 : 478, 1995.
64. Schwartz Z, et al : Ability of commercial demineralized freeze-dried bone allograft to induce new bone formation. J Periodontol, 67 : 918, 1996.
65. Mellonig JT : Freeze-dried bone allografts in periodontal reconstructive surgery. Dent Clin North Am, 35 : 505, 1991.
66. Schwartz Z, et al : Ability of commercial demineralized freeze-dried bone allograft to induce new bone formation. J Periodontol, 67 : 918, 1996.
67. Schwartz Z, et al : Ability of commercial demineralized freeze-dried bone allograft to induce new bone formation is dependent on donor age but gender. J Periodontol, 69 : 470, 1998.
68. Kamijou T, et al : Effect of osteocytes on osteoinduction in the autogenous rib graft in the rat mandible. Bone, 15(6) : 629, 1994
69. Urist MR and Strated BS : Bone morphogenetic protein. J Dent Res, 50 : 1392, 1971.
70. Buck B, et al : Bone transplantation and human immunodeficiency virus : An estimate of risk aquired immunodeficiency syndrome (AIDS). Clin Orthop, 240 : 129, 1989.
71. Martin L, et al : Disinfection and inactivation of the human T lymphocyte virus type III/lymphadenopathy-associated virus. J Infect Dis, 152 : 400, 1985.
72. Mellonig JT : Donor selection, testing, and inactivation of the HIV virus in freeze-dried bone allografts. Pract Periodont Aesthet Dent, 7 : 13, 1995.
73. Ongradi J, et al : Acid sensitivity of cell-free and cell associated HIV-1 : Clinical implications. AIDS Res Hum Retroviruses, 12 : 1433, 1990.
74. Quinnan G, et al : Inactivation of human T-cell lymphotropic virus, type III by heat, chemical and irradiation. Transfusion, 26 : 481, 1982.
75. Resnick L, et al : Stability and inactivation of HTLV-III/LAV under clinical and laboratory environments. JAMA, 255 : 1987, 1986.
76. Mellonig JT : HIV inactivation in a bone allograft. J Periodontol, 63 : 979, 1992.
77. Russo R and Scarborough N : Inactivation of viruses in demineralized bone matrix. Presented at the FDA Workshop on Tissue for Transplantation and Reproductive Tissue, Bethesda MD, 1995.
78. Shapoff C, et al : The effect of particle size on the osteogenic activity of composite grafts of allogenic freeze-dried bone allograft and autogenous marrow. J Periodontol, 51 : 625, 1980.
79. Sampath T and Reddi A : Homology of bone inductive proteins from human, monkey, bovine, and rat extracellular matrix. Proc Natl Acad Sci USA, 80 : 6591, 1983.
80. Mellonig JT and Levy RA : Effect of different particle sizes of freeze-dried bone allograft on the rate of bone growth. J Dent Res, 63 : 461, 1984.

参考文献（第11章）

81. Bhaskar SN, et al : Tissue reaction to intrabony ceramic implants. Oral Surg Oral Med Oral Pathol, 31：282, 1971.
82. Hulbert SF, et al : Potential of ceramic materials as permanently implantable skeletal prosthesis. J Biomed Mater Res, 4：433, 1970.
83. Topazian RG, et al : Use of alloplasts for ridge augmentation. J Oral Surg, 29：792, 1971.
84. Position paper : Tissue banking and periodontal bone allografts. AAP, 1994.
85. Meffert RM, et al : Hydroxylapatite as an alloplastic graft in the treatment of human periodontal osseous defects. J Periodontol, 56：63, 1985.
86. Misch CE and Dietsh F : Bone-grafting materials in implant dentistry. Implant Dent, 2：158, 1993.
87. Fetner AE, et al : Periodontal repair using PerioGlas in nonhuman promates : Clinical and histologic observations. Compend Contin Educ Dent, 15：932, 1994.
88. Wilson J and Low SB : Bioactive ceramics for periodontal treatment : Comparative studies in the Patus monkey. J Appl Biomater, 3：123, 1992.
89. Greenspan DC : Bioglass bioactivity and clinical use. Presented at the Dental Implant Clinical Research Group Annual Meeting. Ⅵ, St Thomas, 1995.
90. Wilson J, et al : Tissue response to Bioglass endosseous ridge maintenance implants. J Oral Implantol, 19：295, 1993.
91. Zamet JS, et al : Particulate Bioglass as a grafting material in the treatment of periodotal intrabony defects. J Clin Periodontol, 24：410, 1997.
92. Nevins M, et al : Bone formation in the goat maxillary sinus induced by absorbable collagen sponge implants impregnated with recombinant human bone morphogenetic protein2. Int J Periodont Rest Dent, 16：9, 1996.
93. Boyne PJ, et al : A feasibility study evaluating rhBMP-2/absorbable collagen sponge for maxillary sinus floor augmentation. Int J Periodont Rest Dent, 17：10, 1997.
94. Schallhorn RG : Long term evaluation of osseous grafts in periodontal therapy. Int Dent J, 30：101, 1980.

第11章　参考文献

1. Offenbacher S : Periodontal Disease : Pathogenesis. Ann Periodontol, 1：821, 1996.
2. Salvi GE, et al : Influence of risk factors on the pathogenesis of periodontitis. Periodontology 2000, 14：173, 1997.
3. Listgarten MA, et al : Hisopathology of periodontal disease in gnotobiotic rats monoinfected with Eikenella corrodens. J Periodont Res, 13：134, 1978.
4. Irving MS, et al : Histologic changes in experimental periodontal disease in rats monoinfected with Gram-negative organisms. Arch Oral Biol, 20：219, 1975.
5. Listgarten MA, et al : Effect of tetracycline and/or scaling on human periodontal disease. Clinical, microbiological, and histologic observations. J Clin Periodontol, 5：246, 1978.
6. Slots J, et al : Periodontal therapy in humans : Ⅰ. Microbiological and clinical effects of a single course of periodontal scaling and root planing and of adjunctive tetracycline therapy. J Periodontol, 50：494, 1979.
7. Axelsson P and Lindhe J : The significance of maintenance care in the treatment of periodontal disease. J Clin Periodontol, 8：281, 1981.
8. Axelsson P and Lindhe J : Effect of controlled oral hygiene procedures on caries and periodontal disease in adults. J Clin Periodontol, 5：133, 1978.
9. Frank RM and Voegel JC : Bacterial bone resorption in advanced cases of human periodontitis. J Periodont Res, 13：251, 1978.
10. Saglie R, et al : Bacterial invasion of gingiva in advanced periodontitis in humans. J Periodontol, 53：217, 1982.
11. Löe H, et al : Experimental gingivitis in man. J Periodontol, 36：177, 1965.
12. Theilade E, et al : Experimental gingivitis in man. Ⅱ. A lingitudinal clinical and bacterial investigation. J Periodont Res, 1：1, 1966.
13. Löe H, et al : Natural history of periodontal disease in man. Rapid, moderate and no loss of attachment in Sir Lankan laborers 14 to 46 years of age. J Clin Periodontol, 13：431, 1986.
14. Beck JD, et al : Evaluation of oral bacteria as risk indicators for periodontitis in older adults. J Periodontol, 63：93, 1992.
15. Beck JD, et al : Prevalence and risk indicatiors for periodontal attachment loss in a population of older community-dwelling blacks and whites. J Periodontol, 61：521, 1990.
16. Alaluusua S, et al : Intrafamilial transmission of Actinobacillus actinomycetemcomitans. J Periodontol, 62：207, 1991.
17. Christersson LA, et al : Dental plaque and calculus : risk indicators for their formation. J Dent Res, 71：1425, 1992.
18. Wheeler TT, et al : Modeling the relationship between clinical, microbiologic, and immunologic parameters and alveolar bone levels in an elderly population. J Periodontol, 65：68, 1994.
19. Hart TH and Kornman KS : Genetic factors in the pathogenesis of periodontitis. Periodontology 2000, 14：202, 1997.
20. Zambon JJ : Periodontal Diseases : Microbial Factors. Ann Periodontol, 1：879, 1996.
21. van Winkelhoff AJ, et al : Systemic antibiotic therapy in periodontics. Periodontology 2000, 10：45, 1996.
22. Darveau RP, et al : The microbial challenge in periodontitis. Periodontology 2000, 14：12, 1997.
23. Nowotny A, et al : Release of toxic microvesicles by Actinobacillus actinomycetemcomitans. Infect Immun, 37：151, 1982.
24. Rothfield L and Pearlman-Kothencz M : Synthesis and assembly of bacterial membrane components. A lipopolysaccharide-phospholipid-protein complex excreted by living bacteria. J Mol Biol, 44：477, 1969.
25. Woo DP, et al : Ultrastructure of Bacteroides species : Bacteroides asaccharolytics, Bacteroides fragilis, Bacteroides melaninogenicus, subspecies melaninogenicus and B. melaninogenicus, subspecies intermedius. J Infect Dis, 139：534, 1979.
26. Lai CH, et al : Comparative ultrastructure of leukotoxic and non-leukotoxic strains of Actinobacillus actinomycetemcomitans. J Periodont Res, 16：379, 1979.
27. Listgarten MA and Lai CH : Comparative ultrastructure of Bacteroides melaninogenicus subspecies. J Periodont Res, 14：332, 1979.
28. Williams GD and Holt SC : Characteristics of the outer membrane of selected oral Bacteroides species. Can J Microbiol, 31：238, 1985.
29. Grenier D, et al : Porphyromonas gingivalis outer membrane vesicles promote bacterial resistance to chlorhexidine. Oral Microbiol Immunol, 10：318, 1995.
30. Grenier D and Mayrand D : Functional characterization of extracellular vesicles produced by Bacteroides gingivalis. Infect Immun, 55：111, 1987.
31. Smalley JW, et al : Vesicles. In : Biology of the species Porphyromonas gingivalis. Shah HN, et al（eds）, p.259, CRC Press, London, 1993.
32. van Dyke TE, et al : The role of the host response in periodontal disease progression : Implications for future treatment stragegies. J Periodontol, 64：792, 1993.
33. van Dyke TE : The role of neutrophils in host defense to periodontal infections. In : Periodontal disease : pathogens and host immune responses. Hamada S, et al（eds）, p.251, Quintessence Publishing, Chicago, 1991.
34. Miyasaki KT : The neutrophil : Mechanisms of controlling periodontal bacteria. J Periodontol, 62：761, 1991.

35. Moughal NA, et al : Endothelial cell leukocyte adhesion molecule-1 (ELAM-1) and intercellular adhesion molecule-1 (ICAM-1) expression in gingival tissue during health and experimentally-induced gingivitis. J Periodont Res, 27 : 623, 1992.
36. Nykabder K, et al : Expression of the endothelial leukocyte adhesion molecule-1 (ELAM-1) on endothelial cells in experimental gingivitis in humans. J Periodontol, 64 : 355, 1993.
37. Gemmell E, et al : Adhesion molecule expression in chronic inflammatory periodontal disease tissue. J Periodont Res, 29 : 46, 1994.
38. Genco RJ : Host responses in periodontal disease : current concepts. J Periodontol, 63 : 338, 1992.
39. Page RC : The role of inflammatory mediators in the pathogenesis of periodontal disease. J Periodont Res, 26 : 230, 1991.
40. Seymour GJ : Importance of the host response in the periodontium. J Clin Periodontol, 18 : 421, 1991.
41. van Dyke TE and Vaikuntam J : Neutrophil function and dysfunction in periodontal disease. Curr Opin Periodontol, p. 19, 1994.
42. Sjöström K, et al : Opsonic antibody activity against Actinobacillus actinomycetemcomitans in patients with rapidly progressive periodontitis. Infect Immun, 60 : 4819, 1992.
43. Cutler CW, et al : Inhibition of C3 and IgG proteolysis enhances phagocyotosis of Porphyromonas gingivalis. J Immunol, 151 : 7016, 1993.
44. Cutler CW, et al : Phagocytosis of virulent Porphyromonas gingivalis by human polymorphonuclear leukocytes requires specific immunoglobulin G. Infect Immun, 59 : 2097, 1991.
45. Page RC, et al : Advances in the pathogenesis of periodontitis : summary of developments, clinical implications and future directions. Periodontology 2000, 14 : 216, 1997.
46. Hart TC, et al : Neutrophil defects as risk factors for periodontal diseases. J Periodontol, 65 : 521, 1994.
47. Cultler CS, et al : Defective neutrophil funciton in an insulin-dependent diabetes melitus patients. A case report. J Periodontol, 62 : 394, 1991.
48. Kalmar JR, et al : Direct interaction of Actinobacillus actinomycetemcomitans with normal and defective (LJP) neutrophils. J Periodont Res, 22 : 179, 1987.
49. Listgarten MA : Electron microscopic obervations on the bacterial flora of acute necrotizing ulcerative gingivitis. J Periodontol, 36 : 328, 1965.
50. Frank RM and Vogel RC : Bacterial bone resorption in advanced cases of human periodontitis. J Periodont Res, 13 : 251, 1978.
51. Frank RM : Bacterial penetration in the apical pocket wall of advanced human periodontitis. J Periodont Res, 15 : 563, 1980.
52. Gillett R and Johnson NW : Bacterial invasion of periosontium in a case of juvenile periodontitis. J Clin Periodontol, 9 : 93, 1982.
53. Saglie FR, et al : Bacterial invasion of gingiva in advanced periodontitis in humans. J Periodontol, 53 : 217, 1982.
54. Saglie FR, et al : Identification of tissue invading bacteria in juvenile periodontitis. J Periodont Res, 17 : 452, 1982.
55. Saglie FR, et al : The presence of bacteria within the oral epithelium in periodontal disease. I. A scanning and electron microscope study. J Periodontol, 56 : 618, 1985.
56. Saglie FR, et al : The presence of bactcria within the oral epithelium in periodontal disease. II. Immunohistochemical identification of bacteria. J Periodontol, 57 : 492, 1986.
57. Saglie FR, et al : The presence of bacteria within the oral epithelium in periodontal disease. III. Correlation with Langerhans cells. J Periodontol, 58 : 417, 1987.
58. Sanavi F, et al : The colonization and establishment of invading bacteria in periodontium of ligature-treated immunosuppressed rats. J Periodontol, 56 : 273, 1985.
59. Pertuiset J, et al : Recurrent periodontal disease and bacterial presence in the gingiva. J Periodontol, 58 : 553, 1987.
60. Nisengard R and Bascones A : Bacterial invasion in periodontal disease : A workshop. J Periodontol, 58 : 331, 1987.
61. Sandros J, et al : Porphyromonas gingivalis invades oral epithelial cells in vitro. J Periodont Res, 28 : 219, 1993.
62. DeStefano F, et al : Dental disease and risk of coronary heart disease and mortality. Br Med J, 306 : 688, 1993.
63. Syrajanen J, et al : Dental infections in association with cerebral infarction in young and middle-aged men. J Intern Med, 225 : 179, 1989.
64. Kwider M, et al : Dental disease, fibrinogen and white cell count : links with myocardial infarction? Scot Med J, 38 : 73, 1193.
65. Mattila K, et al : Association between dental health and acute myocardial infarction. Br Med J, 298 : 779, 1989.
66. Mattila KJ, et al : Dental infections and coronary atherosclerosis. Arteriosclerosis, 103 : 205, 1993.
67. Beck JD, et al : Periodontal disease and cardiovascular disease. J Periodontol, 67 : 1123, 1996.
68. Haraszthy VI, et al : Identification of periodontal pathogens in atheromatous plaques. J Periodontol, 71 : 1554, 2000.
69. Emingil G, et al : Association between periodontal disease and acute myocardial infection. J Periodontol, 71 : 1882, 2000.
70. Kinane DF and Lowe GDO : How periodontal disease may contribute to cardiovascular disease. Periodontology 2000, 23 : 121, 2000.
71. Lockhart PB : The risk for endocarditis in dental practice. Periodontology 2000, 23 : 127, 2000.
72. Offenbacher S, et al : Periodontal infection as a risk factor for preterm low birth weight. J Periodontol, 67 : 1103, 1996.
73. Collins JG, et al : Effects of a Porphyromonas gingivalis infection on inflammatory mediator response and pregnancy outcome in the hamster. Infext Immun, 62 : 4356, 1994.
74. Ebersole JL and Taubman MA : The protective nature of host responses in periodontal disease. Periodontology 2000, 5 : 112, 1994.
75. Ishikawa I, et al : Induction of the immune response to periodontopathic bacteria and its role in the pathogenesis of periodontitis. Periodontology 2000, 14 : 79, 1997.
76. Takakis DN : Interleukin-1 and bone metabolism : A review. J Periodontol, 64 : 416, 1993.
77. Horton JE, et al : Bone resorbing activity in supernatant fluid from cultured human peripheral blood leukocytes. Science, 177 : 793, 1972.
78. Dewhirst FE, et al : Purification and partial sequence of human osteoclast-activating factor : identity with interleukin 1 β. J Immunol, 135 : 2562, 1985.
79. Takahashi K, et al : Role of cytokine in the induction of adhesion molecules on cultured human gingival fibroblasts. J Periodontol, 65 : 230, 1994.
80. Hayashi J, et al : Effects of cytokine and periodontopathic bacteria on the leukocyte function-associated antigen intercellular adhesion molecule 1 pathway in gingval fibroblasts in adult periodontitis. Infect Immun, 62 : 5205, 1994.
81. Jandinsli JJ, et al : Localization of interleukin-1 beta in human periodontal tissue. J Periodontol, 62 : 36, 1991.
82. Matsuki Y, et al : Localization of interleukin-1 (IL-1) mRNA-expressing macrophages in human inflamed gingiva and IL-1 activity in gingival crevicular fluid. J Periodont Res, 28 : 35, 1993.
83. Seymour GJ, et al : Immunopathogenesis of chronic inflammatory periodontal disease : celllular and molecular mechanisms. J Periodont Res, 28 : 478, 1993.
84. Stashenko P, et al : Levels of interleukin 1 beta in tissue from sites of active periodontal disease. J Clin Periodontol, 18 : 548, 1991.
85. Matsuki Y, et al : Interleukin-1 mRNA-expressing macrophages in human chronically inflamed gingival tissues. Am J Pathol, 138 : 1299, 1991.
86. Matsuki Y, et al : Detection of inflammatory cytokine messenger RNA (mRNA)-expressing cells in human inflamed gingiva by combined in situ hybridization and immunohistochemistry. Immunol, 76 : 42, 1992.

参考文献（第11章）

87. Stashenko P, et al : Synergistic interactions between interleukin 1, tumor necrosis factor and lymphotoxin in bone resorption. J Immunol, 138 : 1484, 1987.
88. Garrison SW, et al : Lipopolysaccharide-stimulated PGE$_2$ release from human moncytes. Comparison of lipopolysaccharides prepared from suspected periodontal pathogens. J Periodontol, 59 : 684, 1988.
89. Offenbacher S, et al : Role of prostaglandins in high risk periodontitis patients. In : Molecular Pathogenesis of Periodontal Disease. Genco RJ, et al(eds), p.203, ASM Press, Washington DC, 1994.
90. Noguchi K, et al : Cyclooxygenase-2-dependent prostaglandin production by peripheral blood monocytes stimulated with lipopolysaccharides isolated from periodontopathogenic bacteria. J Periodontol, 71 : 1575, 2000.
91. Birkedal-Hansen H : Role of cytokines and inflammatory mediators in tissue destruction. J Periodontol, 28 : 500, 1993.
92. Garant P and Cho MI : Histopathogenesis of spontaneous periodontal disease in conventional rats. I. Hisotometric histologic study. J Periodont Res, 14 : 297, 1979.
93. Waerhaug J : The angular bone defect and its relationship to trauma from occlusion and down-growth of gingival plaque. J Clin Periodontol, 6 : 61, 1979.
94. Schroeder HE : Discussion : pathogenesis of periodontitis. J Clin Periodontol, 13 : 426, 1986.
95. Page RC and Schroeder HE : Periodontitis in man and other animals. A comparative review, Basel : Kargar S, 1982.
96. Tel H : Relationship between interproximal distance of roots and the prevalence of intrabony pockets. J Periodontol, 55 : 604, 1984.
97. 中野昌康：細菌の内毒素と感染. In：細菌感染の分子医学. p.59, 羊土社, 東京, 1995.
98. Wilson M : Biological activities of lipopolysaccharides from oral bacteria and their relevance to the pathogenesis of chronic periodontitis. Sci Prog, 78 : 19, 1995.
99. Tonias PS, et al : Lipopplysaccharide dependent cellular activation. J Periodont Res, 32 : 99, 1997.
100. Deslauriers M, et al : SDS-PAGE analysis of protein and lipopolysaccharide of extracellular vesicles and Sarkosyl-insoluble membranes from Bacteroides gingivalis. Oral Microbiol Immunol, 5 : 1, 1990.
101. 西島正弘：マクロファージのリポポリサッカリド受容体. 蛋白質核酸酵素, 40 : 359, 1995.
102. Kielian YL and Blecha F : CD14 and other recognition molecules for lipopolysaccharide : a review. Immunopharmacol, 29 : 187, 1995.
103. Tobias PS, et al : Endotoxin interactions with lipopolysaccharide-responsive cells. CID, 28 : 476, 1999.
104. Mathison JC, et al : Plasma lipopolysaccharide(LPS)-binding protein : a key component in macrophage recognition of gram-netative LPS. J Immunol, 149 : 200, 1992.
105. Gegner JA, et al : LPS signal transduction and clearance : dual roles for LBP and mCD14. J Biol Chem, 270 : 5320, 1995.
106. Woolley DE and Davies RM : Immunolocalization of collagenase in periodontal tissues. J Periodont Res, 16 : 292, 1981.
107. Ingman T, et al : Multiple forms of gelatinases/type IV collagenases in saliva and gingival crevicular fluid of periodontitis patients. J Clin Periodontol, 21 : 26, 1994.
108. Ingman T, et al : Immunohistochemical study of neutrophil-and fibroblast-type collagenases and stromelysin-1 in adult periodontitis. Scand J Dent Res, 102 : 342, 1994.
109. Ingman T, et al : Matrix metalloproteinases-1, -3, and -8 in adult periodontitis in situ. An immunohistochemical study. Ann Ny Acad Sci, 732 : 459, 1994.
110. Meikle MC, et al : Immunolocalization of matrix metalloproteinases and TIMP-1(tissue inhibitor of metalloproteinases)in human gingival tissues from periodontitis patients. J Periodont Res, 29 : 118, 1994.
111. Sodek J, et al : Matrix metalloproteinases in periodontal tissue remodeling. Matrix Suppl, 1 : 352, 1992.
112. Reynolds JJ and Meikle MC : Mechanisms of connective tissue matrix destruction in periodontitis. Periodontology 2000, 14 : 144, 1997.
113. Tewari M, et al : Association of interleukin-1-induced, NFκB DNA-binding activity with collagenase gene expression in human gingival fibroblasts. Arch Oral Biol, 41 : 461, 1996.
114. Poltrak A, et al : Defective LPS signaling in C3H/HeJ and C57BL/10ScCr mice : mutations in Tlr4 gene. Science, 282 : 2085, 1998.
115. Akira S : Toll-like receptors : lessons from knockout mice. Biochem Soc Trans, 28 : 551, 2000.
116. Akira S, et al : The role of Toll-like receptors and MyD88 in inate immune responses. J Endotoxin Res, 6 : 383, 2000.
117. Shimizu R, et al : MD-2, a molecule that confers lipopolysaccharide responsiveness on Toll-like receptor 4. J Exp Med, 189 : 1777, 1999.
118. Takeuchi O, et al : Differential roles of TLR2 and TLR4 in recognition of gram-negative and gram-positive bacterial cell wall components. Immunity, 11 : 443, 1999.
119. Brightbill HD, et al : Host defense mechanisms triggered by microbial lipoproteins through toll-like receptors. Science, 285 : 732, 1999.
120. Takeuchi O and Akira S : Toll-like receptors : their physiological role and signal transduction system. Int Immunopharmacol, 1 : 625, 2001.
121. Means TK, et al : The biology of Toll-like receptors. Cytokine Growth Factor Rev, 11 : 219, 2000.
122. Mølvig J, et al : Endotoxin-stimulated human monocyte secretion of interleukin 1, tumor necrosis factor alpha, and prostaglandin E$_2$ shows stable interindividual differences. Scand J Immunol, 27 : 705, 1988.
123. Pociot F, et al : A tumor necrosis factor beta gene polymorphism in relation to monokine secretion and insulin-dependent diabetes mellitus. Scand J Immunol, 33 : 37, 1991.
124. Pociot F, et al : Association of tumor necrosis factor(TNF)and class II major histocompatibility complex alleles with the secretion of TNF-alpha and TNF-beta by human mononuclear cells : a possible link to insulin-dependent diabetes mellitus. Eur J Immunol, 23 : 224, 1993.
125. Shapira L, et al : The secretion of PGE$_2$, IL-1beta, IL-6, and TNF alpha by adherent mononuclear cells from early onset periodontitis patients. J Periodontol, 65 : 139, 1994.
126. Garrison SW and Nichols FC : LPS elicited secretory response in monocytes : altered release of PGE$_2$ but not IL-1 beta in patients with adult periodontitis.
127. Mølvig J, et al : Monocyte function in IDDM patients and healthy individuals. Scand J Immunol, 32 : 297, 1990.
128. Mølvig J, et al : Dietary supplementation with omega-3-polyunsaturated fatty acids decreases mononuclear cell proliferation and interleukin-1 beta content but not monokine secretion in healthy and insulin-dependent diabetic individuals. Scand J Immunol, 34 : 399, 1991.
129. Payne JB, et al : Longitudinal evaluation of peripheral blood monocyte secretory function in periodontitis-resistant and periodontitis-susceptible patients. Arch Oral Biol, 38 : 309, 1993.
130. Hernichel-Gorbach E, et al : Host responses in patients with generalized refractory periodontitis. J Periodontol, 65 : 8, 1994.
131. Kornman KS, et al : The interleukin 1 genotype as a severity factor in adult periodontal disease. J Clin Periodontol, 24 : 72, 1997.
132. McGuire MK, et al : Prognosis versus actual outcome. IV. The effectiveness of clinical parameters and interleukin-1 genotype in accurately predicting prognosis and tooth survival. J Periodontol, 70 : 49, 1999.
133. McDevitt MJ, et al : Interleukin-1 genetic association with periodontitis. J Periodontol, 71 : 156, 2000.

134. De Sanctis M and Zucchelli G : Interleukin-1 gene polymorphisms and long-term stability following guided tissue regeneration therapy. J Periodontol, 71 : 606, 2000.
135. Socransky SS, et al : Microbiological parameters associated with IL-1 gene polymorphisms in periodontitis patients. J Dent Res, 78 : 872, 1999.
136. Kong YY, et al : Activated T cells regulate bone loss and joint destruction in adjuvant arthritis through osteoprotegerin ligand. Nature, 402 : 304, 1999.
137. Teng YTA, et al : Functional human-T cell immunity and osteoprotegerin ligand(OPGL) control alveolar bone destruction in periodontal infection. J Clin Invest, 106 : R59, 2000.
138. Chen HA, et al : Humoral immune responses to Porphyromonas gingivalis before and following therapy in rapidly progressive periodontitis. J Periodontol, 62 : 781, 1991.
139. Sjöström K, et al : Opsonic antibody activity againt Actinobacillus actinomycetemcomitans in patients with rapidly progressive periodontitis. Infect Immun, 60 : 4819, 1992.
140. Johnson V, et al : Effects of treatment on antibody titer to Porphyromonas gingivalis in gingival crevicular fluid of patients with rapidly progressive periodontitis. J Periodontol, 64 : 559, 1993.
141. Sjöström K, et al : Effect of treatment on titer, function, and antigen recognition of serum antibodies to Actinobacillus actinomycetemcomitans in patients with rapidly progressive periodontitis. Infect Immun, 62 : 145, 1994.
142. Ciancio SG : Pharmacology of oral antimicrobials. In : Perspectives on oral antimicrobial therapeutics. AAP, p.25, 1987.
143. Position Paper : Chemical agents for control of plaque and gingivitis. AAP, 1994.
144. Greenstein G : Effects of subgingival irrigation on periodontal status. J Periodontol, 58 : 827, 1987.
145. Rethman M and Greenstein G : Oral irrigation in the treatment of periodontal diseases. Curr Opin Periodont, 99, 1994.
146. Rams TE and Slots J : Local delivery of antimicrobial agents in the periodontal pocket. Periodontology 2000, 10 : 139, 1996.
147. Position Paper AAP, The role of controlled drug delivery for periodontitis. J Periodontol, 71 : 125, 2000.
148. Kornman KS : Topical antimicrobial agents : general principles and delivery systems. In : Antibiotic/Antimicrobial use in dental prectice. Newman MG and Kornman KS(eds), p.89, 1990.
149. Hugoson A : Effect of the water pik device on plaque accumulation and development of gingivitis. J Clin Periodontol, 5 : 95, 1978.
150. Lang N and Raber K : Use of oral irrigators as vehicles for the application of antimicrobial agents in chemical plaque control. J Clin Periodontol, 8 : 177, 1981.
151. Lang N and Ramseier-Grossman K : Optimal dosage of chlorhexidine digluconate in chemical plaque control when applied by an oral irrigator. J Clin Periodontol, 8 : 189, 1981.
152. Hoover D and Robinson H : The comparative effectiveness of a pulsating oral irrigator as an adjunct in maintaining oral health. J Periodontol, 42 : 37, 1971.
153. Gupta O, et al : Effects of a water pressure device on oral hygiene and gingival inflammation. J Periodontol, 44 : 294, 1973.
154. Lainson P, et al : A longitudinal study of pulsating water pressure cleansing devices. J Periodontol, 43 : 444, 1972.
155. York T and Dunkin R : Control of periodontal problems in orthodontics by use of water irrigation. Am J Orthod Dentofacial Orthop, 53 : 639, 1967.
156. Flemmig T, et al : Supragingival irrigation with 0.06% chlorhexidine in naturally occurring gingivitis : I. six month clinical observations. J Periodontol, 61 : 112, 1990.
157. Jolkovsky D, et al : Clinical and microbiological effects of subgingival and gingival marginal irrigation with chlorhexidine gluconate. J Periodontol, 61 : 663, 1990.
158. Brownstein C, et al : Irrigation with chlorhexidine to resolve naturally occurring gingivitis : A methologic study. J Clin Periodontol, 17 : 588, 1990.
159. Ciancio S, et al : Effect of a chemotherapeutic agent delivered by an oral irrigation device on plaque, gingivitis, and subgingival microflora. J Periodontol, 60 : 310, 1989.
160. Lobene R : The effect of a pulsated water pressure device on oral health. J Periodontol, 40 : 667, 1969.
161. White C, et al : The effect of water irrigation on subgingival microflora on untreated gingivitis and periodontitis. J Dent Res, 67 : 400, 1988.
162. Lainson P, et al : Clinical evaluation of pulsar, a new pulsating water pressure cleansing device. J Periodontol, 41 : 401, 1970.
163. Boyd R, et al : Effects of self-administered daily irrigation with 0.02% SnF2 on periodontal disease activity. J Clin Periodontol, 12 : 420, 1985.
164. Pitcher G, et al : Access to subgingival plaque by disclosing agents usuing mouthrinses and direct irrigation. J Clin Periodontol, 7 : 300, 1980.
165. Kornman KS : Topical antimicrobial agents : individual drugs. In : Antibiotic/Antimicrobial use in dental practice. Newman MG and Kornman KS(eds), p.98, 1990.
166. Kornman KS : The role of antimicrobials in the prevention and treatment of periodontal disease. In : Perspectives on oral antimicrobial therapeutics. AAP, p.37, 1987.
167. Goodson MJ : Drug delivery. In : Perspectives on oral antimicrobial therapeutics. AAP, p.61, 1987.
168. Rövlla G, et al : Retention of chlorhexidine in the human oral cavity. Arch Oral Biol, 16 : 1109, 1971.
169. Emilson C, et al : Uptake of chlorhexidine to hydrocyapatite. J Periodont Res, 8 : 17, 1973.
170. Bonesvoll P, et al : Retention of chlorhexidine in the human oral cavity after mouth rinses. Arch Oral Biol, 19 : 209, 1974.
171. Bonesvoll P : Retention and plaque inhibiting effect in man of chlorhexidine after multiple mouth rinses and retention and release of chlorhexidine after tooth-brushing with a chlorhexidine gel. Arch Oral Biol, 23 : 295, 1978.
172. Gjermo P, et al : Relationship between plaque inhibiting effect and retention of chlorhexidine in the oral cavity. Arch Oral Biol, 19 : 1031, 1974.
173. Bonesvoll P, et al : Influence of concentration, time, temperature and pH on the retention of chlorhexidine in the human oral cavity after mouth rinses. Arch Oral Biol, 19 : 1025, 1974.
174. Jones CG : Chlorhexidine : is it still the gold standard? Periodontology 2000, 15 : 55, 1997.
175. Schiött CR, et al : The effect of chlorhexidine on the human oral flora. J Periodont Res, 5 : 84, 1970.
176. Rölla G, et al : Retention of chlorhexidine in the human oral cavity. Arch Oral Biol, 16 : 1109, 1971.
177. Schiött CR : Effect of chlorhexidine on the microflora of the oral cavity. J Periodont Res, 8 : 7, 1973.
178. Addy M and Wright R : Comparison of the in vivo and in vitro antibacterial properties of povidone iodine and chlorhexidine gluconate mouthrinses. J Clin Periodontol, 5 : 198, 1978.
179. Roberts WR and Addy M : Comparison of the in vivo and in vitro antibacterial properties of antiseptic mouthrinses containing chlorhexidine, alecidine, cetyl pyridinium chloride and hexetidine. Relevance to mode of action. J Clin Periodontol, 8 : 295, 1981.
180. Goodson JM : Pharmacokinetic principles controlling efficacy of oral therapy. J Dent Res, 68 : 1625, 1989.
181. Lang NP and Brecx MC : Chlorhexidine digluconate-an agent for chemical plaque control and prevention of gingival inflammation. J Periodont Res, 21 : 74, 1986.
182. Addy M, et al : The use of an oxidising mouthwash to reduce staining associated with chlorhexidine. Studies in vitro and in vivo. J Clin Periodontol, 18 : 267, 1991.

参考文献（第11章）

183. Addy M et al : Staining and antimicrobial properties *in vitro* of some chlorhexidine formulations. Clin Prev Dent, 6 : 13, 1991.
184. Stanley A, et al : The *in vivo* effects of chlorhexidine on subgingival plaque bacteria. J Clin Periodontol, 16 : 259, 1989.
185. Gabler W, et al : The effect of chlorhexidine on blood cells. J Periodont Res, 22 : 150, 1987.
186. Greenstein G : Povidone-iodine's effects and role in the management of periodontal disease : A review. J Periodontol, 70 : 1397, 1999.
187. Braun RE, et al : Subgingival delivery by an oral irrigation device. J Periodontol, 63 : 469, 1992.
188. Eakle W, et al : Penetration of periodontal pockets with irrigation by a newly designed tip. J Dent Res, 67 : 400, 1988.
189. Eakle W, et al : Depth of penetration in periodontal pockets with oral irrigation. J Clin Periodontol, 13 : 39, 1986.
190. Larner J and Greenstein G : Calculus and irrigation tip design affect depth of subgingival irrigation. Int J Periodont Rest Dent, 13 : 289, 1993.
191. Boyd RL, et al : Comparison of subgingivally placed cannula oral irrigation tip with a supragingivally placed standard irrigation tip. J Clin Periodontol, 19 : 340, 1992.
192. Braun R and Ciancio S : Subgingival delivery by an oral irrigation device. J Periodontol, 63 : 469, 1992.
193. Nosal G, et al : The penetration of lavage solution into the periodontal pocket during ultrasonic instrumentation. J Periodontol, 62 : 544, 1991.
194. Hardy J, et al : Direct irrigation and subgingival plaque. J Clin Periodontol, 9 : 57, 1982.
195. Anwar H, et al : Establishment of aging biofilms : Possible mechanism of bacterial resistance to antimicrobial therapy. Antimicrb Agents Chemothep, 36 : 1347, 1992.
196. Cargill K, et al : Effects of culture conditions and biofilm formation on the iodine susceptibility of Legionella pneumophila. Can J Microbiol, 38 : 423, 1992.
197. Brown M and Gilbert P : Sensitivity fo biofilms to antimicrobial agents. J Appl Bacteriol, 74 : 87s, 1993.
198. Vorahit M, et al : Resistance of Pseudomonas pseudomallei growing on a biofilm on silastic discs to ceftazidime and cotrimoxazole. Antimicrob Agents Chemother, 37 : 2000, 1993.
199. Christersson LA, et al : Typical application of tetracycline-HCL in human periodontitis. J Clin Periodontol, 20 : 88, 1993.
200. Caton J, et al : Treatment with subantimicrobial dose doxycycline improves the efficacy of scaling and root planing in patients with adult periodontitis. J Periodontol, 71 : 521, 2000.
201. Lander PE, et al : The antimicrobial and clinical effects of a single subgingival irrigation of chlorhexidine in advanced periodontal lesions. J Clin Periodontol, 13 : 74, 1986.
202. Listgarten MA, et al:Effect of subgingival irrigation with tetrapottassium peroxydiphosphate on scaled and untreated periodontal pockets. J Periodontol, 60 : 4, 1989.
203. Wennström JL, et al : Periodic subgingival antimicrobial irrigation of pockets. II. Microbiologic and radiographical observations. J Clin Periodontol, 14 : 573, 1987.
204. Macaulay WJ and Newman HM : The effect on the composition of subgingival plaque of a simplified oral hygiene system including pulsating jet subgingival irrigation. J Periodont Res, 21 : 375, 1986.
205. Southard S, et al : The effects of 2％chlorhexidine digluconate irrigation on the levels of Bacteroides gingivalis in periodontal pockets. J Periodontol, 60 : 302, 1989.
206. MacAlpine R, et al : Antimicrobial irrigation of deep pockets to supplement oral hygiene instruction and root debridement. I. Biweekly irrigation. J Clin Periodontol, 12 : 568, 1985.
207. Braatz L, et al : Antimicrobial irrigation of deep pockets to supplement nonsurgical periodontal therapy. II. Daily irrigation. J Clin Periodontol, 12 : 630, 1985.
208. Soh L, et al : Effects of subgingival chlorhexidine irrigation on periodontal inflammation. J Clin Periodontol, 9 : 66, 1982.
209. Fine JB, et al : Short-term microbiological and clinical effects of subgingival irrigation with an antimicrobial mouthrinse. J Clin Periodontol, 65 : 30, 1994.
210. Wan Yusof W, et al : Subgingival metronidazole in dialysus tubing and subgingival chlorhexidine irrigation in the control of chronic inflammatory periodontal disease. J Clin Periodontol, 11 : 166, 1984.
211. Watts EA and Newman HM : Clinical effects on chronic periodontitis of a simplified system of oral hygiene including subgingival pulsated jet irrigation with chlorhexidine. J Clin Periodontol, 13 : 666, 1986.
212. van Winkelhoff AJ, et al : Systemic antibiotic therapy in periodontics. Periodontology 2000, 10 : 45, 1996.
213. Slots J and Rosling BJ : Suppression of the periodontopathic microflora in localized juvenile periodontitis by systemic tetracycline. J Clin Periodontol, 20 : 465, 1983.
214. Mandell RL and Socransky SS : Microbiological and clinical effects of surgery plus doxycycline on juvenile periodontitis. J Periodontol, 59 : 373, 1988.
215. Müller HP, et al : A 2-year study of adjunctive minocycline-HCL in Actinobacillus actinomycetemcomitans-associated periodontitis. J Periodontol, 64 : 509, 1993.
216. Greenstein G : The role of metronidazole in the treatment of periodotal diseases. J Periodontol, 64 : 1, 1993.
217. Saxén L and Asikainen S : Metronidazole in the treatment of localized juvenile periodontitis. J Clin Periodontol, 20 : 166, 1993.
218. Offenbacher S, et al : Modulation of host PGE_2 secretion as a determinant of periodontal disease expression. J Periodontol, 64 : 432, 1993.
219. Offenbacher S, et al : Diagnostic potential of host response mediators. Adv Dent Res, 7 : 175, 1993.
220. 室田誠逸：アラキドン酸カスケード. In：プロスタグランディンと病態. 東京化学同人, p. 1, 1984.
221. Goodson JM, et al : Prostaglandin E levels and human periodontal disease. Prostaglandins, 6 : 81, 1974.
222. Birkedal-Hansen H : Role of cytokines and inflammatory mediators in tissue destruction. J Periodont Res, 28 : 500, 1993.
223. Howell TH and Williams RC : Nonsteroidal antiinflammatory drugs as inhibitors of periodontal disease. Crit Rev Oral Biol Med, 4 : 177, 1993.
224. Offenbacher S, et al : Inhibition of human periodontal prostaglandin E_2 synthesis with selected agents. Agents Actions, 29 : 232, 1990.
225. Williams RC, et al : Altering the progression of human alveolar bone loss with the non-steroidal anti-inflammatory drug flurbiprofen. J Periodontol, 60 : 485, 1989.
226. Nyman S, et al : Suppression of inflammation and bone resorption by indomethacin during experimental periodontitis in dogs. J Periodontol, 50 : 450, 1979.
227. Weaks-Dybvig M, et al : The effect of indomethacin on alveolar bone loss in experimental periodontitis. J Periodont Res, 17 : 90, 1982.
228. Williams RC, et al : Non-steroidal anti-inflammatory drug treatment of periodontitis in beagles. J Periodont Res, 19 : 633, 1984.
229. Williams RC, et al : Ibuprofen : an inhibitor of alveolar bone resorption in beagles. J Periodont Res, 23 : 225, 1988.
230. Howell TH, et al : Inhibition of alveolar bone loss in beagles with the NSAID naproxen. J Periodont Res, 26 : 498, 1991.
231. Jeffcoat MK, et al : Flurbiprofen treatment of human periodontitis : effect on alveolar bone height and metabolism. J Periodont Res, 23 : 381, 1988.
232. Johnson RH, et al : Asessment of the efficacy of a nonsteroidal anti-inflammatory drug, Naproxen, in the treatment of gingivitis. J Periodont Res, 25 : 230, 1990.

233. Jeffcoat MK, et al : Use of digital radiography to demonstrate the potential of naproxen as an adjunct in the treatment of rapidly progressive periodontitis. J Periodont Res, 26 : 415, 1991.

234. Binderman I, et al : Effcttiveness of local delivery of alendronate in reducing alveolar bone loss following periodontal surgery in rats. J Periodontol, 71 : 1236, 2000.

235. Brunsvold MA, et al : Effects of a bisphosphonate on experimental periodontitis in monkeys. J Periodontol, 63 : 825, 1992.

236. Weinreb M, et al : Histomorphometrical analysis of the effects of the bisphosphonate alendronate on bone loss caused by experimental periodontitis in monkeys. J Periodontal Res, 29 : 35, 1994.

237. Reddy MS, et al : Alendronate treatment of naturally-occurring periodontitis in beagle dogs. J Periodontol, 66 : 211, 1995.

238. Yaffe A, et al : The effect of topical delivery of novel bisacylphosphonates in reducing alveolar bone loss in the rat model. J Periodontol, 71 : 1607, 2000.

239. LIavaneras A, et al : A combination of a chemically modified doxycyline and a bisphosphonate synergistically inhibits endotoxin-induced periodontal breakdown in rats. J Periodontol, 72 : 1069, 2001.

240. Russell RG, et al : Bisphosphonates : pharmacology, mechanisms of action and clinical uses. Osteoporos Int, 8 (Suppl 2) : s66, 1999.

241. Rodan GD : Mechanisms of action of bisphosphonates. Annu Rev Pharmacol Toxicol, 38 : 375, 1998.

242. Bartold PM and Narayanan AS : Structure, Biosynthesis, and Regulation of Collagens. In : Periodontal Connective Tissue. p. 73, Quintessence Publishing, Chicago, 1998.

243. Golub LM, et al : Tetracyclines inhibit connective tissue breakdown : new therapeutic implications for an old family of drugs. Crit Rev Biol Med, 2 : 297, 1991.

244. Golub LM, et al : Minocycline reduces gingival collagenolytic activity during diabetes : preliminary observations and a proposed new machanism of action. J Periodon Res, 18 : 516, 1983.

245. Golub LM, et al : Tetracyclines inhibit tissue collagenase activity : a new mechanism in the treatment of periodontal disease. J Periodont Res, 19 : 651, 1984.

246. Golub LM, et al : Further evidence that tetracyclines inhibit collagenase activity in human crevicular fluid and from other mammalian sources. J Periodont Res, 20 : 12, 1985.

247. Golub LM, et al : A non-antimicrobial chemically-modified tetracycline inhibits mammalian collagenase activity. J Dent Res, 66 : 1310, 1987.

248. Golub LM, et al : Host modulation with tetracyclines and their chemically-modified analogues. Curr Opin Dent, 2 : 80, 1992.

249. Vernilla AT, et al : The nonantimicrobial properties of tetracycline for the treatment of periodontal disease. Curr Opin Periodont, 99, 1994.

250. Sorsa T, et al : Comparison of interstitial collagenases from human gingiva, sulcular fluid and polymorphonuclear leukocytes. J Periodont Res, 23 : 386, 1988.

251. Uitto VJ, et al : Salivary collagenase : origin, characteristics and relationship to periodontal health. J Periodont Res, 25 : 135, 1990.

252. Golub L, et al : Doxycycline inhibits neutrophil (PML)-type matrix metalloproteinases in human adult periodontitis gingiva. J Clin Periodontol, 22 : 100, 1995.

253. Rifkin BR, et al : Blocking periodontal disease progression by inhibiting tissue-destructive enzymes : a potential therapeutic role for tetracyclines and their chemically-modified analogs. J Periodontol, 64 : 819, 1993.

254. Burns F, et al : Inhibition of purified collagenase from alkaline-burned rabbit corneas. Invest Opthalmol Vis Sci, 30 : 1569, 1989.

255. Golub LM, et al : Tetracycline administration prevents diabetes-induced osteopenia in the rat : animal observation. Res Commun Chem Pathol Pharmacol, 68 : 27, 1990.

256. Chang KM, et al : Tetracycline inhibit Porphyromonas gingivalis-induced alveolar bone loss in rats by a non-antimicrobial mechanism. J Periodont Res, 29 : 242, 1994.

第12章　参考文献

1. Salvi GE, et al : Influence of risk factors on the pathogenesis of periodontitis. Periodontology 2000, 14 : 173, 1997.

2. Last JM : A dictionary of epedemiology. 2nd ed, p. 115, Oxford University Press, New York, 1988.

3. Beck JD : Method of assessing risk for periodontitis and developing multifactorial models. J Periodontol, 65 : 368, 1994.

4. Offenbacher S : Periodontal Disease : Pathogenesis. Ann Periodontol, 1 : 821, 1996.

5. da Silva AM, et al : Psychosocial factors in inflammatory periodontal diseases. A review. J Clin Periodontol, 22 : 516, 1995.

6. Freeman R and Goss S : Stress measures as predictors of periodontal disease-a preliminary communication. Community Dent Oral Epidemiol, 21 : 176, 1993.

7. Marcenes WS and Sheiham A : The relationship between work stress and oral health status. Soc Sci Med, 35 : 1511, 1992.

8. Moss ME, et al : Exploratory case-control analysis of psychosocial factors and adult periodontitis. J Periodontol, 67 : 1060, 1996.

9. Genco RJ, et al : Relationship of stress, distress, and inadequate coping behaviors to periodontal disease. J Periodontol, 70 : 711, 1999.

10. Groen JJ, et al : Chronic destructive periodontal disease in patients with presenile osteoporosis. J Periodontol, 39 : 19, 1968.

11. Baxter JC : Osteoporosis : oral manifestations of a systemic disease. Calcif Tissue Int, 18 : 427, 1988.

12. Jeffcoat MK, et al : Systemic osteoporosis and oral bone loss : evidence shows increased risk factors. J Am Dent Assoc, 124 : 49, 1993.

13. Wactawski-Wende J, et al : The role of osteopenia in oral bone loss and periodontal disease. J Periodontol, 67 : 1076, 1996.

14. Moore LV, et al : Periodontal microflora of HIV positive subjects with gingivitis or adult periodontitis. J Periodontol, 64 : 48, 1993.

15. Smith GLF, et al : Comparison of periodontal disease in HIV seropositive subjects and controls. I. Clinical features. J Clin Periodontol, 22 : 558, 1995.

16. Cross DL and Smith GLF : Comparison of periodontal disease in HIV seropositive subjects and controls. II. Microbiology, immunology and predictors of disease progression. J Clin Periodontol, 22 : 569, 1995.

17. Newman MG and Sanz M : Oral microbiology with emphasis on etiology. In : Perspectives on oral antimicrobial therapeutics. AAP. p. 1, 1987.

18. Socransky SS and Haffajee AD : The bacterial etiology of destructive periodontal disease : current concepts. J Periodontol, 63, 322, 1992.

19. Wilson ME and Hamilton RG : Immunoglobulin G subclass response of localized juvenile periodontitis patients to Actinobacillus actinomycetemcomitans Y 4 lipopolysaccharide. Infect Immun, 60 : 1806, 1992.

20. Schenkein HA and Van Dyke TE : Early-onset periodontitis : systemic aspects of etiology and pathogenesis. Periodontology 2000, 6 : 7, 1994.

21. Polak B, et al : IgG antibody subclass response to Porphyromonas gingivalis outer membrane antigens in gingivitis and adult periodontitis. J Periodontol, 66 : 363, 1995.

22. Ishikawa I, et al : Induction of the immune response to periodontopathic bacteria and its role in the pathogenesis of periodontitis. Periodontology 2000, 14 : 79, 1997.

23. Warmerdam PA, et al : Molecular basis for a polymorphism on human Fc γ receptor II (CD32). J Exp Med, 172 : 19, 1990.

24. Warmerdam PA, et al : A single amino acid in the second Ig-like domain of the human Fc γ receptor II is critical for human IgG$_2$ binding. J Immunol, 147 : 1338, 1991.

参考文献（第12章）

25. Warmerdam PA, et al: Polymorphism of the human Fc gamma receptor II (CD32): molecular basis and functional aspects. Immunobiology, 185: 175, 1992.
26. Bredius RGM, et al: Phagocytosis of Staphylococcus aureus and Haemophilus influenzae type Bna opsonized with polyclonal human IgG_1 and IgG_2 antibodies. Functional hFc-gamma-R II a polymorphism to IgG_2. J Immunol, 151S: 1463, 1993.
27. Salmon JE, et al: Fc-gamma-R II A alleles are heritable risk factors for lupus nephritis in African American. J Clin Invest, 97: 1348, 1996.
28. Sanders LA, et al: Human immunoglobulin G(IgG)Fc receptor II A(CD32)polymorphism and IgG_2-mediated bacterial phagocytosis by neutrophils. Infect Immun, 63: 73, 1995.
29. Kobayashi T, et al: The Fc γ receptor genotype as a risk factor for generalized earlyl-onset periodontitis in Japanese patients. J Periodontol, 71: 1425, 2000.
30. McGuire W, et al: Variation in the TNF-α promoter region associated with susceptibility to cerebral malaria. Nature, 371: 508, 1995.
31. Wilson AG, et al: Genetics of tumor necrosis factor alpha in autoimmune, infectious and neoplastic diseases. J Inflammation, 45: 1, 1995.
32. Kornman KS, et al: The interleukin 1 genotype as a severity factor in adult periodontal disease. J Clin Periodontol, 24: 72, 1997.
33. Page RC, et al: Advances in the pathogenesis of periodontitis: summary of developments, clinical implications and future directions. Periodontology 2000, 14: 216, 1997.
34. Grossi SG, et al: Assessment of risk for periodontal disease. I. Risk indicators for attachment loss. J Periodontol, 65: 260, 1994.
35. Beck JD, et al: Prevalence and risk indicators for periodontal attachment loss in a population of older community-dwelling blacks and whites. J Periodontol, 61: 521, 1990.
36. Beck JD, et al: Incidence of attachment loss over 3 years in older adults-new and progressing lesions. Community Dent Oral Epedemiol, 23: 291, 1995.
37. Feldman RS, et al: Associations between smoking, different tobacoo products and periodontal disease indexes. J Periodontol, 54: 481, 1983.
38. Feldman RS, et al: Periodontal disease indexes and tobacoo smoking in healthy aging men. Gerodontics, 3: 43, 1987.
39. Krall EA, et al: Alveolar bone loss and tooth loss in male cigar and pipe smokers. J Am Dent Assoc, 130: 57, 1999.
40. Linden GJ and Mullally BH: Cigarette smoking and periodontal destruction in young adults. J Periodontol, 65: 718, 1994.
41. Bergström J and Eliasson S: Noxious effect of cigarette smoking on periodontal disease. J Periodont Res, 22: 513, 1987.
42. Bergström J: Cigarette smoking as risk factor in chronic periodontal disease. Community Dent Oral Epidemiol, 17: 245, 1989.
43. Axelsson P, et al: Relationship between smoking and dental status in 35-, 50-, 65-, and 75-year-old individuals. J Clin Periodontol, 25: 297, 1998.
44. Mullally BH and Linden, GJ: Molar furcation involvement associated with cigarette smoking in periodontal refarrals. J Clin Periodontol, 23: 658, 1996.
45. Wouters FR, et al: Significance of some variables on interproximal alveolar bone height based on cross-sectional epidemiologic data. J Clin Periodontol, 20: 199, 1993.
46. Bergström J and Eliasson S: Cigarette smoking and alveolar bone height in subjects with high standard of oral hygiene. J Clin Periodontol, 14: 466, 1987.
47. Anerud A, et al: The natural history and clinical course of calculus formation in man. J Clin Periodontol, 18: 160, 1991.
48. Martinez-Canut P, et al: Smoking and periodontal disease activity. J Clin Periodontol, 22: 743, 1995.
49. Bolin A, et al: Proximal alveolar bone loss in a longitudinal radiographic investigation. IV. Smoking and some other factors influencing the progress in individuals with at least 20 remaining teeth. Acta Odontol Scand, 44: 263, 1986.
50. Bergström J and Preber H: Tabacoo use as a risk factor. J Periodontol, 65: 545, 1994.
51. Machtei EE, et al: Longitudinal study of prognostic factors in established periodontitis patients. J Clin Periodontol, 24: 102, 1997.
52. Haber J and Kent RL: Cigarette smoking in periodontal practice. J Periodontol, 63: 100, 1992.
53. Stoltenberg JL, et al: Association between cigarette smoking, bacterial pathogens, and periodontal status. J Periodontol, 64: 1225, 1993.
54. Bergström J, et al: A 10-year prospective study of tobacoo smoking and periodontal health. J Periodontol, 71: 1338, 2000.
55. Tomar SL and Asma S: Smoking-attributable periodontitis in the United States: Finding from NHANES III. J Periodontol, 71: 743, 2000.
56. Haber J, et al: Evidence for cigarette smoking as a major risk factor for periodontitis. J Periodontol, 64: 16, 1993.
57. Krall EA, et al: Smoking, smoking cessation and tooth loss. J Dent Res, 76: 1653, 1997.
58. Grossi SG, et al: Assessment of risk for periodontal disease. II. Risk indicators for alveolar bone loss. J Periodontol, 66: 23, 1995.
59. Alpagot T, et al: Risk indicators for periodontal disease in a racially diverse urban population. J Clin Periodnotol, 23: 982, 1996.
60. Schuller AA and Holst D: An "S-Shaped" relationship between smoking duration and alveolar bone loss: Generating a hypothesis. J Periodontol, 72: 1164, 2001.
61. Kaldahl WB, et al: Levels of cigarette consumption and response to periodontal therapy. J Periodontol, 67: 675, 1996.
62. Grossi SG, et al: Effects of smoking and smoking cessation on healing after mechanical therapy. J Am Dent Assoc, 128: 599, 1997.
63. Bolin A, et al: The effect of changed smoking habits on marginal alveolar bone loss. Swed Dent J, 17: 211, 1993.
64. Bain CA: Smoking and implant failure-Benefits of a smoking cessation protocol. Int J Oral Maxillofac Implants, 11: 756, 1996.
65. MacFarlane GD, et al: Refractory periodontitis associated with abnormal polymorphonuclear leukocyte phagocytosis and cigarette smoking. J Periodontol, 63: 908, 1992.
66. Preber H and Bergström J: The effect of non-surgical treatment on periodontal pockets in smokers and non-smokers. J Clin Periodonotol, 13: 319, 1986.
67. Ah MKB, et al: The effect of smoking on the response to periodontal therapy. J Clin Periodontol, 21: 91, 1994.
68. Grossi SG, et al: Response to periodontal therapy in diabetics and smokers. J Periodontol, 67: 1094, 1996.
69. Haffajee AD, et al: The effect of SRP on the clinical and microbiological parameters of periodontal diseases. J Clin Periodontol, 24: 324, 1997.
70. Renvert S, et al: The clinical and microbiological effects of non-surgical periodontal therapy in smokers and non-smokers. J Clin Periodontol, 25: 153, 1998.
71. Preber H and Bergström J: Effect of cigarette smoking on periodontal healing following surgical therapy. J Clin Periodontal, 17: 324, 1990.
72. Bostrom L, et al: Influence of smoking on the outcome of periodontal surgery. A 5-year follow-up. J Clin Periodontol, 25: 194, 1998.
73. Rosen PS, et al: Influence of smoking on long-term clinical results of intrabony defects treated with regenerative therapy. J Periodontol, 67: 1159, 1996.
74. Tonetti, et al: Effect of cigarette smoking on periodontal healing following GTR in infrabony defects. A preliminary retrospective study. J Clin Periodontol, 22: 229, 1995.
75. Trombelli L, et al: Retrospective analysis of factors related to clinical outcome of guided tissue regeneration procedures in infrabony defects. J Clin Periodontol, 24: 366, 1997.

76. Luepke PG, et al : A clinical evaluation of a bioresorbable barrier with and without decalcified freeze-dried bone allograft in the treatment of molar furcations. J Clin Periodontol, 24 : 440, 1998.
77. Cortellini P, et al : Long-term stability of clinical attachment following guided tissue regeneration and conventional therapy. J Clin Periodontol, 23 : 106, 1996.
78. Jones JK and Triplett RG : The relationship of cigarette smoking to impaired intraoral wound healing : A review of evidence and implications for patient care. J Oral Maxillofac Surg, 50 : 237, 1992.
79. Bain CA and Moy PK : The association between the failure of dental implants and cigarette smoking. Int J Oral Maxillofac Implants, 8 : 609, 1993.
80. De Bruyn H and Collaert B : The effect of smoking on early implant failure. Clin Oral Implants Res, 5 : 260, 1994.
81. Gorman LM, et al : The effect of smoking on implant survival at second stage surgery : DICRG intrim report No. 5. Dental implant clinical research group. Implant Dent, 3 : 165, 1994.
82. Haber J : Smoking is a major risk factor for periodontitis. Curr Opin Periodontol, p.12, 1994.
83. Clarke NG, et al : The effects of intra-arterial epinephrine and nicotine on gingival circulation. Oral Surg Oral Med Oral Pathol, 52 : 577, 1981.
84. Baab DA and Oberg PA : The effect of cigarette smoking on gingival flow in humans. J Clin Periodontol, 14 : 418, 1987.
85. Johnson GK, et al : Effects of topical and systemic nicotine on gingival blood flow in dogs. J Dent Res, 70 : 906, 1991.
86. Preber H and Bergstöm J : Cigarette smoking in patients referred for periodontal treatment. Scand J Dent Res, 94 : 102, 1986.
87. Gunsolley JC, et al : The effect of smoking on individuals with minimal periodontal destruction. J Periodontol, 69 : 165, 1998.
88. Kenney EB, et al : The effect of cigarette smoking on anaerobiosis in the oral cavity. J Periodontol, 46 : 82, 1975.
89. Preber H, et al : Occurrence of periopathogens in smoker and non-smoker patients. J Clin Periodontol, 19 : 667, 1992.
90. Zambon JJ, et al : Cigarette smoking increases the risk for subgingival infection with periodontal pathogens. J Periodontol, 67 : 1050, 1996.
91. van Winkelhoff AJ, et al : Smoking affects the subgingival microflora in periodontitis. J Periodontol, 72 : 666, 2001.
92. Grossi SG, et al : Response to periodontal therapy in diabetics and smokers. J Periodontol, 67 : 1094, 1996.
93. Kazor C, et al : The prevalence of BANA-hydrolyzing periodontopathic bacteria in smokers. J Clin Periodontol, 26 : 814, 1999.
94. Eggert FM, et al : Effect of smoking and treatment status on periodontal bacteria : evidence that smoking influences control of periodontal bacteria at the mucasal surface of the gingival crevice. J Periodontol, 72 : 1210, 2001
95. Kenney EB, et al : The effect of cigarette smoking on human oral polymorphonuclear leukocytes. J Periodont Res, 12 : 227, 1977.
96. Eichel B and Shahrik HA : Tobacco smoke toxicity : Loss of human oral leukocyte function and fluid cell metabolism. Science, 166 : 1424, 1969.
97. Lannan S, et al : Changes in neutrophil morphology and morphometry following exposure to cigarette smoke. Int J Exp Pathol, 73 : 183, 1992.
98. Selby C, et al : Inhibition of neutrophil adherence and movement by acute cigarette smoke exposure. Exp Lung Res, 18 : 813, 1992.
99. Kakra J, et al : Increased production of oxygen free radicals in cigarette smokers. Int J Exp Pathol, 72 : 1, 1991.
100. Codd EE, et al : Tobacco smokers' neutrophils are desensitized to chemotactic peptide-stimulated oxygen uptake. J Lab Clin Med, 110 : 648, 1987.
101. Ryder MI, et al : Alterations of neutrophil oxidative burst by in vitro smoke exposure : Implications for oral and systemic diseases. Ann Periodontol, 3 : 76, 1998.
102. Pabst MJ, et al : Inhibition of neutrophil and monocyte defensive functions by nicotine. J Periodontol, 66 : 1047, 1995.
103. Payne JB, et al : Nicotine effects on PGE_2 and $IL-1\beta$ release by LPS-treated human monocytes. J Periodont Res, 31 : 99, 1996.
104. Barbour SE, et al : Tobacco and smoking : Environmental factors that modify the host response (immune system) and have an impact on periodontal health. Crit Rev Oral Biol Med, 8 : 437, 1997.
105. Bennet KR and Read PC : Salivary immunoglobrin A levels in normal subjects, tobacco smokers, and patients with minor aphthous ulceration. Oral Surg Oral Med Oral Pahtol, 53 : 461, 1982.
106. Quinn SM, et al : The influence of smoking and race on adult periodontitis and serum IgG_2 levels. J Periodontol, 69 : 171, 1998.
107. Tangada SD, et al : The effect of smoking on serum IgG_2 reactive with Actinobacillus actinomycetemcomitans in early-onset periodontitis patients. J Periodontol, 68 : 842, 1997.
108. Haber J : Cigarette smoking : A major risk factor for periodontitis. Compend Continuing Educ Dent, 15 : 1002, 1994.
109. Costabel U, et al : Alterations in immunoregulatory T-cell subsets in cigarette smokers. A phonotypic analysis of bronchoalveolar and blood lymphocytes. Chest, 90 : 39, 1986.
110. Ginns LC, et al : T-lymphocyte subsets in smoking and lung cancer. Analyses of monoclonal antibodies and flow cytometry. Am Rev Respir Dis, 126 : 265, 1982.
111. Emrich LJ, et al : Periodontal disease in non-insulin dependent diabetes mellitus. J Periodontol, 62 : 123, 1991.
112. Nelson RG, et al : Periodontal disease and NIDDM in Pima Indians. Diabetes Care, 13 : 836, 1990.
113. Taylor GW, et al : Non-insulin dependent diabetes mellitus and alveolar bone loss progression over 2 years. J Periodontol, 69 : 76, 1998.
114. Belting CM, et al : Influence of diabetes mellitus on the severity of periodontal disease. J Periodontol, 35 : 476, 1964.
115. Bacic M, et al : CPITN assessment of periodontal status in diabetic patients. J Periodontol, 59 : 816, 1988.
116. Shlossman M, et al : Type 2 diabetes mellitus and periodontal disease. J Am Dent Assoc, 121 : 532, 1990.
117. Tervonen T and Oliver R : Long-term control of diabetes mellitus and periodontitis. J Clin Periodontol, 20 : 431, 1993.
118. Glavind L, et al : The relationship between periodontal status and diabetes duration, insulin dosage and retinal changes. J Periodontol, 39 : 341, 1965.
119. Oliver RC and Tervonen T : Periodontitis and tooth loss : Comparing diabetics with the general population. J Am Dent Assoc, 124 : 71, 1993.
120. Ringelberg ML, et al : Comparison of gingival health and gingival crevicular fluid flow in children with and without diabetes. J Dent Res, 56 : 108, 1977.
121. Mandell RL, et al : Microbiology of healthy and diseased periodontal sites in poorly controlled insulin-dependent diabetes. J Periodontol, 63 : 274, 1992.
122. Mashimo PA, et al : The periodontal microflora of juvenile diabetes. Culture, immunofluorescence and serum antibody studies. J Periodontol, 54 : 420, 1983.
123. Zambon JJ, et al : Microbiological and immunological studies of adult periodontitis in patients with non-insulin dependent diabetes mellitus. J Periodontol, 59 : 23, 1988.
124. Mowat AG and Baum J : Chemotaxis of polymorphonuclear leukocytes from patients with diabetes mellitus. N Engl J Med, 284 : 621, 1971.
125. Hill HR, et al : Impaired leukotactic responsiveness in patients with juvenile diabetes mellitus. Clin Immunol Immunopathol, 2 : 395, 1974.
126. Molenaar DM, et al : Leukocyte chemotaxis in diabetic patients and their nondiabetic first-degree relatives. Diabetes, 25 : 880, 1976.

127. Bagdade JD, et al : Impaired granulocyte adherence. A reversible defect in host defense in patients with poorly controlled diabetes. Diabetes, 27 : 677, 1978.
128. Bagdade JD, et al : Reversible abnormalities in phagocytic function in poorly controlled diabetic patients. Am J Med Sci, 263 : 451, 1972.
129. Repine JE, et al : Bactericidal function of neutrophils from patients with acute bacterial infections and from deiabetics. J Infect Dis, 142 : 869, 1980.
130. Wilson RM and Reeves WG : Neutrophil phagocytosis and killing in insulin-dependent diabetes. Clin Exp Immunol, 63 : 478, 1986.
131. Marhoffer W, et al : Impairment of polymorphonuclear leukocyte function and metabolic control of diabetes. Diabetes Care, 15 : 256, 1992.
132. Iacono VJ, et al : *In vivo* assay of crevicular leukocyte migration. Its development and potential applications. J Periodontol, 56 : 56, 1985.
133. Manouchehr-Pour M, et al : Comparison of neutrophil chemotactic response in diabetic patients with mild and severe periodontal disease. J Periodontol, 52 : 410, 1981.
134. Salvi GE, et al : Monocytic TNF-α secretion patterns in IDDM patients with periodontal disease. J Clin Periodontol, 24 : 8 , 1997.
135. Salvi GE, et al : Inflammatory mediator response as a potential risk marker for periodontal disease in insulin-dependent diabetes mellitus patients. J Periodontol, 68 : 127, 1997.
136. Vlassara H : Non-enzymatic glycosylation. Diabetes Annual, 6 : 371, 1991.
137. Brownlee M, et al : Advanced products of nonenzymatic glycosylation and the pathogenesis of diabetic vascular disease. Diabetes Metab Rev, 4 : 437, 1988.
138. Sastrowijoto SH, et al : Improved metabolic control, clinical periodontal status and subgingival microbiology of healthy and diseased periodontal pockets in Type I diabetes mellitus patients. A prospective study. J Clin Periodontol, 16 : 233, 1989.
139. Cambell MJA : A light and electron microscope study of blood vessels from the gingival tissues of nondiabetic and diabetic patients. Aust Dent J, 16 : 235, 1971.
140. Frantzis TG, et al : The ultrastructure of capillary basement membranes in the attached gingiva of diabetic and non-diabetic patients with periodontal disease. J Periodontol, 42 : 406, 1971.
141. Ketcham B, et al : Comparison of the capillary basal lamina width in marginal gingiva of diabetic and non-diabetic patients. Ala J Med Sci, 12 : 295, 1975.
142. Seibold JR, et al : Collagen synthesis and collagenase activity in dermal fibroblasts from patients with diabetes mellitus and digital sclerosis. J Lab Clin Med, 105 : 664, 1985.
143. Willershauschen-Zonchen B, et al : Influence of high glucose concentrations on glycosaminoglycan and collagen synthesis in cultured human gingival fibroblasts. J Clin Periodotol, 18 : 190, 1991.
144. el-Kishky M, et al : An *in vitro* study of hydrocyproline synthesis by gingival fibroblasts in patients with juvenile diabetes. Egypt Dent J, 32 : 15, 1986.
145. Ramamurthy NS, et al : Insulin reversal of alloxan-diabetes induced changes in gingival collagen metabolism of the rat. J Periodontol, 9 : 199, 1974.
146. Golub LM, et al : Enhanced collagenase activity in diabetic rat gingiva : *in vitro* and *in vivo* evidence. J Dent Res, 57 : 520, 1978.
147. Salmela PI, et al : Increased non-enzymatic glycosylation and reduced solubility of skin collagen in insulin-dependent diabetic patients. Diabetes Res, 11 : 115, 1989.
148. Cohen MP : Non-enzymatic glycosylation. Diabetes Annual, 4 : 469, 1988.
149. Lalla E, et al : Hyperglycemia, glycoxidation and receptor for advanced glycation endoproducts : potential mechanisms underlying diabetic complications, including diabetes-associated periodontitis. Periodontology 2000, 23 : 50, 2000.
150. Stewart JE, et al : The effect of periodontal treatment on glycemic control in patients with type 2 diabetes mellitus. J Clin Periodontol, 28 : 306, 2001.

第13章　参考文献

1. Bryers JD : Bacterial biofilms. Curr Opin Biotechnol, 4 : 197, 1993.
2. Costerton JW, et al : Biofilms, the customized microniche. J Bacteriol, 176 : 2137, 1994.
3. Costerton JW, et al : Microbial biofilms. Annu Rev Microbiol, 49 : 711, 1995.
4. Darveau RP, et al : The microbial challenge in periodontitis. Periodontology 2000, 14 : 12, 1997.
5. Costerton JM, et al : Bacterial Biofilms : A common cause of persistant infections. Science, 284 : 1318, 1999.
6. Geesey GG, et al : Microscopic examination of natural sessile bacterial populations from an alpine stream. Can J Microbiol, 23 : 1733, 1977.
7. Sutherland IW : Bacterial exopolysaccharides-their nature and production. In : Surface carbohydrates of the prokaryotic cell. Southerland IW (ed), p.27, Academic Press, New York, 1977.
8. Costerton JW, et al : Bacterial biofilms in nature and disease. Annu Rev Microbiol, 41 : 435, 1987.
9. Caldwell DE, et al : Confocal laser microscopy and computer image analysis. Adv Microb Ecol, 12 : 1 , 1992.
10. Lawrence JR, et al : Optical sectioning of microbial biofilms. J Bacteriol, 173 : 6558, 1991.
11. Lawrence JR, et al : Diffusion of size fractionated dextrans in biofilm matrices by confocal laser microscopy, abstruct Can Soc Microbiol. Annu Meet, Toronto, 1993.
12. 公文裕巳：バイオフィルム感染症—難治性のメカニズムと臨床像. 感染・炎症・免疫, 27 : 29, 1997.
13. Marsh PD and Bradshaw DJ : Dental plaque as a biofilm. J Ind Microbiol, 15 : 169, 1995.
14. Bradshaw DJ, et al : A modified chemostat system to study the ecology of oral biofilms. J Apple Bacteriol, 80 : 124, 1996.
15. Busscher HF, et al : Initial microbial adhesion is a determinant for the strength of biofilm adhesion. FEMS Microbiol Lett, 128 : 229, 1995.
16. Le Magrex E, et al : Antiseptic activity of some antidental plaque chemicals on *Streptococcus mutans* biofilm. Pahtol Biol, 41 : 364, 1993.
17. Li YH and Bowden GH : The effect of environmental pH and fluoride from the substratum on the development of biofilm of selected oral bacteria. J Dent Res, 73 : 1615, 1994.
18. Wilson M : Susceptibility of oral bacterial biofilms to antimicrobial agents. J Med Microbiol, 44 : 79, 1996.
19. Goodson JM : Pharmacokinetic principles controlling efficiency of oral therapy. J Dent Res, 68 : 1625, 1989.
20. MacDougall WA : Penetration pathways of a topically applied foreign protein into rat gingiva. J Periodont Res, 6 : 87, 1971.
21. Tolo KJ : A study of permeability of gingival pocket epithelium to albumin in pigs and Norwegian pigs. Arch Oral Biol, 16 : 881, 1971.
22. Schroeder HE, et al : Human junctional epithelium as a pathway for inflammatory exudation. J Biol Buccale, 17 : 147, 1989.
23. Shah HN and Gharbia SE : Oral and dental disease. The biochemical millieu of the host in the selection of anaerobic species in the oral cavity. Clin Infect Dis, 20 : 291, 300.
24. Lamster IB and Grbic JT : Diagnosis of periodontal disease based on analysis of the host response. Periodontology 2000, 7 : 83, 1995.
25. Kowolik MJ and Raeburn JA : Functional integrity of gingival crevicular neutrophil polymorphonuclear leucocytes as demonstrated by nitroblue tetrazolium reduction. J Periodont Res, 15 : 483, 1980.

26. Thurre C, et al : Gingival sulcular leukocytes in periodontitis and in experimental gingivitis in humans. J Periodont Res, 19 : 457, 1984.
27. Raeste AM, et al : Leukocyte migration into the healthy dentulous mouth. J Periodont Res, 12 : 444, 1977.
28. Schiött CR and Löe H : The origin and variation in number of leukocytes in the human saliva. J Periodont Res, 5 : 36, 1970.
29. Cimasoni G : Crevicular fluid updated. Monogr Oral Sci, 12 : 1, 1983.
30. Hassell TM : Tissues and cells of periodontium. Periodontology2000, 3 : 9, 1993.
31. Skougaard M : Turnover of the gingival epithelium in marmosets. Acta Odontol Scand, 23 : 623, 1965.
32. Skougaard M and Beagrie GS : The renewal of gingival epithelium in marmosets as determined through autoradiography with thymidine-3 H. Acta Odont Scand, 20 : 467, 1962.
33. Beagrie GS : An autoradiographic study of the gingival epithelium of mice and monkeys with thymidine-3 H. Dent Pract, 14 : 18, 1963.
34. Schroeder HE and Listgarten MA : The gingval tissues : the architecture of periodontal protection. Periodontology2000, 13 : 91, 1997.
35. Nisengard R : Bacterial invasion in periodontal disease. 58 : 331, 1987.
36. Allenspach-Petzilka GE and Guggenheim B : Bacteroides melaninogenicus ss intermedius invasion of rat gingival tissue. J Periodont Res, 17 : 456, 1982.
37. Christersson LA, et al : Tissue localization of Actinobacillus actinomycetemcomitans in human periodontitis. Ⅰ. Light, immunofluorescence and electron microscope studies. J Periodontol, 58 : 529, 1987.
38. Christersson LA, et al : Tissue localization of Actinobacillus actinomycetemcomitans in human periodontitis. Ⅱ. Correlation between immunofluorescence and culture techniques. J Periodontol, 58 : 540, 1987.
39. Courtois GJ, et al : Acute necrotizing ulcerative gingivitis. A transmission electron microscopy study. J Periodontol, 54 : 671, 1983.
40. Page RC, et al : Advances in the pathogenesis of periodontitis : summary of developments, clinical implication and future directions. Periodontology2000, 14 : 216, 1997.
41. Davies DG, et al : Exopolysaccharide production in biofilms : substratum activation of alginate gene expression by Pseudomonas aeruginosa. Appl Environ Microbiol, 59 : 1181, 1193.
42. Anwar H, et al : Susceptibility of biofilm cells of Pseudomonas aeruginosa to bacteriocidal actions of whole blood and serum. FEMS Microbiol. Lett, 92 : 235, 1992.
43. Jensen ET, et al : Human polymorphonuclear leukocyte response to Pseudomonas aeruginosa biofilms. Infect Immun, 58 : 2383, 1990.
44. Nowotny A, et al : Release of toxic microvesicles by Actinobacillus actinomycetemcomitans. Infect Immun, 37 : 151, 1982.
45. Rothfield L and Pearlman-Kothencz M : Synthesis and assembly of bacterial membrane components. A lipopolysaccharide-phospholipid-protein complex excreted by living bacteria. J Mol Biol, 44 : 477, 1969.
46. Woo DP, et al : Ultrastructure of Bacteroides species : Bacteroides asaccharolytics, Bacteroides fragilis, Bacteroides melaninogenicus, subspecies melaninogenicus and B melaninogenicus, subspecies intermedius. J Infect Dis, 139 : 534, 1979.
47. Lai CH, et al : Comparative ultrastructure of leukotoxic and non-leukotoxic strains of Actinobacillus actinomycetemcomitans. J Periodont Res, 16 : 379, 1979.
48. Listgarten MA and Lai CH : Comparative ultrastructure of Bacteroides melaninogenicus subspecies. J Periodont Res, 14 : 332, 1979.
49. Williams GD and Holt SC : Characteristics of the outer membrane of selected oral Bacteroides species. Can J Microbiol, 31 : 238, 1985.
50. Grenier D, et al : Porphyromonas gingivalis outer membrane vesicles promote bacterial resistance to chlorhexidine. Oral Microbiol Immunol, 10 : 318, 1995.
51. Grenier D and Mayrand D : Functional characterization of extracellular vesicles produced by Bacteroides gingivalis. Infect Immun, 55 : 111, 1987.
52. Smalley JW, et al : Vesicles. In : Biology of the species Porphyromonas gingivalis. Shah HN, et al(eds), p.259, CRC Press, London, 1993.
53. Mayrand D and Grenier D : Biological activities of outer membrane vesicles. Can J Microbiol, 35 : 607, 1989.
54. Mug-Opstelten D and Witholt B : Preferential release of new outer membrane fragments by exponentially growing Escherichia coli. Biochem Biophys Acta, 508 : 287, 1978.
55. Deslauriers M, et al : SDS-PAGE analysis of protein and lipopolysaccharide of extracellular vesicles and Sarkosyl-insoluble membranes from Bacteroides gingivalis. Oral Microbiol Immunol, 5 : 1, 1990.
56. Russell RRB, et al : Envelop proteins in Neisseria. Can J Microbiol, 21 : 1519, 1975.
57. Zollinger WD, et al : Isolation and characterization of a native cell wall complex from Neisseria meningitidis. Infect Immun, 6 : 835, 1972.
58. Schwartz J, et al : The passage of tritiated bacterial endotoxin across intact gingival crevicular epithelium. J Periodontol, 43 : 270, 1972.
59. Anwar H, et al : Testing the susceptibility of bacteria in biofilms to antibacterial agents. Antimicrob Agents Chemother, 34 : 2043, 1990.
60. Nickel JC, et al : Tobramycin resistance of Pseudomonas aeruginosa cells growing as a biofilm on urinary catheter material. Antimicrob Agents Chemother, 27 : 619, 1985.
61. Anwar H, et al : Establishment of aging biofilms : a possible mechanism of bacterial resistance to antimicrobial therapy. 36 : 1347, 1992.
62. Corbet EF and Davies WIR : The role of supragingival plaque in the control of progressive periodontal disease. A review. J Clin Periodontol, 20 : 307, 1993.
63. Dahlén G, et al : The effect of supragingival plaque control on the subgingival microbiota in subjects with periodontal disease. J Clin Periodontol, 19 : 802, 1992.
64. Kaldahl WB, et al : Evaluation of gingival suppuration and supragingival plaque following 4 modalities of periodontal therapy. J Clin Periodontol, 17 : 642, 1990.
65. Katsanoulas T, et al : The effect of supragingival plaque control on the composition of the subgingival flora in periodontal pockets. J Clin Periodontol, 19 : 760, 1992.
66. Mc Hugh WD : Role of supragingival plaque in oral disease initiation and progression. State-of-the-science review. In : Dental plaque control measures and oral hygiene practices. Löe, H and Kleinmann DV(ed), p. 1 IRL Press, Oxford, 1986
67. Slots J, et al : Periodontal therapy in humans. 1. Microbiological and clinical effects of a single course of periodontal scaling and root planing and of adjunctive tetracycline therapy. J Periodontol, 50 : 495, 1979.
68. Mousques T, et al : Effect of scaling and root planing on the composition of humans subgingival microbial flora. J Periodont Res, 15 : 144, 1980.
69. Magnusson I, et al : Recolonization of a subgingival microbiota following scaling in deep pockets. J Clin Periodontol, 11 : 193, 1984.
70. Lavanchy D, et al : The effect of plaque control after scaling and root planing on the subgingival microflora in human periodontitis. J Clin Periodontol, 14 : 295, 1987.
71. Greenwell H and Bissada NF : Variations in subgingival microflora from healthy and intervention sites using probing depth and bacteriologic identification criteria. J Periodontol, 55 : 391, 1984.
72. van Winkelhoff AJ, et al : Microbial succession in recolonizing deep periodontal pockets after a single course of supra-and subgingival debridement. J Clin Periodontol, 15 : 116, 1988.

参考文献(第13章)

73. Southard SS, et al : The effect of 2% chlorhexidine digluconate irrigation on clinical parameters and the level of Bacteroides gingivalis in periodontal pockets. J Periodontol, 60 : 302, 1989.
74. Sbordone L, et al : Recolonization of the subgingival microflora after scaling and root planing in human periodontitis. J Periodontol, 61 : 579, 1990.
75. Braatz L, et al : Antimicrobial irrigation of deep pockets to supplement non surgical periodontal therapy. (Ⅰ). Biweekly irrigation. J Clin Periodontol, 12 : 568, 1985.
76. MacAlpine R, et al : Antimicrobial irrigation of deep pockets to supplement non surgical periodontal therapy. (Ⅱ). Daily irrigation. J Clin Periodontol, 12 : 630, 1985.
77. Oosterwaal P, et al : The effect of subgingival debridement with hand and ultrasonic instruments on the subgingival microflora. J Clin Periodontol, 14 : 528, 1987.
78. Greenstein G : Periodontal response to mechanical non-surgical therapy : A review. J Periodontol, 63 : 118, 1992.
79. Cargill K, et al : Effects of culture conditions and biofilm formation on the iodine susceptibility of *Legionella pneumophila*. Can J Microbiol, 38 : 423, 1992.
80. Brown M and Gilbert P : Sensitivity of biofilms to antimicrobial agents. J Appl Bacteriol, 74 : 87s, 1993.
81. Vorahit M, et al : Resistance of Pseudomonas pseudomallei growing on a biofilm on silastic discs to ceftazidime and co-trimoxazole. Antimicrob Agents Chemother, 37 : 2000, 1993.
82. Christersson LA, et al : Typical application of tetracycline-HCL in human periodontitis. J Clin Periodontol, 20 : 88, 1993.
83. Socransky SS and Haffajee AD : The bacterial etiology of destructive periodontal dissease : Current concept. J Periodontol, 63 : 322, 1992.
84. Haffajee AD and Socransky SS : Microbial etiological agents of destructive periodontal diseases. Periodontology2000, 5 : 78, 1994.
85. Newman MG and Sanz M : Oral microbiology with emphasis on etiology. In : Perspectives on oral antimicrobial therapeutics. AAP, p. 1, 1987.
86. Zambon JJ : Periodontal diseases : Microbial factors. Ann Periodontol. AAP, p.879, 1996.
87. Olsen I, et al : Taxonomy and biochemical characteristics of Actinobacillus actinomycetemcomitans and Porphyromonas gingivalis. Periodontology2000, 20 : 14, 1999.
88. Holt SC, et al : Virulence factors of Porphyromonas gingivalis. Periodontology2000, 20 : 168, 1999.
89. Newman MG and Socransky SS : Predominant cultivable microbiota in periodontosis. J Periodont Res, 12 : 120, 1977.
90. Slots J : The predominant cultivable organisms in juvenile periodontitis. Scand J Dent Res, 84 : 1, 1976.
91. Newman MG, et al : Studies of the microbiology of periodontosis. J Periodontol, 47 : 373, 1976.
92. Slots J : The predominant cultivable microflora of advanced periodontitis. Scand J Dent Res, 85 : 114, 1977.
93. Spiegel CA, et al : Black-pigmented Bacteroides from clinically characterized periodontal sites. J Periodontol, 14 : 376, 1979.
94. Tanner ACR, et al : A study of the bacteria associated with advancing periodontal disease in man. J Clin Periodontol, 6 : 278, 1979.
95. White D and Mayrand D : Association of oral Bacteroides with gingivitis and adult periodontitis. J Periodont Res, 16 : 259, 1981.
96. Zambon JJ, et al : Black-pigmented Bacteroides spp. in the human oral cavity. Infect Immun, 32 : 198, 1981.
97. Okuda K and Takazoe I : Immunological study of pili of Bacteroides melaninogenicus. Bull Tokyo Dent Coll, 19 : 93, 1974.
98. Njoroge T, et al : A role of fimbriae in Porphyromonas gingivalis invasion of oral epithelial cells. Infect Immun, 65 : 1980, 1997.
99. Lee JY, et al : Synthetic peptide analogous to the fimbrillin sequence inhibit adherence of Porphyromonas gingivalis. Infect Immun, 60 : 1662, 1992.
100. Evans RT, et al : Immunization with Porphyromonas gingivalis fimbriae protects against periodontal destruction. Infect Immun, 60 : 2926, 1992.
101. Reynolds, H.S. et al : Relationship of encapsulation of Bacteroides gingivalis to invasiveness. J Dent Res, 68 : 328, 1989.
102. Schifferle RE, et al : Modification of experimental Porphyromonas gingivalis murine infection by immunization with a polysaccharide-protein conjugate. Oral Microbiol Immunol, 8 : 266, 1993.
103. Sundqvist G, et al : Phagocytosis and virulence of different strains of Porphyromonas gingivalis. Scand J Dent Res, 99 : 117, 1991.
104. van Steenbergen TJM, et al : Differences in virulence within the species Bacteroides gingivalis. Antonie van Leeuwenhoek, 53 : 233, 1987.
105. Schenkein HA, et al : Increased opsonization of a prtH-defective mutant of Porphyromonas gingivalis W83 is caused by reduced degradation of complement-derived opsonins. J Immunol, 154 : 5331, 1995.
106. Sundqvist GK, et al : Degradation *in vivo* of the C3 protein of guineapig complement by a pathogenic strain of Bacteroides gingivalis. Scand J Dent Res, 92 : 14, 1984.
107. Darveau RP, et al : Ability of bacteria associated with chronic inflammatory disease to stimulate E-selectin expression and promote neutrophil adhesion. Infect Immun, 63 : 1311, 1995.
108. Barkocy-Gallagher GA, et al : Analysis of the prtP gene encoding porphypain, a cysteine proteinase of Porphyromonas gingivalis. J Bacteriol, 178 : 2734, 1996.
109. Bedi GS and Williams T : Purification and characterization of a collagen-degrading protease from Porphyromonas gingivalis. J Biol Chem, 269 : 599, 1994.
110. Chen Z, et al : Purification and characterization of a 50-kDa cysteine proteinase (gingipain) from Porphyromonas gingivalis. J Biol Chem, 267 : 18896, 1992.
111. Imamura T, et al : Pathogenesis of periodontitis : a major arginine-specific cystein proteinase from Porphyromonas gingivalis induces vascular permeability enhancement through activation of the kallikrein/kinin pathway. J Clin Res, 94 : 361, 1994.
112. Kadowaki T, et al : Purification and characterization of a novel arginine-specific cysteine proteinase (gingipain) involved in the pathogenesis of periodontal disease from the culture supernatant of Porphyromonas gingivalis. J Biol Chem, 169 : 21371, 1994.
113. Lantz MS, et al : Purification and immunolocalization of a cysteine proteinase from Porphyromonas gingivalis. J Periodont Res, 28 : 467, 1993.
114. Kolenbrander PE and London J : Adhere today. Here tomorrow : Oral bacterial adherence. J Bacteriol, 175 : 3247, 1993.
115. Fine DH, et al : Studies in plaque pathogenicity. Ⅱ. A technique for the specific detection of endotoxin in plaque samples using the limulus lysate assay. J Periodont Res, 13 : 127, 1978.
116. Slots J : Actinobacillus actinomycetemcomitanc and Porphyromonas gingivalis in periodontal disease : introduction. Periodontology2000, 20 : 7, 1999.
117. Palmer LB : Bacterial colonization : pathogenesis and clinical significance. Clin Chest Med, 8 : 455, 1987.
118. Genco R, et al : The origin of periodontal infections. Adv Dent Res, 2 : 245, 1988.
119. Müller HP, et al : Failure of adjunctive minocycline-HCL to eliminate oral Actinobacillus actinomycetemcomitans. J Clin Periodontol, 20 : 498, 1993.
120. Nieminen A, et al : Value of some laboratory and clinical measurements in the treatment plan for advanced periodontitis. J Clin Periodontol, 23 : 572, 1996.
121. Saxén L, et al : The long-term efficacy of systemic doxycycline medication in the treatment of localized juvenile periodontitis. Arch Oral Biol, 35 : 227s, 1990.

122. Slots J and Rosling BG : Suppression of the periodontopathic microflora in localized juvenile periodontitis by systemic tetracycline. J Clin Periodontol, 10 : 465, 1983.
123. Papaioannou W, et al : The adherence of periodontopathogens to periodontal probe. A possible factor in intra-oral transmission ?. J Periodontol, 67 : 1164, 1996.
124. Irfan UM, et al : Assessment of familial patterns of microbial infection in periodontitis. J Periodontol, 70 : 1406, 1999.
125. Asikainen S, et al : Can one acquire periodontal bacteria and periodontitis from a family member ? J Am Dent Assoc, 128 : 1263, 1997.
126. Greenstein G and Lamster I : Bacterial transmission in periodontal diseases : A critical review. J Periodontol, 68 : 421, 1997.
127. van Steenbergen TJM, et al : Transmission of Porphyromonas gingivalis between spouses. J Clin Periodontol, 20 : 340, 1993.
128. Petit MDA, et al : Transmission of Actinobacillus actinomycetemcomitans in families of adult periodontitis patients. J Periodont Res, 28 : 335, 1993.
129. Preus HR, et al : The distribution and transmission of Actinobacillus actinomycetemcomitans in families with established adult periodontitis. J Periodontol, 65 : 2 , 1994.
130. Alaluusua S, et al : Intrafamilial transmission of Actinobacillus actinomycetemcomitans. J Periodontol, 62 : 207, 1991.
131. Saarela M, et al : Transmission of oral bacterial species between spouses. Oral Microbiol Immunol, 8 : 349, 1993.
132. DiRienzo JM and Slots J : Genetic approach to the study of epidemiology and pathogenesis of A actinomycetemcomitans in localized juvenile periodontitis. Arch Oral Biol, 35 : 79S, 1990.
133. Zambon JJ, et al : Actinobacillus actinomycetemcomitans in human periodontal disease. Prevalence in patient groups and distribution of biotypes and serotypes within families. J Periodontol, 54 : 707, 1983.
134. Kononen E, et al : Transmission of oral Prevotella melaninogenica between a mother and her young daughter. Oral Microbiol Immunol, 9 : 310, 1994.
135. Asikainen S, et al : Recovery of A actinomycetemcomitans from teeth, tongue, and saliva. J Periodontol, 62 : 203, 1991.
136. van Steenbergen TJM, et al : Comparison of three molecular typing methods in studies of transmission of Porphyromonas gingivalis. J Med Microbiol, 39 : 416, 1993.

第14章 参考文献

1. Anwar H, et al : Establishment of aging biofilms : Possible mechanism of bacterial resistance to antimicrobial therapy. Antimicrb Agents Chemothep, 36 : 1347, 1992.
2. Cargill K, et al : Effects of culture conditions and biofilm formation on the iodine susceptibility of Legionella pneumophila. Can J Microbiol, 38 : 423, 1992.
3. Brown M and Gilbert P : Sensitivity of biofilms to antimicrobial agents. J Appl Bacteriol, 74 : 87s, 1993.
4. Aleo J, et al : In vitro attachment of human gingival fibroblasts to root surfaces. J Periodontol, 46 : 639, 1975.
5. Nishimine D and O'Leary TJ : Hand instrumentation versus ultrasonics in the removal of endotoxin from root surfaces. J Periodontol, 50 : 345, 1979.
6. Adelson LJ, et al : In vitro cytotoxity of periodontally diseased root surfaces. J Periodontol, 51 : 700, 1980.
7. Garrett JS : Root Planing : A perspective. J Periodontol, 48 : 553, 1977.
8. Black GV : Disease of the periodontal ligament in text. In : The American System of Dentistry. Litch WE(ed), Lea Brothers, Philadelphia, 1886.
9. Riffle AB : Radical Subgingival Curettage. J Periodontol, 27 : 102, 1956.
10. O'Leary TJ : The impact of research on scaling and root planing. J Periodontol, 58 : 69, 1986.
11. O'Leary TJ : The inflammation reduction phase of preiodntal therapy : Oral hygiene and root planing procedures. Periodontics, Alpha Omega, 76 : 32, 1983.
12. Proye M, et al : Initial healing of periodontal pockets after a single episode of root planing monitored by controlled probing force. J Periodontol, 53 : 296, 1982.
13. Petersilka GJ, et al : Antimicrobial effects of mechanical debridement. Periodontology 2000, 28 : 56, 2002.
14. Moskow BS : The response of the gingival sulcus to instrumentation : A hisotologic investigation. II. Gingival curettage. J Periodontol, 35 : 112, 1964.
15. Stone S, et al : Scaling and curettage. A radioautographic study. J Periodontol, 37 : 415, 1966.
16. Cerek JF, et al : Relative effects of plaque control and instrumentation on the clinical parameters of human periodontal disease. J Clin Periodontol, 10 : 46, 1983.
17. Morrison EC, et al : Short term effects of initial non-surgical periodontal treatment(hygiene phase). J Clin Periodontol, 7 : 199, 1980.
18. Glickman's Clinical Periodontology. 6th. ed, p.620, WB Saunders, Phiradelphia, 1984.
19. Aleo J, et al : The presence and biological activity of cementum bound endotoxin. J Periodontol, 45 : 672, 1974.
20. Nakib NM, et al:Endotoxin penetration into root cementum of periodontally healthy and diseased human teeth. J Periodontol, 53 : 368, 1982.
21. Hatfield C and Baumhammers S : Cytotoxic effects of periodontally involved root surfaces. Arch Oral Biol, 16 : 465, 1971.
22. Jones WA and O'Leary TJ : The effectiveness of root planing in removing bacterial endotoxin from the roots of periodontally involved teeth. J Periodontol, 49 : 337, 1978.
23. Daly DG, et al : Histological assessment of periodontally involved cementum. J Clin Periodontol, 9 : 266, 1982.
24. Tureskey S and Glickman I : Histologic and histochemical observations regarding early calculus formation in children and adults. J Periodontol, 32 : 7 , 1961.
25. Graham C : Home care effectiveness upon planed teeth and scaled teeth following surgery. J Periodontol, 37 : 43, 1966.
26. Green E : Root planing with dull and sharp curettes. J Periodontol, 39 : 348, 1968.
27. Selvig K : Attachment of plaque and calculus to tooth surfaces. J Periodont Res, 5 : 8 , 1970.
28. Jones S, et al : Tooth surfaces treated in situ with periodontal instruments : Scanning electron microscopic study. Br Dent J, 132 : 57, 1972.
29. Rosenberg R and Ash M : The effect of root roughness on plaque accumulation and gingival inflammation. J Periodontol, 45 : 146, 1974.
30. Khatiblou FA and Ghodossi A : Root surface smoothness or roughness in periodontal treatment. J Periodontol, 54 : 365, 1983.
31. Fitzgerald RJ and McDaniel EG : Dental calculus in germ-free rats. Arch Oral Biol, 2 : 239, 1960.
32. Gustafsson BE and Krasser B : Dental calculus in germ-free rats. Acta Odontol Scand, 20 : 135, 1962.
33. Biagini G, et al : In vitro growth of periodontal fibroblasts on treated cementum. Quintessense Int, 23 : 335, 1992.
34. Baumhammers A and Rohrbaugh EA : Permeability of human and rat dental calculus. J Periodontol, 41 : 279, 1970.
35. Baumhammers A, et al : Scanning electron microscopy of supragingival calculus. J Periodontol, 41 : 39, 1970.
36. Mandel ID and Gaffar A : Calculus revisited : A review. J Clin Periodontol, 13 : 249, 1986.

参考文献(第14章)

37. Genco RJ, et al : Contemporary Periodontics. Genco RJ, Goldman HM, Cohen DW (eds), p.117. CV Mosby, St. Louis, 1990.
38. Zander HA : The attachment of calculus to root surfaces. J Periodontol, 24 : 16, 1953.
39. Canis MF, et al : Calculus attachment. J Periodontol, 50 : 406, 1979.
40. Sottosanti J and Garrett J : A rationale for root preparation-a scanning electron microscopic study of diseased cementum. J Periodontol, 46 : 628, 1975.
41. Nyman J, et al : Role of "diseased" root cementum in healing following treatment of periodontal disease. An experimental study in the dog. J Periodontal Res, 21 : 496, 1986.
42. Nyman J, et al : Role of "diseased" root cementum in healing following treatment of periodontal disease. A clinical study. J Clin Periodontol, 15 : 404, 1988.
43. Listgarten MA and Helldén L : Relative distribution of bacteria at clinically healthy and periodontally diseased sites in humans. J Clin Periodontol, 5 : 115, 1978.
44. Haffajee AD, et al : The effect of SRP on the clinical and microbiological parameters of periodontal diseases. J Clin Periodontol, 24 : 324, 1997.
45. Listgarten MA, et al : Effect of tetracycline and/or scaling on human periodontal disease. Clinical, microbiological and histological observations. J Clin Periodontol, 5 : 246, 1978.
46. Singletary MM, et al : Darkfield microscopic monitoring of subgingival bacteria during periodontal therapy. J Periodontol, 53 : 671, 1982.
47. Armitage GC, et al : Relationship between the percentage of subgingival spirochetes and the severity of periodontal disease. J Periodontol, 53 : 550, 1982.
48. Loos B, et al : Clinical and microbiological effects of root debridement in periodontal furcation pockets. J Clin Periodontol, 15 : 453, 1988.
49. Renvert S, et al : Effect of root debridement on the elimination of Actinobacillus actinomycetemcomitans and Bacteroides gingivalis from periodontal pockets. J Clin Periodontol, 17 : 345, 1990.
50. Tanner A, et al : A study of the bacteria associated with advancing periodontitis in man. J Clin Periodontol, 6 : 278, 1979.
51. Sumulow JB, et al : The effect of supragingival plaque removal on anaerobic bacteria in deep periodontal pockets. JADA, 107 : 737, 1983.
52. Greenstein G : Periodontal response to mechanical non-surgical therapy : A review. J Periodontol, 63 : 118, 1992.
53. Hinrichs JE, et al : Effects of scaling and root planing on subgingival microbial proportions standardized in terms of their naturally occurring distribution. J Periodontol, 56 : 187, 1985.
54. Haffajee AD, et al : The effect of SRP in the clinical and microbiological parameters of periodontal diseases. J Clin Periodontol, 24 : 324, 1997.
55. Cugini MA, et al : The effect of scaling and root planing on the clinical and microbiological parameters of periodontal diseases : 12-month results. J Clin Periodontol, 27 : 30, 2000.
56. Slots J, et al : Periodontal therapy in humans. Ⅰ. Microbiological and clinical effects of a single course of periodontal scaling and root planing, and of adjunctive tetracycline therapy. J Periodontol, 50 : 495, 1979.
57. Mousques T, et al : Effect of scaling and root planing on the composition of humans subgingival microbial flora. J Periodont Res, 15 : 144, 1980.
58. Magnusson I, et al : Recolonization of a subgingival microbiota following scaling in deep pockets. J Clin Periodontol, 11 : 193, 1984.
59. Lavanchy D, et al : The effect of plaque control after scaling and root planing on the subgingival microflora in human periodontitis. J Clin Periodontol, 14 : 295, 1987.
60. Greenwell H and Bissada NF : Variations in subgingival microflora from healthy and intervention sites using probing depth and bacteriologic identification criteria. J Periodontol, 5 : 391, 1984.
61. van Winkelhoff AJ, et al : Microbial succession in recolonizing deep periodontal pockets after a single course of supra-and subgingival debridement. J Clin Periodontol, 15 : 116, 1988.
62. Southard SS, et al : The effect of 2% chlorhexidine digluconate irrigation on clinical parameters and the level of Bacteroides gingivalis in periodontal pockets. J Periodontol, 60 : 302, 1989.
63. Sbordone L, et al : Recolonization of the subgingival microflora after scaling and root planing in human periodontitis. J Periodontol, 61 : 579, 1990.
64. Braatz L, et al : Antimicrobial irrigation of deep pockets to supplement non surgical periodontal therapy. (Ⅰ). Biweekly irrigation. J Clin Periodontol, 12 : 568, 1985.
65. MacAlpine R, et al : Antimicrobial irrigation of deep pockets to supplement non surgical periodontal therapy. (Ⅱ). Daily irrigation. J Clin Periodontol, 12 : 630, 1985.
66. Oosterwaal P, et al : The effect of subgingival debridement with hand and ultrasonic instruments on the subgingival microflora. J Clin Periodontol, 14 : 528, 1987.
67. Magnusson I, et al : Recolonization of a subgingival microbiota following scaling in deep pockets. J Clin Periodontol, 11 : 193, 1984.
68. Mousques T, et al : Effect of scaling and root planing on the composition of humans subgingival microbial flora. J Periodont Res, 15 : 144, 1980.
69. Sbordone L, et al : Recolonization of the subgingival microflora after scaling and root planing in human periodontitis. J Periodontol, 61 : 579, 1990.
70. Slots J, et al : Periodontal therapy in humans. Ⅰ. Microbiological and clinical effects of a single course of periodontal scaling and root planing and of adjunctive tetracycline therapy. J Periodontol, 50 : 495, 1979.
71. Listgarten MA, et al : Effect of tetracycline and/or scaling on human periodontal disease. J Clin Peirodontol, 5 : 246, 1978.
72. Lofthus JE, et al : Bacteremia following subgingival irrigation and root planing. J Periodontol, 62 : 602, 1991.
73. Bandt CL, et al : Bacteremia from ultrasonic and hand instrumentation. J Periodontol, 35 : 214, 1964.
74. Conner HD, et al : Bacteremia following periodontal scaling in patients with healthy appearing gingiva. J Periodontol, 38 : 466, 1967.
75. Ebersole JL, et al : Effect of subgingival scaling on systemic antibody response to oral microorganisms. Infect Immun, 48 : 534, 1985.
76. Marks S and Mehta N : Lack of effect of citric acid treatment of root surfaces on the formation of new connective tissue attachment. J Clin Periodontol, 13 : 109, 1986.
77. Stahl SS, et al : Soft tissue healing following curettage and root planing. J Periodontol, 42 : 678, 1971.
78. Caton J and Zander H : The attachment between tooth and gingival tissues after periodic root planing and soft tissue curettage. J Periodontol, 50 : 462, 1979.
79. Dubrez B, et al : Increase of interproximal bone density after subgingival instrumentation. A quantitative radiographic study. J Periodontol, 61 : 723, 1990.
80. Isidor F, et al : Regeneration of alveolar bone following surgical and non-surgical periodontal treatment. J Clin Periodontol, 12 : 687, 1985.
81. Isidor F and Karring T : Long-term effect of surgical and non-surgical periodontal treatment. A 5‐year clinical study. J Periodont Res, 21 : 462, 1986.
82. Caton J and Zander H : Osseous repair of an infrabony pocket without new attachment of connective tissue. J Clin Periodontol, 3 : 54, 1976.
83. Rosling BG, et al : Microbiological and clinical effects of topical subgingival antimicrobial treatment on human periodontal disease. J Clin Periodontol, 10 : 487, 1983.
84. Gellin R, et al : The effectiveness of the Titan-S sonic scaler versus curets in the removal of subgingival calculus : A human surgical evaluation. J Periodontol, 57 : 672, 1986.

85. Kepic T, et al : Total calculus removal : An attainable objective ?. J Periodontol, 61 : 16, 1990.
86. Rateitschak P, et al : Non-surgical periodontal treatment : Where are the limits ? An SEM study. J Clin Periodontol, 19 : 240, 1992.
87. Waerhaug J : Healing of the dento-epithelial junction following subgingival plaque control. II. As observed on extracted teeth. J Periodontol, 49 : 119, 1978.
88. Rabbani GM, et al : The effectiveness of subgingival scaling and root planing in calculus removal. J Periodontol, 52 : 119, 1981.
89. Stambaugh RV, et al : The limits of subgingival scaling. Int J Periodont Rest Dent, 5 : 31, 1981.
90. Caffesse RG, et al : Scaling and root planing with and without periodontal flap surgery. J Clin Periodontol, 13 : 205, 1986.
91. Buchanan SA and Robertson PB : Calculus removal by scaling/root planing with and without surgical access. J Periodontol, 58 : 159, 1987.
92. Fleischer H, et al : Scaling and root planing efficacy in multirooted teeth. J Periodontol, 60 : 402, 1989.
93. Brayer W, et al : Scaling and root planing effectiveness : The effect of root surface access and operator experience. J Periodontol, 60 : 67, 1989.
94. Badersten A, et al : Effect of nonsurgical periodontal therapy. IV. Operator variability. J Clin Periodontol, 12 : 190, 1985.
95. Wilson JR : Use of ultrasonics in periodontal treatment. J Proth Dent, 8 : 161, 1958.
96. Walsh TF and Waite IM : A comparison of postsurgical healing following debridement by ultrasonic or hand instruments. J Periodontol, 49 : 201, 1978.
97. Tascher PJ : Present status of ultrasonic dentistry. New York Dent J, 25 : 183, 1959.
98. Ewen SJ : A photomicrographic study of root planing. Periodontics, 4 : 273, 1966.
99. Dragoo MR : A clinical evaluation of hand and ultrasonic instruments on subgingival debridement. 1. With unmodified and modified ultrasonic inserts. Int J Periodont Rest Dent, 12 : 310, 1992.
100. Walmsley A, et al : Effects of cavitational activity on the root surface of teeth during ultrasonic scaling. J Clin Periodontol, 17 : 306, 1990.
101. Thilo B and Baehni P : Effect of ultrasonic instrumentation on dental plaque microflora *in vitro*. J Periodont Res, 22 : 518, 1987.
102. Leon L and Vogel R : A comparison of the effectiveness of hand scaling and ultrasonic debridement in furcations as evaluated with dark-field microscopy. J Periodontol, 58 : 86, 1987.
103. Loos B, et al : An evaluation of basic periodontal therapy using sonic and ultrasonic scalers. J Clin Periodontol, 14 : 29, 1987.
104. Matia J, et al : Efficiency of scaling the molar furcation area with and without surgical access. Int J Periodont Rest Dent, 6 : 24, 1986.
105. Kerry G : Roughness of root surfaces after use of ultrasonic instruments and hand treatment. J Periodontol, 38 : 340, 1967.
106. Stendhe FW and Schaffer EM : A comparison of ultrasonic and hand scaling. J Periodontol, 32 : 312, 1961.
107. Moskow BS and Bressman E : Cemental response to ultrasonic and hand instrumentation. J Am Dent Assoc, 68 : 698, 1964.
108. Thornton S and Garnick J : Comparison of ultrasonic to hand instruments in the removal of subgingival plaque. J Periodontol, 53 : 35, 1982.
109. Ringle LL : A comparison of pocket reduction following hand and ultrasonic instrumentation. Periodontal Abstracts, 15 : 57, 1967.
110. Donze Y, et al : Treatment of gingivitis with cavitron and hand instruments. A comparative study. Her Odontol Acta, 17 : 31, 1973.
111. Torfason T, et al : Clinical improvement of gingival conditions following ultrasonic versus hand instrumentation of periodontal pockets. J Clin Periodontol, 6 : 165, 1979.
112. Badersten A, et al : Effect of non-surgical periodontal therapy. I. Moderately advanced periodontitis. J Clin Periodontol, 8 : 57, 1981.
113. Badersten A, et al : Effect of non-surgical periodontal therapy. II. Severly advanced periodontitis. J Clin Periodontol, 11 : 63, 1984.
114. Steinberg A, et al : Extravascular clot formation and platelet activation on variously treated root surfaces. J Periodontol, 57 : 516, 1986.
115. Terranova V, et al : A biochemical approach to periodontal regeneration : Tetracycline treatment of dentin promotes fibroblast adhesion and growth. J Periodont Res, 21 : 330, 1986.
116. Terranova V and Marin S : Molecular actors determining gingival tissue interactions with tooth structuer. J Periodont Res, 17 : 530, 1982.
117. Cole R, et al : Connective tissue regeneration to periodontally diseased teeth. A histologic study. J Periodont Res, 15 : 1, 1980.
118. Albair W, et al : Connective tissue attachment to periodontally diseased roots after citric acid demineralization. J Periodontol, 53 : 515, 1982.
119. Common J and McFall W : The effects of citric acid on attachment of laterally positioned flaps. J Periodontol, 54 : 9, 1983.
120. Frank R, et al : Cementogenesis and soft tissue attachment after citric acid treatment in a human. J Periodontol, 54 : 389, 1983.
121. Lopez N : Connective tissue regeneration to periodontally diseased roots, planed and conditioned with citric acid and implanted into the oral mucosa. J Periodontol, 55 : 381, 1984.
122. Cole R, et al : Pilot clinic studies of the effect of topical citric acid application on healing after replaced periodontal flap surgery. J Periodont Res, 16 : 117, 1981.
123. Renvert S and Egelberg J : Healing after treatment of periodontal intraosseous defects. II. Effect of citric acid conditioning of the root surfaces. J Clin Periodontol, 8 : 459, 1981.
124. Caffesse RG, et al : Clinical evaluation of the use of citric acid and autologous fibronectin in periodontal surgery. J Periodontol, 59 : 565, 1988.
125. Stahl SS and Froum S : Human clinical and histological repair responses following the use of citric acid in periodontal therapy. J Periodontol, 48 : 261, 1977.
126. Kashani H, et al : The effect of root planing and citric acid applications of flap healing in humans. A histologic evaluation. J Periodontol, 55 : 679, 1984.
127. Cogen R, et al : Effect of various root surface treatments on the attachment of human gingival fibroblasts : histologic and scanning electron microscopic evaluation. J Clin Periodontol, 11 : 531, 1984.
128. Parodi R and Esper M : Effect of topical application of citric acid in the treatment of furcation involvement in human lower molars. J Clin Periodontol, 11 : 644, 1984.
129. Renvert S, et al : Healing after treatment of periodontal intraosseous defects. III. Effects of osseous grafting and citric acid conditioning. J Clin Periodontol, 12 : 441, 1985.
130. Smith B, et al : The effectiveness of citric acid as an adjunct to surgical reattachment procedures in humans. J Clin Periodontol, 13 : 701, 1986.
131. Moore J, et al : The effect of healing of the application of citric acid during replaced flap surgery. J Clin Periodontol, 14 : 130, 1987.
132. Position Paper : Citric acid and fibronectin in periodontal therapy. AAP, 1987.
133. Polson A, et al : Production of a root surface smear layer by instrumentation and its removal by citric acid. J Periodontol, 55 : 443, 1984.
134. Sterrett J and Murphy H : Citric acid burnishing of dentinal root surfaces. A scanning electron microscopy report. J Clin Periodontol, 16 : 98, 1989.

135. Wikesjö UME, et al : A biomedical approach to periodontal regeneration : Tetracycline treatment conditions dentin surfaces. J Periodont Res, 21：322, 1986.

136. Lafferty T, et al : Comparative SEM study on the effect of acid etching with tetracycline HCL or citric acid on instrumented periodontally involved human root surfaces. J Periodontol, 64：689, 1993.

137. Daly C : Antibacterial effect of citric acid treatment of periodontally diseased root surfaces in vitro. J Clin Periodontol, 9：386, 1982.

138. Forgas L and Gound S : The effects of antiformin-citric acid chemical curettage on the microbial flora of the periodontal pocket. J Periodontol, 58：153, 1987.

139. Sarbinoff T, et al : The comparative effectiveness of various agents in detoxifing diseased root surfaces. J Periodontol, 54：77, 1983.

140. Tanaka K, et al : The effect of citric acid on retained plaque and calculus. A short communication. J Periodontol, 60：81, 1989.

141. Demirel K, et al : Topical application of doxycycline on periodontally involved root surfaces in vitro : Comparative analysis of substantivity on cementum and dentin. J Periodontol, 62：312, 1991.

142. Stabholz A, et al : Antimicrobial properties of human dentin impregnated with tetracycline HCL or chlorhexidine. J Clin Periodontol, 20：557, 1993.

143. Garrett JS, et al : Effects of citric acid on diseased root surfaces. J Periodont Res, 3：155, 1978.

144. Lasho D, et al : A scanning electron microscope study of the effects of various agents on instrumented periodontally involved root surfaces. J Periodontol, 54：210, 1983.

145. Ririe C, et al : Healing of periodontal connective tissue following surgical wounding and application of citric acid in dogs. J Periodont Res, 15：314, 1980.

146. Polson A, et al : Cell and fiber attachment to demineralized dentin from periodontitis-affected root surfaces. J Periodontol, 57：235, 1986.

147. Polson A and Hanes P : Cell and fiber attachment to demineralized dentin. A comparison between normal and periodontitis-affected root surfaces. J Clin Periodontol, 14：357, 1987.

148. Hanes P, et al : Initial wound healing attachments to demineralized dentin. J Periodontol, 59：176, 1988.

149. Caffesse RG, et al : The effect of citric acid and fibronectin application on healing following surgical treatment of naturally occurring periodontal disease in Beagle dogs. J Clin Periodontol, 12：578, 1985.

150. Ryan PC, et al : Periodontal healing with citric acid and fibronectin treatment in cats. J Dent Res, 65：483, 1986.

151. Nasjleti CE, et al : Effect of fibronectin on healing of replanted teeth in monkeys : A histologic and autoradiographic study. Oral Surg, 63：291, 1986.

152. Nasjleti CE, et al : Effect of lyophilized autologous plasma on periodontal healing of replanted teeth. J Periodontol, 57：568, 1986.

153. MsAllister B, et al : Isolation of a fibroblast attachment protein from cementum. J Periodont Res, 25：99, 1990.

154. Pitaru S, et al : Specific cementum attachment protein enhances selectively the attachment and migration of periodontal cells to root surfaces. J Periodont Res, 30：360, 1995.

155. Register A : Human pocket reattachment to root dentin, demineralized in situ. IADR, Abstr#80, 1975.

156. Register A : Bone and cementum induction by dentin, demineralized in situ. J Periodontol, 44：49, 1973.

157. Register A and Burdick F : Accelerated reattachment with cementogenesis to dentin, demineralized in situ. Ⅰ. Optimum range. J Periodonol, 46：646, 1975.

158. Register A and Burdick F : Accelerated reattachment with cementogenesis to dentin, demineralized in situ. Ⅱ. Defect repair. J Periodontol, 47：497, 1976.

159. Codelli G, et al : Burnished versus nonburnished application of citric acid to human diseased root surfaces : the effect of time and method of application. Quintessence Int, 22：277, 1991.

160. Wen C, et al : In vitro effects of citric acid application techniques on dentin surfaces. J Periodontol, 63：883, 1992.

161. Sterrett J, et al : Dentin demineralization. The effects of citric acid concentration and application time. J Clin Periodontol, 20：366, 1993.

162. Isik AG, et al : A comparative scanning electron microscopic study on the characteristics of demineralized dentin root surface using different tetracycline HCL concentrations and application times. J Periodontol, 71：219, 2000.

163. Madison JG and Hokett SD : The effects of different tetracyclines on the dentin root surface of instrumented, periodontally involved human teeth : a comparative scanning electron microscope study. J Periodontol, 68：739, 1997.

164. Baker PJ, et al : Tetracycline and its derivatives strongly bind to and are released from the tooth surface in active form. J Periodontol, 54：580, 1983.

165. Golub LM, et al : Tetracyclines inhibit connective tissue breakdown : new therapeutic implications for an old family of drugs. Crit Rev Biol Med, 2：297, 1991.

166. Golub LM, et al : Minocycline reduces gingival collagenolytic activity during diabetes : preliminary observations and a proposed new mechanism of action. J Periodont Res, 18：516, 1983.

167. Golub LM, et al : Tetracyclines inhibit tissue collagenase activity : a new mechanism in the treatment of periodontal disease. J Periodont Res, 19：651, 1984.

168. Golub LM, et al : Further evidence that tetracyclines inhibit collagenase activity in human crevicular fluid and from other mammalian sources. J Periodont Res, 20：12, 1985.

169. Golub LM, et al : A non-antimicrobial chemically-modified tetracycline inhibits mammalian collagenase activity. J Dent Res, 66：1310, 1987.

170. Golub LM, et al : Host modulation with tetracyclines and their chemically-modified analogues. Curr Opin Dent, 2：80, 1992.

171. Vernilla AT, et al : The nonantimicrobial properties of tetracycline for the treatment of periodontal disease. Curr Opin Periodont, 99, 1994.

172. Bergenholz A and Babay N : Scanning electron microscopy of the root surface texture of extracted periodontally diseased teeth following various etching and chelating regimens. Int J Periodont Rest Dent, 18(2)：171, 1998.

173. Blomlof L, et al : A clinical study of root surface conditioning with an EDTA gel. Ⅰ. Non-surgical periodontal treatment. Int J Periodont Rest Dent, 20(6)：560, 2000.

174. Blomlof L, et al : A clinical study of root surface conditioning with an EDTA gel. Ⅱ. Surgical periodontal treatment. Int J Periodont Rest Dent, 20(6)：566, 2000.

175. Babay N : Comparative SEM study on the effect of root conditioning with EDTA or tetracycline HCL on periodontally involved root surfaces. Indian J Dent Res, 11(2)：53, 2000.

176. Gamel AY, et al : Human periodontal ligament fibroblast response to PDGF-BB and IGF-1 application on tetracycline HCL conditioned root surfaces. J Clin Periodontol, 25：404, 1998.

第15章　参考文献

1．Kalkwarf KL, et al : Evaluation of furcation region response to periodontal therapy. J Periodontol, 59：794, 1988.

2．Loos B, et al : Clinical and microbiological effects of root debridement in periodontal furcation pockets. J Clin Periodontol, 15：453, 1988.

3．Norland P, et al : The effect of plaque control and root debridement in molar teeth. J Clin Periodontol, 14：231, 1987.

4. Pihlstrom BL, et al : Molar and non-molar teeth compared over 6 1/2 years following two methods of periodontal therapy. J Periodontol, 55：499, 1984.
5. Goldman MJ, et al : Effect of periodontal therapy on patients maintained for 15 years or longer. A retrospective study. J Periodontol, 57：347, 1986.
6. Hirschfeld L and Wasserman B : A long-term survey of tooth loss in 600 treated periodontal patients. J Periodontol, 49：225, 1978.
7. McFall WTJr : Tooth loss in 100 treated patients with periodontal disease. A long-term study. J Periodontol, 53：539, 1982.
8. McGuire MK and Nunn ME : Prognosis versus actual outcome. Ⅲ. The effectiveness of clinical parameters in accurately predicting tooth survival. J Periodontol, 67：666, 1996.
9. McLeod DE, et al : The effectiveness of periodontal treatment as measured by tooth loss. J Am Dent Assoc, 128：316, 1997.
10. Wang HL, et al : The influence of molar furcation involvement and mobility on future clinical periodontal attachment loss. J Periodontol, 65：25, 1994.
11. Wood FR, et al : Prevalence of interproximal periodontal intrabony defects in an adult population in Sweden. A radiographic study. J Clin Periodontol, 16：144, 1989.
12. Gutmann JL : Prevalence, location and patency of accessory canals in the furcation region of permanent molars. J Periodontol, 49：21, 1978.
13. Hiatt WH : Pulpal periodontal disease. J Periodontol, 48：598, 1977.
14. Kirkham DB : The location and incidence of accessory pulp canals in periodontal pockets. J Am Dent Assoc, 91：353, 1975.
15. Lowman JV, et al : Patent accessory canals : incidence in molar furcation region. Oral Surg Oral Med Oral Pathol, 36：580, 1973.
16. Moss SJ, et al : Histologic study of pulpal floor of deciduous molars. J Am Dent Assoc, 70：372, 1965.
17. Orban B and Johnston HB : Interradicular pathology as related to accessory canals. J Endod, 3：21, 1948.
18. Waerhaug J : The furcation problem : etiology, pathogenesis, diagnosis, therapy and prognosis. J Clin Periodontol, 7：73, 1980.
19. Polson A, et al : Trauma and progression of marginal periodontitis in squirrel monkeys. Ⅲ. Adaptation of interproximal alveolar bone to repetitive injury. J Peridont Res, 11：279, 1976.
20. Carnevale G, et al : Management of furcation involvement. Periodontology2000, 9：69, 1995.
21. Bower RC : Furcation morphology relative to periodontal treatment. Furcation entrance architecture. J Periodontol, 50：23, 1979.
22. Bower RC : Furcation morphology relative to periodontal treatment. Furcation root surface anatomy. J Periodontol, 50：366, 1979.
23. Fleischer HC, et al : Scaling and root planing efficacy in multirooted teeth. J Periodontol, 60：402, 1989.
24. Gher ME and Vernino AR : Root anatomy : a local factor in inflammatory periodontal disease. Int J Periodont Rest Dent, 1：52, 1981.
25. Matia JI, et al : Efficiency of scaling the molar furcation area with and without surgical access. Int J Periodont Rest Dent, 6：24, 1986.
26. Sherman PR, et al : The effectiveness of subgingival scaling and root planing. Ⅱ. Clinical responses related to residual caluculus. J Periodontol, 61：9, 1990.
27. Stambaugh RV, et al : The limits of subgingical scaling. Int J Periodont Rest Dent, 1：30, 1981.
28. Svardström G and Wennström JL : Furcation topography of the maxillary and mandibular first molars. J Clin Periodontol, 15：271, 1988.
29. Everett FG, et al : The intermediate bifurcation ridge : a study of the morphology of the bifurcation of the lower first molar. J Dent Res, 37：162, 1958.
30. Mardam-Bey W, et al : Anatomic considerations in the etiology and management of maxillary and mandibular molars with furcation involvement. Int J Periodont Rest Dent, 11：399, 1991.
31. Masters DH and Hoskins SW : Projection of cervical enamel into molar furcations. J Periodontol, 33：49, 1964.
32. Atkinson SR : Changing dynamics of the growing face. Am J Orthod, 35：815, 1949.
33. Hou GL and Tsai CC : Relationship between periodontal furcation involvement and molar cervical enamel projections. J Periodontol, 58：715, 1987.
34. Grewe JM, et al : Cervical enamel projections : prevalence, location and extent ; with associated periodontal implications. J Periodontol, 36：460, 1965.
35. Bissada NF and Abdelmalek RG : Incidence of cervical enamel projections and its relationship to furcation involvement in Egyptian skulls. J Periodontol, 44：583, 1973.
36. Swan RH and Hurt WC : Cervical enamel projections as an etiologic factor in furcation involvement. J Am Dent Assoc, 93：342, 1976.
37. Chiu BM, et al : Periodontal implications of furcation entrance dimensions in Chinese first permanent molars. J Periodontol, 62：308, 1991.
38. Burch JG and Hulen S : A study of the presence of accessory foramina and the furcation involvements. Oral Surg Oral Med Oral Pathol, 38：451, 1974.
39. Gher ME and Vernino AR : Root morphology-clinical significance in pathogenesis and treatment of periosontal disease. J Am Dent Assoc, 101：627, 1980.
40. Rosenberg, MM : Management of osseous defects. In : Clinical Dentistry, Vol. 3, Clark JW(ed), p.103, Harper & Row, New York, 1978.
41. Ross IF and Thompson RH : Furcation involvement in maxillary and mandibular molars. J Periodontol, 51：450, 1980.
42. Hardekopf JD, et al : The"furcation arrow". A reliable radiographic image. J Periodontol, 58：258, 1987.
43. Theilade J : An evaluation of the reliability of radiographs in the measurement of bone loss in periodontal disease. J Periodontol, 31：143, 1960.
44. Hamp SE, et al : Periodontal treatment of multirooted teeth. Results after 5 years. J Clin Periodontol, 2：126, 1975.
45. Tarnow D and Fletcher P : Classification of the vertical component of furcation involvement. J Periodontol, 55：283, 1984.
46. Leon LE and Vogel RI : A comparison of the effectiveness of hand scaling and ultrasonic debridement in furcations as evaluated by differential dark-field microscopy. J Periodontol, 58：86, 1987.
47. Loos B, et al : Effects of oral hygiene measures on clinical and microbiological parameters of periodontal disease. J Clin Periodontol, 15：211, 1988.
48. DeSanctis M and Murphy KG : The role of resective periodontal surgery in the treatement of furcation defects. Periodontology2000, 22：154, 2000.
49. Corn H and Marks MH : Strategic extraction in periodontal therapy. Dent Clin North Am, 13：817, 1969.
50. Di Febo G, et al : Treatment of a case of advanced periodontitis : clinical procedures utilizing the"combined preparation"technique. Int J Periodont Rest Dent, 1：52, 1985.
51. Basten CHJ, et al : Long-term evaluation of root-resected molars : a retrospective study. Int J Periodont Rest Dent, 16：207, 1996.
52. Schluger S : Osseous resection-a basic principle in periodontal surgery. Oral Surg Oral Med Oral Pathol Oral Radio Endod, 2：3, 1949.
53. Carranza FA and Carranza FAJr : The management of the alveolar bone in the treatment of the periodontal pocket. J Periodontol, 27：29, 1956.
54. Ochsenbein C : A primer for osseous surgery. Int J Periodont Rest Dent, 6(1)：8, 1986.

参考文献(第15章)

55. Prichard J : Reflections on osseous therapy. Int J Periodont Rest Dent, 6(1) : 5, 1986.
56. Rosen P, et al : The treatment of infrabony defects with bone grafts. Periodontolgy2000, 22 : 88, 2000.
57. Cortellini P and Tonetti MS : Focus on intrabony defects : guided tissue regeneration. Periodontology2000, 22 : 104, 2000.
58. Ingber JS : Forced eruption : Part II. A method of treating nonrestorable teeth-Periodontal and restorative consideration. J Periodontol, 47 : 203, 1976.
59. Oppenheim A : Artificial elongation of teeth. American Journal of Orthodontics and Oral Surgery, 26 : 931, 1940.
60. Batenhorst KF, et al : Tissue changes resulting from facial tipping and extrusion of incisors in monkeys. J Periodontol, 45 : 660, 1974.
61. Van Venrooy JR and Yukna RA : Orthodontic extrusion of single-rooted teeth affected with advanced periodontal disease. Am J Orthod Dentofac Orthop, 87 : 67, 1985.
62. Van Venrooy JR and Yukna RA : Tooth eruption : correlation of histologic and radiographic findings in the animal model with clinical and radiographic findings in humans. Int J Adult Orthod Orthognathic Surg, 4 : 235, 1987.
63. O'Connor TW and Biggs, NL : Interproximal bony contours. J Periodontol, 35 : 326, 1964.
64. Friedman N : Periodontal osseous surgery : osteoplasty and ostectomy. J Periodontol, 26 : 257, 1955.
65. Ochsenbein C : Osseous resection in periodontal surgery. J Periodontol, 29 : 15, 1958.
66. Ochsenbein C : Current status of osseous surgery. J Periodontol, 48 : 577, 1977.
67. Prichard J : Gingivoplasty, gingivectomy and osseous surgery. J Periodontol, 32 : 275, 1961.
68. Goldman HM and Cohen, DW : The infrabony pocket : classification and treatment. J Periodontol, 29 : 272, 1958.
69. Ochsenbein C and Ross SA : A reevaluation of osseous surgery. Dent Clin North Am, 13 : 87, 1969.
70. Carnevale G and Kaldahl W : Osseous resective surgery. Periodontology 2000, 22 : 59, 2000.
71. McHugh WD : The interdental gingivae. J Periodont Res, 9 : 227, 1974.
72. Melker DJ : Root reshaping : An integral component of periodontal surgery. Int J Periodont Rest Dent, 21(3) : 297, 2001.
73. Takei HH : The interdental space. Dent Clin North Am, 24 : 169, 1980.
74. Hassell TM : Tissue and cells of the periodontium. Periodontology 2000, 3 : 9, 1993.
75. Ochsenbein C and Bohannan H : The palatal approach to osseous surgery. I. Rationale. J Periodontol, 34 : 60, 1963.
76. Ochsenbein C and Bohannan H : The palatal approach to osseous surgery. II. Clinical application. J Periodontol, 34 : 60, 1963.
77. Larato DC : Some anatomical factors related to furcation involvements. J Periodontol, 46 : 608, 1975.
78. Rosenberg MM : Furcation involvement : periodontic, endodontic and restorative interrelationships. In : Periodontal and prosthetic management for advanced cases. Rosenberg MM, et al (eds), Quintessence Publishing, Chicago, p.249, 1988.
79. Wheeler RA : A textbook of dental anatomy and physiology. p.228, 4th ed. WB Saunders, Philadelphia, 1968.
80. Moghaddas H and Stahl SS : Alveolar bone remodeling following osseous surgery. A clinical study. J Periodontol, 51 : 376, 1980.
81. Pennel BM, et al : Repair of the alveolar process following osseous surgery. J Periodontol, 38 : 426, 1967.
82. Wilderman MN, et al : Histogenesis of repair followting osseous surgery. J Periodontol, 41 : 551, 1970.
83. 藤田恒太郎:歯の解剖学. p.85, 金原出版, 京都, 1981.
84. Abrams L and Trachtenberg DI : Hemisection-technique and restoration. Dent Clin North Am, 18 : 415, 1974.
85. Amen DR : Hemisection and root amputation. Periodontics, 4 : 197, 1966.
86. Basaraba N : Root amputation and tooth hemisection. Dent Clin North Am, 13 : 121, 1969.
87. Green EN : Hemisection and root amputation. J Am Dent Assoc, 112 : 511, 1986.
88. Backman KJ : The incomplete root resection-Case presentation. Int J Periodont Rest Dent, 3 : 61, 1982.
89. Keough B : Root resection. Int J Periodont Rest Dent, 2(1) : 17, 1982.
90. Majzoub Z and Kon S : Tooth morphology following root resection procedures in maxillary first molars. J Periodnotol, 63 : 290, 1992.
91. Helldén LB, et al : The prognosis of tunnel preparations in treatment of class III furcations. J Periodontol, 60 : 182, 1989.
92. Ravald N, et al : Long-term evaluation of root surface caries in periodontally treated patients. J Clin Periodontol, 13 : 758, 1986.
93. Little LA, et al : Lack of furcal bone loss following the tunneling procedure. J Clin Periodontol, 22 : 637, 1995.
94. Caffesse R, et al : Scaling and root planing with and without periodontal flap surgery. J Clin Periodontol, 13 : 205, 1986.
95. Buchanan SA and Robertson PB : Calculus removal by scaling/root planing with and without surgical access. J Periodontol, 58 : 159, 1987.
96. Loos B, et al : Clinical effects of root debridement in molar and non-molar teeth. A 2 year follow-up. J Clin Periodontol, 16 : 498, 1989.
97. Magnusson I, et al : A long junctional epithelium-a locus minoris resistenia in plaque infection. J Clin Periodontol, 10 : 333, 1983.
98. Buser D, et al : Formation of a periodontal ligament around titanium implants. J Periodontol, 61 : 597, 1990.
99. Buser D, et al : Titanium implants with a true periodontal ligament. An alternative to osseointegrated implants. Int J Oral Maxillofac Implants, 113 : 5, 1990.
100. Karring T, et al : Healing following implantation of periodontitis affected roots into bone tissue. J Clin Periodontol, 7 : 96, 1980.
101. Karring T, et al : Potentials for root resorption during periodontal healing. J Clin Periodontol, 11 : 41, 1984.
102. Karring T, et al : New attachment formation on teeth with a reduced but healthy periodontal ligament. J Clin Periodontol, 12 : 51, 1985.
103. Karring T, et al : Development of the biological concept of guided tissue regeneration-animal and human studies. Periodontology 2000, 1 : 26, 1993.
104. Nyman S, et al : Healing following implantation of periodontitis-affected roots into gingival connective tissue. J Clin Periodontol, 7 : 394, 1980.
105. Warrer K, et al : Periodontal ligament formation around different types of dental titanium implants. I. The selftapping screw type implant system. J Periodontol, 64 : 29, 1993.
106. Karring T and Cortellini P : Regenerative therapy : furcation defects. Periodontology2000, 19 : 115, 1999.
107. Becker W, et al : New attachment after treatment with root isolation procedures : report for treated class III and class II furcations and vertical osseous defects. Int J Periodont Rest Dent, 8 : 8, 1988.
108. Garrett S, et al : Treatment of mandibular class III periodontal furcation defects. Coronally positioned flap with and without ePTFE membranes. J Periodontol, 65 : 592, 1994.
109. McClain PK and Schallhorn RG : Long-term assessment of combined osseous composite grafting, root conditioning, and guided tissue regeneration. Int J Periodont Rest Dent, 13 : 9, 1993.

110. Pontoriero R, et al : Guided tissue regeneration in the treatment of furcation defects in mandibular molars A clinical study of degree III involvements. J Clin Periodontol, 16 : 170, 1989.
111. Donnenfeld O, et al : A clinical study on the effects of osteoplasty. J Periodontol, 41 : 131, 1970.
112. Luk SC, et al : The ultrastructure of endosteum : a topographic study in young adult rabbits. J Ultrastruct Res, 46 : 165, 1974.
113. Matthews JL, et al : Bone lining cells and the bone fluid compartment, an ultrastructural study. Adv Exp Med Biol, 103 : 451, 1978.
114. Miller SC, et al : Characterization of endosteal bone-lining cells from fatty marrow bone sites in adult beagles. Anat Rec, 198 : 163, 1980.
115. Miller SC and Jee WSS : Bone lining cells. In : Bone : bone metabolism and mineralization. Vol. 4, Hall BK(ed), CRC Press, London, p. 1, 1992.
116. Aukhil I, et al : Experimental regeneration of the periodontium. Crit Rev Oral Biol Med, 1 : 101, 1990.
117. Egelberg J : Regeneration and repair of periodontal tissues. J Periodont Res, 22 : 233, 1987.
118. Melcher AH : On the repair potential of the periodontal tissues. J Periodontol, 47 : 256, 1976.
119. McCulloch CAG, et al : Paravascular cells in endosteal spaces of alveolar bone contribute to periodontal ligament cell populations. Anat Rec, 219 : 2233, 1987.
120. Beertsen W, et al : The periodontal ligament : a unique, multifunctional connective tissue. Periodontology2000, 13 : 20, 1997.
121. Carlsson GE, et al : Histologic changes in the upper alveolar process after extractions with or without insertion of an immediate full denture. Acta Odontol Scand, 25 : 1, 1967.
122. Pietrokobski J and Massler M : Alveolar ridge resorption following tooth extraction. J Prosthet Dent, 17 : 21, 1967.
123. Richardson A : The pattern of alveolar bone resorption following extraction of anterior teeth. Dent Pract, 16 : 77, 1965.
124. Wood DL, et al : Alveolar crest reduction following full and patial thickness flaps. J Periodontol, 43 : 141, 1972.
125. Tavitgian R : The height of the facial radicular alveolar crest following apically positioned flap operations. J Periodontol, 41 : 412, 1970.
126. Seibert JS and Salama H : Alveolar ridge preservation and reconstruction. Periodontology 2000, 11 : 69, 1996.
127. Tal H : Relationship between the interproximal distance of roots and the prevalence of intrabony pockets. J Periodontol, 55 : 604, 1984.
128. Heins P and Wieber S : A histologic study of the width and nature of interradicular spaces in human adult pre-molars and molars. J Dent Res, 65 : 948, 1986.
129. Kramer GM : A consideration of root proximity. Int J Periodont Rest Dent, 7(6) : 8, 1987.
130. Kramer GM : Root proximity a risk factor in periodontal disease. Dent Econ, 83 : 98, 1993.
131. Artun J, et al : Long-term effect of root proximity on periodontal health after orthodontic treatment. Am J Orthod Dentofac Orthop, 91 : 125, 1987.
132. Wennström JL, et al : Some periodontal tissue reactions to orthodontic movement in monkeys. J Clin Periodontol, 14 : 121, 1987.
133. Karring T, et al : Bone regeneration in orthodontically-produced alveolar bone dehiscences. J Periodont Res, 17 : 309, 1982.
134. Rupprecht RD, et al : Prevalence of dehiscences and fenestrations in modern American skulls. J Periodontol, 72 : 722, 2001.
135. Ezawa T, et al : The correlation between the presence of dehiscence or fenestration and the severity of tooth attrition in contemporary dry Japanese adult skulls. Part I. J Nihon Univ Sch Dent, 29 : 27, 1987.

第16章　参考文献

1. Ravald N and Hamp SE : Prediction of root surface caries in patients treated for advanced periodontal disease. J Clin Periodontol, 8 : 400, 1981.
2. Keltjens HMAM, et al : Epidemiology of root surface caries in patients treated for periodontal diseases. Community Dent Oral Epidemiol, 16 : 171, 1988.
3. Ravald N and Birkhed D : Factors associated with active and inacitve root caries in patients with periodontal disease. Caries Res, 25 : 377, 1991.
4. Ravald N, et al : Root caries susceptibility in periodontally treated patients. Results after 12 years. J Clin Periodontol, 20 : 124, 1993.
5. Ravald N and Birkhed D : Prediction of root caries in periodontally treated patients maintained with different fluoride programmes. Caries Res, 26 : 450, 1992.
6. Ravald N, et al : Long-term evaluation of root surface caries in periodontally treated patients. J Clin Periodontol, 13 : 758, 1986.
7. Löe H, et al : The history of periodontal disease in men : Prevalence, severity, and extent of gingival recession. J Periodontol, 63 : 489, 1992.
8. Hoppenbrouwers PMM, et al : The mineral solubility of human tooth roots. Arch Oral Biol, 32 : 319, 1987.
9. Katz S, et al : In-vitro root surface caries studies. J Oral Res, 42 : 40, 1987.
10. Abitbol T, et al : Influence of root anatomy on periodontal disease. Gen Dent, 45 : 186, 1997.
11. Bower RC : Furcation morphology relative to periodontal treatment. Furcation root surface anatomy. J Periodontol, 50 : 366, 1979.
12. 山本浩正ほか：歯周治療の予知性を高めるためのScaling/Root Planingの位置づけ．（4）Scaling/Root Planingの実際．ザ・クインテッセンス, 12 : 68, 1993.
13. Fure S and Zickert, I. : Root surface caries and associated factors. Scand J Dent Res, 98 : 391, 1990.
14. Kitamura M, et al : Predictors of root caries in the elderly. Community Dent Oral Epidemiol, 14 : 34, 1986.
15. Ben-Aryeh H, et al : Xerostomia in the elderly : Prevalence, diagnosis, complications and treatment. Gerodontology, 4 : 77, 1985.
16. Thorselius I, et al : Salivary conditions and drug consumption in older age groups of elderly Swedish individuals. Gerodontics, 4 : 66, 1988.
17. Fure S and Zickert I : Salivary conditions and cariogenic microorganisms in55, 65, 75-year-old Swedish individuals. Scand J Dent Res, 98 : 197, 1990.
18. Papas AS, et al : Caries prevalence in xerostomic individuals. J Can Dent Assoc, 59 : 171, 1993.
19. Mandel ID : The orle of saliva in maintaining oral homeostasis. J Am Dent Assoc, 119 : 298, 1989.
20. Sreebny LM and Schwartz SS : A reference guide to drugs and dry mouth. Gerodontology, 5 : 75, 1986.
21. Johnson G, et al : Mouthdryness among patients in longterm hospitals. Gerodontology, 3 : 197, 1984.
22. Gustafsson BE, et al : The Vipeholm dental caries study. Acta Odontol Scand, 11 : 232, 1954.
23. Schamschula RG, et al : Root surface caries in Lufa, New Guinea : I. Clinical observations. J Am Dent Assoc, 85 : 603, 1972.
24. Schamschula RG, et al : Prevalence and interrelationships of root surface caries in Lufa, Papua New Guinea. Community Dent Oral Epidemiol, 2 : 295, 1974.
25. Kerr NW : The prevalence and pattern of distribution of root caries in a Scottish medieval population. J Dent Res, 69 : 857, 1990.
26. Imfeld TN : Identification of low risk dietary components. Monog Oral Sci, 11 : 1, 1983.

参考文献(第17章)

27. Faine MP, et al : Dietary and Salivary factors associated with root caries. Spec Care Dent, 12 : 177, 1992.
28. Hix JO and O'Leary TJ : The relationship between cemental caries, oral hygiene status and fermentable carbohydrate intake. J Periodontol, 47 : 398, 1976.
29. Krasse B : Biological factors as indicators of future caries. Int Dent J, 38 : 219, 1988.
30. Ellasson S, et al : A consensus conference statement. Swed Dent J, 16 : 21, 1992.
31. Scheinin A, et al : Multifactorial modeling for root caries prediction. Dent Oral Epidemiol, 20 : 35, 1992.
32. Powell LV, et al : Exploration of prediction models for caries risk assessment of the geriatric population. Community Dental Oral Epidemiol, 19 : 291, 1991.
33. ADA council on access, prevention and interprofessional relations : Caries diagnosis and risk assessment. J Am Dent Assoc, 126 (special supplement), 1 s, 1995.
34. Krasse B and Fure S : Root surface caries : a problem for periodontally compromised patients. Periodontology 2000, 4 : 139, 1994.
35. Keyes PH : Recent advances in dental caries research. Bacteriology, bacteriological findings, and biological implications. Int Dent J, 12 : 443, 1962.
36. Newbrun E : Cariology. Williams & Wilkins, Baltimore, 1978.
37. Roitt IM and Lehner T : Immunology of oral diseases. Biackwell, Oxford, 1983.
38. Larmas MA : Simple tests for caries susceptibility. Int Dent J, 35 : 109, 1985.
39. Page RC, et al : Advances in the pathogenesis of periodontitis : summary of developments, clinical implicatioon and future directions. Periodontology 2000, 14 : 216, 1997.
40. Anwar H, et al : Testing the susceptibility of bacteria in biofilms to antibacterial agents. Antimicrob Agents Chemother, 34 : 2043, 1990.
41. Nickel JC, et al : Tobramycin resistance of Pseudomonas aeruginosa cells growing as a biofilm on urinary catheter material. Antimicrob Agents Chemother, 27 : 619, 1985.
42. Anwar H, et al : Establishment of aging biofilms : a possible mechanism of bacterial resistance to antimicrobial therapy. Antimicrob Agents Chemother, 36 : 1347, 1992.
43. Cargill K, et al : Effects of culture conditions and biofilm formation on the iodine susceptibility of Legionella pneumophila. Can J Microbiol, 38 : 423, 1992.
44. Brown M and Gilbert P : Sensitivity of biofilms to antimicrobial agents. J Appl Bacteriol, 74 : 87s, 1993.
45. Vorahit M, et al : Resistance of Pseudomonas pseudomallei growing on a biofilm on silastic discs to ceftazidime and co-trimoxazole. Antimicrob Agents Chemother, 37 : 2000, 1993.
46. Di Febo G, et al : Treatment of a case of advanced periodontitis : clinical procedures utilizing the"combined preparation"technique. Int J Periodont Rest Dent, 1 : 52, 1985.
47. Tveit AB and Halse A : The effect of a NaF solution and a fluoride varnish on the acid resistance of tooth dentin. Acta Odontol Scand, 40 : 35, 1982.
48. Al-Joburi W and Koulourides T : Effect of fluoride on *in vitro* root surface lesions. Caries Res, 18 : 33, 1984.
49. Ettinger RL, et al : Effect of fluoride concentrations on overdenture abutments. Am J Dent, 5 : 199, 1992.
50. Ögaard B, et al : Action of fluoride on initiation of early root surface caries *in vivo*. Caries Res, 24 : 142, 1990.
51. Rölla G, et al : Topical application of fluorides on teeth : New concepts of mechanisms of interaction. J Clin Periodontol, 20 : 105, 1993.
52. 中西国夫：フッ化物溶液作用エナメル質における生成フルオロアパタイトのX線回析法による研究．口腔衛生会誌, 34 : 109, 1984.
53. Iizuka Y, et al : Experiment with apatites and the effect of fluoride, II. The effect of fluoride ion on apatite synthesis. Bull Tokyo Dent Coll, 11 : 1, 1970.
54. 可児徳子：フッ化物によるアパタイト結晶の格子不整修復に関する研究．阪大歯学誌, 15 : 42, 1970.
55. Murray JJ, et al : Fluorides in caries prevention. 3rd ed, Butterworth-Heinemann, Oxford, 1991.
56. Sjögren K, et al : Effect of a modified toothpaste technique on approximal caries in preschool children. Caries Res, 29 : 435, 1995.
57. Jensen MK and Kohout F : The effect of a fluoridated dentifrice on root and coronal caries in an older adult population. J Am Dent Assoc, 117 : 829, 1988.
58. Stookey GK and Beiswanger BB : Influence of an experimental sodium fluoride dentifrice on dental caries incidence in children. J Dent Res, 54 : 53, 1975.
59. Stookey GK : Review of fluorosis risk of self-applied topical fluorides : dentifrices, mouthrinses and gels. Community Dent Oral Epidemiol, 22 : 181, 1994.
60. Steven ML, et al : Infant's fluoride ingestion from water, supplements and dentifrice. J Am Dent Asoc, 126 : 1625, 1995.
61. Steven ML : Dentifrice use among preschool children. J Am Dent Assoc, 124 : 57, 1993.
62. 山口和巳ほか：フッ化物配合歯磨剤使用後の口腔内残留フッ素量．III. 幼稚園児の口腔内残留フッ素量の測定．口腔衛生会誌, 43 : 404, 1993.
63. 山口和巳ほか：フッ化物配合歯磨剤使用後の口腔内残留フッ素量．IV. 成人の口腔内残留フッ素量の測定．第88回神奈川歯科大学学会例会, 1995.
64. Hase JC, et al : Salivary glucose clearance and related factors in elderly people. Gerodontics, 3 : 146, 1987.
65. Hase JC and Birkhed D : Oral sugar clearance in elderly people with prosthodontic reconstructions. Scand J Dent Res, 99 : 333, 1991.
66. Risheim H, et al : Oral sugar clearance and root caries prevalence in rheumatic patients with dry mouth symptoms. Caries Res, 26 : 439, 1922.
67. Edger WM and O'Mullane DM : Saliva and dental health. BDJ, London, 1990.
68. Wikner S : The short term effect on the salivary buffering capacity of some flow stimulating lozenges. Swed Dent J, 14 : 32, 1990.
69. Mäkinen KK : Sweetners and prevention of dental caries with special reference to xylitol. Oral Health, 78 : 57, 1988.
70. Mäkinen KK : Oral biochemical status and depression of streptococcus mutans in children during 24- to 36-month use of Xylitol chewing gum. Caries Res, 23 : 261, 1989.
71. Mäkinen KK : A dietary procedure for preventing dental caries in young adults. J American College Health, 41 : 172, 1993.
72. Mäkinen KK, et al : Stabilization of rampant caries : poly gums and arrest of dentine caries in two long-term cohort studies in young subjects. Int Dent J, 45 : 93, 1995.

第17章　参考文献

1. Cho M-I and Garant PR : Development and general structure of the periodontium. Periodontology 2000, 24 : 9, 2000.
2. Ten Cate AR : The development of the periodontium-a largely ectomesenchymally derived unit. Periodontology 2000, 13 : 9, 1997.
3. Moxham BJ and Grant, DA : Development of the periodontal ligament. In : The periodontal ligament in health and disease. Berkovitz, BKB, et al (eds), p. 161, Mosby-Wolfe, London, 1995.
4. Schroeder HE : Gingiva. In : Handbook of microscopic anatomy, vol. 5, The periodontium, p. 12, Springer-Verlag, Heidelberg, 1986.

5. Bartold PK and Narayanan AS : Developmental aspects of the periodontium. In : Biology of the periodontal connective tissue. p.151, Quintessence Publishing, Chicago, 1998.
6. Saygin NE, et al : Molecular and cell biology of cementum. Periodontology2000, 24 : 73, 2000.
7. MacNeil RL and Somerman MJ : Development and regeneration of the periodontium : parallels and contrasts. Periodontology2000, 19 : 8, 1999.
8. Ruch JV : Facts and hypothesis concerning the control of odontoblast differentiation. Differentiation, 21 : 7, 1982.
9. Ruch JV : Odontoblast differentiation and the formation of the odontoblast layer. J Dent Res, 64 : 489, 1985.
10. Thomas HF and Kollar EJ : Differentiation of odontoblasts in grafted recombinations of murine epithelial root sheath and dental mesenchyme. Arch Oral Biol, 34 : 27, 1989.
11. Spemann H : Embryonic development and induction. New Haven, Yale University Press, 1938.
12. Kollar EJ and Baird GR : Tissue interactions in embryonic mouse tooth germs : II. The inductive role of the dental papilla. J Embryoo Exp Morphol, 24 : 173, 1970.
13. Mina M and Kollar EJ : The induction of odontogenesis in non-dental mesenchyme combined with early murine mandibular arch epithelium. Arch Oral Biol, 32 : 123, 1987.
14. Ruch JV : Determinations of odontogenesis. Cell Biol Rev, 14 : 1, 1987.
15. Thesleff I : Homeobox genes and growth factors in regulation of craniofacial and tooth morphogenesis. Acta Odontol Scand, 53 : 129, 1995.
16. Satokara I and Maas R : Msx 1 deficient mice exhibit cleft palate and abnormalities of craniofacial and tooth development. Nat Genet, 6 : 348, 1994.
17. Sharpe PT : Homeobox genes and orofacial development. Connect Tissue Res, 32 : 17, 1995.
18. Young CZ : Growth hormone and insulin-like growth factor-1 in odontogenesis. Int J Dev Biol, 39 : 263, 1995.
19. Zhang CZ, et al : Evidence for a local aciton of growth hormone in embryonic tooth development in the rat. Growth Factors, 14 : 131, 1997.
20. Thomas HF : Root formation. Int J Dev Biol, 39 : 231, 1995.
21. Diamond M and Applebaum E : The epithelial sheath : histogenesis and function. J Dent Res, 21 : 303, 1942.
22. Cho MI and Garant PR : Ultrastructural evidence of directed cell migration during initial cementoblast differentiation in root formation. J Periodont Res, 23 : 268, 1988.
23. Freeman E, et al : Development of a gomphosis by tooth germ implants in the parietal bone of the mouse. Arch Oral Biol, 20 : 139, 1975.
24. Hoffman RL : Formation of periodontal tissues around subcutaneously transplanted hamster molars. J Dent Res, 39 : 781, 1960.
25. Palmer RM and Lumsden AS : Development of periodontal ligament and alveolar bone in homografted recombinations of enamel organs and papillary, pulpal and follicular mesenchyme in the mouse. Arch Oral Biol, 32 : 281, 1987.
26. Ten Cate AR, et al : The development of the periodontium. A transplantation and autoradiographic study. Anat Rec, 170 : 365, 1971.
27. Ten Cate AR : Cell division and periodontal ligament formation in the mouse. Arch Oral Biol, 17 : 1781, 1972.
28. Ten Cate AR, et al : The development of the periodontium : the origin of alveolar bone. Anat Rec, 173 : 69, 1972.
29. Yoshikawa DK and Kollar EJ : Recombination experiments on the odontogenic roles of mouse dental papilla and dental sac tissues in ocular grafts. Arch Oral Biol, 26 : 303, 1981.
30. Cho MI and Garant PR : Radioautographic study of [3H]mamnose utilization during cementoblast differentiation, formation of acellular cementum and development of periodontal ligament principal fibers. Anat Rec, 223 : 209, 1989.
31. Yamamoto T and Wakita M : Initial attachment of principal fibers to root dentin surface in rat molars. J Periodont Res, 25 : 113, 1990.
32. Thomas H F : Root formation. Int J Dev Biol, 39 : 231, 1995.
33. Malassez ML : Sur l'existence de masses epithéliales dans le ligament alvéolodentaire. CR Soc Biol, 36 : 241, 1884.
34. Somerman MJ : Evolution of periodontal regeneration : from the roots' pont of view. J Periodont Res, 34 : 420, 1999.
35. Jones SJ : Cement. In : Dental anatomy and embryology. Osborn, JW (ed), Blackwell Scientific, Boston, 1981.
36. Bowers GM, et al : Histologic evaluation of new attachment apparatus formation in humans. Part III. J Periodontol, 60 : 683, 1989.
37. Schupbach P, et al : Periodontal repair or regeneration : structures of different types of new attachment. J Periodont Res, 28 : 281, 1993.
38. Schroeder HE : Biological problems of regenerative cementogenesis : Synthesis and attachment of collagenous matrices on growing and established root surfaces. Int Rev Cytol, 142 : 1, 1992.
39. Pitaru S, et al : Cellular origins and differentiation control mechanisms during periodontal development and wound healing. J Periodont Res, 29 : 81, 1994.
40. Listgarten MA : A light and electron microscopic study of coronal ementogenesis. Arch Oral Biol, 13 : 93, 1968.
41. Listgarten MA and Kamin A : The development of a cementum layer over the enamel surface of rabbit molars. A light and electron microscopic study. Arch Oral Biol, 14 : 961, 1969.
42. Schroeder HE and Scherle WF : Cemento-enamel junction-revisited. J Periodont Res, 23 : 53, 1988.
43. Formicola AJ, et al : Cementogenesis in developing rat molars. J Periodontol, 42 : 766, 1971.
44. Lester K : The unusual nature of root formation in molar teeth of the laboratory rat. J Ultrastruct Res, 28 : 481, 1969.
45. Owens P : A light and electron microscopic study of the early stage of root surface formation in molar teeth in the rat. Arch Oral Biol, 24 : 901, 1979.
46. Selvig KA : An ultrastructure study of cementum formation. Acta Odontol Scand, 22 : 105, 1964.
47. Yamamoto T, et al : Comparative study of the initial genesis of acellular and cellular cementum in rat molars. Anat Embryol, 190 : 521, 1994.
48. Owens P : Ultrastructure of Hertwig's epithelial root sheath during early root development in premolar teeth in dogs. Arch Oral Biol, 23 : 91, 1978.
49. Bosshardt DD and Schroeder HE : Initial formation of cellular extrinsic fiber cementum in developing human teeth. Cell Tissue Res, 267 : 321, 1991.
50. Bosshardt DD and Schroeder HE : Cementogenesis reviewed : a comparison between human premolars and rodent molars. Anat Res, 245 : 267, 1996.
51. Bosshardt DD and Schroeder HE : How repair cementum becomes attached to the resorbed roots of human permanent teeth. Acta Anat, 150 : 253, 1994.
52. Azaz B, et al : Correlation between age and thickness of cementum in impacted teeth. Oral Surg Oral Med Oral Pahtol, 38 : 691, 1974.
53. Zander HA and Hürzeler B : Continuous cementum apposition. J Dent Res, 37 : 1035, 1958.
54. Thorsen G : Tandens gingivale parti i forbindelse med nogen undersøkelser over det anatomiske forhold mellem emalje og cement. Norske Tandlaegeforen Tid, 27 : 63, 1917.
55. Van Kirk LE : The frequency of the occurrence of certain structural variations in human enamel, dentine, and cementum. J Dent Res, 8 : 459, 1928.
56. Listgarten MA : Phase-contrast and electron microscopic study of the junction between reduced enamel epithelium and enamel in unerupted human teeth. Archs Oral Biol, 11 : 999, 1966.

参考文献（第17章）

57. Ellegaard B, et al : New periodontal attachment procedure based on retardation of epithelial migration. J Clin Periodontol, 1 : 75, 1974.
58. Prichard JP : Present state of the interdental denudation procedure. J Periodontol, 48 : 566, 1977.
59. Prichard JP : The diagnosis and management of vertical bony defects. J Periodontol, 54 : 29, 1983.
60. Kramer GM : Surgical alternatives in regenerative therapy of the periodontium. Int J Periodont Rest Dent, 12 : 11, 1992.
61. Prichard JF : The infrabony technique as a predictable procedure. J Periodontol, 28 : 202, 1957.
62. Karring T, et al : Development of the biological concept of guided tissue regeneration-animal and human studies. Periodontology 2000, 1 : 26, 1993.
63. Caton JG, et al : Histometric evaluation of periodontal surgery. Ⅱ. Connective tissue attachment levels after four regenerative procedures. J Clin Periodontol, 7 : 224, 1980.
64. Karring T, et al : New attachment formation on teeth with a reduced but healthy periodontal ligament. J Clin Periodontol, 12 : 51, 1981.
65. Becker W : Guided Tissue Regeneration for Periodontal Defects. In : Periodontal Regeneration : Current Status and Directions. Polson A M, p.137, Quintessence Publishing, Chicago, 1994.
66. Gottlow J, et al : New attachment formation at the result of controlled tissue regeneration. J Clin Periodontol, 11 : 494, 1984.
67. Brunsvold MA and Mellonig JT : Bone grafts and periodontal regeneration. Periodontology 2000, 1 : 8, 1993.
68. Melcher AH : On the repair potential of periodontal tissures. J Periodontol, 47 : 256, 1976.
69. Melcher AH, et al : Cells from bone synthesize cementum-like and bone-like tissue *in vitro* and may migrate into periodontal ligament *in vivo*. J Periodont Res, 22 : 246, 1987.
70. Aukhil I, et al : *In vivo* differentiation of progenitor cells of the periodontal ligament. An experimental study using physical barriers. J Clin Periodontol, 13 : 862, 1986.
71. Isidor F : The significance of coronal growth of periodontal ligament tissue for new attachment formation. J Clin Periodontol, 13 : 145, 1986.
72. Iglhaut J, et al : Progenitor cell kinetics during guided tissue regeneration in experimental periodontal wounds. J Periodont Res, 23 : 107, 1988.
73. Nyman S, et al : Healing following implantation of periodontitis affected roots into gingival connective tissue. J Clin Periodontol, 7 : 394, 1980.
74. Karring T, et al : Potential for root resorption during periodontal wound healing. J Clin Periodontol, 11 : 41, 1984.
75. Polson AM and Hanes PJ : The root surface and periodontal regeneration. In : Periodontal Regeneration. Current Status and Directions. Polson AM(ed), p.21, Quintessence Publishing, Chicago, 1994.
76. Polson AM and Caton J : Factors influencing periodontal repair and regeneration. J Periodontol, 53 : 617, 1982.
77. Caton J and Greenstein G : Factors related to periodontal regeneration. Periodontology 2000, 1 : 9, 1993.
78. Karring T and Cortellini P : Regenerative therapy : furcation defects. Periodontology 2000, 19 : 115, 1999.
79. Slots J, et al : Infectious aspects of periodontal regeneration. Periodontology 2000, 19 : 164, 1999.
80. Hirooka H : The biologic concept for the use of enamel matrix protein : true periodontal regeneration. Quintessence Int, 29 : 621, 1998.
81. Mellonig JT : Enamel matrix derivative for preiodontal reconstructive surgery : technique and clinical and histologic case report. Int J Periodont Rest Dent, 19 : 9, 1999.
82. Hammarström L : Enamel matrix, cementum development and regeneration. J Clin Periodontol, 24 : 658, 1997.
83. Gestrelius S, et al : Formulation of enamel matrix derivative for surface coating. Kinetics and cell colonization. J Clin Periodontol, 24 : 678, 1997.
84. Gestrelius S, et al : *In vitro* studies on periodontal ligament cells and enamel matrix derivative. J Clin Periodontol, 24 : 685, 1997.
85. Brookes SJ, et al : Biochemistry and molecular biology of amelogenin proteins of developing dental enamel. Archs Oral Biol, 40 : 1, 1995.
86. Yamakoshi Y, et al : Molecular and cellular biology. Porcine Amelogenins. Calcif Tissue Int, 54 : 69, 1994.
87. Hammarström L, et al : Periodontal regeneration in a buccal dehiscence model in monkeys after application of enamel matrix proteins. J Clin Periodontol, 24 : 669, 1997.
88. Heiji L : Periodontal regeneration with enamel matrix derivative in one human experimental defect. A case report. J Clin Periodontol, 24 : 693, 1997.
89. Bosshardt DD and Schroeder HE : Cementogenesis reviewed : comparison between human premolars and rodent molars. Anat Rec, 245 : 267, 1996.
90. Selvig K : The fine structure of human cementum. Acta Odontol Scand, 23 : 423, 1965.
91. Bosshardt D D and Schroeder HE : Evidence for rapid multipolar and slow unipolar production of human cellular and acellular cementum matrix with intrinsic fibers. J Clin Periodontol, 17 : 663, 1990.
92. Cohn SA : Development of the molar teeth in the albino mouse. Am J Anat, 101 : 295, 1957.
93. Diab MA and Stallard RE : A study of the relationship between epithelial root sheath and root development. Periodontics, 3 : 10, 1965.
94. O'Brien C, et al : Eruptive mechanism and movement in the first molar of the rat. J Dent Res, 37 : 467, 1958.
95. Hoffman MM and Schour BS : Quantitative studies in the development of the rat molar. Ⅱ. Alveolar bone, cementum, and eruption (from birth to 500 days). Am J Orthod, 26 : 854, 1940.
96. Bosshardt DD : Rate and growth pattern of cementum apposition as compared to dentine and root formation in a fluorochrome-labelled monkey (Macaca fascicularis). J Biol Buccale, 17 : 3, 1989.
97. Kronfeld R : The biology of cementum. J Am Dent Assoc, 25 : 1451, 1938.
98. MacNeil RL and Thomas HF : Development of the murine periodontium. Ⅱ. Role of the epithelial root sheath in formation of the periodontal attachment. J Periodontol, 64 : 285, 1993.
99. Thomas HF and Kollar EJ : Tissue interactions in normal murine root development. In : The biological mechanisms of tooth eruption and root resorption. Davidovitch Z (ed), EBSCO Media Publisher. p.145, 1988.
100. Brice GL, et al : An ultrastructural evaluation of the relationship between epithelial rests of Malassez and orthodontic root resorption and repair in man. Aust Orthod J, 12 : 90, 1991.
101. McCulloch CAG : Basic considerations in periodontal wound healing to achieve regeneration. Periodontology 2000, 1 : 16, 1993.
102. Pitaru S, et al : Cellular origins and differentiation control mechanisms during periodontal development and wound healing. J Periodont Res, 29 : 81, 1994.
103. Bartold PK, et al : Tissue engineering : a new paradigm for periodontal regeneration based on molecular and cell biology. Periodontology 2000, 24 : 253, 2000.
104. McCulloch CAG and Melcher AH : Cell migration in the periodontal ligament of mice. J Periodont Res, 18 : 339, 1983.
105. McCulloch CAG, et al : Paravascular cells in endosteal spaces of alveolar bone contribute to periodontal ligament cell populations. Anat Rec, 219 : 233, 1987.
106. McCulloch CAG : Progenitor cell populations in the periodontal ligament of mice. Anat Rec, 211 : 258, 1985.
107. Bosshardt DD and Selvig KA : Dental cementum : the dynamic tissue covering of the root. Periodontology 2000, 13 : 41, 1997.

108. Gould TR : Ultrastructural characteristics of progenitor cell populations in the periodontal ligament. J Dent Res, 62：873, 1983.
109. Gould TR, et al : Migration and division of progenitor cell population in periodontal ligament. J Periodont Res, 15：20, 1980.
110. Nyman S, et al : The regenerative potential of the periodontal ligament. An experimental study in the monkey. J Clin Periodontol, 9：257, 1982.
111. MacNeil RL and Somerman MJ : Molecular factors regulating development and regeneration of cementum. J Periodont Res, 28：550, 1993.
112. Schonfeld SE : Demonstration of an alloimmune response to embryonic enamel matrix proteins. J Dent Res, 54：72, 1975.
113. Slavkin HC and Boyde A : Cementum : an epithelial secretory product? J Dent Res, 53：157, 1974.
114. Slavkin HC : Towards a cellular and molecular understanding of periodontics : cementogenesis revisited. J Periodontol, 47：249, 1976.
115. Slavkin HC, et al : Human and mouse cementum proteins immunologically related to enamel proteins. Biochem Biophys Acta, 991：12, 1989.
116. Hammarström L : The role of enamel matrix proteins in the development of cementum and periodontal disease. Ciba Found Symp, 205：246, 1997.
117. Hammarström L, et al : Origins of cementum. Oral Disease, 2：63, 1996.
118. MacNeil RL, et al : Bone sialoprotein is localized to the root surface during cementogenesis. J Bone Miner Res, 9：1597, 1994.
119. MacNeil RL and Thomas HF : Development of the murine periodontium. Ⅰ. Role of basement membrane in formation of a mineralized tissue on the developing root dentin surface. J Periodontol, 64：95, 1993.
120. Kawase T, et al : Cytostatic action of enamel matrix derivative (EMDOGAIN®) on human oral squamous cell carcinoma-derived SCC 25 epithelial cells. J Periodont Res, 35：291, 2000.

第18章　参考文献

1. 覚道幸男ほか：要説歯学生理学．p.185, 学建書院, 東京, 1984.
2. Mühlemann H : Tooth mobility : A review of clinical aspects and research findings. J Periodontol, 38：386, 1967.
3. Weatherford T : Tooth mobility : Mechanisms and treatment. Alta J Med Sci, 14：32, 1977.
4. 河村洋二郎：歯の動揺. In：口腔生理学. p.35, 永末書店, 京都, 1979.
5. 伊藤公一：咬合性外傷の話．クインテッセンス出版, 東京, 1988.
6. Mühlemann HR : Tooth mobility. The measuring method. Initial and secondary tooth mobility. J Periodontol, 25：22, 1954.
7. Mühlemann HR : Ten years of tooth mobility measurements. J Periodontol, 31：110, 1960.
8. Nyman S and Lang NP : Tooth mobility and the biological rationale for splinging teeth. Periodontology 2000, 4：15, 1994.
9. Svanberg G : Influence of trauma from occlusion on the progression of dogs with normal or inflamed gingivae. Odont Revy, 25：165, 1974.
10. Polson AM, et al : Trauma and progression of marginal periodontitis in squirrel monkeys. Ⅳ. Reversibility of bone loss due to trauma alone and trauma superimposed upon periodontitis. J Periodont Res, 11：290, 1976.
11. Kantor M, et al : Alveolar bone regeneration after removal of inflammatory and traumatic factors. J Periodontol, 47：687, 1976.
12. Karring T, et al : Bone regeneration in orthodontically produced alveolar bone dehiscences. J Periodont Res, 17：309, 1982.
13. Ericsson I, et al : Lack of significance of increased tooth mobility in experimental periodontitis. J Periodontol, 55：447, 1984.
14. Nyman S and Lindhe J : Persistent tooth hypermobility following completion of periodontal treatment. J Clin Periodontol, 3：81, 1976.
15. Lindhe J and Nyman S : The role of occlusion in periodontal disease and the biological rationale for splinting in treatment of periodontitis. Oral Sci Rev, 10：11, 1977.
16. Karlsen K : Traumatic occlusion as a factor in the propagation of periodontal disease. Int Dent J, 22：387, 1972.
17. Laurell L, et al : Long term prognosis of extensive polyunit cantilevered fixed partial dentures. J Prosthet Dent, 66：545, 1991.
18. Nyman S and Lindhe J : A lingitudinal study of combined periodontal and prosthetic treatment of patients with advanced periodontal disease. J Periodontol, 50：163, 1979.
19. Nyman S and Ericsson I : The capacity of reduced periodontal tissues to support fixed bridgework. J Clin Periodontol, 9：409, 1982.
20. Fleszar T, et al : Tooth mobility and periodontal therapy. J Clin Periodontol, 7：495, 1980.
21. Schulte W, et al : Periotest for measuring periodontal characteristics. Correlation with periodontal bone loss. J Periodont Res, 27：184, 1992.
22. Teerlinck J, et al : An objective clinical diagnosis of bone apposition toward implants. Int J Oral Maxillofac Implants, 6：55, 1991.
23. AAP : Glossary of Periodontic Terms, 1986.
24. Karolyi M : Beobachtungen über Pyorrhea alveolaris. Osterreichisch-Ungarishe Viertejahresschrift für Zahnheikunde, 17：279, 1901.
25. Stillman PR : Early clinical evidence of disease in the gingiva and the pericementum. J Dent Res, 3：25, 1921.
26. Box HK : Experimental traumatogenic occlusion in sheep. Oral Health, 25：9, 1935.
27. Stones HH : An experimental investigation into the association of traumatic occlusion with parodontal disease. Proc Ray Soc Med (Sect Odont), 31：479, 1938.
28. McCall JO : Traumatic occlusion. J Am Dent Assoc, 26：519, 1939.
29. Orban B, et al : Signs of traumatic occlusion in average human jaws. J Dent Res, 13：216, 1933.
30. Orban B : Traumatic occlusion and gum inflammation. J Periodontol, 10：39, 1939.
31. Bhasker SN and Orban B : Experimental occlusion trauma. J Periodontol, 26：270, 1955.
32. Glickman I, et al : Role of trauma from occlusion in initiation of periodontal pocket formation in experimental animals. J Periodontol, 26：14, 1955.
33. Waerhaug J : Pathogenesis of pocket formation in traumatic occlusion. J Periodontol, 26：107, 1955.
34. Wentz FM, et al : Experimental occlusion trauma imitating cuspal interferences. J Periodontol, 29：117, 1958.
35. Stillman PR : The management of pyorrhea. Dental Cosmos, 59：405, 1917.
36. Glickmen I, et al : Alterations in the pathway of gingival inflammation into underlying tissues induced by excessive occlusal forces. J Periodontol, 33：7, 1962.
37. Glickmen I, et al : Effect of excessive occlusal forces upon the pathway of gingival inflammation in humans. J Periodontol, 36：51, 1965.
38. Weinmann JP : Progress of gingival inflammation into the supporting structures of the teeth. J Periodontol, 12：71, 1941.
39. Melcher AH : The pathogenesis of chronic gingivitis. Ⅰ. The spread of the inflammatory process. Dent Pract, 13：2, 1962.
40. Macapanpan LC, et al : Influence of injury to the periodontal membrane on the spread of gingival inflammation. J Dent Res, 33：263, 1954.
41. Akiyoshi M and Mori K : Marginal periodontitis : A histologic study of the incipient stage. J Periodontol, 38：45, 1967.

42. Lindhe J, et al: Influence of trauma from occlusion on progression of experimental periodontitis in the Beagle dog. J Clin Periodontol, 1:3, 1974.
43. Lindhe J, et al: Influence of trauma from occlusion on reduced but healthy periodontal tissues in dogs. J Clin Periodontol, 3:110, 1976.
44. Nyman S, et al: The effect of progressive tooth mobility on destructive periodontitis in the dog. J Clin Periodontol, 5:213, 1978.
45. Ericsson I, et al: The effect of longstanding jiggling on experimental marginal periodontitis in the beagle dog. J Clin Periodontol, 9:497, 1982.
46. Polson AM, et al: Trauma and progression of marginal periodontitis in squirrel monkeys. Ⅰ. Co-destructive factors of periodontitis and thermally produced injury. J Periodont Res, 9:100, 1974.
47. Polson AM, et al: Trauma and progression of marginal periodontitis in squirrel monkeys. Ⅱ. Co-destructive factors of periodontitis and mechanically-produced injury. J Periodont Res, 9:108, 1974.
48. Polson AM, et al: Trauma and progression of marginal periodontitis in squirrel monkeys. Ⅲ. Adaptation of interproximal alveolar bone repetitive injury. J Periodont Res, 11:279, 1976.
49. Meitner S: Co-destructive factors of marginal periodontitis and repetitive mechanical injury. J Dent Res, 54(Special Issue C):C78, 1975.
50. Perrier M, et al: The effect of progressive and increasing tooth hypermobility on reduced but healthy periodontal supporting tissues. J Periodontol, 53:152, 1982.
51. AAP: The role of occlusion in periodontal diseases. In: Periodontal Literature Reviews. A summary of current knowledge. Hallmon WW, et al(eds), p.89, AAP, Chicago, 1996.

第19章 参考文献

1. Marshall-Day CD, et al: Periodontal disease: prevalence and incidence. J Periodontol, 26:185, 1955.
2. Bossert WA and Marks JJ: Prevalence and characteristics of periodontal disease in 12,800 persons under periodic dental observation. J Am Dent Assoc, 52:429, 1956.
3. Lovdal A, et al: Combined effect of subgingival scaling and controlled oral hygiene on the incidence of gingivitis. Acta Odontol Scand, 19:537, 1961.
4. Linder FE, et al: Decayed Missing and Filled Teeth in Adults. United States-1960-1962 Public Health Service Publication No. 1000. Series 11, No.23, February, 1967.
5. Greville TNE: United States Life Tables by Dentulous or Edentulous Condition, 1971, and 1577-58. Dept. of Health Education and Welfare, publication No. (HRA)75-1338, August, 1974.
6. Ramfjord SP, et al: Subgingival curettage versus surgical elimination of periodontal pockets. J Periodontol, 39:167, 1968.
7. Ramfjord SP, et al: Longitudinal study of periodontal therapy. J Periodontol, 44:66, 1973.
8. Ramfjord SP and Nissle RR: The modified Widman flap. J Periodontol, 45:601, 1974.
9. Ramfjord SP, et al: Results following three modalities of periodontal therapy. J Periodontol, 46:522, 1975.
10. Ramfjord SP, et al: Results of periodontal therapy related to tooth type. J Periodontol, 51:270, 1980.
11. Oliver RC: Tooth loss with and without periodontal therapy. Periodontal Abs, 17:8, 1969.
12. Oliver RC: Personal communication. 1977.
13. Ross IF, et al: The results of treatment. A long term study of on hundred and eighty patients. Parodontologie, 25:125, 1971.
14. Lindhe J and Nyman S: The effect of plaque control and surgical pocket elimination on the establishment and maintenance of periodontal health. A longitudinal study of periodontal therapy in cases of advanced disease. J Clin Periodontol, 2:67, 1975.
15. Hirschfeld L and Wasserman B: A long-term survey of tooth loss in 600 treated periodontal patients. J Periodontol, 49:225, 1978.
16. Becker W, et al: Untreated periodontal disease: a longitudinal study. J Periodontol, 50:234, 1979.
17. McFall WT: Tooth loss in 100 treated patients with periodontal disease. J Periodontol, 53:539, 1982.
18. Becker W, et al: Periodontal treatment without maintenance: a retrospective study in 44 patients. J Periodontol, 55:505, 1984.
19. Becker W, et al: The long term evaluation of periodontal treatment and maintenance in 95 patients. Int J Periodont Rest Dent, 2:55, 1984.
20. Lindhe J and Nyman S: Long term maintenance of patients treated for advanced periodontal disease. J Clin Periodontol, 11:504, 1984.
21. Goldman M, et al: Effect of periodontal therapy on patients maintenance for 15 years or longer: a retrospective study. J Periodontol, 57:347, 1986.
22. Nabers CL, et al: Tooth loss in 1535 treated periodontal patients. J Periodontol, 59:297, 1988.
23. Schallhorn R and Snider L: Periodontal maintenance therapy. J Am Dent Assoc, 103:227, 1981.
24. Listgarten MA, et al: Histopathology of periodontal disease in gnotobiotic rats monoinfected with Eikenella corrodens. J Periodont Res, 13:134, 1978.
25. Irving MS, et al: Histologic changes in experimental periodontal disease in rats monoinfected with Gram-negative organisms. Arch Oral Biol, 20:219, 1975.
26. Listgarten MA, et al: Effect of tetracycline and/or scaling on human periodontal disease. Clinical, microbiological, and histologic observations. J Clin Periodontol, 5:246, 1978.
27. Socransky S S and Haffajee A D: Dental biofilms: difficult therapeutic targets. Periodontology 2000, 28:12, 2002.
28. Axelsson P and Lindhe J: The significance of maintenance care in the treatment of periodontal disease. J Clin Periodontol, 8:281, 1981.
29. Axelsson P and Lindhe J: Effect of controlled oral hygiene procedures on caries and periodontal disease in adults. J Clin Periodontol, 5:133, 1978.
30. Frank RM and Voegel JC: Bacterial bone resorption in advanced cases of human periodontitis. J Periodont Res, 13:251, 1978.
31. Saglie R, et al: Bacterial invasion of gingiva in advanced periodontitis in humans. J Periodontol, 53:217, 1982.
32. Löe H, et al: Experimental gingivitis in man. J Periodontol, 36:177, 1965.
33. Theilade E, et al: Experimental gingivitis in man. Ⅱ. A lingitudinal clinical and bacterial investigation. J Periodont Res, 1:1, 1966.
34. Christersson LA, et al: Dental plaque and calculus: risk indicators for their formation. J Dent Res, 71:1425, 1992.
35. Beck JD, et al: Evaluation of oral bacteria as risk indicators for periodontitis in older adults. J Periodontol, 63:93, 1992.
36. Beck JD, et al: Prevalence and risk indicators for periodontal attachment loss in a population of older community-dwelling blacks and whites. J Periodontol, 61:521, 1990.
37. Offenbacher S: Periodontal Disease: Pathogenesis. Ann Periodontol, 1:821, 1996.
38. Slots J: Microbial analysis in supportive periodontal treatment. Periodontology 2000, 12:56, 1996.
39. Haffajee A D, et al: The effect of SRP on the clinical and microbiological parameters of periodontal diseases. J Clin Periodontol, 24:324, 1997.
40. Mousques T, et al: Effect of scaling and root planing on the composition of humans subgingival microbial flora J Periodont Res, 15:144, 1980.

41. Singletary MM, et al : Darkfield microscopic monitoring of subgingival bacteria during periodontal therapy. J Periodontol, 53 : 671, 1982.
42. Harper D S and Robinson P J : Correlation of histometric, microbial, and clinical indicators of periodontal disease status before and after root planing. J Clin Periodontol, 14 : 190, 1987.
43. Hinrichs JE, et al : Effects of scaling and root planing on subgingival microbial proportions standardized in terms of their naturally occurring distribution. J Periodontol, 56 : 187, 1985.
44. Slots J, et al : Periodontal therapy in humans. I. Microbiological and clinical effects of a single course of periodontal scaling and root planing, and of adjunctive tetracycline therapy. J Periodontol, 50 : 495, 1979.
45. Tanner A, et al : A study of the bacteria associated with advancing periodontitis in man. J Clin Periodontol, 6 : 278, 1979.
46. Sumulow JB, et al : The effect of supragingival plaque removal on anaerobic bacteria in deep periodontal pockets. JADA, 107 : 737, 1983.
47. Greenstein G : Periodontal response to mechanical non-surgical therapy : A review. J Periodontol, 63 : 118, 1992.
48. Walsh M M, et al : Clinical and microbiologic effects of single-dose metronidazole or scaling and root planing in treatment of adult periodontitis. J Clin Periodontol, 13 : 151, 1986.
49. Waerhaug J : Healing of the dento-epithelial junciton following subgingival plaque control. As oberved on extracted teeth. J Periodontol, 49 : 119, 1978.
50. Furuichi Y, et al : Patterns of de novo plaque formation in the human dentition. J Clin Periodontol, 19 : 423, 1992.
51. Forgas L and Gound S : The effects of antiformin-citric acid chemical curettage on the microbial flora of the periodontal pocket. J Periodontol, 58 : 153, 1987.
52. Magnusson I, et al : Recolonization of a subgingival microbiota following scaling in deep pockets. J Clin Periodontol, 11 : 193, 1984.
53. Lavanchy D, et al : The effect of plaque control after scaling and root planing on the subgingival microflora in human periodontitis. J Clin Periodontol, 14 : 295, 1987.
54. Greenwell H and Bissada NF : Variations in subgingival microflora from healthy and intervention sites using probing depth and bacteriologic identification criteria. J Periodontol, 55 : 391, 1984.
55. van Winkelhoff AJ, et al : Microbial succession in recolonizing deep periodontal pockets after a single course of supra-and subgingival debridement. J Clin Periodontol, 15 : 116, 1988.
56. Southard SS, et al : The effect of 2% chlorhexidine digluconate irrigation on clinical parameters and the level of Bacteroides gingivalis in periodontal pockets. J Periodontol, 60 : 302, 1989.
57. Sbordone L, et al : Recolonization of the subgingival microflora after scaling and root planing in human periodontitis. J Periodontol, 61 : 579, 1990.
58. Braatz L, et al : Antimicrobial irrigation of deep pockets to supplement non surgical periodontal therapy. (I). Biweekly irrigation. J Clin Periodontol, 12 : 568, 1985.
59. MacAlpine R, et al : Antimicrobial irrigation of deep pockets to supplement non surgical periodontal therapy. (II). Daily irrigation. J Clin Periodontol, 12 : 630, 1985.
60. Oosterwaal P, et al : The effect of subgingival debridement with hand and ultrasonic instruments on the subgingival microflora. J Clin Periodontol, 14 : 528, 1987.
61. Listgarten MA, et al : Comparative differential darkfield microscopy of subgingival bacteria from tooth surfaces with recent evidence of recurring periodontitis and from nonaffected surfaces. J Periodontol, 55 : 398, 1984.
62. Listgarten MA, et al : Comparative longitudinal study of two methods of scheduling maintenance visits : 2 - year data. J Clin Periodontol, 13 : 692, 1986.
63. Listgarten MA and Hellden L : Relative distribution of bacteria at clinically healthy and periodontally diseased sites in humans. J Clin Periodontol, 5 : 115, 1978.
64. Listgarten MA and Levin S : Positive correlation between the proportions of subgingival spirochetes and motile bacteria and susceptibility of human subjects to PD. J Clin Periodontol, 8 : 122, 1981.
65. Rosenberg E, et al : The composition of the subgingival microbiota after periodontal therapy. J Periodontol, 52 : 435, 1981.
66. Armitage GC, et al : Relationship between the percentage of subgingival spirochetes and the severity of periodontal disease. J Periodontol, 53 : 550, 1982.
67. Evian C, et al : Bacterial variability within diseased periodontal sites. J Periodontol, 53 : 595, 1982.
68. McCoy SA, et al : The concentration of lipopolysaccharide on individual root surfaces at varing times following in vitro root planing. J Periodontol, 58 : 393, 1987.
69. Cimasoni G : Crevicular fluid updated. In : Myers HM(ed), Monographs in oral science. S Karger, Basel, 1983.
70. Egelberg J : Gingival exudate measurements for evaluation of inflammatory changes of the gingivae. Odontol Rev, 15 : 381, 1964.
71. Siegel KL, et al : The measurement of gingival fluid. J Periodontol, 43 : 682, 1972.
72. Golub LM and Kleinberg I : Gingival crevicular fluid : a new diagnostic aid in managing the periodontal patient. Oral Sci Rev, 8 : 49, 1976.
73. Bickel M and Cimasoni G : Reliability of volume measurements with the new Periotron 6000. J Periodont Res, 19 : 313, 1984.
74. Hinrichs JE, et al : Relative error (variability) associated with an improved instrument for measuring gingival crevicular fluid. J Periodontol, 55 : 294, 1984.
75. Lamster IB, et al : Evaluation and modification of spectrophotometric procedures for analysis of lactate dehydrogenase, beta-glucuronidase and arylsulphatase in human gingival crevicular fluid collected with filter-paper strips. Arch Oral Biol, 30 : 235, 1985.
76. Krasse B and Egelberg J : Relative proportions of sodium, potassium and calcium in gingival pocket fluid. Acta Odontol Scand, 20 : 143, 1962.
77. Mann WV : The correlation of gingivitis, pocket depth and exudate from the gingival crevice. J Periodontol, 34 : 379, 1963.
78. Anderson E and Cimasoni GA : A rapid and simple method for counting crevicular polymorphonuclear leukocytes. J Clin Periodontol, 20 : 651, 1993.
79. Placanis KG, et al : Elastase as an indicator of periodontal disease progression. J Periodontol, 63 : 237, 1992.
80. Rossomando EF, et al : Immunomagnetic separation of tumor necrosis factor α. II. In vitro procedure for the human gingival space. J Chromatogr, 583 : 11, 1992.
81. Lamster IB and Grbic JT : Diagnosis of periodontal disease based on analysis of the host response. Periodontology 2000, 7 : 83, 1995.
82. Haffajee AD, et al : Subgingival temperature. I. Relation to baseline clinical parameters. J Clin Periodontol, 19 : 401, 1992.
83. Haffajee AD, et al : Subgingival temperature. II. Relation to future periodontal attachment loss. J Clin Periodontol, 19 : 409, 1992.
84. Haffajee AD, et al : Subgingival temperature. III. Relation to microbial counts. J Clin Periodontol, 19 : 417, 1992.
85. Kung RTV, et al : Temperature as a periodontal diagnostic. J Clin Periodontol, 17 : 557, 1990.
86. Savitt ED, et al : Site selection criteria for microbiological testing of periodontal microorganisms. J Periodontol, 62 : 558, 1991.
87. Breen HJ, et al : Site-specific attachment level change detected by physical probing in untreated chronic adult periodontitis : review of studies1982-1997. J Periodontol, 70 : 312, 1999.
88. Lindhe J, et al : Progression of periodontal disease in adult subjects in the absence of periodontal therapy. J Clin Periodontol, 10 : 433, 1983.
89. Haffajee AD, et al : Clinical parameters as predictors of destructive periodontal disease activity. J Clin Periodontol, 10 : 257, 1983.

参考文献（第19章）

90. Haffajee AD, et al : Comparison of different data analyses for detecting changes in attachment level. J Clin Periodontol, 10 : 298, 1983.
91. Armitage GC : Periodontal disease : diagnosis. Ann Periodontol, 1 : 37, 1996.
92. Wilson TG : Compliance-A review of the literature and possible applications to periodontics. J Periodontol, 58 : 706, 1987.
93. Wilson TGJr : Compliance and its role in periodontal therapy. Periodontology 2000, 12 : 16, 1996.
94. 宗像恒次：行動変容のヘルスカウンセリング．セルフケアへの支援．医療タイムズ社，東京，1995．
95. Morrison EC, et al : The significance of gingivitis during the maintenance phase of periodontal treatment. J Periodontol, 53 : 31, 1982.
96. Rosling B, et al : The effect of systematic plaque control on bone regeneration in infrabony pockets. J Clin Periodontol, 3 : 38, 1976.
97. Nyman S, et al : Effect of professional tooth cleaning on healing after periodontal surgery. J Clin Periodontol, 2 : 80, 1975.
98. Rosling B, et al : The healing potential of the periodontal tissues following defferent techniques of periodontal surgery in plaque-free dentitions. J Clin Periodontol, 3 : 233, 1976.
99. Gottsegen R : A fresh look at the maintenance phase of periodontal therapy. Alpha Omegan, 76 : 85, 1983.
100. Schick RA : Maintenance phase of periodontal therapy. J Periodontol, 52 : 576, 1981.
101. Chace R : The maintenance phase of periodontal therapy. J Periodontol, 22 : 234, 1951.
102. Listgarten MA, et al : Failure of a microbial assay to reliably predict disease recurrence in a treated periodontitis population receiving regularly scheduled prophylaxes. J Clin Periodontol, 13 : 768, 1986.
103. Lang NP, et al : Bleeding on probing. A predictor for the progression of periodontal disease？ J Clin Periodontol, 17 : 714, 1986.
104. Lang NP, et al : Monitoring disease during supportive periodontal treatment by bleeding on probing. Periodontology 2000, 12 : 44, 1996.
105. Haffajee AD, et al : Clinical risk indicators for periodontal attachment loss. J Clin Periodontol, 18 : 117, 1991.
106. Wilson TG Jr and Kornman KS : Retreatment. Periodontology 2000, 12 : 119, 1996.
107. Chace R : Retreatment. Periodontology 2000, 12 : 122, 1996.
108. Kerry GJ : Retreatment. Periodontology 2000, 12 : 125, 1996.
109. Nevins M : Retreatment. Periodontology 2000, 12 : 127, 1996.
110. Ochsenbein C : Retreatment. Periodontology 2000, 12 : 129, 1996.
111. Chace R : Retreatment in periodontal practice. J Periodontol, 48 : 410, 1977.
112. Wilson TG Jr : Supportive periodontal treatment-definition, extent of need, therapeutic objectives, frequency and efficiency. Periodontology 2000, 12 : 11, 1996.

和文索引

あ
アスパラギン酸アミノトランスフェラーゼ 68
アップライト 29, 30
アポトーシス 15, 80, 107
アメロジェニン 257
アリルスルファターゼ 69
アルカリホスファターゼ 69
足場依存性 53, 113
後戻り 203, 282
暗視野顕微鏡 282

い
1壁性骨欠損 119
一次性咬合性外傷 29, 266
インターロイキン1 69
インターロイキン8 64
インテグリン 15, 16
　$\alpha_V\beta_3$—— 113
イントロン 127
インプラント 21
異種移植骨 142
異所性骨形成 126
移植骨 142
　異種—— 142
　自家—— 142
　他家—— 142
　　脱灰凍結乾燥—— 150
　　凍結乾燥—— 150
遺伝子 127
　癌—— 55
　癌原—— 55

う
齲蝕誘発性飲食物 245
運動性桿菌 282

え
エクソン 127
エナメル芽細胞 248
エナメル上皮
　外—— 248
　内—— 248
エナメル髄 249
エナメル突起 212
エナメルプロジェクション 250
エナメルマトリックス・デリバティブ 259
エムドゲイン® 257
エラスターゼ 69
炎症のコントロール 279

お
オーバーブラッシング 82
オステオポンチン 113
オステオン 104
オプソニン効果 156, 174
親子間感染 192

か
カップリング 99
カテプシン 69
カドヘリン 16
ガラス様根面 196
カリエス 31, 32
カントゥア 32
窩孔円錐 104
改良型ウィッドマンフラップ 58
海綿骨 100, 150
解剖学的な凹み 236
外因性感染 190
外エナメル上皮 248
外側基底板 15
外部線維 253
角化 64
角化歯肉 44, 79
桿菌 187
　運動性—— 282
感染
　親子間—— 192
　外因性—— 190
　内因性—— 190
　夫婦間—— 192

間葉系幹細胞　110
間葉系細胞　19
癌遺伝子　55
癌原遺伝子　55

き

ギャップジャンクション　96
器具の到達性　206
基質小胞性石灰化　103
基底板
　　外側――　15
　　内側――　14，15
喫煙関連性歯周炎　174
逆転写酵素　127
共同破壊層　272
　　――の仮説　272
供与者　142
狭義のリスクファクター　170
莢膜　188
矯正　33，42，233
矯正的挺出　218

く

クエン酸　21，210
グラム陰性菌　187
グリコカリックス　182
クローニング　126
クロルヘキシジン　165

け

傾斜歯　29
血管内皮細胞　117
血小板　114
血漿　122
血清　122
血糖値　180
結合組織移植術
　　――後の治癒形態　86
　　遊離――　84
結合組織性付着　12，13，18-21，25，27，29，33
　　――の獲得と喪失　20，26
嫌気性菌　187

こ

コラーゲン　16
　　――性石灰化　103
　　――線維　12，19，21，25，74，209
コラゲナーゼ　69
コロニーハイブリダイゼーション　127
コンプライアンス　285
固有線維　253
口腔前庭　74
口呼吸　236
広義のリスクファクター　170
好中球　15，155
抗菌作用　209
抗菌剤の全身投与　166
抗原提示　68
咬合性外傷　269
　　一次性――　29，266
　　二次性――　266
咬合のコントロール　279
後天的リスクファクター　172
骨　94
　　――の厚み　79
　　――の棚　226
　　――のリモデリング　21
　　――レベル　70
骨縁下ポケット　205
骨縁上ポケット　204
骨外科を伴う歯肉弁根尖側移動術　44
骨芽細胞　21，96，249
骨形成
　　異所性――　126
骨欠損
　　1壁性――　119
　　2壁性――　119
　　3壁性――　119
　　垂直性――　29
　　複合型――　119
　　裂開状――　82
骨再生　115
骨細管　96
骨細胞　97
骨小腔　96
骨髄腔　231
骨性癒着　21
骨整形　217，224
骨粗鬆症　105

骨増殖能 148
骨治癒
　　第Ⅰ相（Phase Ⅰ） 118
　　第Ⅱ相（Phase Ⅱ） 118
骨伝導能 146
骨内膜 110, 231
骨膜 57, 110, 230
骨膜上血管 272
骨誘導能 126, 146
根幹 226
根の近接 232
根分岐部の入り口の広さ 213
根分岐部病変 212
　　水平的分類 215
　　垂直的分類 215
根面
　　ガラス様── 196
　　──カリエス 236
　　──処理 209
　　──の陥凹 213
　　──の再評価 197
　　──の耐酸性 241
　　──被覆術の適応症 88

さ

3壁性骨欠損 119
サイトカインレセプター 134
サルカス 36
再生療法 41, 61, 218, 254
再治療 287
再評価
　　根面の── 197
　　軟組織の── 198
細菌学的検査 72
細菌バイオフィルム 31, 182
細胞 110
　　エナメル芽── 248
　　間葉系── 19
　　血管内皮── 117
　　骨── 97
　　骨芽── 21, 96, 249
　　脂肪── 12
　　樹枝状── 68
　　樹状── 68
　　上皮── 14, 15

　　セメント── 253
　　セメント芽── 19, 20, 249
　　線維芽── 19, 20, 117, 158, 249
　　象牙芽── 249
　　破骨── 21, 98, 158
　　未分化間葉── 110
　　メラニン── 68
　　ランゲルハンス── 68
細胞外基質 112
細胞間隙 64
細胞間シグナリング
　　細胞接触型 125
　　分泌型 125
細胞周期 51
細胞性混合重層性セメント質 254
細胞性内部線維性セメント質 254
細胞接触型シグナリング 125

し

シクロオキシゲナーゼ 167
シャローサルカス 37, 59
シャローサルカスセラピー 37
支柱 94
刺激層 272
脂肪細胞 12
脂肪組織 12
試行的メインテナンス 280
歯冠側移動術 58
歯根分割法 217
歯根膜 231, 264
　　──血管 272
歯周炎
　　喫煙関連性── 174
歯周外科 33
歯周病 27, 187, 283
歯周病原性細菌 187
歯小嚢 249
歯石 201
歯槽・歯肉線維 26
歯槽骨 264
歯槽骨内血管 272
歯槽堤増大術 231
歯槽堤保存術 232
歯肉 12
　　角化── 44, 79

付着—— 74
　　辺縁—— 74
　　遊離—— 74
歯肉縁下カリエス　32，33
歯肉縁下マージン　31
歯肉縁上マージン　31
歯肉溝　13，24，31
　　——滲出液　64，283
　　——の温度　72
歯肉歯槽粘膜境　74
歯肉上皮　48
歯肉切除術　44
歯肉退縮　81
歯肉退縮量　28
歯肉の側方圧　26
歯肉弁根尖側移動術　44，59，83
　　骨外科を伴う——　44
歯乳頭　249
自家移植骨　142
自己再生　157
自己破壊　157
疾患活動度　70，282
疾患感受性　160，172
受容者　142
受容体　124，131
樹枝状細胞　68
樹状細胞　68
終期動揺　264
初期動揺　264
小帯の付着異常　77
上顎結節　144
上皮　48
上皮化　48
上皮関連性プラーク　189
上皮細胞　14，15
上皮性付着　12，13，14，18，19，21，25，31，33
　　——の獲得と喪失　20，26
　　長い——　18，25，41，59
心筋梗塞　157

す
スケーリング　196
ステファンカーブ　241
ステント　28
スプライシング　127

スペースメイキング　121
スマッド　132
水平的なポケット　217
垂直性骨欠損　29
垂直的なポケット　217

せ
セメント－エナメル境　27，255
セメント芽細胞　19，20，249
　　——の由来　261
　　——への分化シグナルの候補　261
セメント細胞　253
セメント質　19
　　細胞性混合重層性——　254
　　細胞性内部線維性——　254
　　無細胞性——　252，257
　　　　外部線維性——　253
　　　　無線維性——　253
　　有細胞性——　252，257
セリン・スレオニンキナーゼ　134
　　——型レセプター　134
セレクチン　16
セントラルドグマ　128
生物学的幅径　12，13，15，31
成長因子　52，114
石灰化
　　基質小胞性——　103
　　コラーゲン性——　103
切除療法　41，56
接触阻止　52
接着分子　14，16
先天的リスクファクター　172，174
洗口剤　163
戦略的抜歯　219
線維芽細胞　19，20，117，158，249
線維骨　104，118
線毛　188
全層弁　56

そ
組織侵入性細菌　189
組織誘導再生法　62，254
相同組み換え　136
　　非——　136

層状骨　104，118
造血組織　95
象牙芽細胞　249
増殖因子　52，114，124

た
他家移植骨　142
　　脱灰凍結乾燥——　150
　　凍結乾燥——　150
多形核白血球　155
妥協的メインテナンス　280
唾液　240
第一世代　164
第二世代　165
第三世代　165
脱灰処理　21
単球　157

ち
チロシンキナーゼ　134
　　——型レセプター　134
治癒過程にある骨組織　144
治療後のメインテナンス　281
中間期動揺　264
腸骨　143

て
ディープサルカス　38，59
　　——セラピー　37
デスモゾーム　14
テトラサイクリン　168，210
低体重児出産　157
挺出　33
　　矯正的——　218

と
トンネリング　223
凍結乾燥他家移植骨　150
糖尿病　177
動機付け　285
動揺　264
　　終期——　264

　　初期——　264
　　中間期——　264

な
内因性感染　189
内エナメル上皮　248
内側基底板　14，15
内毒素　158，200
内部線維　253
長い上皮性付着　18，25，41，59
生ワクチン　203
軟組織の再評価　198

に
2壁性骨欠損　119
二次性咬合性外傷　266
二量体化　132

ね
ネクローシス　80
粘膜下組織　12
粘膜固有層　12

は
バイオフィルム
　　細菌——　182
　　——感染症　183
バイファーケーションリッジ　213
ハウシップ吸収窩　99
パケット　104
ハバース管　105
パラタルアプローチ　226
波状縁　99
破壊産物　68
破壊指示書　69
破壊者　69
破骨細胞　21，98，158
　　——のアポトーシス　168
歯・歯肉線維　26
歯の喪失率　278

ひ

ビスフォスフォネート　107，168
皮質骨　99，150
皮質骨片　143
非齲蝕誘発性甘味料　245
非ステロイド系抗炎症薬　167
非付着プラーク　189

ふ

フィブリン　58，209
フィブリン-フィブロネクチン　116
フィブロネクチン　15，209
フォルクマン管　105
フッ素　243
プラーク
　　上皮関連性──　189
　　非付着──　189
　　付着──　189
　　浮遊性──　189
　　──・コントロール　18
ブラッシング　18，82
フラップの断端　42
プロービング　27，29
　　──圧　25，29
　　──値　24，28，287
プローブ　24
プロスタグランディン　167
プロスタグランディンE_2　168
付着
　　結合組織性──　12，13，18-21，25，27，29，33
　　上皮性──　12-14，18，19，21，25，31，33
付着器官　12，248
付着歯肉　74
　　──の厚み　79
　　──の幅　83
付着プラーク　189
付着レベル　27，28，70
浮遊性プラーク　189
部位特異的　72
部分層弁　56
夫婦間感染　192
複合型骨欠損　119
分泌型シグナリング　125
分裂間期　51
分裂期（M期）　51

へ

ベクター　127
ヘミセクション　219
ヘミデスモゾーム　14
ペリオの病因論　154
ヘルトヴィッヒ上皮鞘　19，249
辺縁歯肉　74

ほ

ポケット　36
　　骨縁下──　205
　　骨縁上──　204
　　水平的な──　217
　　垂直的な──　217
　　──減少療法　37
　　──除去療法　37
　　──内の洗浄　165
補綴物のマージン　31

ま

マーカー　170，250
マクロファージ　114，117，158
マラッセの上皮遺残　249

み

ミエロペルオキシダーゼ　69
ミネラルの貯蔵庫　94
未分化間葉細胞　110
密度依存性の細胞分裂阻止　52

む

無細胞性外部線維性セメント質　253
無細胞性セメント質　252，257
無細胞性無線維性セメント質　253

め

メインテナンス　278
　　試行的──　280
　　妥協的──　280
　　治療後の──　281
　　予防的──　281

索 引

メラニン細胞　68
メラニン色素　68
メラノサイト　68
目印　250
明帯　98

も
モチベーション　285

ゆ
有細胞性セメント質　252, 257
遊離結合組織移植術　84
遊離歯肉　74
　　――移植術　84

よ
予防的メインテナンス　281

ら
ラミニン　15, 16
ランゲルハンス細胞　68

り
リコール間隔　71
　　――決定法　281, 283, 286
リコンビナント BMP　140
リスクファクター　279
　　狭義の――　170
　　広義の――　170
　　後天的――　172
　　先天的――　172, 174
リゾチーム　69
リポポリサッカライド　158
リンパ球　157, 161
輪状線維　26

る
ルート・デブライドメント　199
ルート・プレーニング　196
類骨　118

れ
レセプター　124
　　BMP――　131
　　サイトカイン――　134
　　セリン・スレオニンキナーゼ型――　134
　　チロシンキナーゼ型――　134
裂開状骨欠損　82

ろ
ロイコトリエン B_4　69

欧文索引

A

α 顆粒　114
$\alpha_V\beta_3$ インテグリン　113
Aa　187
AGEs　179
Acelluar Afibriler Cementum　253
Acelluar Cementum　252
Acelluar Extrinsic Fiber Cementum　254
Actinobacillus actinomycetemcomitans　187
adhesion molecule　14
advanced glycation end-products　179
Alkaline phosphatase　69
allograft　142
alloplast　142
Alveolo-gingival Fibers　26
ameloblast　248
Amelogenin　257
anchorage dependence　53
ankylosis　21
antigen presenting　68
Apically Positioned Flap　44, 59, 83
Apically Positioned Flap with Osseous Surgery　44
apoptosis　18, 80, 168
Arylsulfatase　69
Aseptic lesion　266
Aspartate aminotransferase　68
Attached Gingiva　74
Attachment Aparatus　248
attachment level　27, 70
autograft　142

B

β-glucuronidase　69
β-Tricalcium phosphate　145
Bf　187
BOP　287
BMP　126
　　――receptor　131
　　――のノックアウトマウス　136
　　リコンビナント――　140
bacterial biofilm　182
Bacteroides forsythus　187

bifurcation ridge　213
Biologic Width　12, 13
bisphosphonate　107, 168
Bleeding on Probing　27
bone blend technique　144
Bone Morphogenetic Protein　126
Bone swaging　143

C

cDNA　127
　　――ライブラリー　128
CEJ　27
cadherin　16
calculus　201
capsule　188
Cathepsin　69
Cell Cycle　51
Cellular Cementum　252
Cellular Intrinsic Fiber Cementum　254
Cellular Mixed Stratified Cementum　254
cementoblast　249
Cementocyte　253
Cemento-enamel junction　255
Cementum
　　Acelluar――　252
　　Acelluar Afibriler――　253
　　Acelluar Extrinsic Fiber――　254
　　Cellular――　252
　　Cellurar Intrinsic Fiber――　254
　　Cellurar Mixed Stratified――　254
chlorhexidine gluconate　165
Circular Fibers　26
citric acid　210
clear zone　98
Collagenase　69
colony hybridization　127
compliance　285
Compromised maintenance　280
connective tissue attachment　12
contact inhibition　52
contained lesion　118
Coronally Positioned Flap　58

cortical bone chips　143
coupling　99
critical pH　236, 241
cutting cone　104
cyclooxygenase　167

D

DFDBA　150
DNA　127
Deep Sulcus　37, 59
　　──Therapy　37
Demineralized Freeze-Dried Bone Allograft　150
dendritic cell　68
density-dependent inhibition of cell division　52
dental papilla　249
dental sac　249
Dento-gingival Fibers　26
desmosome　14
dimerization　132
disease activity　70, 282
disease susceptibility　160
donor　142
　　──の年齢　148

E

ECM　112
EDTA　210
EMD　259
EMDOGAIN®　257
ES細胞　136
Elastase　69
Embrionic Stem Cell　136
Enamel Matrix Derivative　259
enamel projection　212, 250
enamel pulp　249
endogenous infection　189
Endotoxin　200
epithelial attachment　12
epithelial rests of Malassez　250
ethylenediaminetetraacetic acid　210
exogenous infection　190
external basal lamina　15
Extracellular Matrix　112
Extrinsic Fiber　253

F

FcγR Ⅱ　174
FDBA　150
fibrin　209
fibroblast　249
fibronectin　210
first generation agent　164
Fluoride　243
Free Connective Tissue Graft　84
Free Gingiva　74
Free Gingival Graft　84
Freeze-Dried Bone Allograft　150
Full Thickness Flap　56
furcation involvement　212
furcation plasty　226

G

G_1期　51
G_1チェックポイント　51
G_2期　51
GBR法　144
GCF　64
GTR法　20, 62, 144, 254
gap junction　96
Gingival Crevicular Fluide　64
Gingivectomy　44
glass-like root surface　196
Growth Factor　114
　　Insulin-like──　114
　　Platelet-Derived──　114
　　Transforming──-β　114
Guided Bone Regencration　144
Guided Tissue Regeneration　20, 62, 144, 254

H

HA　145
HbA1c　180
HTR polymer　145
hemidesmosome　14
hemisection　219
Hertwigs epithelial sheath　249
Hydroxyapatite　145

I

IGF　114
IgG$_2$　174
IL-1　159, 175
IL-8　64
Increased mobility　267
Increasing mobility　268
initial tooth movement　264
inner enamel epithelium　248
Insulin-like Growth Factor　114
integrin　15, 16
Interleukin-1　69, 175
internal basal lamina　14
interradicular bone　230
Intrinsic Fiber　253

K

Keratinized Gingiva　79

L

LPS　185
LTB$_4$　69
ledge　226
lamellar bone　104, 118
laminin　15, 16
Langerhans cell　68
Local drug delivery system　165
long epithelial attachment　18, 59
Lysozyme　69

M

mRNA　127
Macrophage　114
maintenance
　　Compromised——　280
　　Posttreatment——　281
　　Preventive——　281
Marginal Gingiva　74
marker　170, 250
Matricrine　103, 129
Maynardの分類　79
melanocyte　68
Mesenchymal Stem Cell　110

Millerの分類　88
mini furca　221
Modified Widman Flap　58
motivation　285
mouth rinse　163
Mucogingival Junction　74
Myeloperoxidase　69

N

NSAID　167
Necrosis　80
Non Steroidal Anti Inflammatory Drug　167

O

odontoblast　249
odontoplasty　217
oncogene　55
Osseous coagulum technique　143
ostectomy　218
osteoblast　249
Osteoconduction　146
Osteoid　118
Osteoinduction　146
osteoplasty　218
Osteoproliferation　148
outer enamel epithelium　248

P

Pg　187
PDGF　114
PGE$_2$　168
PRP　121
Palatal approach　226
Parent-offspring transmission　192
Partial Thickness Flap　56
Plasma　122
Platelet　114
　　——-Derived Growth Factor　114
　　——Rich Plasma　121
Pocket　36
　　——Eimination Therapy　37
　　——irrigation　165
　　——Reduction Therapy　37

Porphyromonas gingivalis　187
Posttreatment maintenance　281
Preventive maintenance　281
probe　24
Prostaglandin　167
Prostaglandin E₂　69
protooncogene　55

R
RANKL　162
radicular bone　230
receptor　131
recipient　142
regeneration therapy　254
ridge augumentation　231
ridge preservation　232
risk factor　170
Root Conditioning　209
Root Debridement　199
Root Planing　196
root proximity　232
root separation　217
root trunk　226
ruffled border　99

S
S 期　51
SPT　287
Scaling　196
second generation agent　165
secondary tooth movement　264
selectin　16
Septic lesion　266
Serum　122
Shallow Sulcus　36, 59
　　──Therapy　37
Smad　132
smear layer　209
smoking-associated periodontitis　174
space making　121, 209
Spouse transmission　192
Stephan curve　241
strategic extraction　219
Sulcus　36

Supportive Periodontal Therapy　287

T
T リンパ球　162
TCP　145
TGF-β　114
TGF-β superfamily　135
TNF-α　69, 175
TYPE Ⅳコラーゲン　15
terminal tooth movement　264
tetracycline　168, 210
therapy
　　Deep Sulcus──　37
　　regeneration──　254
　　Shallow Sulcus──　37
　　Suppotive Periodontal──　287
third generation agent　165
Tooth mobility　264, 278
Toothpaste Technique　243
Transforming Growth Factor-β　114
Trauma from occlusion　269
Trial maintenance　280
Tumor necrosis factor-α　69

U
uncontained lesion　120
Undifferentiated Mesenchymal Cell　110

V
Vesicle　185

W
woven bone　104, 118

X
xenograft　142

Z
Zone of co-destruction　272
Zone of irritation　272

著者略歴

山本　浩正（やまもと・ひろまさ）
1985年　大阪大学歯学部卒業後，ON デンタルクリニック
（現貴和会歯科診療所）勤務
1987年　Institute for Advanced Dental Studies にて研修
1989年　米国歯周病学会会員，JIADS 常任講師（2003年退任）
1994年　山本歯科開設
1998年～2002年　大阪大学大学院歯学研究科口腔分子免疫制御学講座在籍
2006年～　PEC（Postgraduate Education Course）主宰
2007年　新潟大学歯学部非常勤講師
2009年～　大阪大学歯学部招聘教員

イラストで語るペリオのためのバイオロジー

2002年5月1日　第1版第1刷発行
2014年6月10日　第1版第7刷発行

著　　者　山本　浩正
　　　　　やまもと　ひろまさ

発 行 人　佐々木　一高

発 行 所　クインテッセンス出版株式会社
　　　　　東京都文京区本郷3丁目2番6号　〒113-0033
　　　　　クイントハウスビル　電話 (03)5842-2270(代表)
　　　　　　　　　　　　　　　　　(03)5842-2272(営業部)
　　　　　　　　　　　　　　　　　(03)5842-2279(書籍編集部)
　　　　　web page address　http://www.quint-j.co.jp/

印刷・製本　サン美術印刷株式会社

©2002　クインテッセンス出版株式会社　　禁無断転載・複写
Printed in Japan　　落丁本・乱丁本はお取り替えします
　　　　　　　　　　ISBN978-4-87417-721-1　C3047

定価はカバーに表示してあります